JN217640

# 在宅看護過程

関連図で理解する

第2版

編著　正野逸子・本田彰子

メヂカルフレンド社

## ●編　集

正野　逸子　産業医科大学産業保健学部

本田　彰子　聖隷クリストファー大学看護学部

## ●執筆者（執筆順）

荒木　晴美　富山福祉短期大学

炭谷　靖子　富山福祉短期大学

本田　彰子　聖隷クリストファー大学看護学部

菊池　和子　岩手保健医療大学看護学部

蘭　　直美　金沢医科大学看護学部

上野　まり　自治医科大学看護学部

正野　逸子　産業医科大学産業保健学部

野元　由美　産業医科大学産業保健学部

平山香代子　亀田医療大学看護学部

赤沼　智子　千葉大学大学院看護学研究科

王　　麗華　大東文化大学スポーツ・健康科学部

栗本　一美　新見公立大学健康科学部

土平　俊子　人間総合大学保健医療学部

# 序　文

　2014年2月の初版から4年が経過しました。この間、人口の高齢化はますます進み、2025年問題に伴う地域医療構想に基づく医療供給体制の構築と地域包括ケアシステムの構築が求められるなかで、社会のニーズとして、それに対応できる看護職の役割が期待されています。また、2017年10月には文科省から看護学教育モデル・コア・カリキュラムが公表され、多様な場における看護実践に必要な能力として、「対象の特性を加味した上で場の複雑性を認識しながら、対象のニーズに応えるための看護実践力を理解する」こと、看護系人材として求められる基本的な資質・能力9項目のなかで、保健・医療・福祉における協働において、「ケアの受け手となる人々の保健・医療・福祉や生活に関わる全ての人々と協働し、必要に応じてチームのリーダー、メンバー、コーディネーターとしての役割を担う」ことが明記されています。このような社会背景を踏まえた、内容を加味する必要性を痛感しました。さらに、本書を活用して在宅看護過程を教授されている方から、看護基礎教育課程の学生には関連図により看護課題の誘因・関連因子を推論しながら統合を行う方法が難しい学生も存在するので、他領域で用いられている2段階の在宅看護過程の考え方と展開方法について明示してほしいとの要望がありました。そこで、このたび、在宅看護過程を改訂することにしました。

　第2版の改訂による主な変更点は、以下の4点です。

　1点目は、第I章で「わが国が目指す地域包括ケアシステムの実現」「自分らしい生活を支えるための在宅支援・在宅調整」を新しく加え、地域包括ケアシステムの誕生した背景と法的な取り組み、そして看護職として求められる在宅移行における退院支援・退院調整、退院後の支援の役割を追加しました。

　2点目は、第II章で一次アセスメント・二次アセスメントの2段階の在宅看護過程を展開する考え方と方法について追加し、解説しました。

　3点目は、第III章で在宅療養の場における代表的な疾患や障害をもつ11事例の看護過程の展開に加え、最近増加している看護小規模多機能型居宅介護を利用する事例を追加し12事例としました。また、すべての事例で、2段階の在宅看護過程の展開例を提示しました。さらに、最近の法改正などの関連事項について加筆しました。

　4点目は、各疾患や障害を抱える療養者が在宅への移行がスムーズに行くことやその後の地域における在宅療養生活の充実に向けて、地域包括ケアシステムにおける看護師の役割を多職種連携の視点から追加しました。

最後に本書の改訂にご理解いただき、出版の労をお取いただいたメヂカルフレンド社編集部、ディスカッションを重ねて執筆に取り組んでくださった共同執筆者の皆様に感謝を申し上げます。

2018 年 6 月

編者　正野逸子・本田彰子

# 目　次

# 第 I 章

## 在宅看護の学び方

# 1 社会の変化と在宅看護

在宅看護は、在宅という「暮らしの場にいる」ことを支える看護学の領域であり、社会保障制度とも深く関連し、その時代のニーズに応じることが求められている。そのためには、今日の社会がどのような状況で今後どうなっていくのか、そして、看護を必要とする人々がどのような時代に暮らし、今後どのような時代を暮らしていくのか、看護師は社会的背景を理解しておく必要がある。

## 1 在宅看護が必要とされる社会的背景

わが国の分娩場所と自宅死亡の割合を年次推移に表したものが**図1-1**[1]、**図1-2**[2]である。この2つの図を見ると、医療の発展に伴い分娩も死亡も自宅から病院へと移っていったことがわかる。かつては、生まれることも死ぬことも生活のなかに自然なこととして存在していたが、現在は人生の始まりと終わりが病院のなかにあるということである。

明治から大正初期にかけてのわが国の医療の状況では、病院が少なく、入院は限られ、看護は生活の場で行われていた。その後、医療が進歩・発展するなかで、専門的治療が求められるようにな

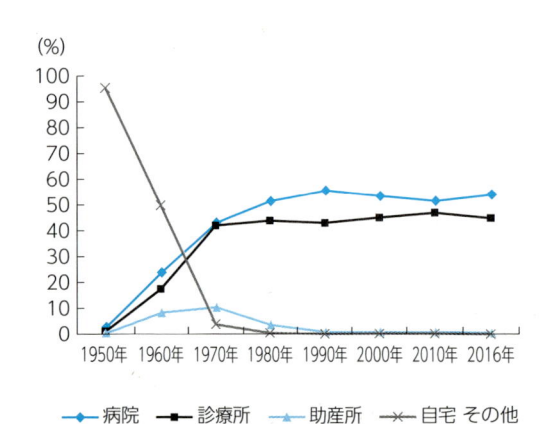

図1-1　分娩場所割合の年次推移

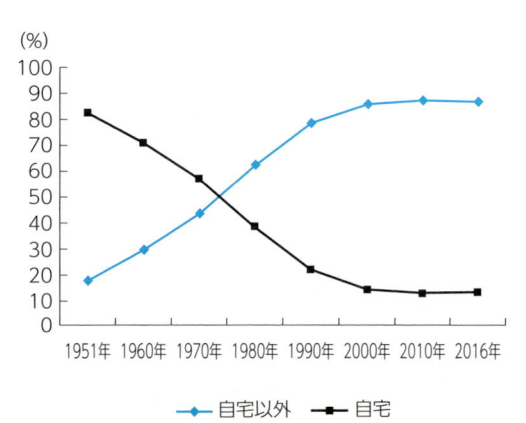

図1-2　自宅死亡割合の年次推移

り、医療の場は病院へと移っていった。そして、時代の要請のなかで看護も病院で行われるものとしての様相を強くしていった。しかし、今日、高齢者の増加に伴い医療費の増加や在院日数の短縮化、医療に対する意識の変化などの社会的背景から在宅看護の社会的要請が高まってきた。

## 1 人口構造の変化

わが国の人口構造は、少子高齢社会である。少子高齢化の進展による人口構造の変化と、近年の経済状況は、保健・医療・福祉にも大きく影響する。わが国の高齢化率は 1970 年に 7 %を超え、1994 年には 14%を超えた。さらに、高齢化率はその後も上昇を続け 2016 年には 27.3%となった[3]。一方で、合計特殊出生率は、1975 年に 2.0 を下回ってからは低下傾向となり、2005 年には 1.26 と過去最低となった。2006 年以降、横ばいもしくは微増傾向にはあるが、2016 年は 1.44 と依然として低い水準であり、長期的な少子化の傾向が継続している[4]。

**図 1-3** に示すように、わが国の総人口は人口減少過程に入っている。そのなかで、高齢者人口は増加を続け 2042 年に 3,935 万人でピークを迎え、その後は減少すると推計されている。総人口が減少するなか高齢者が増加することで、高齢化率は上昇を続け、団塊の世代が 75 歳以上となる、

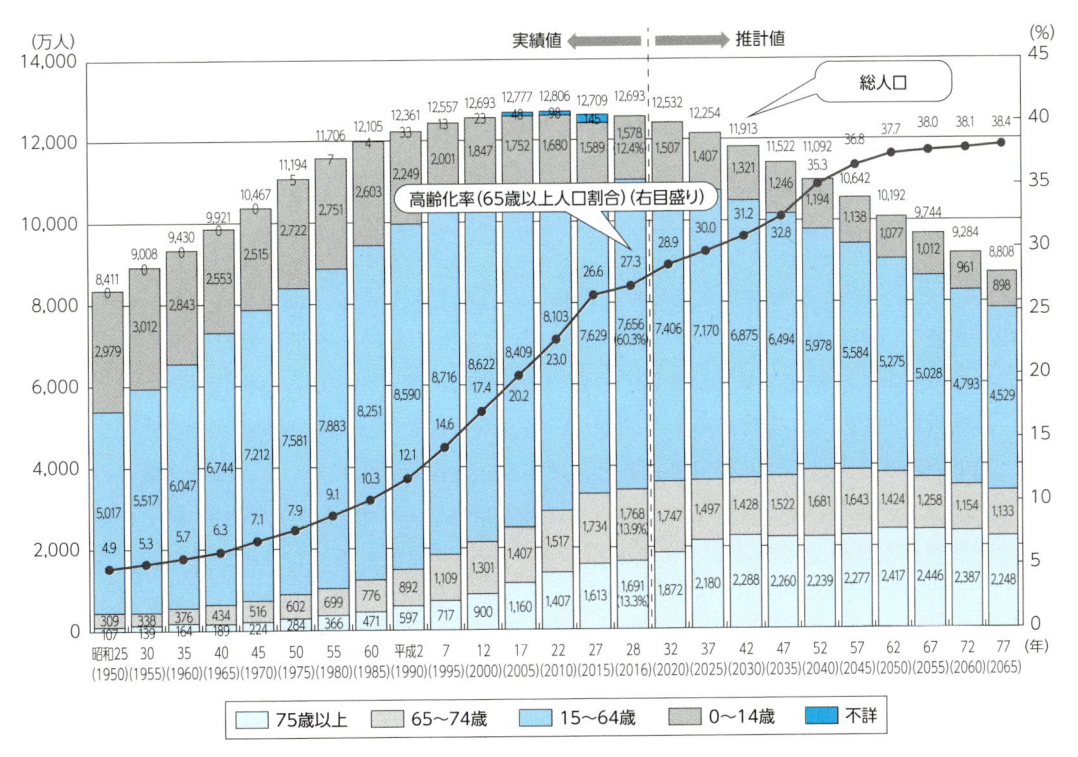

資料：2015年までは総務省「国勢調査」、2016年は総務省「人口推計」（平成28年10月1日確定値）、2020年以降は国立社会保障・人口問題研究所「日本の将来推計人口（平成29年推計）」の出生中位・死亡中位仮定による推計結果

（注）2016年以降の年齢階級別人口は、総務省統計局「平成27年国勢調査 年齢・国籍不詳をあん分した人口（参考表）」による。年齢不詳をあん分した人口に基づいて算出されていることから、年齢不詳は存在しない。なお、1950年〜2015年の高齢化率の算出には分母から年齢不詳を除いている。

**図 1-3 高齢化の推移と将来推計**

2025 年には高齢化率が 30％、2035 年には 32.8％に増加し、国民の 3 人に 1 人が高齢者となる。さらに、2065 年には約 2.6 人に 1 人が 65 歳以上、約 4 人に 1 人が 75 歳以上と推計されている[5]。

　今後、団塊の世代が 75 歳以上となる 2025（平成 37）年に向けて、少子高齢化が急速に進行し、長く病を抱えながら生活する人々の増加、認知症者や高齢者世帯の増加、多死時代の到来が予測される。

## 2 医療、疾病構造の変化

　戦後、結核や胃腸炎などの感染症が医療の主な治療対象であったが、高齢者の増加や生活の変化により悪性新生物や心疾患、脳血管疾患などの生活習慣病などが死因の多くを占めるようになり、疾病構造は大きく変化した。医療や医療技術の進歩により、以前なら終末期とみなされた状態でも、治療によって寛解期をもたらすようになった。また、長期入院が必要な治療や手術も早期退院が可能となり、医療処置を続けながら在宅で暮らす療養者が増加した。

　2014 年の患者調査によると、医療機関を受診している総患者数は、高血圧性疾患 1,011 万人、糖尿病 317 万人、心疾患（高血圧性のものを除く）173 万人、脳血管疾患 118 万人、悪性新生物 163 万人となっている。その医療費は、2014 年度国民医療費によると、9 兆 448 億円となり、医科診療医療費の 30.9％を占めている[6]。その影響を受け、次々と医療制度改革が実施されてきている。

　疾病構造の変化により、医療ニーズは、病気と共存しながら、生活の質（QOL）の維持・向上を図っていく必要性が高まってきている。一方で、介護ニーズについても、医療ニーズを併せもつ重度の要介護者や認知症高齢者が増加するなど、医療および介護の連携の必要性が高まっている[7]。

## 3 家族の変化

　図 1-4 は、世帯数と平均世帯人員の年次推移を示したものである。世帯数は増加し、1 世帯当たりの平均世帯人員は減少している。図 1-5 は 65 歳以上の者のいる世帯の世帯構造の年次推移を示したものである。2016 年の 65 歳以上の者のいる世帯の構成割合は、三世代世帯が減少する一方で、単独世帯が 27.1％、夫婦のみの世帯が 31.1％、親と未婚の子のみの世帯が 20.7％となっている[8]。また、家族の変化に伴い在宅療養者を介護する介護者も変化している。主な介護者の約 6 割が同居家族であり配偶者が 25.2％と最も多く、子が 21.8％、子の配偶者が 9.7％と続く。別居家族や子の配偶者が主介護者である割合よりも事業者の割合が 13％と多くなっている[9]。これらの数値から、共に支え合って生活する共同体としての機能が脆弱化し、家族介護には限界があるといえるだろう。

## 4 高齢者介護を取り巻く制度の変化

　2000 年 4 月に社会全体で高齢者介護を支える仕組みとして創設された介護保険制度は、17 年経過し着実に社会に定着してきている。

　介護サービスの利用者数は在宅サービスを中心に増加し、2000 年 4 月には 149 万人であったサー

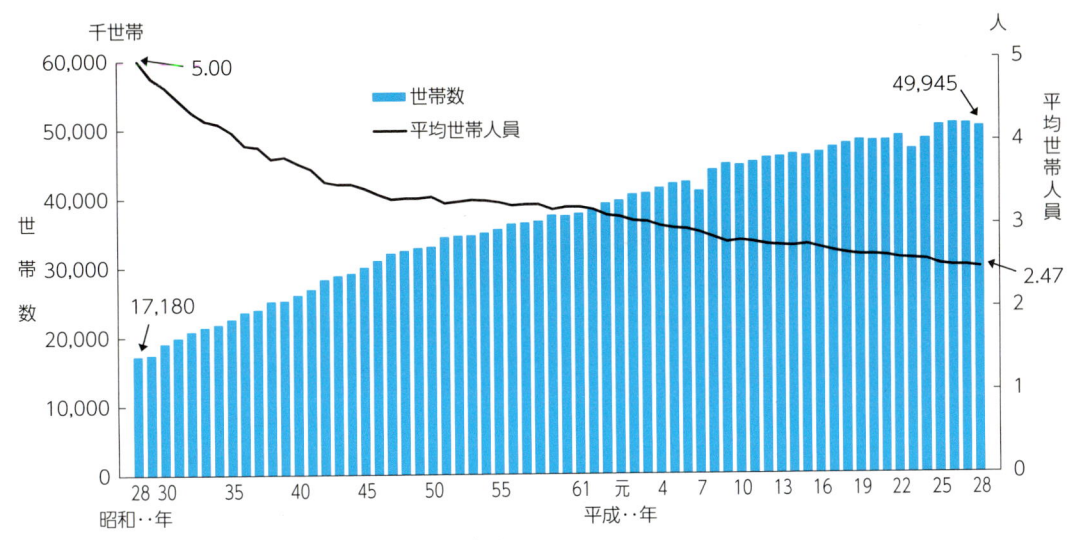

注：1) 平成7年の数値は、兵庫県を除いたものである。
　　2) 平成23年の数値は、岩手県、宮城県及び福島県を除いたものである。
　　3) 平成24年の数値は、福島県を除いたものである。
　　4) 平成28年の数値は、熊本県を除いたものである。

**図1-4　世帯数と平均世帯人員の年次推移**

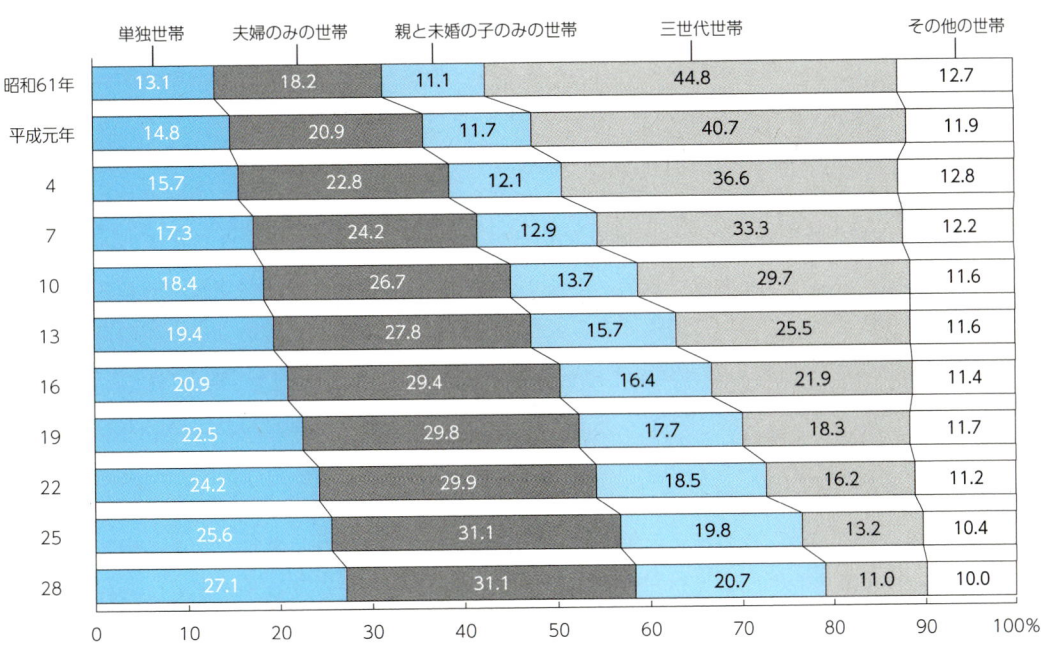

注：1) 平成7年の数値は、兵庫県を除いたものである。
　　2) 平成28年の数値は、熊本県を除いたものである。
　　3) 「親と未婚の子のみの世帯」とは、「夫婦と未婚の子のみの世帯」及び「ひとり親と未婚の子のみの世帯」をいう。

**図1-5　65歳以上の者のいる世帯の世帯構造の年次推移**

ビス利用者数は、2016 年 4 月には 496 万人と 3.3 倍になっている。また、サービス利用の大幅な伸びに伴い、介護費用が急速に増大している。介護保険制度開始当時の 2000 年度は 3.6 兆円だった介護費用は、2017 年度には 10.7 兆円となっており、高齢化がさらに進展し、団塊の世代が 75 歳以上となる 2025 年には、介護費用は約 21 兆円になると推計されている[10]。今後、高齢化のさらなる進展に伴い、要介護（要支援）認定者や認知症者の数は増加していくことが見込まれている。

　このような介護保険制度の状況などを踏まえ、2014 年には社会保障制度の一環として、医療介護提供体制の改革のため、「地域における医療及び介護の総合的な確保を推進するための関係法律の整備等に関する法律」が成立し、地域包括ケアシステムの構築と介護保険制度の持続可能性の確保のための見直し事項が盛り込まれた。さらに、2017 年には「地域包括ケアシステムの強化のための介護保険法等の一部を改正する法律」が成立した[11]。

## 2 ｜ わが国が目指す地域包括ケアシステムの実現

　上記のような時代背景のなか、政府は、団塊の世代が 75 歳以上となる 2025 年の実現を目途に、重度な要介護状態となっても住み慣れた地域で自分らしい暮らしを人生の最期まで続けることができるよう、住まい・医療・介護・予防・生活支援が一体的に提供される「地域包括ケアシステム」の実現を目指している[12]。

　地域包括ケアシステムとは、2013 年に成立した持続可能な社会保障制度の確立を図るための改革に関する法律（社会保障改革プログラム法）により「地域の実情に応じて、高齢者が、可能な限り、住み慣れた地域でその有する能力に応じ自立した日常生活を営むことができるよう、医療、介護、介護予防（要介護状態若しくは要支援状態となることの予防又は要介護状態若しくは要支援状態の軽減若しくは悪化の防止をいう。）、住まい及び自立した日常生活の支援が包括的に確保される体制」と法的に初めて定義された[13]。具体的には、高齢者の尊厳の保持と自立生活の支援の目的のもとで、医療や介護、予防のみならず、福祉サービスを含めた様々な生活支援サービスが日常生活の場（日常生活圏域）で適切に提供できるような地域での体制のことであり、地域の自主性や主体性に基づき、地域の特性に応じて構築することが重要であるとされている（**図 1-6**）[14]。つまり、病気になったら少し入院、介護が必要になったら介護を受けながら、住み慣れた地域で自分らしく最期まで暮らすことを支援することである。

　この考え方を示したものが**図 1-7**である。①医療・看護、②介護・リハビリテーション、③保健・福祉に関するサービスの 3 枚の葉に示す専門職によるサービスを地域に整備し、その機能を十分に発揮するための前提として、本人がどのような生活をしたいのかという選択があり、それを踏まえ本人・家族がどのように心構えるのかという「本人の選択と本人・家族の心構え」と「すまいとすまい方」がある。そのうえで地域の特性を活かした「介護予防・生活支援」を充実させることで、①〜③の 3 つの要素が包括的に機能・提供されるという考え方である。3 枚の葉の大きさに違いがあるのは、地域の独自の特性が発揮されている地域、今後成長・発展しようとしている地域があると考えられ、地域に応じた工夫が求められている。

　これらが一体的に提供されて初めて、「住み慣れた地域での生活を継続する」ことができる。地域包括ケアの構築においては、保健・医療・福祉を連携させるだけでは十分なシステムの構築にならない。「自助・互助・共助・公助」の概念が大切である。公費を財源とした公的な福祉サービスなど（公助）、介護保険に代表される社会保険制度およびサービス（共助）のほかに、病気や障害があっても自分のことは自分でする、自らの健康管理、市場サービスの購入（自助）、ボランティア・住民組織の活動（互助）の４つが絡み合って機能すると考えられている[15]。

　2017年に成立した「地域包括ケアシステムの強化のための介護保険法等の一部を改正する法律」での改正のポイントは、「地域包括ケアシステムの深化・推進」と「介護保険の持続可能性の確保」の２点である[16]。概要は以下のとおりである。

（１）地域包括ケアシステムの深化・推進
①保険者機能の強化などによる自立支援・重度化防止に向けた取組の推進
②新たな介護保険施設の創設（介護医療院）

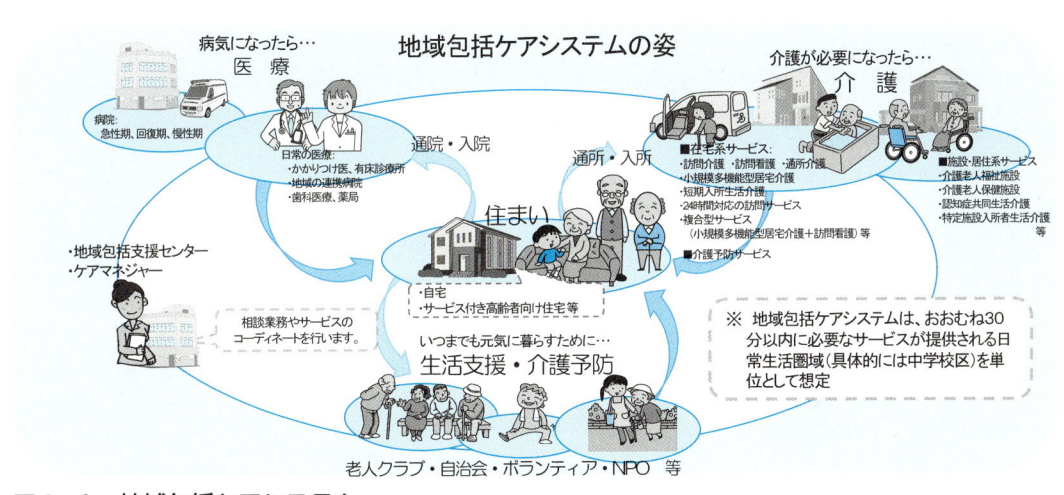

**図1-6　地域包括ケアシステム**

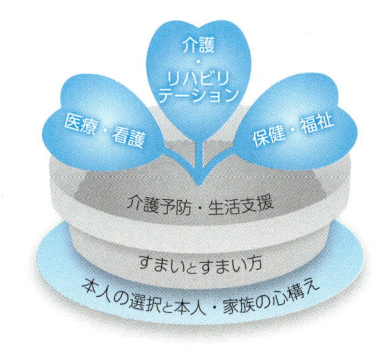

**図1-7　地域包括ケアシステムの構成要素**
（三菱UFJリサーチ＆コンサルティング「＜地域包括ケア研究会＞地域包括ケアシステムと地域マネジメント」（地域包括ケアシステム構築に向けた制度及びサービスのあり方に関する研究事業）、平成27年度厚生労働省老人保健健康増進等事業、2016年）

③地域共生社会の実現に向けた取り組みの推進。

（2）介護保険の持続可能性の確保

　このように、全市町村が保険者機能を発揮し，自立支援・重度化防止に向けて取り組むしくみが制度化された。なかでも、地域共生社会とは、高齢者と障害児者が同一事業所でサービスを受けやすくすることを目的として、介護保険と障害福祉制度に新たに共生型サービスを位置づけたものである。子どもなど地域のあらゆる住民が役割をもち、支え合いながら、活躍できる地域コミュニティの実現を目指すとされている。つまり、住み慣れた地域において、健康の維持・増進、疾病の予防、疾病・障がいをもつあらゆる人々の療養生活の継続支援、そして、看取りまで地域で支える。これからの地域包括ケア時代を支えていくには、保健・医療・福祉を統合した包括的ケアとして、人々が望む、生活の質・人生の質（QOL）の維持・向上を目指す在宅看護の果たす役割は大きい。

## 文　献

1）厚生労働省：平成28年人口動態調査.
　　https://www.e-stat.go.jp/SG1/estat/GL08020103.do?_toGL08020103_&listID=000001190829&requestSender=dsearch（アクセス：2017年12月22日）
2）厚生労働省：平成28年人口動態調査. https://www.e-stat.go.jp/SG1/estat/GL08020101.do?_toGL08020101_&tstatCode…（アクセス：2017年12月22日）
3）内閣府：平成29年版高齢社会白書（全体版），p.2.
　　http://www8.cao.go.jp/kourei/whitepaper/w-2017/zenbun/29pdf_index.html（アクセス：2017年12月13日）
4）厚生労働省：平成28年（2016）人口動態統計（確定数）の概況. http://www.mhlw.go.jp/toukei/saikin/hw/jinkou/kakutei16/dl/tfr.pdf（アクセス：2017年10月24日）
5）前掲書3），p.5.（アクセス：2017年12月13日）
6）厚生労働統計協会：国民衛生の動向（2017/2018），64（9）：95.
7）厚生労働省：厚生労働白書，p.312.
8）厚生労働省：平成28年国民生活基礎調査の概況，p.3-4. http://www.mhlw.go.jp/toukei/saikin/hw/k-tyosa/k-tyosa16/index.html（アクセス：2017年10月25日）
9）前掲8），p.30.（アクセス：2017年10月25日）
10）前掲書7），p.337.
11）前掲書6），64（9）：23-24，2017.
12）厚生労働省：政策について─地域包括支援システム. http://www.mhlw.go.jp/seisakunitsuite/bunya/hukushi_kaigo/kaigo_koureisha/chiiki-houkatsu/dl/link1-3.pdf（アクセス：2018年1月18日）
13）二木　立：地域包括ケアと地域医療連携，勁草書房，2015，p.31.
14）前掲6），64（9）：260-261.
15）前掲12）.（アクセス：2018年1月18日）
16）前掲6），64（9）：261.

# ② これからの在宅看護

地域包括ケアシステムを支えるために在宅看護の果たす役割は大きい。地域包括ケアシステムが目指す「住み慣れた地域で自分らしい暮らしを人生の最期まで続けることができる」の"自分らしい""最期まで"が重要である。つまり、その人が望む暮らしを最期まで健康面、生活面から支えることが看護師の役割である。

今後、必要時に時々入院・入所とすることで、暮らしの場での療養期間は長くなると予測される。そのために、介護サービスなどの充実だけでなく、急性期医療から円滑な在宅への復帰を可能とする体制整備などが重要である。退院時には、病院看護師、訪問看護師が今まで以上にかかわり、多（他）職種との連携が重要となる。その実現のために、看護師は多（他）職種の役割を理解し、積極的にかかわっていくことが求められる。さらに、訪問看護師には、実践で活躍する者として利用者の健康面、生活面を支えるだけではなく、行政や社会に向けてニーズに即した制度改革などを提言することも求められる。

また、今後、地域でも認定看護師、専門看護師の活躍を期待したい。地域で暮らす人々を支えるために、病院の認定看護師、専門看護師も病院内だけではなく、訪問看護ステーションや介護老人福祉施設、介護老人保健施設、グループホーム、ケアハウス、有料老人ホームなどの事業所や施設に出向いて、所属施設の看護職や介護職と連携・協働しながら活躍してほしい。

## 1 │ 自分らしい生活を支えるための退院支援・退院調整

地域には、在宅看護が必要になり、サービスを利用する療養者がいる。介護保険の該当者の場合は、介護支援専門員がケアマネジメントを行う。その際には、地域の専門職が療養者の家などでサービス担当者会議に出席し、療養者・家族の意向をもとにサービス調整を行い、情報を共有し支援を開始する。また、在宅で療養していた人の病状が急変し入院したり、新たに病気になった人が入院し、看護が必要になる場合がある。病院に入院した後も、また、自分の生活の場に戻って自分らしい生活ができることが望まれる。たとえば、今まで元気に生活していた人が、脳梗塞で入院し片麻痺が残り家に帰る場合、入院前の生活とは違った何らかの支援が必要な療養生活となる。病院から

家に帰るこの移行期に本人・家族がもつ混乱や苦悩・不安は、計り知れない。病気が完全に治らないことや片麻痺がありながら暮らすことをイメージし受け止めるのは、時には難しい。このような人々が看護を継続でき、地域で不安なく生活できるための退院支援・退院調整の役割は重要である。

　宇都宮[1]は、退院支援とは「患者が自分の病気や障害を理解し、退院後も必要な医療・看護を受けながらどこで療養するのか、どのような生活を送るのかを自己決定する支援」と定義している。そして、退院調整を「患者・家族の思い・願いを実現するために、患者・家族の意向を踏まえて環境・人・物を社会保障制度や社会資源につないでいくマネジメントする過程」と定義している。

　退院調整は新たな生活の再構築と準備を行っていく過程である。退院後に、患者・家族の思い・願いを実現できるように、必要となるインフォーマルなサービスや介護保険法、障害者総合支援法などの制度に基づいた社会資源の活用を具体的に調整することが大切である。以下、ポイントを訪問看護師に焦点を当てて述べる。

## 1 入院前の情報収集とアセスメント：入院時から在宅療養に向けて病院と地域との連携がポイント！

　訪問看護を利用していた療養者が入院したとき、訪問看護師は早期に病院を訪問し、病院看護師に今までの生活状況や疾患をどのように受け止め、療養してきたのか、どのような価値観をもち生活をしてきたのかなどの情報を提供する。また、本人・家族や病院関係者から入院期間や治療計画などの確認をする（本人・家族の同意を得ておく）。介護支援専門員がいる場合は情報を共有するなど早期からかかわることが、今後の生活の意思決定に大切である。訪問看護師は、療養者の心身の変化、家族の思いをとらえながら、退院後の生活の再構築に向けて助言やねぎらいの姿勢をもつことが求められる。

## 2 在宅療養を目指した退院支援・退院調整

　在宅看護の必要な患者が安心して退院するためには、入院中の医療やケアを地域の在宅ケアチームにつなぐためのサービス調整としてカンファレンスが行われる。院内のスタッフだけで行うカンファレンスと区別して「退院前カンファレンス」とよばれることが多い。患者・家族も含め院内のスタッフと在宅での生活を支える地域の専門職が情報を共有し、医療・ケア内容の調整を行いながら、在宅生活の開始に向けての方針を検討する。参加者は、患者の状態や必要とされるケア、社会的背景などにより異なる。

　在宅療養開始に際し、入院中に家屋調査を行い、居室の場所の確認や介護に必要な広さがあるか、家の段差解消や手すりの設置などの住宅改修、福祉用具を検討する場合もある。入院前は「○○したい」と思っていた人でも、病気の進行や身体状況の変化により気持ちが揺らぐことが多い。何が気持ちを揺らがせているのか、何が解決したら、何が整えば家に帰ってもやっていけるという気持ちになれるのか、望みがもてるのか、個々人の暮らしの場における生活をもとに共に考えることが大切である。

　医療処置や介護方法、医療管理上の課題などが地域の専門職に引き継がれる。自宅は病院と違い24時間看護師がいるわけではなく、療養者・家族が主となり、医療処置や介護を行う。素人であ

る療養者と家族が可能な、安全で簡便な物品の選択や医療処置の方法について、患者や家族の生活環境、住まい方を考え、訪問看護の立場から医師や病棟看護師への情報提供や調整が必要である。また、退院後、必要な医療を継続して受けることができるように、在宅療養に必要な物品（薬剤、医療材料、機器、機材など）が継続的に供給され不足しないように、訪問看護師から医師や病院看護師に情報提供を行う。

退院前カンファレンスに参加し、患者・家族と顔を合わせ、話ができることは退院後の生活の不安軽減ともなる。生活状況や身体状況の観察をアセスメントできるのは、訪問看護師がもつ強みである。

### 3 退院後の支援

訪問看護師は、療養者が退院後早期に訪問し健康面や生活面でのアセスメントを行い、療養者や家族の困り事などを聞き生活に応じた助言をする。退院日に療養者の在宅療養を支える関係職種が、療養者の自宅に集まって退院時カンファレンスを行い、療養上の問題の共有や解決策について話し合いが行われる場合がある。そのなかで、訪問看護の立場から、健康面や生活面についてのアセスメント結果と注意点について発言する。近年は、医療処置を継続しながら退院するケースが増えている。退院後、早期に訪問することは、療養者・家族の不安の軽減につながり再入院を防ぐことができる。訪問看護師には、必要時、他職種に情報を提供することが求められるであろう。

また、退院後の療養生活状況を病棟看護師にフィードバックし、退院支援の評価を行うことも役割である。病院の看護師と訪問看護師が連携することで、質の高い退院支援ができ、退院する人々が安心して地域で療養できる。

## 2 ｜ 最期まで支える在宅看護

多死社会の到来に向け在宅での看取りが推進されている。一般国民の終末期を過ごしたい場所の意識調査結果を**図2-1**に示す。居宅で過ごしたい割合は、10.3 ～ 71.7％であり疾患や症状により差がある。また、「あなたは、ご自身の死が近い場合に受けたい医療や受けたくない医療について、ご家族とどのくらい話し合ったことがありますか」の問いに「まったく話し合ったことがない」と答えた者が55.9％と多かった[2]。**図2-1**から、必要なときは治療を受けるが、症状が落ち着き、条件が整えば最期は家で過ごしたいという思いがみえてくる。在宅看護においては、在宅療養を阻む障壁を取り除き、家で過ごす思いや望みをかなえる取り組みが求められている。また、人生の終末期について半数以上が話し合ったことがない現状がある。訪問看護を受けながら最期は家で過ごすことを望んでいても、容態の急変で家族が対応できずに救急搬送された人や、昨日まで元気だった人が、救急車で運ばれ、退院後、寝たきりになり意思を伝えられなくなったこともある。その人らしい最期を支えるために、訪問看護師は療養者がどのような最期を望んでいるのかしっかりと意

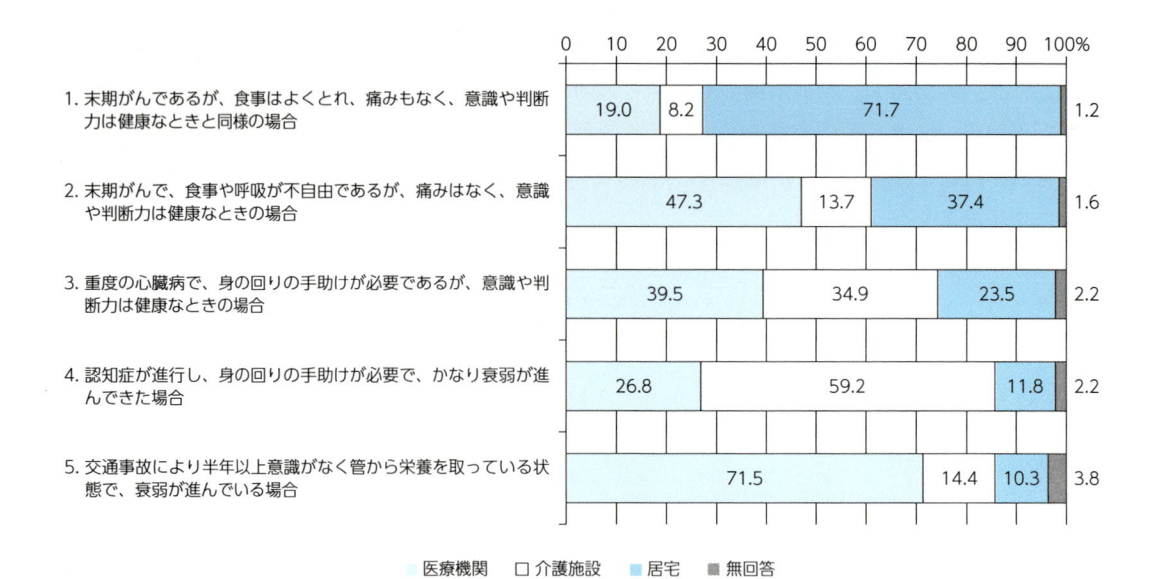

**図2-1　人生の終末期を過ごしたい場所** (厚生労働省、2014)

思を確認し、看取りの過程や急変時の対応について具体的に説明しておくことが大切である。

　今後、一人暮らしや認知症の人が一層増加するなかで、人生の最終段階における意思決定において、本人の意思を尊重することはきわめて重要である。さらに自己の意思決定は、時間の経過に伴い変化することを前提に、変化に対応することが重要である。

　在宅で亡くなる人の主病名は様々で、療養者それぞれの考え方や経済状況、介護者の状況、住環境、療養者の状態などにより終末期のあり方も多様である。認知症になっても寝たきりになっても、その人らしい暮らしが継続でき、人生の幕を閉じていけるように最期まで支援する。そして、家族にも納得のいく看取りをしてもらうために、家族の思いの尊重、負担を考慮し地域が連携していくことが重要である。

### 文　献

1）宇都宮宏子監修：退院支援ガイドブック―「これまでの暮らし」「そしてこれから」をみすえてかかわる，学研メディカル秀潤社，2015，p.12.
2）厚生労働省：人生の最終段階における医療に関する意識調査報告書（平成26年3月）.
www.mhlw.go.jp/bunya/iryou/zaitaku/dl/h260425-02.pdf（アクセス：2017年12月13日）

# 3 在宅看護を学ぶ3つの視点

看護が在宅療養者の思いや望みを達成するには、「在宅看護の場を知る」「在宅看護の仕組みを知る」「在宅看護の方法を知る」ことが欠かせない。これによって、在宅看護を学ぶ道筋が見えてくると考える。

## 1 | 在宅看護の場を知る

### 1 在宅療養の場をイメージする

在宅看護の授業では、最初のオリエンテーションで学生に「自分が事故や病気で身動きができなくなったとしたらどこで過ごしたいか」を質問する。多くの学生は、「家」と答えるが、「どんな看護をしてもらいたいか」と質問すると返答がない。在宅看護に対してイメージがつかないようである。今度は、「身動きができなくなって普通の生活をするには何があればできるか」を問うと、「ごはんを食べて出すこと」などと返ってくる。人が生きて暮らしていくには、最低限食べて、寝て、排泄することが必要である。では、「どんなサービスが必要か」と聞くと、「訪問看護」「訪問介護」という言葉が返ってくる。さらに、「訪問看護に何をしてもらう？　訪問介護との違いは何？」と問いかけると、「訪問看護は血圧を測る」など、在宅看護に医療処置的なことをイメージするようである。

"家"という場で行う看護をイメージするために、学生に対して以下のように語りかけている。
・家での暮らしを営むために必要なことを思い浮かべてみよう。
・そこに「健康」というキーワードを掛け合わせてみよう。

たとえば「食べること」に視点を当てると、健康のために適切に食べることが必要になる。その適切を在宅の場でどのように判断し、整えることができるのだろうか。病院では食事のオーダーを出せば済む。家では誰がそれを調達するか、それを豊かな発想で工夫をし、連携をとりながら最も負担が小さい方法で実現していく。

また、食べることは排泄と大きく関係している。食べて出すこと、このリズムを適切に整える。

どのようなリズムがその人とって適切か、その適切とは基準値のように決まったものではなく、個々の健康状態によって「その人にとっての適切」が重要になる。

　より健康であるためにその人の生理的機能をどのようにして整えるのか。それを在宅の場で利用できるあらゆる資源を活用して整えていくのである。なお、健康はもちろん心と体そして魂の健康を意味している。そして、健康であることは本来心地よいことでもある。

　在宅看護を学ぶにあたって、まず自分の暮らしを振り返り、その暮らしが誰によってどのように支えられているのかを確認する。また、そこに健康というキーワードを掛け合わせてみる。自分の暮らしを見つめ直すことで、見えてきたことを在宅療養者の暮らしに置き換えてみる。どちらも同じ「生活者」の目線である。

## ２ 家という暮らしの場を支えるための連携について考える

　在宅看護は、在宅という「暮らしの場にいる」ことを支える看護学の領域である。その場がどんな環境にあるかをもとに、その場を療養者が暮らしていけるように整えるための看護を考えていく。そして、その実践において様々な職種と連携し、あらゆる資源を活用していく。

　では、どのような職種がいて、どのような資源があるのだろうか。これがわからなければ効果的、効率的な活動はできない。自分が暮らしている地域にどんな施設があり、どんな事業所があり、どんなボランティア活動があるのだろうか。療養生活に必要な物品はどこからどのように調達できるのだろうか。これらのことを知るためには、そのことに対するアンテナを高くしていく必要がある。

　どのようにすればアンテナが高くなるのだろうか。「こんなものがあれば」「こんなことができれば」など、あきらめずに求め続けることでそのことに関する情報が集まってくる。もちろん念じているだけでは情報は集まらない。情報を集める方法を身につけ、行動することである。

　周りにはどんな情報源があるか。今は IT という強い味方もあり、ちょっと「ツブヤク」と親切な人たちがいろいろな情報を届けてくれる。しかし、その方法をもたない人たちも大勢いるし、関心がなければ何も集まってこない。キーワードも見つけられない。そして、集まってきた情報を吟味し、正しい情報を判断することも大変な作業となる。そのときに、大きな力となるのが信頼できる専門家集団である。誰が何の専門家でどのような情報をもっているのか、どこへ行けば必要なところへつなげてくれるのか、そんな知識と知恵を身につけることが大切である。

## ３ 家族の役割について考える

　家という場には家族がいる。同居していなくてもその人のことを思いやる家族がいる。その家族を含めて家での生活が成り立っているのである。在宅看護では家族というユニットも看護の対象になる。

　では、家族とは何だろうか。家族とはどのようなものだろうか。家族の理解を深めるには自分自身の家族について考えてみるといい。あなたが家族と考えている人は誰だろうか。家族を思い浮かべるときに物やペットが登場してくることもある。もちろんそれも家族として考える。では、あなたはその人や物をなぜ家族と考えたのだろうか。

次に、その人や物から見てあなたはどんな存在なのだろうか。家族は相互に関係し合いながら暮らしを営み、個人の状況が家族全体に影響する。家族の変化によって暮らしは大きく変化していく。家族以外の者が暮らしの場に入り、違う風や文化を吹き込むことにより、より健康に向かうよう、問題の解決を図るように働きかけることも在宅看護においては重要である。

# 2 在宅看護の仕組みを知る

## 1 在宅へ向けて看護する、在宅で看護する

在宅看護は、在宅という「暮らしの場にいる」ことを支える看護学の領域である。

在宅看護を「在宅」と「看護」という2つの言葉に分け、その間に"へ"と"で"の文字を入れて考えてみよう。"へ"を入れると「在宅へ看護」となる。それは、在宅へ向けての看護であり、施設（病院や入所施設）から家へ帰るための看護になる。

では、施設から家へ帰るためには何が必要になるだろうか。まず、必要なのは療養者と家族が家へ帰ってもやっていけるという気持ちになることである。しかし、家に帰る前から病院の医師や看護師が「こんな状態では家に帰ることは無理です」と言い、療養者や家族の意志を確認することなく「施設を探してください」と、最初から在宅療養をあきらめることを、療養者や家族に強いていることがある。本来、家に帰るときには何を療養者や家族が覚悟し、どんな解決の方法があるのかをきちんと情報提供し、自己決定できる状況をつくり出すことが必要である。では、病院や施設で看護をしている看護師には何が求められるのだろうか。多くの病院では地域連携室などを置き、退院を支援している。施設での在宅へ向けての看護は、入院・入所したときから始まる。療養者や家族はどうすれば、何が整えば家に帰ってもやっていけるという気持ちになれるかを考えることが必要である。

次に「在宅」と「看護」の間に"で"を入れると「在宅で看護」となる。

ここでは在宅での療養を支えている看護師がどこにいるかを考えてみよう。真っ先に思い浮かぶのは訪問看護ステーションであろう。しかしそのほかにも看護師は存在する。病院、診療所、保育園、学校、保健所、保健センター、地域包括支援センター、介護老人保健施設、特別養護老人ホーム、デイサービス、グループホーム、小規模多機能型施設、健診センター、訪問入浴、児童養護施設、乳児院、心身障害児施設、居宅介護支援事業所、企業内の健康管理室など様々な事業所や施設にいる。

これらの事業所や施設の看護師は、在宅で療養する人々のために活躍している。看護は人が生きて暮らしていくことを支える仕事である。人がいるところには必ず看護が果たす役割がある。その役割を「地域看護」「在宅看護」「継続看護」「公衆衛生看護」「施設看護」「外来看護」「産業看護」「学校看護」「行政看護」など、言葉の意味を比較しながら考えてみてほしい。

### 2 訪問看護の仕組みについて

　訪問看護とは何だろうか。一言でいえば「在宅看護の一つの方法」である。介護保険法第8条4では「この法律において「訪問看護」とは、居宅要介護者（主治の医師がその治療の必要の程度につき厚生労働省令で定める基準に適合していると認めたものに限る。）について、その者の居宅において看護師その他厚生労働省令で定める者により行われる療養上の世話又は必要な診療の補助をいう。」と規定されている。また、医療保険では「疾病又は負傷により、居宅において継続して療養を受ける状態にある者に対し、その者の居宅において看護師等が行う療養上の世話又は必要な診療の補助をいう」となっている。つまり、住まいへ訪問して看護を提供するという方法である。そして、その看護は「かかりつけ医の指示」に基づいて提供することになっている。

　訪問看護を提供する事業所は病院、診療所、訪問看護ステーションである。利用できる保険は医療保険と介護保険があり、疾患名や状態によってどちらの保険を使うかは規定されている。なお、制度は常に変化しているため、新たな情報を入手する努力が必要となる。

# 3 ｜ 在宅看護の方法を知る

### 1 あらゆる人々の知識と体験を総動員して結びつけ、目標に向かって課題に取り組む

　在宅看護は対象が暮らしている場において生きていくことを支える看護である。そこは対象が暮らしている場であり、病院や施設のように設備や物品がきちんと整っているわけではない。しかし、そこには対象が暮らしてきた歴史や共に暮らしてきた人々がいる。そして使い慣れた様々な設備や物品がある。障害や疾病を抱えながら自宅で暮らすとき、少しの工夫や発想の転換で活用できるものが意外と多い。それらを発見し、工夫することに療養生活や介護の面白さを見出している人たちもいる。そんななかからユニバーサルデザインの商品として生まれてきたものも多い。「こうあるべき、こうでなければ家には帰れない」といった固定観念を捨て、どうすれば家に帰ることができるか、どうすれば家で暮らし続けられるかを考えてほしい。まず、家で生活していくために最低限何を整えればよいかを考え、そしてそのあとに暮らしやすさやQOLを高める方法を工夫していってほしい。多くの人の知恵を借りればより良い工夫が生まれる。それが在宅ケアチームの強みである。

### 2 在宅看護過程を活用する

　より良いケアを効果的、効率的に提供し、目標を達成するために看護師は看護過程を活用してきた。看護過程はその歴史的背景から、医学モデルの影響を受け、問題の原因に介入することで問題解決を図るアプローチとして定着している。一方、病因論に基づき、疾患の原因に介入する「医学

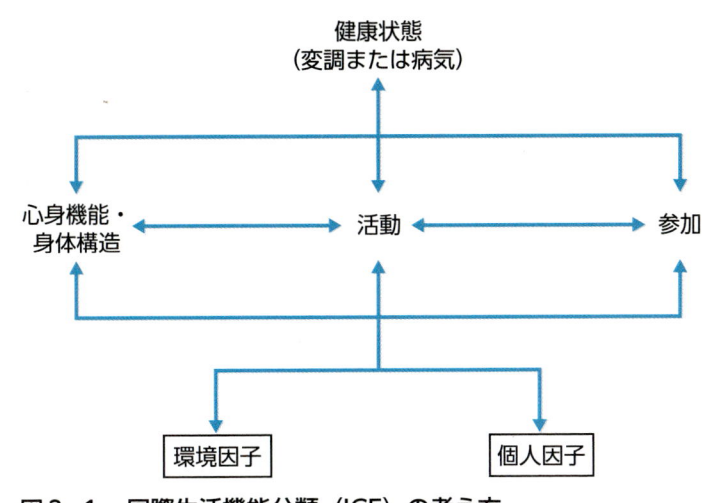

図3-1　国際生活機能分類（ICF）の考え方

モデル」と、慢性疾患のように環境調整を重視する「社会モデル」の対立を超えて両者を統合的に
とらえる国際生活機能分類（ICF）が2001年に発表された。

　ICFは対象のもつ強みを重視し、疾病に変化がなくても、「生活機能」が向上することを目標と
して働きかけることを可能にする、リハビリテーション分野に適合した新しい視点である（図2-
1）。「医学モデル」や「社会モデル」ではなく、「生活モデル」であるICFの理念は、「生命力の
消耗を最小限に抑える」ために、まず環境を整えることから始まり専門的な「看護」を提供すると
いうナイチンゲールの看護理論や「生活の場で看護を展開する」在宅看護分野の考え方と一致し、
最も違和感のないモデルであるといえる。

　看護過程は「医学モデル」の影響を受けながら、問題解決思考で発展してきたが、在宅看護分野
では看護過程の展開に違和感をもつ臨床現場の者も多く、実態調査研究でも在宅看護論の看護過程
教育に戸惑っている現状が報告されている[1]。「病気を完治する」ことが目標である場合は、生活
の犠牲を払ってでも治療に専念できるようにケアすることが第一義的に重要になるが、目標が「病
を抱えながら過ごす」ことであるなら、治療によって生活が犠牲にならないようなケアが第一義と
なるであろう。この点が、病気を治療することが使命である医療施設における看護と、生活を重視
する在宅看護との大きな違いである。

　在宅看護では「生活モデル」が自然であり、「医学モデル」から発展した看護過程に違和感をも
つのは当然のことといえる。実際、「看護過程は、在宅看護を支える看護理論あるいは看護モデル
を達成するための方法論であるが、在宅看護に適した看護理論やモデルが少ないために、既存の理
論に在宅の特徴的な視点を追加する程度にとどまっている」[1]という現状が報告されている。本
書では、ICFの「生活モデル」を十分に意識し、「療養者・家族の思いや望みを達成する」ことを
在宅看護の最終目標ととらえ、問題解決ではなく、目標達成思考で看護実践を行うことを在宅看護
過程の方法論の根幹とした。

　ここで議論されるのは、「問題解決」と「目標達成」との関係である。看護過程の多くは、「目標
達成の妨げになる問題を解決する」問題解決思考で展開されていることから、「問題解決」→「目

標達成」と考えているのではないだろうか。ところが、「目標達成」のためには必ずしも「問題解決」を要しない場合もある。目標を達成するために"強み"を活かす方法がすでに提案されているが、実際の看護過程の展開に意識して利用されているかは疑問が残る。在宅看護過程では、目標を達成するために、「問題解決による目標達成」と「強みを活用した目標達成」を同等に扱い、より合理的な方法での「目標達成」を目指す。

## 文　献

1）中村順子・木下彩子：全国看護教育機関における在宅看護論の看護過程教育に関する調査研究，日本赤十字秋田短期大学紀要，第 14 号，2009.

# 第 II 章

## 在宅看護過程の 考え方と展開方法

# 1 在宅看護過程の考え方

## 1 看護過程の考え方：基本構造

　在宅看護過程（在宅における看護過程）の展開を述べる前に、看護過程の基本的な考え方を確認しておく。

　看護師は、看護過程の"考えるプロセス"を活用して、その人に最適な援助を提供する。看護過程の目指すところはケアを創出することである。この基本的な考え方を図示すると図1-1のようになる。

①情報収集をして、それをもとにアセスメントすることにより、現状を分析する。

②こうなってほしいと考える姿：目標と、現状を比較し、その差を課題とする。この場合の援助はその差をなくすための方法である。

③こうなってほしくない姿：問題を予測的に見出す。この場合の援助はそうならないように予防するための方法である。

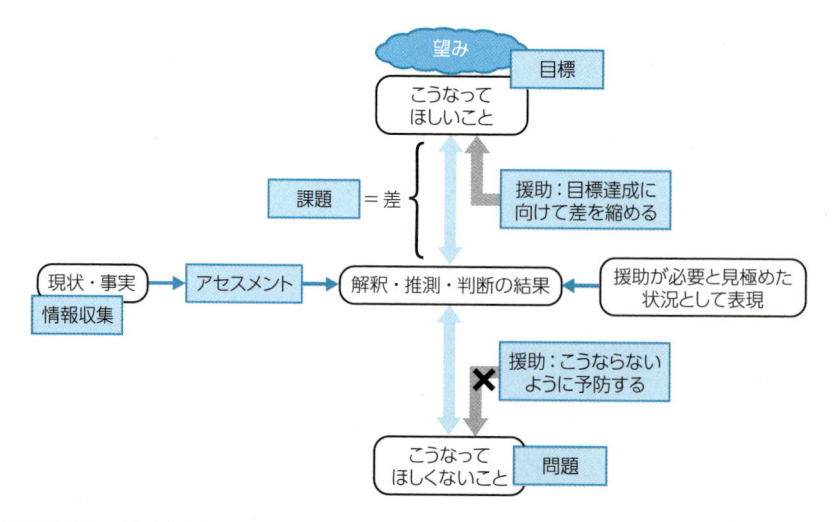

図1-1　看護過程の基本構造

## 2 | 在宅看護過程の考え方： 生活を重視した目標達成志向

　一般的に、看護過程の展開において関連図作成は、疾病の病態を中心に進める。よって、関連図作成で用いる対象者の情報は、診断名、病気の進行度、治療方法、検査データなどからまず集め始める。在宅看護においては、疾病予防、回復は基本的な看護の姿勢としてあるが、療養者の現状をとらえるときには、自宅で生活するその人を取り巻くすべてに目を向ける。

　関連図は、看護過程の"考えるプロセス"を目に見える形にして、どのようにして援助が導き出されたかを示すものである。

**関連図作成の目的**は、

①情報の収集・整理
②課題の抽出 ⟹ 全体像をとらえて援助を組み立てる

　関連図を描くことで、情報のなかにある「原因」「誘因」「因果関係」がわかりやすくなり、今後の成り行きを予測でき、看護課題が浮き彫りになる。そして、どこにどのようにかかわることができるのかと、援助を考えることにつながる。

　看護過程において、関連図は療養者の生活全体をとらえ、さらに援助につなげるための重要なポイントである。特に生活を重視した在宅看護では、関連図作成は看護計画立案に不可欠なものと考える。疾患中心とした問題解決ではなく、その人の生き方や望みを把握し、生活を重視した目標達成志向での看護過程は、在宅看護の特徴と言える。

# ② 在宅看護過程における対象のとらえ方

在宅看護過程の展開において、在宅看護の特徴を踏まえた看護の視点が欠かせない。この看護の視点は、病院施設内での看護援助や地域看護・公衆衛生看護の視点とは異なる点がある。次節で在宅看護過程を述べる前に、在宅看護の特徴である下記の"生活を中心においた看護活動"の視点について説明する。

- ・在宅看護における対象の理解　　　　　：情報収集・情報整理
- ・在宅看護における健康・療養のとらえ方：アセスメント・課題の提示
- ・在宅看護における目指すところ　　　　：目標設定・援助の方向

## 1 在宅看護における対象の理解

### ① 元に戻らない身体状況にある

患者や家族が訪問看護を必要と意識するのは、主に病院から退院する時期である。脳梗塞などで倒れて緊急入院する、慢性的な呼吸器疾患の急性増悪、肺炎で集中的な治療を受ける、がんにより手術・化学療法などの積極的治療を受ける、このような入院の後には、必ず退院がある。しかし、必ずしも入院前と同様の状態、健康レベルで退院するとは限らない。急性期病院の限られた入院日数により、患者や家族が望むような状態になる前に退院を余儀なくされることもある。特に高齢者は、加齢の影響で日常生活に支障があっても、予定の治療が終わり、一定の効果を示す検査データをもとに回復とみなされる。

「治療終了・退院」は"病気回復"であるととらえている患者や家族にとって、元に戻っていない身体状況では、自宅での生活に思いを及ばすには困難がある。医療者と患者・家族との間には現状のとらえ方にズレが生じていることを理解しておく。

## 2 自分でケアをしなければならない

　元に戻らない身体状況で自宅に帰る人は、以前はなかった症状への対応、障害の受け入れ、医療の継続などの治療や介護の必要性をもったまま退院する。それまでは医療者が行っていたことを、自分たちで行うことになる。多くは退院日が決まってから退院指導などの形で準備が始まる。患者や家族は、自分で病気を管理するという立場や役割を変えていかなければならないが、うまくこの変化に対応できないことがある。

　退院後の療養をとらえるとき、患者や家族がこのようなケアについてどのように受け止めているかを確認する。元に戻っていない身体状況を受け入れていない場合もあるのと同様、必要なケアを受け入れていないこともありうると理解することが在宅看護には求められる。

## 3 日常生活のなかにケアを取り入れる

　在宅療養では、病院のように常時医療者が治療や身体症状に対応するのではなく、自らが残る症状や障害を気に留めていなければならない。日常的に自分で自分の身体を観察し、異常がないかをみていなければならず、どのようなときに医師や看護師などの専門家にみてもらわなければならないか、「見極め」が必要となる。日常生活のなかで異変を見極め、それに対処することは、患者や家族の大きな不安の原因である。その不安をもちつつ、身体状況や家族の状況に合わせてケアを取り入れ生活を組み立て直していく。

　退院により見放されたという孤立感がなく、また自分たちだけで何とかしなければという焦りがなく、何らかの手助けがあれば対処できるという安心感が得られるような環境や療養体制をつくっていくことは、在宅看護を担う看護師の役割である。

## 4 療養者を中心とした情報収集

　在宅看護での情報収集は、以下に挙げるように情報源が多様であることが在宅看護の特徴である。
①療養者
②取り巻く人々：家族
③取り巻く人々：医療福祉関係者
④医療記録、看護記録、情報提供書・報告書・契約書などの文書書類
⑤取り巻く環境：居室
⑥取り巻く環境：居住地域

　情報収集は、**図2-1**のとおり療養者を中心におき、情報源を広げながら情報を系統的にとらえるという方法があるが、基本情報をまとめる際には、看護記録用紙の様式を用いることが多い。

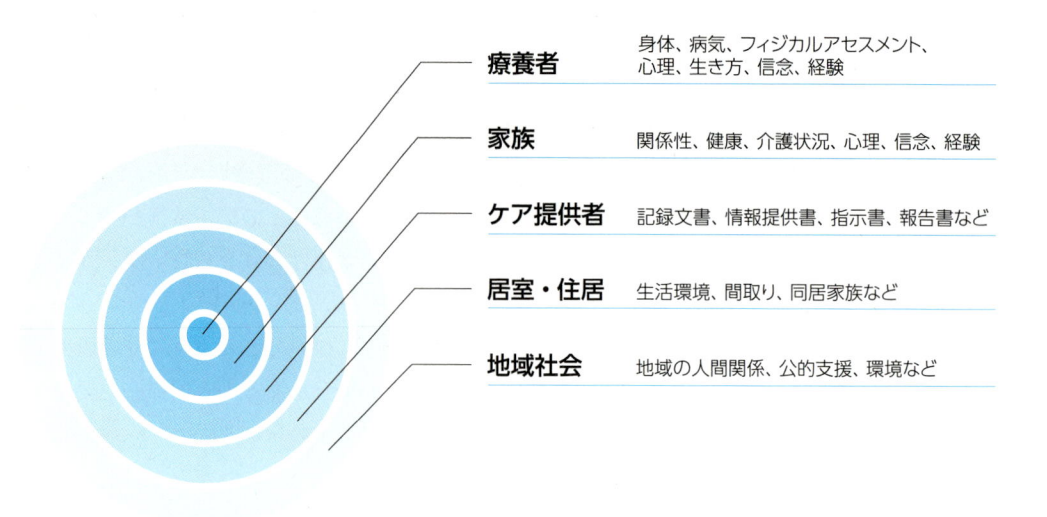

**図 2-1　療養者を中心とした情報収集**

---

# 2 ｜ 在宅看護における健康・療養のとらえ方

## 1 障害や病気、加齢を含めた健やかな生活

　在宅看護の対象者の多くは、加齢による身体変化で日常生活に支障のある高齢者や病気やけがなどにより障害が残っている人々である。よって、そのような身体で最も良い状態がその人にとってのベストであり、その人の健やかな生活と言える。

　生活状況をとらえる際に留意すべき点は、障害や病気、加齢があることが問題ではなく、そのために生活にどのように影響が出ているのかということである。対象者の生活に個別性を反映したとらえ方が必要である。

## 2 療養の主体は療養者

　治療の場では、治療方針の決定は患者の意思によるものとして、その主体を患者ととらえる。しかし、診断や治療に関する情報や手段はすべて医療者側にあり、意思決定の主体は患者であるものの、治療にかかわる医療者の存在、医療者側の判断、決まり事が大きな影響を与える。

　在宅看護の場合、療養の場が自宅であり主体は療養者で、看護は外の立場にある者となる。在宅療養開始や看護師が初めてかかわるとき、療養者主体の生活を認識して療養者や家族に接する。看護計画立案時、一方的に提供する看護を考えるのではなく、療養者や家族と共に何が必要か、情報の交換をすることが求められる。それによって、療養者や家族も自分自身で現状を把握できるよう

になる。看護計画は看護師が看護を提供するためだけのものではなく、療養者や家族とも共有できるものである。

### 3 家族と共にある療養：家族も看護の対象者

在宅療養への移行・継続の要件として、療養者本人の希望と同様に、家族が在宅療養を受け入れていることが挙げられている。この要件は、家族と共に良好な療養環境のなかで生活するという視点では当然であるが、少し視点を変えると家族による介護が在宅療養の前提と誤解されかねない。療養者の家族が皆、介護者でありうるべきという見方は適当ではない。独居、家族が近隣にいない、家族も高齢・病弱である、家族との関係がよくないなど、多様な家族の状況がある。家族にも健康上、生活上の支援が必要な場合もある。

在宅療養体制整備にあたり、患者を含めた家族全体をとらえて、家族に対する援助も考えることが必要である。家族は介護者である一面と看護の対象者である一面を併せもつ存在である。

### 4 生活を基盤にした全体像のとらえ方：四側面でとらえるアセスメントの枠組み

情報収集からアセスメントに向けての効果的な思考のプロセスを支援する「アセスメントの枠組み」として、以下の身体的側面、心理的側面、環境・生活の側面、家族・介護の状況の側面の四側面でとらえる。

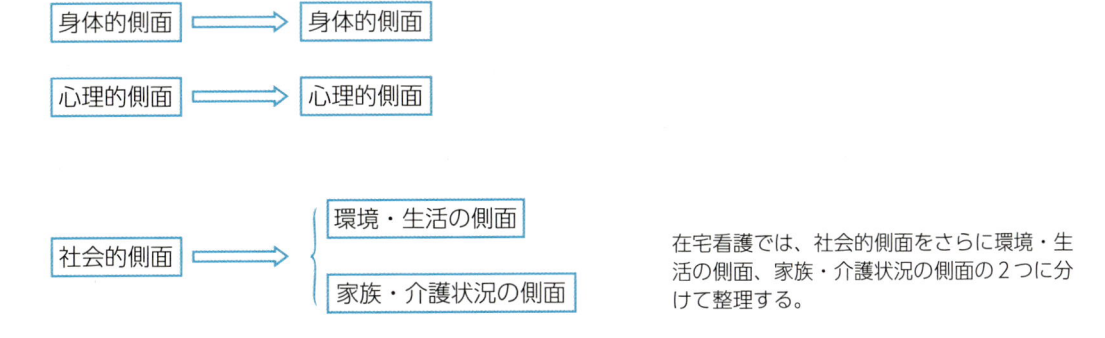

在宅看護では、社会的側面をさらに環境・生活の側面、家族・介護状況の側面の2つに分けて整理する。

疾病や障害に伴う身体的な「機能障害」をそのまま「生活機能障害」としてとらえるのではない。それは、環境や生活が「生活機能障害」に大きく影響していると考え、また、療養者の健康状態や療養生活が家族・介護状況に左右されると考えるからである。

在宅療養者は疾病や障害をもって療養生活を営むが、疾病や障害自体は問題とはならない。すなわち、疾病や障害があっても、生活環境が整い、療養者が家族や周囲の人々の支援があって、その人が望む生活を、その人らしく送ることができるとする考え方を基本とするからである。したがって、在宅看護においては、社会的側面をより療養者の生活に合わせて、環境・生活の側面と家族・介護状況の側面として、丁寧に情報を整理していくことが必要となる。

なお、全体像のアセスメントの四側面は、療養者の状況、病状などでそのとらえ方、焦点のあて方を変えられるものとし、必ずしもこの枠組に療養者の情報を押し込むためのものではない。

# 3 | 在宅看護における目指すところ

## 1 望みをかなえる目標設定：療養者家族の望みの尊重

　在宅看護の場合、治療継続により身体機能の改善が期待できることもあるが、積極的治療が終了し病状の安定を目指すような状態にある人、機能障害などの改善がこれ以上望めない人もいるのが現状である。

　療養上の目指すところを病気の回復とするのは、その可能性や本人の望みがあれば、適当と考えることもできるが、現実的であるかは十分考え、適切に判断しなければならない。実現不可能な目標は、達成できない焦燥感、不満足などの否定的な思いを引き起こす。回復の可能性、残存する身体機能、治療法への期待など、現状の分析を適切に行い、医師や家族も含めて、現状と今後の見通しを共通理解することが期待される。そのうえで、今の生活やこれからの生き方のなかで望みを大切にすることが重要である。望みを挫くのではなく、かなえられる望みを引き出すことが前に進む力につながると考える。

## 2 生活を成り立たせる目標設定と援助の方向性

　高齢者は加齢による身体機能の低下や生活への影響が多い。何もしなければ、歩行不安定 ⇒転倒 ⇒寝たきりということになりかねない。また、栄養摂取不十分 ⇒低栄養 ⇒抵抗力低下 ⇒肺炎という経過も考えられる。現在の状態を維持することは、特に高齢者では、疾病からの回復、リハビリテーションと同様に多くの努力と見守りや介入が必要となる。現状維持も大切な目標となる。

　また、通常、訪問看護は曜日や時間を決めて定期的な援助を提供する。家族や他職種により在宅療養が継続できるようになっていることも多い。療養者や家族は、支援の必要性を見極め、週7日一日24時間のなかで、どのように療養生活を組み立て、成り立たせていくかを考えなければならない。療養者自身や家族の生活上の力、もてる力と、他者の支援の力をどのように活かしていくのかを考えることが看護過程のなかで求められる。

# 3 在宅看護過程の進め方と関連図作成

在宅看護の特徴を考慮し、在宅看護過程の展開について、関連図作成に焦点を当てて、具体的な情報の取り扱い、アセスメント、関連図作成、援助計画、および評価に至るまでを説明する。

## 1 対象に関連する情報の収集

在宅看護における情報収集は、直接療養者から得られる情報だけでなく、種々の記録類からの情報が多い。
・直接的な情報：初回訪問、退院前の病棟等への訪問（退院前カンファレンスを含む）など
・間接的な情報：依頼文書、指示書、退院時サマリー、ケアプラン、各種保険証など
記録された直接的な情報、文書類の間接的な情報をファイリングするのみでは、情報間の関係性や、今後の予測をすることができないので、アセスメントができるように情報を整理する。

## 2 アセスメントの枠組み

### 1 アセスメントの枠組み：三側面から四側面へ

アセスメントの枠組み、すなわち情報を整理するための枠組みとして、通常「身体」「心理」「社会」ととらえているが、前節で述べたように、在宅においてはその特徴を考慮して四側面でとらえる（**図3-1**）。

| 身体的側面 |
| --- |
| 既往症、現疾患、障害など<br>疾病に伴う身体症状<br>検査データ<br>治療の経過や内容<br>疾病の合併症<br>疾病に関連した身体の状況（機能）<br>日常生活動作の自立度（ADL）<br>（食事、排泄、清潔、衣生活、移動動作など）<br>疾病に関連した日常生活の状況 |

| 心理的側面 |
| --- |
| 疾病による心理面の変化<br>身体状況の認識と受容状況<br>疾病・病状の理解と生じやすい問題の理解<br>疾病・病状の変化による焦りや不安・ストレス<br>生活への期待と意欲<br>（生活の張り、将来への希望など）<br>家族や他者との人間関係に伴う遠慮や気兼ね<br>生活環境の変化による認識 |

| 環境・生活の側面 |
| --- |
| 住居周辺の環境<br>療養の場・生活の場の環境・状況<br>日常生活様式<br>IADL<br>日常生活行動、生活リズム、習慣<br>経済状態<br>他者との交流<br>社会的役割<br>使用物品（医療材料などの管理、入手法）<br>緊急時連絡・対応方法 |

| 家族・介護状況の側面 |
| --- |
| 家族全員の生活背景<br>家族の介護力・介護状況<br>家族の療養者の病状に対する認識度<br>（価値観・理解度）<br>家族の介護に伴う身体的影響、精神的ニーズ<br>家族の介護に伴う生活および社会的影響<br>フォーマル・インフォーマルな社会資源の活用状況<br>（種類・頻度・時間・内容など） |

**図3-1　アセスメントの枠組み**

在宅療養への移行時期にある事例の情報を以下に提示する。

- ・「65歳、女性」「身長160cm、体重45kg」身体的
- ・「昨年夫を亡くし一人暮らし」家族・介護
- ・「脳梗塞（1か月前発症）」身体的
- ・「左半身麻痺」身体的
- ・「自宅に帰りたい」心理的
- ・「今は車椅子で連れて行ってもらっているけど、一人でトイレに行きたい」心理的
- ・「（退院前）平坦な場所では4点杖歩行できる」身体的
- ・「（退院前）階段昇降のリハビリは未実施」身体的
- ・「自宅トイレは廊下の突き当たり、一段下がったところにある」環境・生活
- ・「自宅内手すりは階段のみ」環境・生活
- ・「ここに来るのが楽しみになってきました、と言っている」（理学療法室より）心理的
- ・「リハビリをして、早く帰れるよう頑張ってるから、待っててね」（面会の近隣友人との会話から）心理的

　この事例の情報をアセスメントの四側面の視点でとらえ、一見してわかるように、情報整理シートに配置すると、**図3-2**のようになる。一つの側面だけに収まらず、他の側面と関係がある情報や、同じ情報でも多様な意味を含んでいるものがあることが見えてくる。

### 2 在宅療養者の個別性の把握につながる「環境・生活」「家族・介護状況」

　在宅療養者は、入院患者の場合と異なる情報収集となる。統一されたベッド、統一された寝具、

| 身体的側面 | 心理的側面 |
|---|---|
| 「65 歳、女性」<br>「身長 160cm、体重 45kg」<br>「脳梗塞（1 か月前発症）」<br>「左半身麻痺」<br>「（退院前）平坦な場所では 4 点杖歩行できる」<br>「（退院前）階段昇降のリハビリは未実施」 | 「自宅に帰りたい」<br>「今は車椅子で連れて行ってもらっているけど、一人でトイレに行きたい」<br>「ここに来るのが楽しみになってきました、と言っている」（理学療法室より）<br>「リハビリをして、早く帰れるよう頑張ってるから、待っててね」（面会の近隣友人との会話から） |
| 環境・生活の側面 | 家族・介護状況の側面 |
| 「自宅トイレは廊下の突き当たり、一段下がったところにある」<br>「自宅内手すりは階段のみ」 | 「昨年夫を亡くし一人暮らし」 |

**図3-2 情報整理シート**

誰もが同じ物品を用いての援助、室温湿度が一定の居室環境、清掃が行き届いた床、平坦で余計なものがない明るい安全な廊下など、病院施設としての安全な環境にある入院患者とは違い、在宅療養者はそれまでのその人の生活観、健康観、人生観などの生き方や信念に基づいた個性あふれる生活を送っていた。

　生活の場を中心に看護を展開し、療養者の生活に寄り添った看護を実践するには、疾病や障害に伴う生活への影響、疾病や障害に対する受け止めや健康に対する考え方だけでなく、療養者と家族の生活習慣や具体的な生活の仕方、生きるうえで大切にしていることなど様々な価値観に至るまでの情報が、その人の望みの実現に向けた援助につながる。

# 3 ｜ 望みを中心においた情報の整理

## 1 療養者の生活上の望み

　四側面の情報をアセスメントする、すなわちそれがどのような意味をもっているかを考えつつ整理していく。在宅看護において、治療中心ではなく、生活中心に援助の方向を考えるので、どのように暮らしたいか療養者の生活上の望みを明確にし、その実現に向けて強みとなる事柄であるか、または妨げとなる事柄であるか示すことが求められる。

　例えば、血糖コントロールが不十分なまま退院する患者が「糖尿病があっても好きなものを食べ

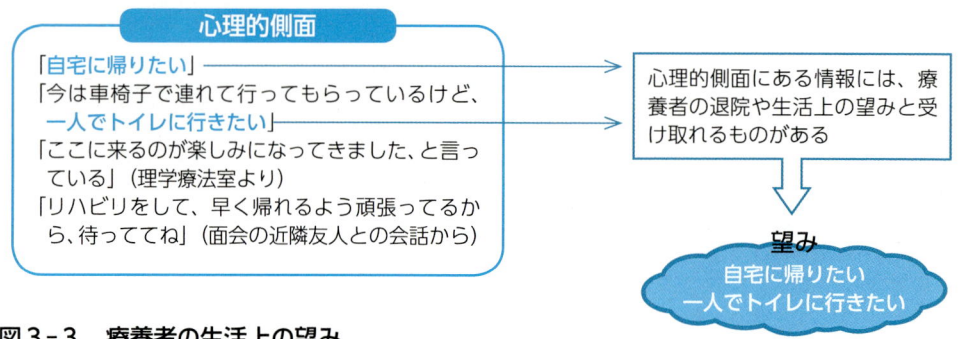

**図3-3　療養者の生活上の望み**

たい」と思っていることは、医療者が期待する血糖コントロールではなく、療養者自身の思っている生き方に対する気持ちの表れである。また「他人に気を使わず、ずっと家で暮らしたい」「自分でできることは自分でしたい」など、現時点では実現の可能性が低いものも望みとして把握する。

在宅療養開始時、退院が決まったときなどに、療養者に「これからどんなふうに暮らしていきたいですか」「これから何をしたいですか」「何を大切に暮らしたいですかと」いうような問いかけに答えてくれる内容が、療養者の生活上の望みである。前述の情報を配置すると、図3-3のようになる。健康回復に関係したり、健康維持のために医療者がよしとするような内容でないかもしれない。しかし、このような望みを聞き出すことが可能な立場にあるのが、自宅での療養を肯定的にとらえ、そのために支援する訪問看護師である。厳しい療養指導、理想的な健康志向の暮らし方の推奨、療養者自身の努力や家族の介護などを強いるような姿勢、態度では療養者や家族の望みを得ることは難しい。

## 2　望みをかなえることに関連する促進因子と阻害因子

療養者の望みの実現との関係でどのような特徴をもっているか、促進因子と阻害因子の2つに分けて考えることが必要である。促進因子は、療養者やその周囲の人々がもつ強みであり、療養者の望みを実現するのを助け、促進させる強みとなるものである。阻害因子は療養者の望みの実現の妨げとなる原因・誘因である。

例えば、退院時に「一人で歩いてトイレに行きたい」と語っていた脳梗塞後遺症で片麻痺のある療養者の場合、身体的側面において、感覚障害が続いており、下肢筋力が低下し、歩行が不安定であることは、歩行機能障害が望みの阻害因子となる。しかし、身体的側面において健側の機能が残っていること、また、心理的側面において歩けるようになりたいとリハビリテーションに意欲をもち熱心に取り組んでいることは、望みの実現に向けた促進因子としてとらえられる。

促進因子と阻害因子の情報を整理することで、どのような点に看護援助ができるかがわかるようになる。すなわち、介入の手立てにつながるということである。

前述の情報を四側面のアセスメントの枠組みに配置したものを、促進因子と阻害因子の視点で分けると図3-4のようになる。

| 促進因子 |
| --- |
| ・「(退院前)平坦な場所では4点杖歩行できる」 |
| ・「ここに来るのが楽しみになってきました、と言っている」(理学療法室より) |
| ・「リハビリをして、早く帰れるよう頑張ってるから、待っててね」(面会の近隣友人との会話から) |

| 阻害因子 |
| --- |
| ・「昨年夫を亡くし一人暮らし」 |
| ・「脳梗塞(1か月前発症)」 |
| ・「左半身麻痺」 |
| ・「(退院前)階段昇降のリハビリは未実施」 |
| ・「自宅トイレは廊下の突き当たり、一段下がったところにある」 |
| ・「自宅内手すりは階段のみ」 |

**図3-4　促進因子と阻害因子**

# 4 | 意味ある記述：アセスメントの結果の提示

アセスメントは、種々雑多な現状を示す情報、事実のなかから、解釈・推測・判断の結果として、援助が必要な状況を取り出し、表現するまでをいう。現状や事実を表しただけでは、アセスメントしたとは言えない。四側面で情報を整理し、促進因子・阻害因子と分けることは、その後の解釈・推測・判断への一歩である。

アセスメント、すなわち、そこに何かしら問題があると読み取れたり(解釈)、これから変わっていく様子、起こるかもしれない状況を思い巡らしたり(推測)、いくつかの事実から理由づけたり(判断)などの思考の結果が、アセスメントの結果として意味ある記述となり、課題を明確にし、目標設定、援助計画につながる。

促進因子と阻害因子と分けた情報を、望みをかなえることとの関係も考慮して、これらの情報をもとに、解釈・推測・判断してみよう。

■ 「自宅に帰れるようリハビリを頑張って」おり、リハビリに意欲的に取り組み、理学療法を受けていることに「楽しみ」を感じるようになっている。

> **意欲的・前向きにリハビリに取り組んでいる(促進因子)**

■ 「脳梗塞」を発症し、今はリハビリ期間中。でもまだ、「平坦な場所では4点杖歩行できる」状態であるが、「段差のあるところはリハビリしていない」ので、不安定だろう。平坦な場所での歩行自体もT字杖でないので、バランス感覚もまだ安定しているとは言えないだろう。

> **歩行が不安定で、転倒の危険性が高い(阻害因子)**

■自宅の環境は、病院とは異なり平坦でなく、「手すりは階段のみ」でつかまるところも少ない。特に「トイレまでは、距離がありそうだし段差もある」

> **トイレに行くには歩行障害がある利用者には安全でない（阻害因子）**

■「夫を亡くしてから一人暮らし」であり、誰かがいつも家にいるわけではない。

> **転倒してもすぐに助けてくれる人がいない（阻害因子）**

アセスメントは、患者の療養生活上、重要な意味をもつ情報であるかどうかを見極めることであり、解釈や推測の思考が加えられた結果である。単なる「事実の記述」である情報は、いくつかその情報を集め、望みをかなえることに関連して、予測できることを推察したり、その根拠を考えたりすることで、「意味ある記述」、すなわちアセスメントの結果となり、それが療養上の課題につながる。

# 5 ｜ アセスメントの結果の構造化

## 1 アセスメントの結果まで整理する

関連図は、四側面のアセスメントの枠組みにおいて、それぞれの側面のなかで望みをかなえることに関連して促進因子・阻害因子を判別し、アセスメントの結果を記述し、4つの枠組みのなかに整理記述する。四側面それぞれにかかるよう中心に療養者の思いや望みを表し、それに向かってのアセスメントの結果を示すようにする。

アセスメントの結果は、元の情報が整理されている各側面にそれぞれ記載する。そのとき、関連図作成の展開がしやすいように、アセスメントの結果を簡潔明瞭な表現とし、ラベル化する。

また、何に対する阻害因子・促進因子であるかという視点を保つために、望みとしてとらえていたものを療養者の思いや望みとして中央に配置し（**図3−5**）、アセスメントをする際の方向性を見失わないようにする。

## 2 構造的に配置する：アセスメントの枠組みのシートから構造図の段階へ

以下の手順で、情報の整理で示された要素（アセスメントの結果：ラベル、望み）を配置し、関連図を作成する（**図3−6**）。

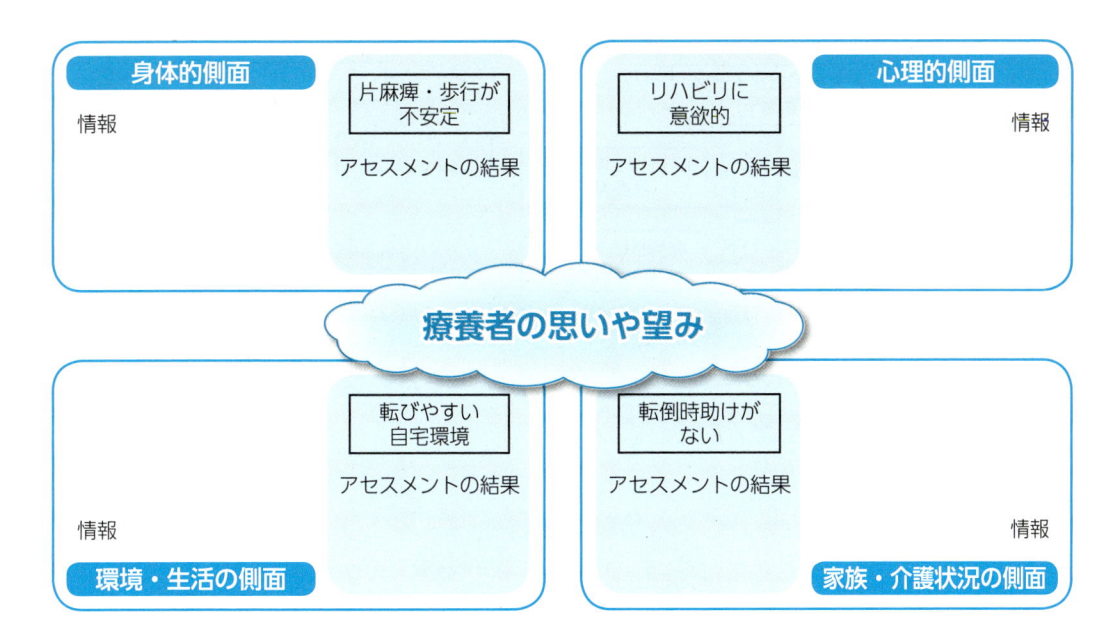

**図3-5　療養者の思いや望みの配置**

①療養者の療養に対する<u>望みを中央に置く</u>。

②四側面にとらわれず、意味内容の近さ、因果関係を考慮して関係のあるラベルを寄せ集めながら、<u>関係するラベルで塊</u>をつくる。

③<u>課題の明確化</u>：中央に配置している療養者の望みをかなえるため、ラベルに示しているアセスメントの結果を見て、

・療養上の課題は何か

・課題の原因・誘因となるもの（阻害因子）は何か

・解決に向けて助けになるもの（促進因子）は何か

・目に見え把握できる顕在的なものか

・まだ起こってはいないが、今後起こりうるものは何か

と問いかけをしつつ、アセスメントの結果を統合し、療養上の課題を表していく（この療養上の課題を見出していくことを、"<u>アセスメントの統合</u>"という）。

④<u>関連の構造化</u>：配置したラベル・課題の関係性を図で表す。

・因果関係、順序性のあるものは矢印 ⟶ を用いる。

・並列関係やまとまりのあるものは　括弧 ⎿——⏌ で合わせたり、▭ の中にまとめる。

⑤<u>療養上の課題</u>をアセスメントの結果を示すラベルとの関係性を考慮して配置する。この際、内容の緊急性、顕在性、潜在性などを考慮し、優先的に取り掛かるものから順位づけをして＃（ナンバー）を付して（<u>優先順位：＃１、＃２、＃３…</u>）明示する。

⑥<u>看護援助</u>の提示：阻害因子や促進因子の内容を考慮し、療養上の課題を解決するための方法を見出し、記載する。援助の詳細については、別途看護計画で記述説明するので、ここでは、その概要を示すにとどめる。

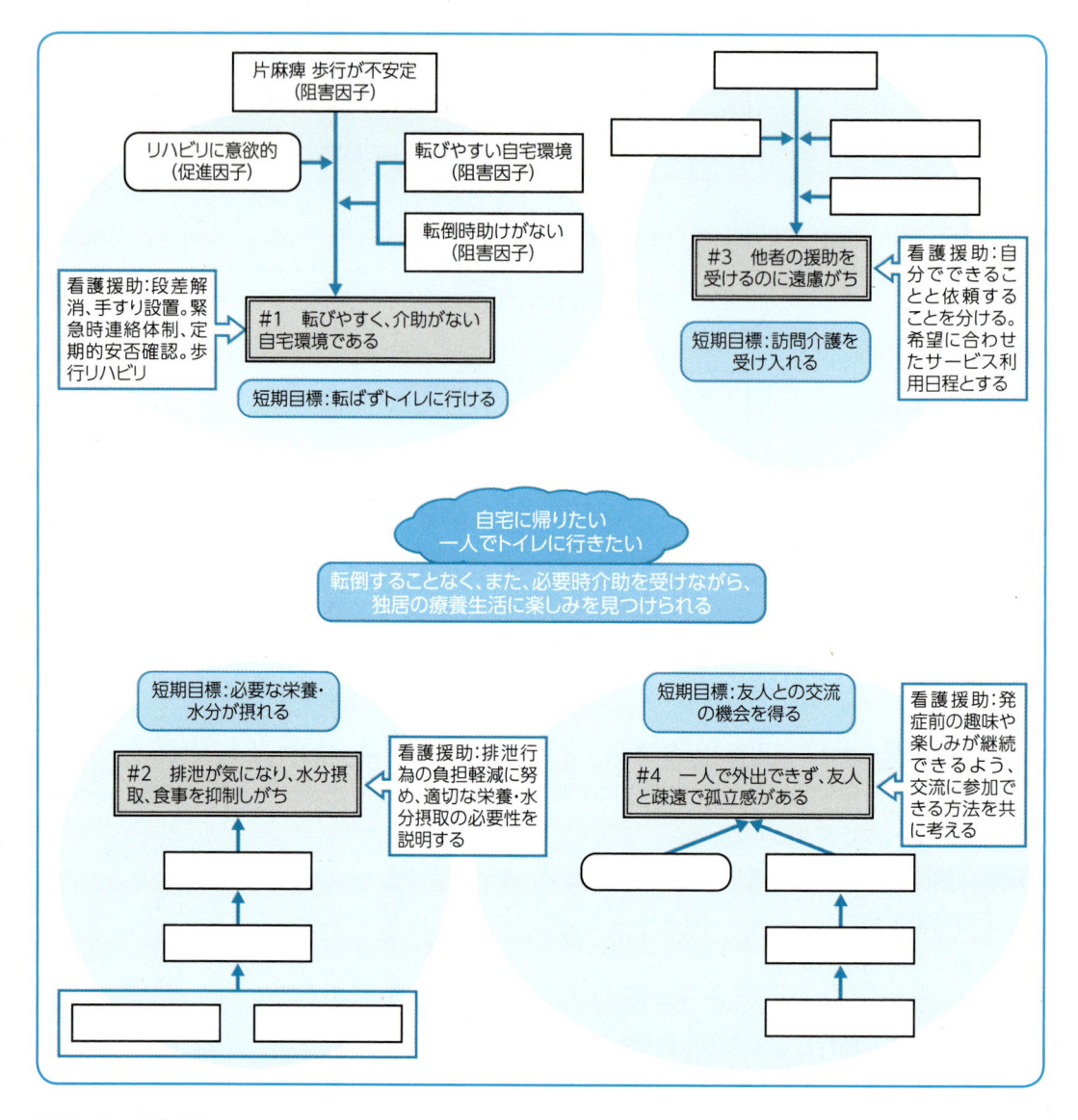

**図3-6　関連図**

⑦それぞれの療養上の課題を解決することで達成される目標を短期目標とし、療養上の課題の近く
に配置する。

⑧長期目標の設定：「療養者の療養に対する思いや望み」は、療養者の生活や生きがいを尊重して
抽出したものであり、療養者の生活を中心においた場合重要であるが、看護援助を行ううえでの
目標とするには、誰が見ても理解でき、援助が予測でき、かつ達成されたかが評価できる表現で
あることが必要である。長期目標として表現し、最終的には「療養者の療養に対する思いや望み」
と置き換える。

# 6 | 二次アセスメントの考え方と作成

## 1 二次アセスメントの考え方

　前項の「アセスメントの結果の構造化」では、四側面（身体的側面、心理的側面、環境・生活の側面、家族・介護状況の側面）のアセスメントの枠組みで、客観的・主観的データの情報を整理・分析したあとに、関連図でこの4つの枠組みを超えて、看護課題の誘因・関連因子を推論しながら統合を行う方法を述べた。ここで紹介するのは、看護基礎教育機関で一般的によく用いられている2段階のプロセスを踏んで展開する方法である。つまり、4つの枠組でそれぞれ客観的・主観的データの情報を整理・分析（一次アセスメントと名づける）したあとに、枠組みを超えて関連情報を集約し、アセスメントの結果を統合（二次アセスメントと名づける）して看護課題を抽出する方法である。関連図の作成は、二次アセスメントで文章化したものを図式化していく。

　このプロセスは、言い換えれば、一次アセスメントが情報を帰納的に整理したものを分析するのに対して、二次アセスメントは療養者や家族の思いや望みに影響すると予測される情報群に、四側面のアセスメントの枠組から関連情報（関連する情報と関連しそうな情報）を集めて解釈・判断・統合するものである。

　2段階で展開するこの方法は、各看護学領域の看護過程で行っている方法であるため、在宅看護過程での展開でも戸惑うことなく実施することができる。指導する教員も学生の思考過程が文章に記述され、可視化されるので、具体的に指導しやすいというメリットがある。学生は文章化するなかで具体的に整理できるため、自分自身の思考も明確となる。

　在宅療養者は、人的・物的環境要因によって生活機能障害が変化する（生活機能障害＝機能障害ではない）。そのことにより、アセスメントが複雑になるので、初学者には関連図で情報の集約を行い、看護課題を抽出するのは難しいと感じることもあるだろう。このような場合、日頃慣れている看護過程の展開で行うことが望ましい。

　この2つの方法は、どちらも在宅看護過程の展開には有効であり、実際に在宅看護実習で活用されている。各看護基礎教育機関のカリキュラムや学生の特徴、状況を踏まえて、方法を選択し、活用することを提案する。

## 2 二次アセスメントの記載

　次に二次アセスメントの記載方法を**表3-1**に示す。

　望みに影響する一次アセスメントに挙げた関連する情報を四側面の情報から関係あるもの、関係ありそうなものを情報の整理欄に記述する。これをもとに、望みに影響するアセスメントが療養者の希望と照らし合わせて、阻害因子、促進因子となるのか、顕在化している課題なのか、潜在的課題なのか、ウェルビーイングなのかを明らかにする。さらに、今後の予測をもとに看護の方向性を明らかにし、関連・誘因に関連した看護課題を明確化する。このアセスメント内容とプロセスをも

## 表3-1　二次アセスメントの記載方法

**二次アセスメント**

療養者の望み「 」

望みに影響する一次アセスメント

四側面の一次アセスメントした内容で、重要と考えた下線の文章のなかから、望みに大きく影響する内容を（　　　）のなかに記述する

（ ）

| 情報の整理（関連する情報） | アセスメントと課題抽出 |
|---|---|
| （　　　）の望みに影響する一次アセスメントの内容に関連する情報、関連しそうな情報を四側面の情報欄から選択し、記述する<br>一次アセスメントの内容が多岐にわたる場合は、情報の集約が難しくなるので、別に、望みに影響する一次アセスメントを記述し、二次アセスメントを展開する | 情報の整理（関連する情報）をもとに、望みに影響する二次アセスメントを行う。このとき四側面の枠組みにとらわれず、情報を集約・分析・統合して、顕在的課題、潜在的課題、ウェルビーイングなのかを明らかにし、記述する |
| | 二次アセスメントの結果から、望みに影響する看護課題を抽出する。看護課題の原因・誘因は r/t として、看護課題の下方に記述する |
| | **看護課題** |
| 看護課題に対して、療養者や家族の望ましい状態・状況を、長期目標と短期目標に分けて、記述する | |

**看護目標**

長期目標：
短期目標：

| ＜一次アセスメントと関連図＞ | ＜一次・二次アセスメントと関連図＞ |
|---|---|
| 四側面の枠組みで情報を整理する<br>↓<br>四側面の情報を各側面でアセスメント<br>※望みをかなえることに関連する促進因子と阻害因子を判別しながら情報分析を行う<br>↓<br>アセスメントの結果から重要な言葉をラベル化する<br>↓<br>アセスメントの枠組みシートは四側面にとらわれず、意味内容の近さ、因果関係を考慮して、関係するラベルを寄せ集めて塊をつくる（**図 3-5** 参照）<br>↓<br>アセスメントの結果を統合して療養上の課題を明記し、配置する（**図 3-6** 参照）<br>↓<br>阻害因子や促進因子の内容を考慮して優先度に順位をつける<br>↓<br>看護課題を解決するための方法を見出し、提示する<br>↓<br>長期目標・短期目標を提示し順位をつける | 四側面の枠組みで情報を整理する<br>↓<br>四側面の情報を各側面でアセスメント<br>※望みをかなえることに関連する促進因子と阻害因子を判別しながら情報分析を行う<br>↓<br>一次アセスメント結果から、四側面のアセスメントの中から望みをかなえることに最も大きく影響するアセスメントを選び、「望みに影響するアセスメント」とし、二次アセスメントの冒頭に記述する<br>↓<br>「望みに影響するアセスメント」に関連する・関連しそうな情報を四側面より集約する<br>↓<br>「望みに影響するアセスメント」の因果関係を考慮して顕在的・潜在的課題の誘因・関連因子を推論しながら、解釈・判断・統合する<br>↓<br>療養上の看護課題を提示する<br>↓<br>長期目標・短期目標を提示する |

**図 3-7　一次アセスメントと一次・二次アセスメントの流れ**

とに関連図を描く。次に看護目標を設定し、その目標を達成するための計画を O-Plan、T-Plan、E-Plan で立案する。

　この 2 種類の方法を図式化したプロセスの違いを**図 3-7**に示す。

# 7 ｜ 在宅看護援助計画の作成

　関連図の作成によって療養者の全体像がとらえられ、課題や援助が見出せれば、援助計画を詳細に立てていく次の段階に進む。

　在宅看護援助計画には、下記の点が的確に表されていることが必要である。

　・目標：短期目標・長期目標
　・援助：具体的援助内容

## 1 目標：長期目標・短期目標

　関連図作成において、「療養者の療養に対する思いや望み」を中心において、情報を整理していった。それは、在宅療養者の抱える疾病や障害の多くは、肯定的に変化することが望めないという現

状にあり、疾病の治癒に焦点を当てている急性期看護など、健康障害に対する肯定的変化を目指すこととは異なっているからである。よって、疾病や障害を抱えながらいかにその人らしく、その人の望む生活を実現できるようにするかという態度、視点をもつことが必要となる。在宅看護過程の目標は、療養者や家族の望みをかなえることを目指すものである。よって、目標の表現は療養者や家族を主体としたものとなる。

　短期目標は、関連図において見出された課題に対する解決を目指すものとなる。療養者の疾病や病状、介護状況などにより、目標達成を予測する期間は異なるが、訪問回数や訪問での援助内容が定まってくる1か月〜3か月を目安にする。

　長期目標は、「療養者の療養に対する思いや望み」が目標としての置き換わったものであるが、他の訪問看護師のみならず、利用者や家族、医師など多職種とも共有できる目標であることが必要である。療養者中心の多職種連携によるチームケアのなかで、訪問看護がどのように看護を実践しているかということを的確に示すためには、この長期目標の共有は重要な意味をもつ。長期目標の達成を予測する期間は、短期目標の達成を見越して、6か月〜1年を目安とする。

## 2 援助：具体的援助内容

　具体的援助計画を検討するうえで考慮すべき4つの視点がある。

### ①療養者と家族の個別性と主体性

　病院での療養ではなく、療養者の日常のなかに医療や福祉・介護が加わることで療養を支援するという、療養の場の特性を十分理解する。在宅で援助内容を決めていくときには、生活の主体である療養者自身の考え方、共に暮らしている家族の考え方や介護に対する姿勢を確認し、尊重することが基本である。

### ②限られた時間、回数での訪問看護

　訪問看護の回数は、難病、終末期や急性増悪期を除いて、多くは週1〜3回である。また、訪問時間は30分〜2時間程度であり、訪問看護師が滞在するのは、療養者の生活全体のなかでは極めて短時間であり、点のかかわりしかできない。このような訪問看護の特徴を踏まえ、訪問看護師がいないときも療養者の安全・安楽を保つことができるように、また、必要なケアが家族や他職種によってできるように、助言や指導を含めて、予防的、予測的に援助を計画することが求められる。

### ③療養者と家族の負担軽減のための社会資源導入

　介護保険制度では、介護支援専門員の役割として、利用サービスの調整が注目されている。介護保険制度による訪問看護利用者の場合、療養者の身体状況のみならず、家族の介護状況を的確にとらえ、介護家族の身体的・精神的な負担を考慮する。共に暮らす家族の健康状態が維持されることは、自宅での療養継続の要件と考える。その時々家族の状況を適切に把握し、介護負担が増すことがないように利用サービスの調整をするよう、介護支援専門員をはじめとする連携他職種に働きかけることが望まれる。

### ④療養者と家族を含めた多職種との協働によるチームケア

　療養者に対して看護技術を用いて直接援助することを重要視すると、特に学生の場合、自分でできる範囲の援助計画になりがちである。療養者自身のセルフケア能力を高める働きかけ、家族の介

護力の向上に向けた支援など、療養者と家族もチームケアのなかでその役割を果たすことも求められると理解しなければならない。また、看護師だけでなく、医師、介護・福祉職、保健師など、多様な職種の果たす役割を重視し、援助計画のなかにそれぞれとの関係のもち方を提示する援助内容を含める。

在宅看護援助計画に挙げる具体的な援助内容は、下記の３つに分けて考える。

- **観察計画　observation plan（OP）**
- **ケア計画　treatment plan（TP）**
- **教育計画　education plan（EP）**

それぞれの援助内容は、いつ（When）、どこで（Where）、誰が（Who）、何を（What）、なぜ（Why）、どのように（How）、の５Ｗ１Ｈを基本に、具体的にわかりやすく、多職種と共有できるように表現する。

# 8 ｜ 訪問看護援助の実施と評価

## 1 療養環境を考慮した実施

療養者の自宅は、療養者と家族の住み慣れた生活の場、癒しや休息の空間である。計画立案した援助を実施する際、このような暮らしの場に、外から看護師が一時訪問するだけでなく、療養に必要な医療器具やケアに必要な物品など、日常生活では用いないものが必要となる。自宅の居室が病室のような役割を果たさなくてはならないこともある。医療機器の整備の困難さ、他の家族の生活に与える影響、経済性などを考慮し、療養者家族に負担が生じない配慮が求められる。

## 2 療養者家族との合意による実施

計画立案の際、誰がどのように実施するのかを検討してはいるが、自宅での介護は24時間で要員交代がままならない場合が多い。家族介護者のうち一人に負担が集中してしまったり、実施して予想とは異なることに気づいたりすることもある。計画に挙げられている援助を遂行するには、状況を見て、療養者と家族とのその時々の合意が必要となる。訪問看護師と療養者・家族双方が納得して計画を進めることが、在宅療養の継続につながると考える。

## 3 評　価

行った看護援助によりどのような成果が上がっているか、定期的にその評価を行う。実施計画に評価の期日を挙げておくが、毎回訪問看護の際、どのように実施したことによって、療養者の生活上の望みに近づいているか、短期目標・課題ごとに確認し、変化をとらえていく。

点でかかわる訪問看護の場合、立案者自身が評価するとは限らないので、他の訪問看護師、ケア

チームの他職種、療養者自身や家族が、多角的視点から客観的に評価ができるようにしておくことが重要である。

　訪問ごとの利用者の変化を的確にとらえ、そして記録にとどめることにより、全体的どのように変わってきているのか、それが肯定的な変化で目標達成に近づいているのか、または、よくない変化となっているのかを適宜判断する。必要な場合には、目標を設定し直し、実施方法の変更、客観的評価尺度の導入など、より細やかで、焦点化した援助へ発展させる。評価がその後の援助を変えていく。

# 第 Ⅲ 章

# 在宅看護過程の事例展開

# 1 がん終末期状態にある療養者の在宅看護過程

## 1 | 在宅看護の特徴

### 1 終末期の療養環境の整備および看取りの準備

　がん罹患率の増加や効果的な化学療法の登場によって、高齢がん患者は増えてきている。高齢がん患者においては、積極的治療と緩和・終末期ケアとの兼ね合いをどのようにとらえるかということで、緩和ケア病棟、ホスピス、自宅など療養の場所の決定に問題が生じることがある。高齢者の場合、再発であったり、見つかったときにはすでに進行していたりするため、根治を目指した積極的な治療の対象とならないことも多く、療養の場所の選定は早々に取り組まなければならない。

　また、治療中心の施設から他の療養環境へ移行するときには、療養の長期継続を目指すのではなく、看取りを念頭に置いた療養場所の選定や環境の整備が必要となる。退院調整部門の看護師（以下、退院調整看護師）や訪問看護師は、看取りに向けての療養者や家族の意思決定にかかわることが多いため、主体的に療養生活を選択できるよう支援する。

### 2 がん性疼痛への対応

　がん終末期状態として一番の問題は、腫瘍増大や浸潤、神経の圧迫によるがん性疼痛があげられる。がん性疼痛は、移動、食事、排泄など日常生活行動に支障が出るだけでなく、生きる意欲に影響を及ぼす。WHO（世界保健機関）の勧告によって、オピオイド（モルヒネ様作用のある麻薬性鎮痛薬）によって痛みの除去を図ることの重要性は、すでに医療者には理解されているが、療養者や家族にも十分な理解を促しつつ、痛みからの解放のための支援を行う。

　また、がんの転移や再発により呼吸困難や倦怠感、栄養摂取不能といった症状も出現するため、痛みと同様にその苦痛の除去に対する支援も必要となってくる。

### 3 療養者の望みを尊重した生活の実現

　がん終末期状態にある患者は、これまで送ってきた日常生活の継続、やり残したことの実現のために、自宅で過ごすことを希望する場合が多い。看護師は、このような希望を予測して看護実践に取り組まなければならない。患者の健康の維持・増進、疾患の治癒や社会復帰を目的とすることはできないが、望みや大切にしていることを尊重し、その実現に向けた援助を考えることが重要である。

　医療処置が必要な療養者の場合、その処置を安全・安楽に行うことが大切であると同時に、日常生活のなかで療養者の望みを引き出しかなえられるよう、生活や人生に対して関心をもってかかわる。

### 4 家族の悲嘆と介護負担感への対応

　療養者の病状の改善が期待できないなか、介護を引き受け、看取りを覚悟している家族の精神的な負担感は大きいものである。また、大切な人を亡くすということが避けられない状況で抱く家族の予期悲嘆、亡くなった後の悲しみや喪失感へのケアの重要性は理解されているものの、実際のケアは、看取りにかかわった訪問看護師に任されているのが現状である。

　家族に対するケアは在宅療養当初から必要であるが、家族の介護能力、悲嘆感情などへの対処能力など、家族のもてる力を確認しつつ、療養者と同様、家族に対しても支援する。

## 2 ｜ 看護課題と看護のポイント

### 1 療養場所の決定

#### （1）要　因
　治療継続が困難で緩和ケア重視の療養になることについて、療養者および家族がどのように受け止めているか不明瞭な場合、療養場所の決定が困難となる。

#### （2）看護のポイント
・治療早期から緩和ケアの必要性について説明する。
・現在の状態のとらえ方、今後の療養に対する見通しや要望について、療養者・家族に確認する。
・希望に合った療養場所を決めるために必要な情報を提供する。

### 2 がん性疼痛

#### （1）要　因
　腫瘍の神経圧迫、浸潤により原発・転移臓器周辺に生じる痛み。

#### （2）看護のポイント

・主観的に評価するための疼痛スケール（フェイススケール、VAS など）を使用する。
・運動や食欲など客観的評価から痛みの日常生活への影響をとらえる。
・オピオイドなど鎮痛薬の使用、適切な投与経路による確実な疼痛緩和を行う。

## 3 呼吸困難

### （1）要　因

　原発の肺がんに限らず、がん末期には転移による呼吸機能の低下。体力低下、嚥下障害などに起因する肺炎。

### （2）看護のポイント

・在宅酸素療法を導入する。
・呼吸困難が増強する姿勢や動作を改善する。
・鎮静薬やオピオイドなど薬剤投与による苦痛の除去を図る。

## 4 便　秘

### （1）要　因

　がん性疼痛緩和で用いるオピオイドの副作用による腸管蠕動の低下。

### （2）看護のポイント

・オピオイド使用にあたり、緩下剤投与、水分補給など予防的に対処する。
・定期的に緩下剤や浣腸を行い、便秘による症状から食欲不振や悪心・嘔吐に至らないよう早期に対処する。

## 5 傾眠・意識レベル低下

### （1）要　因

　呼吸機能低下、脳血流の低酸素状態、鎮痛薬・鎮静薬などの使用。

### （2）看護のポイント

・がん終末期状態では避けられない状態であることを家族に説明し、看取りの時期が近くなっていることの理解を求める。
・本人の反応があり発語による身体的負担が少ない場合、声かけや会話が可能であることを説明する。家族が戸惑って離れる、動揺して大きな声を出すなど本人の不安にならないように、家族の支援を行う。

## 6 抑うつ

### （1）要　因

　がん性疼痛や倦怠感などの身体的苦痛、死が近いと認識することによる絶望感など。

## （2）看護のポイント

・身体的苦痛の緩和が図られているかを確認し、傾聴の姿勢で療養者に接する。

## 7 家族の介護負担感

### （1）要　因

　体位変換、清潔ケア、輸液、倦怠感緩和のためのマッサージなど、日常生活上の世話に加え終末期特有の医療処置による介護量の増加。

### （2）看護のポイント

・療養者と介護者の一日の状態を聴取し、必要な介護量と実際行っている介護量・負担感を把握する。
・病状の進行、予後や急変の可能性を予測考慮し、他の家族員、外部サービス、訪問看護の支援を増やすなど時期を逃さず提案する。
・在宅療養から施設療養へ変更することも可能な体制を整え、療養者の身体状況や家族の要望などを考慮して療養場所の変更を提案する。

## 8 家族の予期悲嘆・グリーフケア

### （1）要　因

　療養者の死に直面することにより生じる強い悲しみや寂しさ。病的な悲嘆や遷延性の悲嘆になると、無気力、無関心、ひきこもり、身体症状の出現などにより日常生活へ影響する。

### （2）看護のポイント

・療養当初から、訪問時の会話のなかで家族の心理状態を聴取・把握する。
・看取りまでの状態の変化に対する現実的な予測ができているか確認する。
・不安が強い、不眠などで日常生活に影響が出ている場合、外部サービスにより介護負担の軽減や休息を図る。状況によって、療養者を含んだ家族の時間をもち、自身の気持ちの変化に向き合えるよう環境を調整する。
・死亡後は、遺族への連絡を絶やさず、適宜状況に応じて電話や訪問により悲嘆状況を確認し、情緒的支持を示す。

## 3 │ 地域包括ケアシステムにおける看護師の役割

　地域包括ケアシステムとは、高齢者の尊厳の保持と自立生活の支援の目的のもとで、可能な限り住み慣れた地域で、自分らしい暮らしを人生の最期まで続けることができるよう、地域の包括的な支援・サービス提供体制とされている。がん患者が人生の最後まで地域で暮らし続けるために、こ

の仕組みのなかでは、いくつかの特徴的な役割や機能が求められている。

## 1 がん専門病院のケアが及ばない地域の緩和ケア・終末期ケア

### （1）がん診療連携拠点病院

　がん対策基本法の制定により、わが国のがん対策は計画的・総合的に取り組まれているが、全国どこでも、質の高い医療を提供できるよう、がん医療の均てん化を目指し、がんの治療にあたる医療施設の整備を進めている。これらの病院には、がん診療連携拠点病院と地域がん診療病院がある。

・がん診療連携拠点病院：都道府県に１施設の都道府県がん診療連携拠点病院

　　　　　　　　　　　　　２次医療圏に１施設の地域がん診療連携拠点病院

・地域がん診療病院　　：隣接する２次医療圏のがん診療拠点と連携する病院

### （2）入院患者へのケア

　症状緩和や終末期ケアを専門的集約的に提供する緩和ケア病棟の設置、および医療施設内の医療従事者の求めに応じて緩和ケアを提供する多職種で構成される緩和ケアチームの設置を義務づけている。しかし、このケア提供は主に入院患者を対象としている。

### （3）地域の社会資源の活用

　がん患者のおよそ４割ががん診療連携拠点病院以外で治療を受けている。住み慣れた地域で緩和ケアを受け、最期まで自宅で暮らすための支援を行うには、これらのがん診療連携拠点病院以外の地域の社会資源を活用することが望まれる。

　がん医療やがん対策の改革は、がんの治療を中心に考えられており、地域包括ケアシステムの考えでは生活の場を中心においている。住み慣れた場での最期を過ごすことは共通しているので、双方からのアプローチが円滑に、かつ多くの人々の満足につながるような連携となることが重要であり、看護師がその連携の役割を果たすことができると考える。

## 2 ネットワークを構築のための地域緩和ケア連携調整員

### （1）連携体制の整備

　病院での治療を終え、がん患者自身が住み慣れた地域での療養生活を希望するなどのニーズに応じた医療を提供するには、切れ目のない質の高い緩和ケアを提供できる体制整備を図り、がん患者が暮らしている地域の多様な職種による医療保健福祉の資源を連携させて活用することが必要となる。そのためには、既存の在宅緩和ケアの体制と協力した「地域緩和ケアネットワーク」を構築すること、また、そのような在宅緩和ケアにかかわる資源を開発して、新たなネットワークを構築することが期待されている。

### （2）地域緩和ケア連携調整員

　地域全体で緩和ケアを推進していくために、二次医療圏レベルでの連携における地域の課題が解決されるよう、地域の医療福祉従事者間のネットワークを築いていく人材が求められる。現在、その連携の中心となる人材の育成のための研修が始められている。がん診療連携拠点病院などの看護師や医療ソーシャルワーカー、在宅療養支援診療所、訪問看護ステーション、地域包括支援センター、

居宅介護支援事業所などの看護職や福祉職が地域緩和ケア調整員の役割を担う職種として期待されている。

### 3 看取りに深くかかわる訪問看護

#### （1）情報通信機器（ICT）を利用した死亡診断

　離島やへき地など、医師が死亡に立ち会えない、もしくは死亡後12時間以内に死亡後診察をすることができない状況では、法医学などに関する一定の教育を受けた看護師が医師の判断に必要な情報を報告し、ICTを活用して医師が死亡診断することができるようになった（「情報通信機器（ICT）を利用した死亡診断等ガイドライン」平成29年9月12日厚生労働省）。地域に医療施設がなくとも、在宅終末期医療の連携と十分な支援があれば、住み慣れた地域で人生の最期を迎えられるようになる。そのためには、在宅療養を支える訪問看護師の存在、そして医療者としての観察、判断の力が必要である。

#### （2）遠隔死亡診断にかかわる訪問看護師

　医師不在時の看取りの観察や報告は、終末期看護に加えて、死亡診断に関連する知識や技術が必要となる。訪問看護師を対象として、法医学に関する知識、死亡診断書交付などの手続きの知識、情報通信機器を用いた報告に関する知識技術などの研修がすでに行われている。医師不在での看取りや主治医が死亡後診察できない状況になる可能性は、離島やへき地といった地理的特徴に限られたことではなくなるかもしれない。在宅終末期ケアにかかわる訪問看護師は、看取りに必要な知識技術を身につけ、地域で患者や家族が望む最期を迎えるためのサポーターとなることが望まれる。

## 4 ｜ 自宅で療養したいと退院を望む 高齢がん末期の人への支援

## ■ 事例の概要

### ●事例

　A氏、83歳、女性。

### ●診断名

　胃がん末期。

### ●病状・経過概要

　悪心・嘔吐、腹痛の消化器症状で受診したが、すでに肝臓・肺転移（腹部リンパ節の腫瘤・肝転移巣の増大・神経の圧迫。やせたため腹部リンパ節の腫瘤が触診でわかる）。手術ができないほど進行しており（腫瘤は噴門部に及び、今後狭窄が予想される）、通過障害が出ると予想された。入院し、腫瘍の縮小を期待して化学療法が施行されたが著明な効果なく、退院した。1か月ほど自宅で過ごしていたが、呼吸困難、肺炎症状があり再入院。胸部X線写真で両側に影（転移巣）が広がっ

ている。

● 退院・在宅療養への経緯

　入院している病院で、3年前夫を肺がんで亡くしており、自宅に帰りたがっていた姿を見ている。そのため、治らないのであれば自宅に戻りたいと言い、在宅療養を希望する。腹痛や呼吸苦などの症状はあるが、鎮痛薬や酸素吸入で落ち着いている。主治医や家族も家に帰るのは今がよい時期だととらえ、退院に向けて急きょ準備を始めた。

● 退院調整看護師の介入

　病棟看護師・主治医より自宅で療養ができるよう退院調整看護師に依頼があった。退院調整看護師は、A氏の自宅に近い往診可能な診療所と、在宅での看取りの経験豊富な訪問看護ステーションに連絡・相談し、退院前のケアカンファレンスを開いた。今後居宅でのサービス利用の可能性を考え、ケアマネジャーもケアカンファレンスに参加した。

● 退院前ケアカンファレンス

＜病棟看護師＞

・食べる意欲はあるが、食直後に嘔吐することがある。経口摂取が十分できず、体重減少が著しい（発症前58kg、急激に減少し現在42kg）。

・食事は3分粥、ヨーグルト、重湯など流動食。食事は食欲がないときも、周りに心配をかけないように、必ず箸をつけている。

・化学療法を受ける際にポート埋め込み。輸液可能。ポートを用いることについて「点滴針を刺されるのは嫌だけど、これなら手が動かせるのでいい」「これがあると生き延びられるかも」と話す。

・入院中、点滴や呼吸苦により臥床が多く、歩行が極端に減ったため、下肢筋力低下。立位時、ふらつきあり。

・「動くとつらい」「トイレまでとても遠く感じる」と話し、トイレへは車椅子で移動。A氏は自身の体力低下を自覚し、トイレに行くときには転倒を避けるため、必ず家族や看護師を呼ぶ。夜間はポータブルトイレ使用。夜は巡視の時間を見計らってベッドランプをつけるので、看護師も気がつく。

・デュロテップ®パッチ使用、時々痛みが増強し、バイタルサインの変動がある。レスキューとしてオキノーム®散を使用する。

・鎮痛薬を使用する前より食事摂取量が少なくなったため、便秘傾向であったが、本人はあまり気にしていない。入院中、腹部の状態を観察し3～4日おきに坐薬や浣腸で排便処置を受けている。

・入院時、主治医や看護師に対して、控えめではあるが希望は伝えている。ケアマネジャーに対しては、退院を希望していることを伝えている。

＜主治医＞

・自宅に戻ったら、往診医にすぐに診てもらうよう手配する。

・通過障害が今後出てくる可能性がある。輸液については、延命処置の判断にもつながるので、A氏や家族の状況で決め、退院時に決めておくことはしない。輸液のルートは化学療法時のポートがあるので負担は少ない。いつでも輸液は可能である。

・病状悪化時は、いつでも内科病棟か外科病棟個室へ入院できるよう準備している。

● 退院時ケアカンファレンス（訪問看護師のメモ）

## ＜退院後の療養に関する意思確認＞

・病気については「化学療法が効かなかった」「年をとっているのですぐに悪くなることはないから、自宅で療養できる」。痛みや呼吸苦については、薬や酸素が必要な状態であり、良くはならないことはわかっている。

・今後の療養については「（夫の）肺がんの化学療法はつらそうだった」「化学療法はつらく怖いもの」と思い、治療を続けることは考えていない。

・長男の妻を頼りにしており、自宅での生活を望んでいるが、孫娘の里帰り出産があるので、家族に介護の負担をかけることを気にかけている。自身も結婚するまで教員をしており、夫も定年まで教員をしていた。子どもの教育に厳格である反面、世話好きである。自分自身に厳しく、他人の迷惑にならないようにという気持ちで暮らしている。

・今後について「ひ孫の顔は見たい」「ひ孫のためにもう少し生きていたい」と言っている。

## ＜自宅での介護状況＞

・自宅は60年近く現在の場所にあり、長男夫婦と住む。木造2階建て。自室は2階の6畳間。トイレ・浴室・台所は1階にある。

・孫娘が出産を控えており、里帰り・ひ孫誕生を心待ちにしている。孫娘は里帰り出産の予定で、そのために1階の8畳和室を空けている。

・家族は在宅酸素や介護ベッド、排泄介助などを考慮し、療養を優先させたいと希望。

・長男の妻は、A氏に子どもを預けて3年前まで教員を続けていたため嫁姑関係は大変よい。恩返しのためもあり、A氏の介護に積極的である。「娘の出産もあるが、できればおばあちゃんには家にいてほしい。娘はおばあちゃん子だから」。

・舅の介護はA氏があたっていたため、排泄・清潔・移動といった介助技術について不安を感じている。長男の妻「痛み止めは看護師さんに任せていたので、もし家で痛くなったらどうしたらいいんでしょう」「ポートはやせてきてから突き出てきたようだが、触ってもいいのですか？」「1階のトイレへ行くのに、階段を付き添えるかしら？」

・近隣の友人と俳句をとおしての付き合いが活発であった。夫の療養中や自分の具合が悪いときも、近隣の友人の見舞いは快く受け入れている。

# ■ フェイスシート

| 利用者 | （ A 氏 ） | 年齢 | （ 83歳 ） | 性別 | （ 男 ・ 女 ） | 保険の種類 | （ 医療保険 ・ 介護保険 ） |
|---|---|---|---|---|---|---|---|

| 主な疾患 | 胃がん末期 | 身長153cm、体重42kg |
|---|---|---|

| 治療経過 | 服薬状況 | 医療処置 |
|---|---|---|
| 半年前、進行胃がん、周囲リンパ節・肝臓・肺転移。化学療法を実施したが効果がなく1か月前、呼吸苦が出現し入院<br>酸素飽和度88〜93％（歩行などで低下）。疼痛により血圧、脈拍などバイタルサインの変動あり。鎮痛薬使用となる。胸部X線で肺転移巣の増大を認め、予後はきわめて厳しいと告げられた。自宅療養を希望 | デュロテップ®パッチ（2.5mg）3日、オキノーム®散（5mg）：疼痛増強時、新レシカルボン®坐剤：便秘時 | 常時酸素吸入3L/分、ポートより輸液可能（化学療法時埋込み済み）、グリセリン浣腸 |

| 既往歴 |
|---|
| 81歳時、逆流性食道炎 |

| 発達課題（ライフステージ、ライフイベント、職歴、生活歴、成育歴） |
|---|
| 元教員、結婚後は専業主婦。3年前に夫を肺がんで亡くしている。長男夫婦と同居。次男の家族は近隣に住んでいる |

| 項目 | 具体的内容 |
|---|---|
| 食事・栄養 | 3分粥程度の軟らかさのものは摂取可能。時々嘔吐があり、摂取量は少なくなってきている。 |
| 更衣 | 更衣は時間をかければ可能。入院中は病院貸与の病衣を着用 |
| 移動 | 移動時呼吸苦が増強することがある。介助なしで歩行可能。立位時ふらつきあり、転倒予防のために付き添いにて歩行。夜間はポータブルトイレを使用することが多い |
| 排泄 | 一連の排泄行為は介助なしで行える。便秘傾向のため3〜4日に一度、坐薬や浣腸による排便処置 |
| 整容 | 介助なしで洗顔、結髪可能。疼痛や呼吸苦のため寝込みがちのときには、整容は促されてようやく取りかかれる |
| 入浴・清潔 | 呼吸苦とふらつきが強く、転倒の危険があるため、特殊浴槽使用。全介助 |
| 家事 | 現在入院中。入院前は、主に長男の妻が家事を行っており、本人はほとんど行っていない |
| 服薬管理 | 現在入院中。鎮痛薬など定期的投与。頓用。すべて看護師が管理 |
| 財産管理 | 長男が生活費・治療費など全面的に管理 |
| 日常生活自立度（寝たきり度） | J1　J2　A1　A2　B1　B2　C1　C2 |
| 認知症老人の<br>日常生活自立度 | なし　I　Ⅱa　Ⅱb　Ⅲa　Ⅲb　Ⅳ　M |
| 要介護（支援）度区分 | 非該当　要支援1　要支援2　要介護1　要介護2　要介護3　要介護4　要介護5 |

| 家族と介護者（主介護者の年齢、性別、続柄、健康状態） | （家族構成） |
|---|---|
| 長男の妻：58歳、小柄、高血圧・高脂血症を指摘され、服薬治療中<br>長男：61歳、公立高等学校を退職後、私立高校嘱託で受験英語を教えている | |

| キーパーソン | 長男・長男の妻 |
|---|---|

| 介護意欲、介護力 |
|---|
| 長男の妻：主介護者。介護力はある<br>長男の娘：近くに住んでおり協力的。2か月後に出産予定 |

家族構成図：
- 85 肺がん（故）━━ ○ ── 65 肺がん　77 胃がん
- 55 主婦 ─ 58 会社役員 ── 61 嘱託教員 ── 58 主婦
- 28 会社員　32 会社員　30 主婦 妊娠8か月

| 主たる収入源 | 公費負担制度、各種手当の種類 |
|---|---|
| 本人の年金 | 介護保険 |

| 退職金・職場からの年金 | |
|---|---|
| なし | |

| 療養者の居室 | 住居環境 |
|---|---|
| | 首都圏ベッドタウン。30年ほど前に開発された住宅地。駅まではバスで5分。近隣には小学校、公園、スーパーマーケットがある。徒歩圏内に診療所はあるが、総合病院、大学病院は都心まで出なければならない<br>居室は戸建の2階、6畳和室<br>1階の8畳和室は孫娘の出産後に使用予定で空けてある。ベビーベッドなどは置かない |

| 近隣付き合い状況 | 結婚3年後から居住。自治会、婦人会、老人会（俳句部会）で活動している |
|---|---|

| インフォーマル・サポート | 次男家族は協力的。家族以外の親戚はない。近隣の友人は高齢者が多いが、声かけ・立ち寄りがよくある。面会にも来ている |
|---|---|

| 現在利用している社会資源 | 地域で利用可能な社会資源 | 今後必要な社会資源 |
|---|---|---|
| 入院中のため利用していない。前回入院中にケアマネジャーを決め、介護保険の認定を受けている。<br>居宅サービスの利用はなかった | 送迎のあるデイケア・デイサービスはあるが、療養通所介護は市内にない。居宅サービスについては、介護・訪問・リハビリテーション・入浴が利用できる | 退院に向けて、今後必要な社会資源について、看護師やケースワーカーに相談している |

| 本人・家族の希望、健康についての考え方 |
|---|
| 夫は大学病院で亡くなり、自宅に帰りたがっていたが、息子2人の意向に沿って最期まで治療を受けさせた。Aさんは夫の希望がかなえられなかったことをとても後悔しており、あんなつらい思いをさせて申し訳なかったと言う |

| 療養に対する希望、サービスへの希望、健康上配慮していること、在宅療養の経緯 |
|---|
| 自分の最期は、つらい治療はせずに自宅でと息子たちに言っていた |

## 生活リズム・スケジュール

〈1日〉

| 0 | | 12 | | | 0 |
|---|---|---|---|---|---|
| | 起床 朝食 | 昼食 | | 夕食 | 就寝 |

〈1週間〉

| 月 | 8：30回診 | |
|---|---|---|
| 火 | | 14：00介助入浴 |
| 水 | | |
| 木 | | |
| 金 | 10：30消化器科受診 | 14：00介助入浴 |
| 土 | | |
| 日 | | |

入院中のため、自宅での生活リズムではなく、病院の日課や日程に合わせている

# ■ アセスメントシート（望みの促進因子・阻害因子）

## 身体的側面の情報

- Ⅰ- 1：酸素飽和度88〜93%、歩行などにより低下する
- Ⅰ- 2：胸部Ｘ線写真で両側に影（転移巣）が広がっている
- Ⅰ- 3：常時酸素吸入3L/分
- Ⅰ- 4：「動くとつらい」「トイレまでとても遠く感じる」
- Ⅰ- 5：やせたため腹部リンパ節の腫瘤が触診でわかる
- Ⅰ- 6：腹部リンパ節の腫瘤・肝転移巣の増大・神経の圧迫
- Ⅰ- 7：デュロテップ®パッチ使用、時々痛みが増強し、バイタルサインの変動がある。レスキューとしてオキノーム®散を使用
- Ⅰ- 8：食事は3分粥、ヨーグルト、重湯など流動食
- Ⅰ- 9：食べる意欲はあるが、食直後に嘔吐することがある
- Ⅰ-10：腫瘤は噴門部に及び、今後狭窄が予想される
- Ⅰ-11：化学療法を受ける際にポート埋め込み。輸液可能
- Ⅰ-12：ポートを用いることについて「点滴針を刺されるのは嫌だけど、これなら手が動かせるのでいい」「これがあると生き延びられるかも」
- Ⅰ-13：体重は発症前58kg、急激に減少し現在42kg
- Ⅰ-14：入院中、点滴や呼吸苦により臥床が多く、歩行が極端に減ったため、下肢筋力低下。立位時、ふらつきあり
- Ⅰ-15：鎮痛薬を使用する前より食事摂取量が少なくなったため、便秘傾向であったが、本人はあまり気にしていない
- Ⅰ-16：入院中、腹部状態を観察し3〜4日おきに坐薬や浣腸で排便処置を受けている

## 身体的側面のアセスメントの結果

- □ 肺転移巣増大・呼吸機能低下・歩行などの負荷により呼吸苦増大。呼吸苦に対しては酸素吸入とモルヒネ投与で対応しているが、病気の進行によってさらなる対応が必要となる可能性が高い（Ⅰ-1〜4）
- □ 腹部リンパ節腫瘤の増大・神経圧迫浸潤によるがん性疼痛の増強。がん性疼痛に対してモルヒネの定時投与と増強時のレスキュー投与で対応しているが、神経圧迫により、さらに疼痛が増大する可能性が高い（Ⅰ-5〜7）
- □ 噴門部狭窄・通過障害により栄養・水分摂取が少なくなる。栄養不良・脱水の可能性がある。化学療法時に使用したポートがあるため、補液に使用。今後も使用可能（Ⅰ-8〜12）
- □ 呼吸苦・体重減少・臥床がちのため、立位・歩行時にふらつく。要介助（Ⅰ-13〜14）
- □ モルヒネ使用の副作用による便秘。病院では排便処置を受けている（Ⅰ-15〜16）

A氏、83
在宅療養に対す
ひ孫の誕生まで

## 環境・生活の側面の情報

- Ⅲ- 1：自身も結婚するまで教員をしており、夫も定年まで教員をしていた。子どもの教育に厳格である反面、世話好きである。自分自身に厳しく、他人の迷惑にならないようにという気持ちで暮らしている
- Ⅲ- 2：近隣の友人と俳句をとおしての付き合いが活発であった。夫の療養中や自分の具合が悪いときも、近隣の友人の見舞いは快く受け入れている
- Ⅲ- 3：入院時、主治医や看護師に対して、控えめではあるが希望は伝えている。ケアマネジャーに対しては、退院を希望していることを伝えている
- Ⅲ- 4：自宅は60年近く現在の場所にあり、長男夫婦と住む。木造2階建て。自室は2階の6畳間。トイレ・浴室・台所は1階にある
- Ⅲ- 5：孫娘が出産を控えており、里帰り・ひ孫誕生を心待ちにしている。孫娘は里帰り出産の予定で、そのために1階の8畳和室を空けている

## 環境・生活の側面のアセスメントの結果

- □ 教員家庭であり、自立した生活を送りたい、人に迷惑をかけたくないという思いがある（Ⅲ-1）
- □ 近隣の友人との関係が続いており、医療者や介護者に希望を適切に伝えられる。他者との関係は良好で、支援を受け入れることができる（Ⅲ-2〜3）
- □ 自宅に療養する居室はあるが、トイレ・浴室が階下にあり、現在の身体状況では療養が困難である（Ⅲ-4）
- □ 孫娘の出産のために1階の8畳和室を用意しているが、療養に使用することも可能（Ⅲ-5）

## 心理的側面のアセスメントの結果

□ 自分の病気が進んでいることを察知し、助からないことを憂いている
（Ⅱ-1）

□ 最後まで化学療法の副作用に苦しめられた夫の姿を見ている。自分はそのような最期を望まず、自宅での療養を望んでいる
（Ⅱ-2）

□ 孫娘の里帰り出産があるので、介護の負担を心配している。「帰りたい」思いもあり、葛藤が生じている
（Ⅱ-3）

□ ひ孫の誕生までは生きていたいと思っている
（Ⅱ-4）

## 心理的側面の情報

Ⅱ-1：病気については「化学療法が効かなかった」「年をとっているのですぐに悪くなることはないから、自宅で療養できる」と考えている。痛みや呼吸苦については、薬や酸素が必要な状態であり、良くはならないことはわかっている

Ⅱ-2：今後の療養については「（夫の）肺がんの化学療法はつらそうだった」「化学療法はつらく怖いもの」と思い、治療を続けることは考えていない

Ⅱ-3：長男の妻を頼りにしており、自宅での生活を望んでいるが、孫娘の里帰り出産があるので、家族に介護の負担をかけることを気にかけている

Ⅱ-4：今後について「ひ孫の顔は見たい」「ひ孫のためにもう少し生きていたい」と言っている

歳、女性

る思いや望み

生きていたい

## 家族・介護状況の側面のアセスメントの結果

□ 長男の妻は、A氏の介護に積極的で、自宅療養についても受け入れている
（Ⅳ-1～2）

□ 長男の妻は介護経験がなく、医療処置に関しても直接あたることがなかったので、病状の進んだA氏の介護に不安を感じている
（Ⅳ-3～4）

□ A氏は転倒が怖いので、家族に気をつかいながらも支援を受け入れている
（Ⅳ-5～6）

## 家族・介護状況の側面の情報

Ⅳ-1：長男の妻は、A氏に子どもを預けて3年前まで教員を続けていたため嫁姑関係は大変よい。恩返しのためもあり、A氏の介護に積極的である

Ⅳ-2：長男の妻「娘の出産もあるが、できればおばあちゃんには家にいてほしい。娘はおばあちゃん子だから」

Ⅳ-3：長男の妻は、舅の介護はA氏があたっていたため、排泄・清潔・移動といった介助技術について不安を感じている

Ⅳ-4：長男の妻「痛み止めは看護師さんに任せていたので、もし家で痛くなったらどうしたらいいんでしょう」「ポートはやせてきてから突き出てきたようだが、触ってもいいのですか？」「1階のトイレへ行くのに、階段を付き添えるかしら？」

Ⅳ-5：A氏は入院中、自身の体力低下を自覚し、トイレに行くときには転倒を避けるため、必ず家族や看護師を呼ぶ

Ⅳ-6：洗面・入浴・清拭など清潔ケアは全介助。更衣は時間をかければ可能である

## 関連図の作成プロセス

### 1 重要な言葉を取り出す

　アセスメント用紙に記載された四側面のそれぞれの情報を検討し、アセスメントを行う。下記には四側面のうち、身体的側面を例としてあげる。

　身体的側面のアセスメントの結果の記述のなかから、課題につながる内容に下線を引き抽出する。促進因子（強みとなる言葉）を（　　　）に、阻害因子（課題につながる言葉）を□□□に示す。

---

## 身体的側面のアセスメントの結果

□ 肺転移巣増大・呼吸機能低下・歩行などの負荷により呼吸苦増大。呼吸苦に対しては酸素吸入とモルヒネ投与で対応しているが、病気の進行によってさらなる対応が必要となる可能性が高い（Ⅰ-1～4）

　→ 呼吸苦増大の可能性

□ 腹部リンパ節腫瘤の増大・神経圧迫浸潤によるがん性疼痛の増強。がん性疼痛に対してモルヒネの定時投与と増強時のレスキュー投与で対応しているが、神経圧迫により、さらに疼痛が増大する可能性が高い（Ⅰ-5～7）

　→ がん性疼痛増大の可能性

□ 噴門部狭窄・通過障害により栄養・水分摂取が少なくなる。栄養不良・脱水の可能性がある。化学療法時に使用したポートがあるため、補液に使用。今後も使用可能（Ⅰ-8～12）

　→ 通過障害

　→ ポート使用可能

□ 呼吸苦・体重減少・臥床がちのため、立位・歩行時にふらつく。要介助（Ⅰ-13～14）

　→ 立位・歩行時ふらつき

□ モルヒネ使用の副作用による便秘。病院では排便処置を受けている（Ⅰ-15～16）

　→ 便秘

## ❷ 重要な言葉のラベル化

❶ それぞれの "重要な言葉" をラベル化し、 ラベル として四側面ごとに並べてみる。

❷ ラベル はA氏の望み「ひ孫の誕生まで生きていたい」をかなえるための促進因子と阻害因子を意識してラベル化する。身体的側面を例にあげると、化学療法時に使用した「ポート使用可能」は促進因子であり、阻害因子は「呼吸苦増大の可能性」「がん性疼痛増大の可能性」「通過障害」「立位・歩行時ふらつき」「便秘」は阻害因子となる。その他の側面のラベルを配置し、全体として両方の因子がバランスよく含まれていることが望ましいので、偏っていないかをラベルを並べながら確認する。

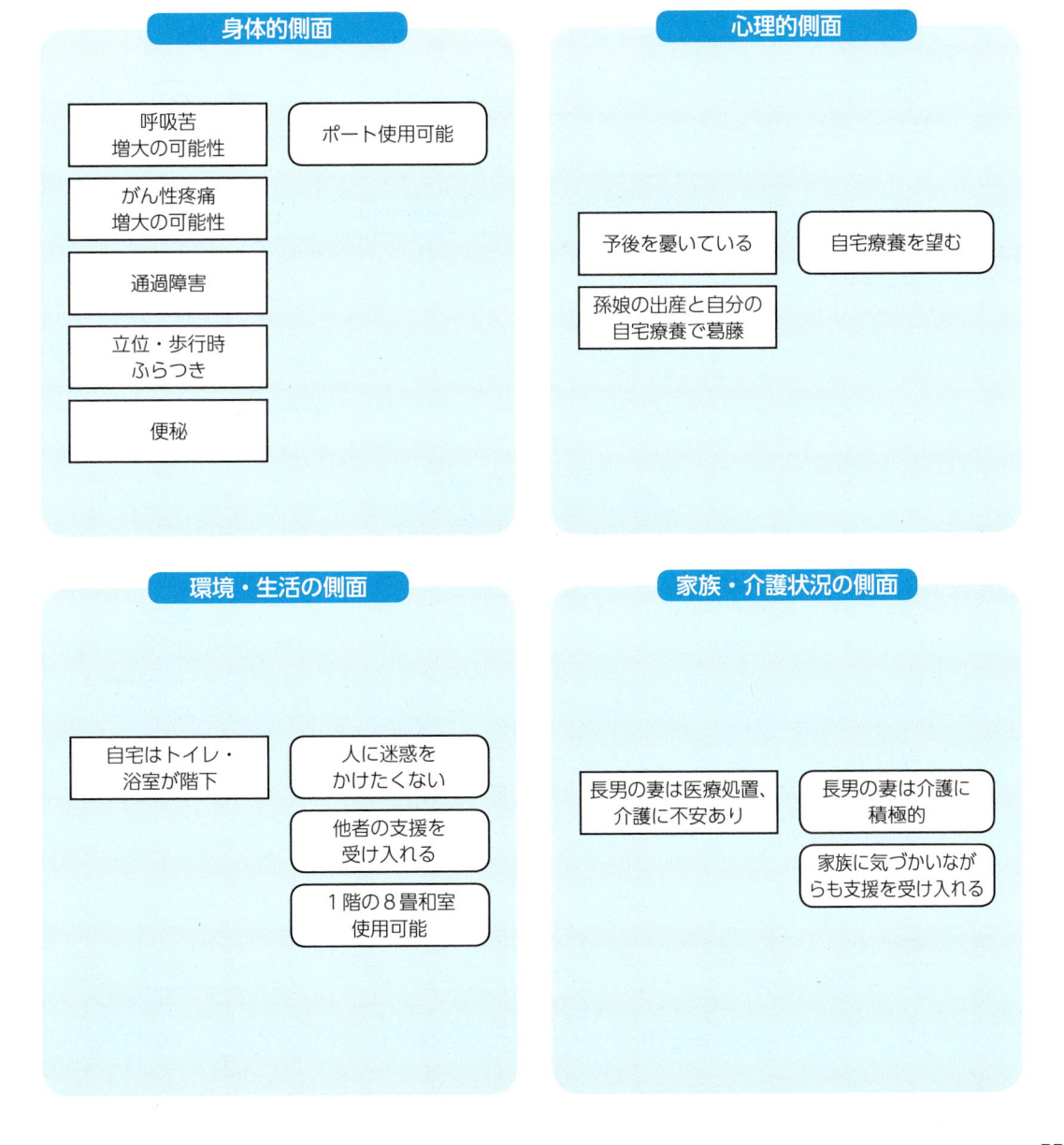

**身体的側面**

- 呼吸苦増大の可能性
- ポート使用可能
- がん性疼痛増大の可能性
- 通過障害
- 立位・歩行時ふらつき
- 便秘

**心理的側面**

- 予後を憂いている
- 自宅療養を望む
- 孫娘の出産と自分の自宅療養で葛藤

**環境・生活の側面**

- 自宅はトイレ・浴室が階下
- 人に迷惑をかけたくない
- 他者の支援を受け入れる
- 1階の8畳和室使用可能

**家族・介護状況の側面**

- 長男の妻は医療処置、介護に不安あり
- 長男の妻は介護に積極的
- 家族に気づかいながらも支援を受け入れる

## 3 関連因子の配置

❶ A氏の望み である「ひ孫の誕生まで生きていたい」を紙面の中央に置く。

❷ ラベル の意味や他の関連するものとの関係性を考慮し、四側面の分類にとらわれず、関係性を考えて配置する。

❸ A氏の場合は、在宅療養への移行の時期であるので、自宅での生活を予想しながら、A氏と家族の不安、気がかりになる事柄に注目して配置する。

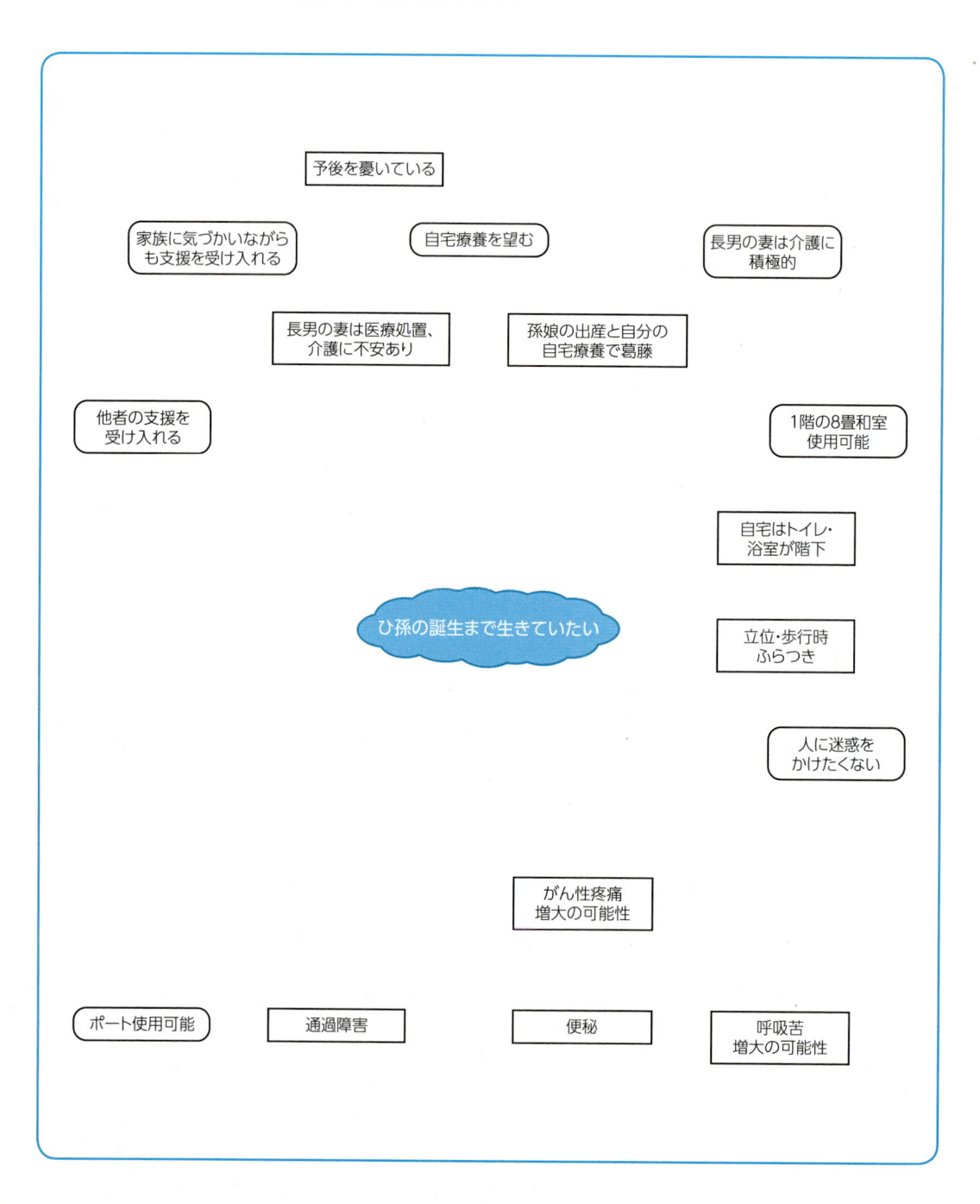

## ④ 関連因子のグルーピング

❶A氏の望みをかなえるために、どのような関連課題があるかを意識しながら、ラベルの並べ替えを行う。

❷A氏の大きなラベルの集まりは、介護について、移動と環境について、呼吸苦増大について、そして栄養摂取について、の4つとなる。

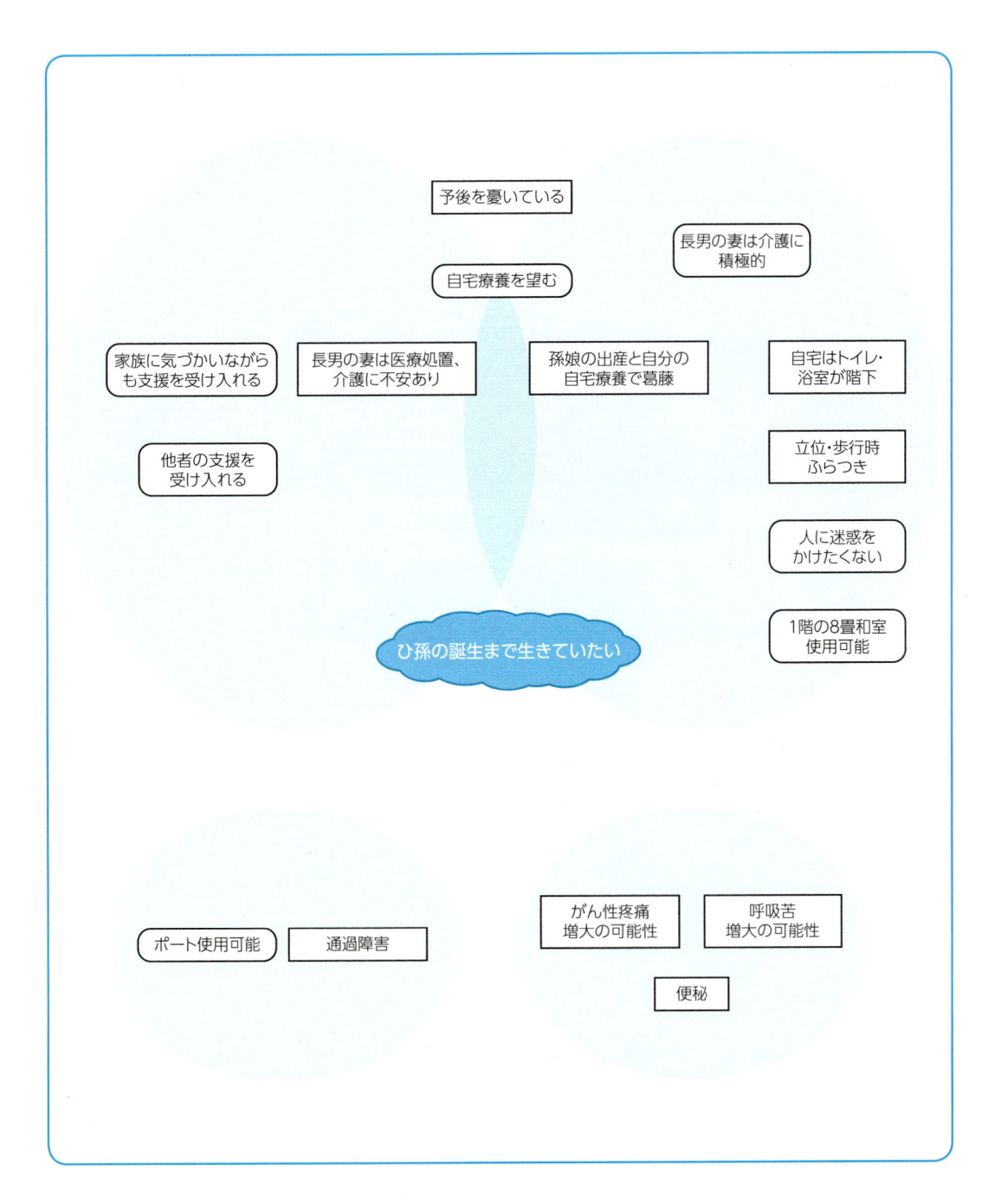

## 5 関係性の表示と療養上の看護課題の表示

❶ A氏の望みをかなえるために、解決すべき課題は何かという視点で、原因・誘因となるものを意識して、 ラベル の位置や集まりを再検討する。

❷ 看護課題 を明確にし、 ラベル と望みの位置関係に考慮し、書き加える。A氏の場合は、「呼吸苦の軽減・疼痛コントロールなどの医療処置の提供体制が未確立」「療養体制に不安はあるが、孫娘の出産とA氏の介護を両立したい」「転倒の危険性があるが、トイレは一人で行きたい」「通過障害増悪の危険性はあるが、ポートによる対処は可能」の看護課題が抽出され、優先順位を明示した。

❸ 課題と ラベル の関係性を矢印 ➡ で示す（ ➡ は因果関係を示し、それ以外の関係は線でラベルとラベルを結ぶ）。

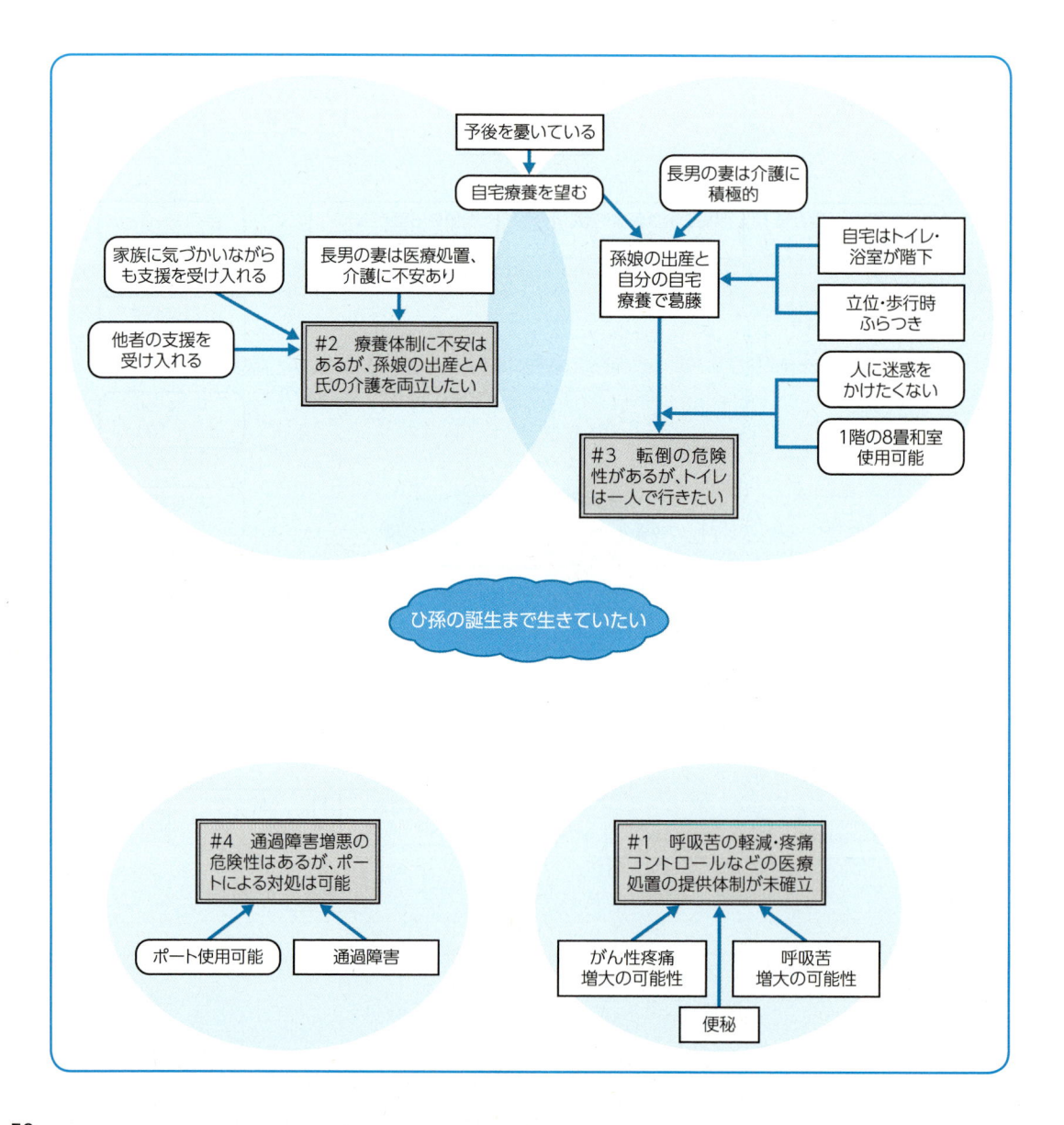

## 6 短期目標・長期目標の設定

❶看護課題の解決で目指す状態を 短期目標 として示す。A氏の場合は、「家族の負担なく医療処置を含む医療福祉の支援が受けられる」「孫娘の出産まで自宅で療養が続けられるよう、A氏・家族・支援者で共通理解できる」「居室に近いところで安全に排泄が行え、転倒がない」「必要に応じてポートを利用し、在宅療養の望みがかなうよう栄養・水分補給ができる」を書き加える。

❷看護課題の解決に向けて行う 看護援助 ━▶ について概要を示す。

❸課題全体を概観し、療養者・家族の望みを達成可能な 長期目標 としてふさわしい表現にする。
ひ孫の誕生まで生きていたい

　　　　━▶ ひ孫の誕生を待ちつつ、自宅で苦痛が少なく最期まで過ごすことができる

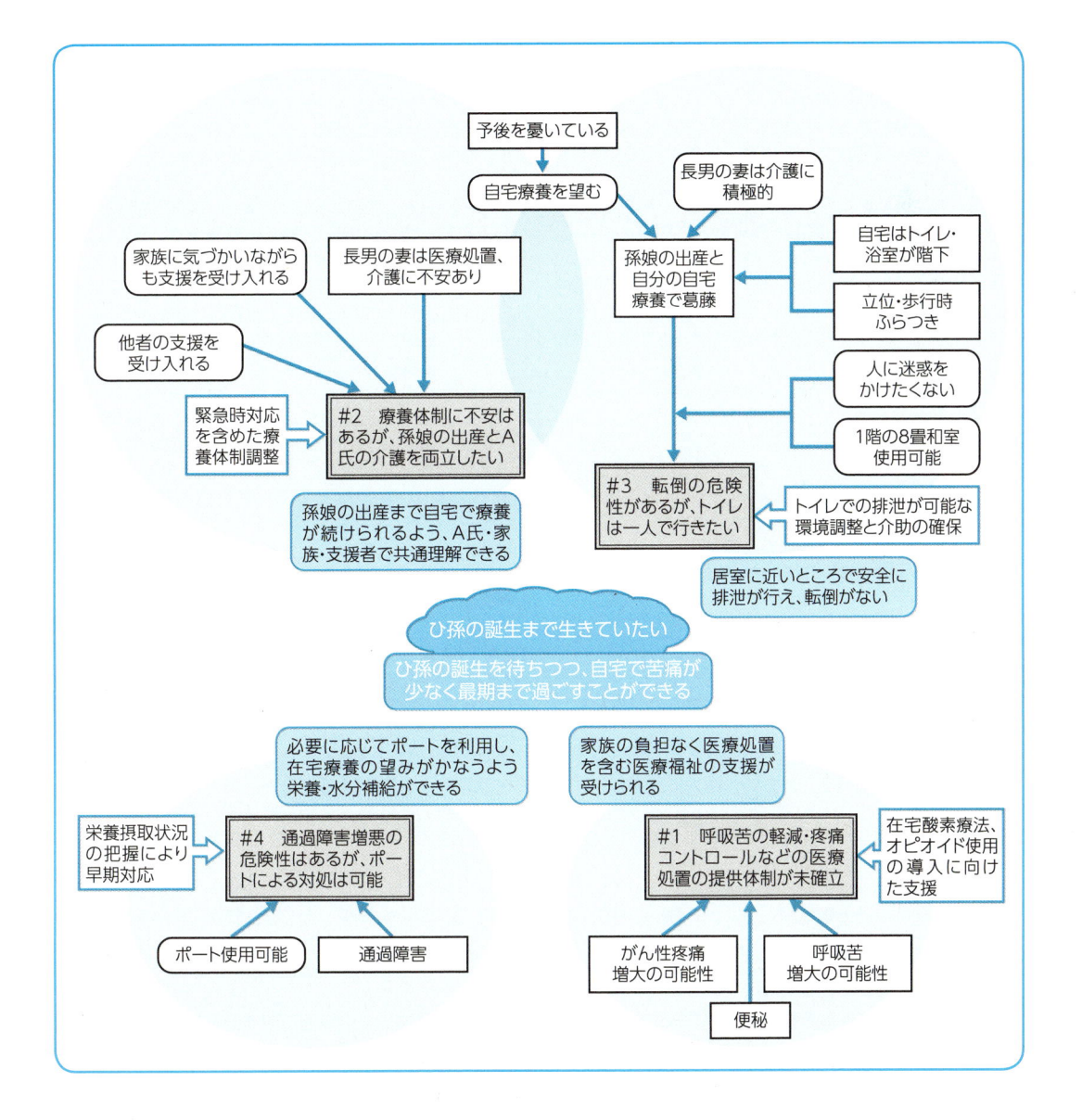

## ■ 二次アセスメントの作成

　A氏のアセスメントシート（望みの促進因子・阻害因子）の四側面のアセスメントの結果（身体的側面、心理的側面、環境・生活の側面、家族・介護状況の側面）をもとに、療養者の望みに大きく影響する一次アセスメントを（　）に記載し、四側面の情報（身体的側面、心理的側面、環境・生活の側面、家族・介護状況の側面）を枠組みにとらわれず記載する。それらをもとにアセスメントと看護課題を抽出する。

### 二次アセスメント

療養者の望み 「ひ孫の誕生まで生きていたい」
望みに影響する一次アセスメント
（自宅で終末期をできるだけ長く過ごすための症状緩和、療養環境および介護体制が不十分である）

| 情報の整理（関連する情報） | アセスメントと看護課題抽出 |
|---|---|
| Ⅰ-0：A氏、83歳、女性<br>Ⅰ-1：酸素飽和度88〜93%<br>Ⅰ-2：胸部X線写真で両側に影（転移巣）が広がっている<br>Ⅰ-3：常時酸素吸入 3L/分<br>Ⅰ-4：「動くとつらい」「トイレまでとても遠く感じる」<br>Ⅰ-5：腹部リンパ節の腫瘤が触診でわかる<br>Ⅰ-6：腹部リンパ節の腫瘤・肝転移巣の増大・神経の圧迫<br>Ⅰ-7：デュロテップ®パッチ・オキノーム®散を使用<br>Ⅰ-8：食事は3分粥、ヨーグルト、重湯など流動食<br>Ⅰ-9：食直後に嘔吐することがある<br>Ⅰ-10：腫瘤は噴門部に及び、今後狭窄が予想される<br>Ⅰ-11：CVポート有<br>Ⅰ-12：「これ（CVポート）があると生き延びられるかも」<br>Ⅰ-13：体重42kg（16kg減少）<br>Ⅰ-14：入院中臥床が多く、呼吸苦で歩行せず下肢筋力低下。立位時、ふらつきあり<br>Ⅰ-15：モルヒネによる便秘<br>Ⅰ-16：排便処置を受けている<br>Ⅱ-1：化学療法が効かない<br>Ⅱ-2：化学療法を続けることは考えていない<br>Ⅱ-3：自宅療養を望む。孫の出産があるので負担をかけることを気にかけている<br>Ⅱ-4：「ひ孫の誕生までは生きていたい」<br>Ⅲ-1：自立した生活を送りたい、他人に迷惑をかけたくない<br>Ⅲ-4：木造2階建て、自室は2階の6畳間、トイレ・浴室・台所は1階にある<br>Ⅲ-5：孫の出産後は1階8畳間使用予定<br>Ⅳ-1：長男の妻との嫁姑関係良好。介護に積極的である<br>Ⅳ-2：「できればおばあちゃんには家にいてほしい」<br>Ⅳ-3：長男の妻は介護経験ない<br>Ⅳ-4：介護技術や医療処置に不安がある<br>Ⅳ-5：体力低下を自覚し、トイレに行くときは家族や | Ⅱ-1〜3より、治らないとは理解して自宅での療養を望んでいるが、孫の出産と重なり家族への負担感もあるが、ひ孫の誕生までは生きていたいと言っている。<br><br>Ⅰ-1〜4より、呼吸機能低下があり、常時酸素吸入が必要であり、歩行時呼吸困難感が増強している。また、Ⅰ-5〜7より、腹部転移巣による疼痛があり、モルヒネを投与しているが、疼痛増強が自宅での日常生活行動に影響を及ぼしていると考えられる。また、Ⅰ-15・16より、モルヒネによる副作用の便秘対応など、在宅での末期諸症状に対する緩和ケアが必要である。<br><br>Ⅰ-8〜12より、流動食摂取しているが、今後腫瘤の増大により通過障害が考えられ、栄養摂取ができなくなる可能性がある。また、Ⅰ-15・16の体重減少、筋力低下により、動けなくなる可能性もある。しかし、CVポートがあり、本人もCVポートからの栄養補給を受け入れている。このことは栄養補給、体力維持には促進因子となり、通過障害が増強した際には対応可能と考えられる。<br><br>Ⅰ-4・14より、入院治療中の臥床や呼吸苦のため歩行をしなかったことによる筋力低下があり、酸素吸入をしながらの生活になるため2階での療養は難しい。Ⅲ-1より、他人へ迷惑をかけたくない思いが強く、Ⅲ-4・5よりトイレなどのある1階での療養ができるよう環境を整えることを考えることが必要である。1階の8畳間があることは療養環境を整えるうえで促進因子となる。孫娘の出産も考慮して、療養環境の調整を図ることが望まれる。<br><br>Ⅱ-3、Ⅳ-1・2より、自宅での療養にはA氏の家族に頼りたいが迷惑をかけたくないという葛藤があるが、長男の妻が介護に積極的であるという促進因子により、自宅退院となっている。しかしⅣ-3・4より必要となってくる医療処置や介護技術に対する経験不足からの不安があり、加えてⅣ-5・6よりA氏も介助を求めざる |

| 情報の整理（関連する情報） | アセスメントと看護課題抽出 |
|---|---|
| 医療者に介助を求めている<br>Ⅳ-6：日常生活行動はほぼ全介助 | を得ない状態であること、出産後の世話も加わることから、長男の妻への負担が大きくなることが考えられる。 |
|  | **看護課題**<br>♯1 呼吸苦の軽減・疼痛コントロールなどの医療処置の提供体制が未確立<br>♯2 療養体制に不安はあるが、孫娘の出産とA氏の介護を両立したい<br>♯3 転倒の危険性があるが、トイレは一人で行きたい<br>♯4 通過障害増悪の危険性はあるが、ポートによる対処は可能 |

**看護目標**
**長期目標**：ひ孫の誕生を待ちつつ、自宅で苦痛が少なく最期まで過ごすことができる
**短期目標**：家族の負担なく医療処置を含む医療福祉の支援が受けられる
　　　　　　　孫娘の出産まで自宅で療養が続けられるよう、A氏・家族・支援者で共通理解できる
　　　　　　　居室に近いところで安全に排泄が行え、転倒がない
　　　　　　　必要に応じてポートを利用し、在宅療養の望みがかなうよう栄養・水分補給ができる

## 在宅看護援助計画

| 長期目標 | | ひ孫の誕生を待ちつつ、自宅で苦痛が少なく最期まで過ごすことができる |
|---|---|---|
| # | 療養上の課題 | 短期目標 | 援助方法 |

| # | 療養上の課題 | 短期目標 | 援助方法 |
|---|---|---|---|
| 1 | 呼吸苦の軽減・疼痛コントロールなどの医療処置の提供体制が未確立 | 家族の負担なく医療処置を含む医療福祉の支援が受けられる | **OP1：呼吸状態の観察**<br>1）家族・訪問看護師が、安静時と体動時の呼吸状態、呼吸困難感、$SpO_2$を観察する<br>2）直近撮影の胸部X線で病巣を確認する<br>**OP2：疼痛・関連症状の観察**<br>1）家族・訪問看護師がフェイススケール、VASなどを活用し、疼痛の変化などを記録する<br>2）バイタルサイン（血圧、脈拍など）の測定<br>3）倦怠感・浮遊感・眠気などの鎮痛薬投与に関連した症状を観察する<br>**TP1：医療処置継続のために、訪問看護師など医療関係者の定期的な訪問の計画**<br>1）担当ケアマネジャーと相談し、医療処置の自宅での継続を検討する<br>2）自宅で必要な介護について退院前に確認し、現状で必要な医療処置、介護技術を把握する<br>3）退院前に関連職種によるカンファレンスを開催し、A氏・家族の希望を考慮した支援体制を調整する<br>・往診医・薬剤師：鎮痛薬の処方・調剤・服薬指導<br>・酸素供給機器取扱い業者：在宅酸素療法<br>・訪問入浴の介助者：清潔ケアの補助<br>**EP1：現時点で必要な医療処置で家族介護者が担う部分を確認し、技術習得を支援**<br>1）オピオイドなどの定時投薬と、レスキュー投与<br>2）在宅酸素療法酸素供給機器の管理<br>3）便秘解消のための緩下剤投薬<br>4）ポートの維持管理 |
| 2 | 療養体制に不安はあるが、孫娘の出産とA氏の介護を両立したい | 孫娘の出産まで自宅で療養が続けられるよう、A氏・家族・支援者で共通理解できる | **OP1：A氏・家族・支援者の認識について、個別もしくは担当者会議などで確認する**<br>**TP1：療養体制の調整**<br>1）主治医が今後予測される症状などの変化について説明する<br>2）家族の在宅療養に対する不安・疑問などを確認する<br>3）ケア提供が予想される関係者に、A氏・家族の考えを伝える<br>4）出産準備と在宅療養における必要な役割をあげ、家族と支援者で役割分担をする<br>**EP1：緊急時（状態悪化時）の対応の説明**<br>1）緊急時とはどのようなことかの理解を確認し、説明する<br>2）緊急時に支援を求める親族・友人一覧の作成の必要性を説明する |

| # | 療養上の課題 | 短期目標 | 援助方法 |
|---|---|---|---|
| 3 | 転倒の危険性があるが、トイレは一人で行きたい | 居室に近いところで安全に排泄が行え、転倒がない | OP1：排泄状況の確認<br>1）排尿・排便パターンを確認する<br>2）排泄行為を確認する（トイレ歩行・移乗・清拭・下着の上げ下ろしなど）<br>OP2：歩行状態の確認<br>1）酸素供給機器の位置とチューブを確認する<br>2）手すりや杖の使用の有無を確認する<br>OP3：トイレ環境の整備<br>1）居室または1階の8畳和室からの距離を調べる<br>2）ポータブルトイレの配置が可能かどうかを確認する<br>3）換気状況を確認する<br>TP1：療養用居室の整備<br>1）居室の移動に関する具体的日程などを調整する<br>2）在宅酸素療法など酸素供給機器を導入する<br>3）介護用ベッドの借り入れを検討する<br>4）必要時、ポータブルトイレの借り入れを検討する<br>EP1：排泄介助の確認・調整<br>1）A氏に、排泄時には家族などを呼ぶように説明する<br>2）介助方法に関して、具体的に居室の構造、トイレの構造などを考慮して、介護者の負担の少ない方法を検討し、最適な方法を提示する<br>3）介助が困難となる状況の対処について説明する |
| 4 | 通過障害増悪の危険性はあるが、ポートによる対処は可能 | 必要に応じてポートを利用し、在宅療養の望みがかなうよう栄養・水分補給ができる | OP1：栄養・水分摂取状況の確認<br>1）家族・訪問看護師が栄養・水分摂取状況を確認する<br>2）脱水を確認する（水分摂取量、尿量、皮膚状況、発熱など）<br>3）A氏の栄養摂取・水分補給に対する考えを確認する<br>OP2：ポートの維持管理<br>1）ポート部の皮膚を観察する<br>2）ポートの利用が可能か確認する<br>TP1：A氏の意思・病状を確認し、今後の栄養・水分摂取について医師に報告・検討（必要に応じて）<br>1）栄養・水分補給のための薬液、衛生材料を確保する→主治医・薬剤師と連絡・調整する<br>2）点滴を実施する<br>EP1：在宅中心静脈栄養法についてパンフレットなどを用いてA氏・家族へ説明する |

# 2 糖尿病療養者の在宅看護過程

## 1 在宅看護の特徴

### 1 糖尿病への理解

　糖尿病とは、インスリン作用不足による慢性の高血糖状態を主徴とする代謝疾患群である。日本糖尿病学会によると、①早朝空腹時血糖値 126mg/dL 以上、② 75gOGTT で 2 時間値 200mg/dL 以上、③随時血糖値 200mg/dL 以上、④ HbA1c 6.5% 以上（国際標準値：NGSP）の①〜④のいずれかが確認された場合は「糖尿病型」と判定する。ただし①〜③のいずれかと④が確認された場合には、糖尿病と診断してよい。

　糖尿病は主にインスリン依存状態を主病態とする 1 型糖尿病と、インスリン非依存状態を主病態とする 2 型糖尿病に分類される。2 型糖尿病は、40 歳以降に多く、インスリンの分泌物不足とインスリン抵抗性の変化が生じ、産生されたインスリンを身体が効果的に利用することができなくなって発症する。近年、食習慣やライフスタイルの変化により、2 型糖尿病は増加の一途をたどっている。

　糖尿病治療は、食事療法、運動療法、薬物療法で成り立っている。

　血糖コントロールのためにインスリン注射を行っている在宅療養者は、毎日、正確な量のインスリンを注射することが重要となる。高齢者や視力障害がある場合、退院後間もない療養者は、訪問看護による支援が必要である。インスリン療法を行っている場合は、食事を摂取しなかったり、いつもより過度の運動をした場合に低血糖を起こすため、食事時間に気をつけ、食前の運動や空腹時の運動を避けるよう指導する。

　糖尿病は慢性疾患であり、療養が長期に及ぶ。長期間持続する高血糖や代謝障害、高血圧などによって、全身のあらゆる臓器において組織の変性・機能喪失が生じる。糖尿病合併症には、高度のインスリン作用不足によって起こる急性合併症と、長年の高血糖によって起こる慢性合併症がある（**表2-1**）。

　糖尿病合併症は予防と早期発見が重要であり、急性合併症の症状がみられたら、救急搬送も視野に入れて対応を検討する。

**表2-1　糖尿病合併症**

| 急性合併症 | 糖尿病ケトアシドーシス、高浸透圧高血糖症候群、感染症 |
|---|---|
| 慢性合併症 | 細小血管症：網膜症、腎症、神経障害<br>大血管症：脳卒中、心筋梗塞、狭心症、糖尿病性足病変 |

　糖尿病患者が治療中に発熱、下痢、嘔吐をきたし、または食欲不振のため食事が摂れないときをシックデイという。感染などで生体がストレスにさらされたときには、食事を摂らなくても血糖が上昇することがある。シックデイのときに食事を摂れなくても自己判断で内服治療やインスリンを中断しないように、主治医から指示を受けるよう指導する。

　糖尿病の血糖コントロール不良患者は、高血糖により感染防御機構が障害されて、肺結核、尿路感染症、皮膚感染症などにかかりやすいため、予防のためには血糖コントロールと皮膚、口腔、陰部などを清潔に保つよう感染対策を指導する。足病変は、神経障害により痛みを感じにくくなったり、足を人に見せるのが恥ずかしいと感じることもあることから、療養者へのフットケアの指導や医療者の観察が必要である。

## 2　セルフマネジメント能力を高める看護支援

　糖尿病療養者は、糖尿病と診断されてから、食生活の改善や運動の推進、厳格な薬物管理といったライフスタイルの改善を余儀なくされる。療養者自らが病態を理解し、生活を改善していくには、一方的な指導ではなく、療養者の話を傾聴し、情報提供しながら、その方法を共に考えていく姿勢がポイントとなる。

　看護師は、支援者として療養者を支援しながら、療養者にセルフマネジメント能力を身につけてもらうことで、療養者の行動変容を促進することができる。療養者が、今の状態をどう思っているのか、このままでいいのかどうか、その思いに関心を寄せて、尊重した態度で傾聴する。これはケアリングの姿勢であり、このような看護師の態度により療養者は自分の感情を表出し、整理する機会となる。看護師との対話のなかで自己の問題意識を高め、どのようにすればよいかを自己決定することができるようになる。その結果、療養者は内発的な力をもち、自らの生活を自らコントロールしエンパワーメントすることとなる。

　療養者の自己決定を促し、話し合いにより目標を立て、実行できそうな計画を立てて援助する。評価の際には、目標が達成できたかどうかという視点だけではなく、行動の変化に着目して評価する。あくまで療養の主体は療養者であることを念頭において援助していく。

　療養生活への看護支援で重要なものにストレスマネジメントがある。病気によるストレスが過食につながり、そのことにより血糖コントロール不良となり、さらにストレスが増してくる。糖尿病療養者の血糖コントロールを図るために、まずストレッサーを減らす方法を考えること、ストレッサーの受け止め方を変えること、ストレスへの対処方法を変えること、ソーシャルサポートを活用することへの看護支援を行う。

　ストレスマネジメント、運動、スピリチュアリティへの働きかけを中心とする慢性疾患である高血圧者へのヘルスプロモーション行動促進のための看護介入プログラムでは、地域で暮らす高血圧

者が6か月間のプログラムに参加した結果、血圧値が有意に低下した。運動への働きかけとして万歩計を貸し出し、歩行を促したところ、参加者にとって身体活動量（歩数）の増加がストレスマネジメントの一つの手段となっていた。そしてスピリチュアリティ（自己形成の方向に意味を与える統合の力、生きがい、人の尊厳につながるもの）への働きかけとして、面接者から傾聴、共感、尊重される面接をとおして感情表出ができ、自分が生活のなかで大切にしていること、生きる張りに気づき、自ら行える健康増進方法を見出していた。糖尿病療養者へのスピリチュアリティへの働きかけにより、生きる張りや生きがいを見出す支援となり、それを大切にしていくために、自己の健康への関心が高まること、ストレスマネジメントの一つの手段となることから、慢性疾患である糖尿病療養者へストレスマネジメント、運動への働きかけ、スピリチュアリティへの働きかけにより、セルフマネジメント能力が身につくと考えられる。

　糖尿病療養者への訪問看護による支援は、療養者の生活そのものを観察することができるため、より現実的な支援が可能となる。

### 3 インスリン自己注射と血糖自己測定

　インスリン自己注射は、毎日実施するため、療養者のセルフケアが重要となってくる。治療への理解や、手技を覚える必要があるため、療養者の心理的負担が大きい。療養者の心理的負担を考えながら、十分な説明と指導を行う。

　血糖自己測定（self-monitoring of blood glucose：SMBG）は、自己検査用グルコース測定器を用いて、患者が自分の血糖値を測定することである。日常の血糖値を知り、自分でインスリン注射量を決められた範囲内で調節し、より厳密な血糖コントロールを目指すことができる。

---

## 2 ｜ 看護課題と看護のポイント

### 1 低血糖

**（1）要　因**

　注射したインスリンの量が多い、薬剤の種類や量の誤り、食事が遅れる、食事量または炭水化物の摂取不足、強く長い運動、飲酒、入浴などにより、**表2-2**のような低血糖症状を起こすことがある。

**（2）看護のポイント**

・ブドウ糖（5〜10g）またはブドウ糖を含む飲料水（150〜200mL）を摂取する。

・低血糖を起こしたときの対処のためにブドウ糖の携帯を勧める。

・発症の予防を行い、低血糖時は早期に発見するよう患者へ低血糖の起こり方について指導する。

**表2-2　低血糖症状**

| 交感神経刺激症状 | 血糖値が正常の範囲を超えて急速に降下した結果生じる症状 | 発汗、不安、動悸、頻脈、手指振戦、顔面蒼白など |
|---|---|---|
| 中枢神経症状 | 血糖値が50mg/dL程度に低下したことにより生じる症状 | 頭痛、眼のかすみ、空腹感、眠気（生あくび） |
| | 血糖値が50mg/dL以下で生じる症状 | 意識レベルの低下、異常行動、けいれん、昏睡 |

## 2 血糖コントロール不良

### （1）要　因

　インスリン注射をしていても、薬物量の不足、過食、運動不足などの要因で十分な血糖コントロールが得られない。また、自己注射に対する心理的負担感が大きい場合、生活スタイルの改善が本人とってストレスとなる場合など、生活改善が不十分となりコントロール不良となりやすい。

### （2）看護のポイント

・食事療法や運動療法を継続し、良好な血糖コントロールを維持できるように援助する。

・ライフスタイル変更に伴うストレスの軽減を図る。

・療養者の望みを考慮しながらアセスメントし、望みを支えるための看護援助を療養者と共に考える。

・療養者が独居の場合、セルフケア能力を確認・評価し、本人のセルフケア能力を最大限に引き出し、活用できるような訪問看護、管理栄養士との相談、訪問介護などのサービスを検討する。

・療養生活が長期にわたるため、療養者家族の協力が不可欠である。家族の療養者に対する思いを傾聴し、療養者へのサポートを継続できるよう援助する。

・療養者・家族に注射時間・注射部位の指導を行う（**表2-3**）。

・シックデイには主治医から指示を受け、適切に対応する。

## 3 合併症予防と早期発見

### （1）要　因

　高血糖が長期に持続することにより発症の可能性が高くなる。

### （2）看護のポイント

**表2-3　インスリン自己注射の指導**

| 注射時間 | 食事直前から30分前に行う（薬剤によって時間が異なる） |
|---|---|
| 注射部位 | ・皮下に注射する<br>・臍部から3cm以上離れた腹壁・大腿部外側部を選択する<br>・注射後、マッサージはしない（マッサージをするとインスリンの吸収が早くなり血糖降下作用が早く現れる）<br>・同一部位への注射を避け、毎回注射部位を変える（同一部位へ注射するとその部位が硬結しインスリンの吸収が悪くなる） |

・定期的受診の指導。

・足部の観察を毎日続ける。

・フットケア。

・感染予防（口腔内や皮膚の清潔を保つ）。

## ④ 病気の自己管理を継続することの困難さと心理的負担感

### （1）要　因

薬物療法や食事療法を毎日続けることの困難さと負担感。

### （2）看護のポイント

・療養体験を傾聴し、できている部分を支持し、不十分な部分は情報提供しながら日常生活のなかで工夫できそうなことを一緒に考える。

・ストレスマネジメント支援。

・生きがい支援。

# 3 地域包括ケアシステムにおける看護師の役割

　糖尿病療養者は、血糖コントロールが困難となった場合などに入院となり治療が行われ、血糖コントロールがなされれば可能な限り早期に在宅での療養となる。高齢者の場合は、糖尿病の他に疾患をもっていることも多く、特にインスリン自己注射が導入されたときは、注射の手技が確立されて血糖のコントロールがなされるまで訪問看護が導入される場合が多い。看護師は療養者のケアニーズや生活者としての強みを把握し、多職種それぞれの専門性を活用し、療養者がその人らしく生活できるよう同職種間や多職種間の調整を図り、看護サービスを提供する役割がある。

　以下に、高齢の糖尿病療養者がインスリン導入した場合の在宅療養支援について述べる。

## ① 入院中の看護支援

　常に患者の地域での生活を意識し、退院支援をしていく。

### （1）情報収集とアセスメント

①糖尿病の成因分類、現病歴、既往歴。

②医師の指示内容。

③糖尿病のコントロール状態。

④合併症の有無と程度。

⑤足病変。

⑥血圧、身長、体重・BMI。

⑦糖尿病に対する知識、理解力。

⑧糖尿病管理（糖尿病とどのように向き合ってきたか）：病歴や血糖値と合わせ食事摂取状況・量・内容、飲酒の有無と量、間食の有無、嗜好食品、外食の頻度、調理者は誰か、買い物はどのようにしているか、咀嚼状況（かみ合わせ・義歯）、歯周病がないか。

⑨入院前の生活状況、ライフスタイル、身体状況、社会・経済状況、療養環境。

⑩日常生活行動（ADL）：食事摂取、移乗・移動、更衣、排泄、清潔行動。

⑪心理状況。

⑫療養生活に関するニーズ・強み。

⑬家族構成、同居者。

⑭介護保険活用の有無。

⑮入院前に利用していたサービスの有無。

⑯地域のフォーマルサービス、インフォーマルサービス。

### （2）退院支援計画

　医療上の課題や生活、介護上の課題にどのような医療・看護・介護の支援を行うか、看護チームや多職種との協働により以下の退院支援計画を立案する。

①インスリン注射手技獲得の状況の観察により、自己注射する際の身体的・精神的な問題への支援。

②インスリン治療の理解度とインスリン治療への思いに対する支援。

③低血糖対応への理解状況の観察と支援。

④糖尿病の治療をしながらどのように自宅での生活を送っていきたいのか、その思いを尊重し、今後の生活への意思決定支援。

⑤家族などの協力者への指導。

⑥インスリン治療継続のための生活に関する問題への支援。

⑦多職種との連携。

・経済的な悩みや問題がある場合、社会福祉士（ソーシャルワーカー）へつなげる。

・日常生活行動（ADL）の自立度、生活リズムをアセスメントし、独居、高齢者世帯、介護状況に合わせた多職種との連携支援。

・退院後の在宅支援チームへの依頼。

⑧感染予防の指導。

⑨歯周病の有無によるその予防と対策。

⑩足病変予防の指導。

### （3）退院支援カンファレンス

　退院前に地域包括ケアのための情報を共有し、療養者の意思を尊重して、安心して療養生活を送るための体制構築を目的としたカンファレンスをもつ。

①他職種の役割と強みを理解し、目標の明確化、以下の情報の共有化を図る。

・血糖値に影響を及ぼす「食べること」や生活スタイルが療養者にとってどのような意味をもっているか。

・食事時間や内容、活動状況などのインスリン治療を行っていくうえでの医学的情報。

・目安の血糖値。

・食事やインスリン注射の時間に合わせた効果的な在宅支援の時間の検討。
・どのようなときに病院への相談や受診が必要か。

### 2 在宅での療養支援

　訪問看護師は退院前に療養者が実際に注射している場面を観察する。

　在宅では、ケアチームと低血糖症状を理解し、低血糖時の対処方法を共有できるようにする。また、療養者がインスリン注射により、生活上の負担や行動制限を感じているか、精神的負担があるかを把握する。そして、利用者の看護課題について訪問看護以外に何が必要なのかをアセスメントし、多職種と連携し必要なサービスへとつなぎながら生活を支えていく。療養者の意向、在宅療養におけるケアの方向性について、ケア提供者間で情報を共有し、その人のもつ強みを活かしながら暮らしを支えていく。

## 4 ｜ 食べることが生きがいで 食事療法が難しい糖尿病療養者への支援

## ■ 事例の概要

### ●事例

　B氏、75歳、女性。

### ●診断名

　糖尿病、脂質異常症、老人性白内障、慢性膝関節炎。

### ●現病歴

　55歳のときに、健康診断でHbA1c、血糖高値を指摘され、インスリン非依存型糖尿病（2型糖尿病）と診断された。医師から食事療法を指示されたが、B氏は食べることが生きがいのため血糖コントロールが難しく、入退院を繰り返していた。

　75歳現在、外来受診時にHbA1c（NGSP）8.4％と高値になり、血糖コントロール目的で入院となる。2週間の入院を経て、在宅療養の希望があり退院となる。退院時の空腹時血糖値120mg/dL、食後2時間血糖値160mg/dL、総コレステロール値140mg/dL、HDLコレステロール値48mg/dL、LDLコレステロール91mg/dL、中性脂肪149mg/dLである。「糖尿病とのつきあいは長くなった。食べることが好きだがカロリー制限があってつらい。わかってはいても食事をコントロールするのが難しい。食事療法をしながら好きなものを食べたい」と話している。

　現在の治療は、指示カロリー1,400kcalの食事療法と、毎朝簡易血糖自己測定器により血糖自己測定し、持効型インスリンのレベミル®注イノレット®16単位を朝1回自己注射している。

　普段の血圧は130／80mmHgである。体温36.5℃、脈拍数60回／分整脈である。足病変はない。

### ●既往歴

60歳のときに脂質異常症と診断され、リピトール®を服薬開始した。

65歳のときに目が見えにくくなったことを自覚し眼科を受診し、老人性白内障と診断されたが、眼鏡の矯正により日常生活上に支障はないため、3か月に1回の眼科外来受診で経過を観察中である。

70歳で慢性膝関節炎と診断され、歩行時に膝が痛むためあまり歩かない。

### ● ADL

ほぼ自立しているが、歩行時に膝が痛むため家事全般について訪問介護員（ホームヘルパー）が毎日訪問している。要介護1。

### ●家族構成

夫に先立たれ一人暮らし。B氏の長女（50歳）夫婦と孫が近隣に住んでいるが、共働きでありほとんど会いに来ることはない。B氏は「一人暮らしは寂しい」「孫に会うのが楽しみ」「娘や孫が時々会いに来てくれればいいけれども、自分からは言い出しにくい」と話している。長女は将来は母親の面倒をみようと考えているが、現在は母親が訪問看護や訪問介護を受けながら生活できるため、介護しようと考えていない。

### ●生活状況

住宅街にある2階建ての持ち家に住んでいる。寝室は2階であったが夫が亡くなったこと、歩行時に膝関節痛があることから、1階に寝室を移している。徒歩10分程度のところに商店街があり、訪問看護ステーションや介護支援事業所、病院や医院がある。近所付き合いはほとんどないが、町内の老人会に入っており、月1回のレクリエーション活動に参加している。「老人会の集まりや仲間が時々遊びに来てくれるのが楽しみ」と話している。猫の世話が好きで猫を飼っている。朝は5時起床と早起きだが、「朝食まで何もすることがなくて退屈」と話している。

### ●退院調整と訪問看護導入の経緯

血糖測定とインスリン自己注射が看護師立ち合いのもとにできるようになり、また治療により血糖コントロールが良好となり退院。B氏はそれまでも介護保険サービスを利用しており、担当の介護支援専門員（ケアマネジャー）、介護支援事業所とのかかわりがあった。病院の退院調整看護師がB氏を担当していた介護支援専門員（ケアマネジャー）に連絡し、引き続き介護支援事業所のサービスを利用することと、今回の入院でインスリンの自己注射が開始され看護師立ち合いで自己注射ができるようになったが、独居であり、確実な手技を獲得するまで訪問看護師の支援が必要であることから、訪問看護ステーションを利用することとなった。

退院前に、退院前カンファレンスをもち、主治医、看護師、介護支援専門員（ケアマネジャー）、在宅医、訪問看護師、訪問介護員（ホームヘルパー）、患者、患者の娘が参加し、患者の病状について、低血糖症状の理解と対処方法を確認した。訪問看護師は入院中の患者のインスリン自己注射場面を見学した。

退院後、訪問看護師は、血糖自己測定とインスリン自己注射の支援のため毎朝訪問している。訪問介護サービスは、訪問介護員（ヘルパー）が毎日訪問し、3食の準備と家事全般（3時間）を行い、週2回は入浴介助（1時間）を行っている。また、1か月に1回の病院受診、3か月に1回の眼科受診に付き添っている。

# ■ フェイスシート

| 利用者 | （ B 氏 ） | 年齢 | （ 75歳 ） | 性別 | （ 男 ・ 女 ） | 保険の種類 | （ 医療保険 ・ 介護保険 ） |
|---|---|---|---|---|---|---|---|
| 主な疾患 | 糖尿病 | | | | 身長155cm、体重55kg | | |

| 治療経過 | 服薬状況 | 医療処置 |
|---|---|---|
| 55歳、健康診断で血糖高値を指摘され、食事療法、運動療法で様子観察していたが血糖コントロールが難しく入退院を繰り返していた。今回の入院で、1,400kcalの食事療法と、血糖自己測定およびレベミル®注イノレット®16単位自己注射により血糖がコントロールされ、退院となった | リビトール®（10mg）内服、レベミル®注イノレット®16単位を朝1回自己注射 | |

## 既往歴

60歳、脂質異常症でリビトール®内服
65歳、老人性白内障
70歳、慢性膝関節炎

## 発達課題（ライフステージ、ライフイベント、職歴、生活歴、成育歴）

老年期で、自分の人生を統合し受容することが課題である。加齢の受け入れはできている。中学校の教員退職後は専業主婦をしていた。長女が嫁ぎ、夫が亡くなった後、初めての一人暮らしとなった。長女の家族が近隣に住んでいる

| 項目 | 具体的内容 |
|---|---|
| 食事 | 自立している。1,400kcalの食事療法。間食の習慣がある。甘いものが好きで食べることが生きがいであり食事制限に不満をもっている |
| 更衣 | 自立している |
| 移動 | 歩行時、膝関節痛がありあまり歩きたがらない |
| 排泄 | 自立している |
| 整容 | 自立している |
| 清潔 | 膝関節痛のため足が上がりにくく浴槽に入る際に介助が必要である（週2回）。入浴が好きなので、それ以外はシャワー浴で済ませている |
| 家事 | 膝関節痛のため買い物や家事全般にわたり支援が必要である |
| 服薬管理 | 自立している。インスリン自己注射は、視力低下があることと退院直後であるため観察が必要である |
| 財産管理 | 自立している |
| 日常生活自立度（寝たきり度） | （J1）　J2　A1　A2　B1　B2　C1　C2 |
| 認知症老人の日常生活自立度 | （なし）　Ⅰ　Ⅱa　Ⅱb　Ⅲa　Ⅲb　Ⅳ　M |
| 要介護（支援）度区分 | 非該当　要支援1　要支援2　（要介護1）　要介護2　要介護3　要介護4　要介護5 |

| 家族と介護者（主介護者の年齢、性別、続柄、健康状態） | （家族構成） |
|---|---|
| 一人暮らし。長女夫婦と孫が近隣に住んでいる | |

| キーパーソン | 長女 |
|---|---|

## 介護意欲、介護力

長女は将来は母親の面倒をみようと考えているが、現在は母親が訪問看護や訪問介護を受けながら自立しているため、介護しようと考えていない

（家族構成図）
75 — 脳梗塞で死亡
50　50
18　15

| 主たる収入源 | 公費負担制度、各種手当の種類 |
|---|---|
| 共済年金 | 該当なし |

| 療養者の居室 | 住居環境 |
|---|---|
| 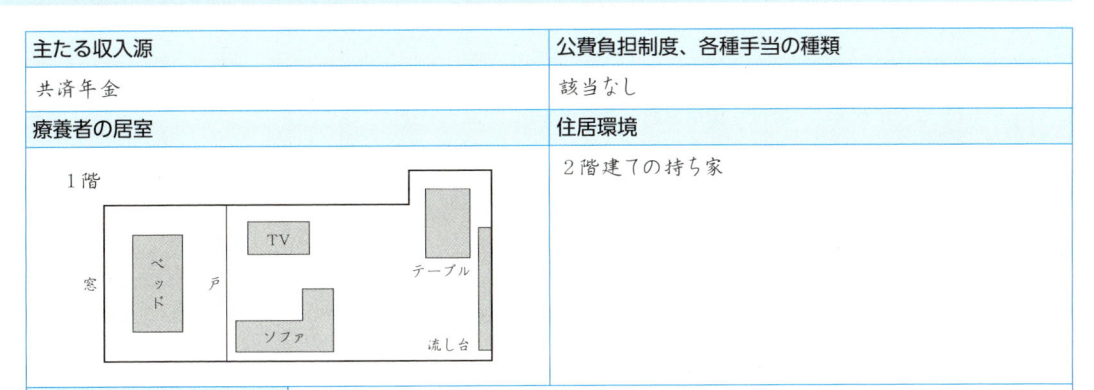 | 2階建ての持ち家 |

| 近隣付き合い状況 | 付き合いなし |
|---|---|
| インフォーマル・サポート | 長女家族が近くに住んでいるがほとんど訪問しない |

| 現在利用している社会資源 | 地域で利用可能な社会資源 | 今後必要な社会資源 |
|---|---|---|
| 訪問看護(市内)：毎朝インスリン自己注射時に訪問。<br>訪問介護：掃除・買い物・洗濯(毎日)、入浴介助(週2回)、月1回の病院受診、3か月1回の眼科受診の付き添い | 老人会で月1回のレクリエーション活動に参加。その仲間が週1回訪問し、話相手となっている | 在宅リハビリテーション |

### 本人・家族の希望、健康についての考え方

本人：食べることが生きがいで、食事療法の重要性はわかっているが守れない。食事療法しながらも好きなものを食べたい。
長女や孫に時々会いに来てほしい。猫の世話をすることが好き

### 療養に対する希望、サービスへの希望、健康上配慮していること、在宅療養の経緯

これまで入退院を繰り返していたが自宅で過ごしたい

### 生活リズム・スケジュール

〈1日〉

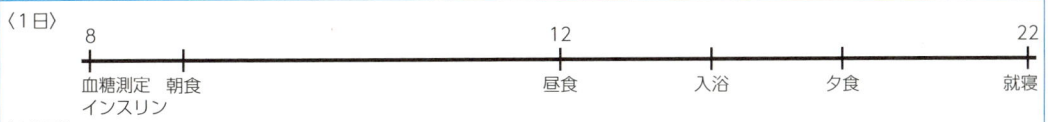

〈1週間〉

| | | | |
|---|---|---|---|
| 月 | 8時～訪問看護(30分)血糖測定、インスリンの自己注射<br>8時30分～訪問介護(1時間) | 12時～訪問介護<br>(1時間) | 16時～訪問介護　入浴、夕食<br>(2時間) |
| 火 | 8時～訪問看護(30分)血糖測定、インスリンの自己注射<br>8時30分～訪問介護(1時間) | 12時～訪問介護<br>(1時間) | 17時～訪問介護<br>(1時間) |
| 水 | 8時～訪問看護(30分)血糖測定、インスリンの自己注射<br>8時30分～訪問介護(1時間) | 12時～訪問介護<br>(1時間) | 17時～訪問介護<br>(1時間) |
| 木 | 8時～訪問看護(30分)血糖測定、インスリンの自己注射<br>8時30分～訪問介護(1時間) | 12時～訪問介護<br>(1時間) | 16時～訪問介護　入浴、夕食<br>(2時間) |
| 金 | 8時～訪問看護(30分)血糖測定、インスリンの自己注射<br>8時30分～訪問介護(1時間) | 12時～訪問介護<br>(1時間) | 17時～訪問介護<br>(1時間) |
| 土 | 8時～訪問看護(30分)血糖測定、インスリンの自己注射<br>8時30分～訪問介護(1時間) | 12時～訪問介護<br>(1時間) | 17時～訪問介護<br>(1時間) |
| 日 | 8時～訪問看護(30分)血糖測定、インスリンの自己注射<br>8時30分～訪問介護(1時間) | 12時～訪問介護<br>(1時間) | 17時～訪問介護<br>(1時間) |

＜1か月＞
訪問介護員(ホームヘルパー)が月1回の糖尿病の病院受診時の付き添いと、3か月に1回の眼科受診時の付き添いを行っている

## ■ アセスメントシート（望みの促進因子・阻害因子）

### 身体的側面の情報

- Ⅰ-1：55歳でインスリン非依存型糖尿病（2型糖尿病）と診断
- Ⅰ-2：今回の入院により朝食前の血糖自己測定とインスリン（レベミル®注イノレット®16単位を朝1回自己注射）開始
- Ⅰ-3：65歳、老人性白内障と診断
- Ⅰ-4：身長155cm、体重55kg。1,400kcalの食事療法
- Ⅰ-5：間食の習慣がある。食べることが生きがいのため血糖コントロールが難しく、入退院を繰り返している
- Ⅰ-6：60歳のときに脂質異常症と診断され、リピトール®を服薬開始
- Ⅰ-7：退院時の空腹時血糖値120mg/dL、食後2時間血糖値160mg/dL、総コレステロール値140mg/dL、HDLコレステロール値48mg/dL、LDLコレステロール91mg/dL、中性脂肪149mg/dL
- Ⅰ-8：70歳で慢性膝関節炎と診断され、歩行時に膝が痛むためあまり歩かない。浴槽に入る際に介助が必要。買い物や家事全般にわたり支援が必要
- Ⅰ-9：血圧130/80mmHg、体温36.5℃、脈拍数60回/分、足病変なし

### 身体的側面のアセスメントの結果

- □ 糖尿病で初めて<u>インスリン自己注射</u>を行うことになったこと、<u>老人性白内障による視力低下</u>で、自己注射の手技が不十分なため、血糖コントロール不良の可能性がある（Ⅰ-1〜3）
- □ 適正体重をオーバーしている。運動療法が必要である（Ⅰ-4・7）
- □ 食べることが生きがいのため、本人が守れるような<u>食事療法（1,400kcal）</u>の食事内容や脂質異常を改善するための食事の工夫が必要である（Ⅰ-4〜6）
- □ <u>慢性膝関節炎による疼痛で歩きたがらずセルフケア不足</u>があり、家事や日常生活に援助が必要である（Ⅰ-8）
- □ 膝関節痛のため歩きたがらず、<u>在宅でのリハビリテーションが必要</u>である（Ⅰ-8）

B氏、7
在宅療養に対す
食事療法をしながら好

### 環境・生活の側面の情報

- Ⅲ-1：2階建ての持ち家で一人暮らし。寝室は1階
- Ⅲ-2：長女夫婦と孫は近隣に住んでいる
- Ⅲ-3：近所付き合いはほとんどないが、町内の老人会に入っており、月1回のレクリエーション活動に参加している
- Ⅲ-4：膝関節痛のため足が上がりにくく浴槽に入る際に介助が必要である（週2回）。入浴が好きなので、それ以外はシャワー浴で済ませている
- Ⅲ-5：猫の世話が好きで猫を飼っている
- Ⅲ-6：朝は5時起床と早起きだが、「朝食まで何もすることがなくて退屈」と話している
- Ⅲ-7：年金受給、持ち家にて、経済的に安定している

### 環境・生活の側面のアセスメントの結果

- □ <u>寝室は1階</u>（Ⅲ-1）
- □ <u>娘家族が近所に住んでいる</u>（Ⅲ-2）
- □ <u>老人会に入り、レクリエーション活動を行っている</u>（Ⅲ-3）
- □ 浴槽に入るには介助が必要であるが、<u>入浴が好きなのでシャワー浴など自分で工夫している</u>（Ⅲ-4）
- □ <u>猫の世話が生活の張りになっている</u>（Ⅲ-5）
- □ 朝5時に起床し何もすることがなく退屈と話していることから、趣味を取り入れるなど本人と話し合ってみる必要がある（Ⅲ-6）
- □ <u>経済的に安定している</u>（Ⅲ-7）

## 心理的側面のアセスメントの結果

☐ 食べることが生きがいのため食事療法による__ストレスがある。食事療法をしながら好きな__ものを食べたいと希望している__
（Ⅱ-1）

☐ 一人暮らしで寂しい、孫に会うのが楽しみで__あることから、B氏の思いを長女に伝え、食__事療法のストレス軽減につながると考えられ__る__
（Ⅱ-2・3）

☐ 老人会の集まりや仲間が遊びに来るのが楽し__みであることから、食事療法のストレス軽減__につながると考えられる__
（Ⅱ-4）

### 心理的側面の情報

Ⅱ-1：「食べることが好きだがカロリー制限があってつらい。わかってはいても食事をコントロールするのが難しい」「食事療法しながらも好きなものを食べたい」と話している

Ⅱ-2：「一人暮らしは寂しい」「孫に会うのが楽しみ」と話している

Ⅱ-3：「娘や孫が時々会いに来てくれればいいけれども、自分からは言い出しにくい」と話している

Ⅱ-4：「老人会の集まりや仲間が時々遊びに来てくれるのが楽しみ」と話している

、女性
思いや望み
なものを食べたい

## 家族・介護状況の側面のアセスメントの結果

☐ 長女は多忙でありあまり会いに来ないが、将__来は母親の介護をする意欲がある。時々会い__に来るよう促し、母親の療養生活を知っても__らい、支持してもらうように働きかける__
（Ⅳ-1・2）

☐ 訪問介護員（ホームヘルパー）による家事支__援や身体援助が必要なため、現在受けている__訪問介護を継続する__
（Ⅳ-3）

☐ 膝関節痛のため歩行や家事があまりできず、__訪問リハビリテーションなどの活用が必要と__考えられる__
（Ⅳ-3）

☐ インスリン自己注射の支援のため訪問看護師__が毎日訪問している__
（Ⅳ-4）

### 家族・介護状況の側面の情報

Ⅳ-1：長女夫婦と孫はほとんど会いに来ることはない

Ⅳ-2：長女は将来は母親の面倒をみようと考えているが、現在は母親が訪問看護や訪問介護を受けながら生活しているため、介護しようと考えていない

Ⅳ-3：ADLはほぼ自立しているが、歩行時に膝が痛むため家事全般について訪問介護員（ホームヘルパー）が毎日訪問し3食の準備と家事全般（3時間）を行い、週2回の入浴介助（1時間）を行っている

Ⅳ-4：訪問看護師は、血糖自己測定とインスリン自己注射の支援のため毎朝訪問している

## ■ 関連図の作成プロセス

### 1 重要な言葉を取り出す

　アセスメント用紙に記載された四側面のそれぞれの情報を検討し、アセスメントを行う。下記には四側面のうち、心理的側面を例としてあげる。

　心理的側面のアセスメントの結果の記述のなかから、課題につながる内容に下線を引き抽出する。促進因子（強みとなる言葉）を ⬭ に、阻害因子（課題につながる言葉）を ▭ に示す。

---

### 心理的側面のアセスメントの結果

□ 食べることが生きがいのため食事療法による ストレスがある。食事療法をしながら好きな ものを食べたいと希望している（Ⅱ-1）

> 食べることが生きがいのため 食事療法によるストレス

> 食事療法しながら 好きなものを食べたい

□ 一人暮らしで寂しい、孫に会うのが楽しみで あることから、B氏の思いを長女に伝え、食 事療法のストレス軽減につながると考えられ る（Ⅱ-2・3）

> 一人暮らしで寂しい

> 孫に会うのが楽しみ

□ 老人会の集まりや仲間が遊びに来るのが楽し みであることから、食事療法のストレス軽減 につながると考えられる（Ⅱ-4）

> 老人会の集まりや仲間が 遊びに来るのが楽しみ

## 2　重要な言葉のラベル化

❶それぞれの"重要な言葉"をラベル化して ラベル として並べてみる。

❷ ラベル は療養者B氏の望み「食事療法をしながら好きなものを食べたい」の促進因子、阻害因子を意識してラベル化する。心理的側面を例にあげると「孫に会うのが楽しみ」「老人会の集まりや仲間が遊びにくるのが楽しみ」は強みとなる促進因子であり、「食べることが生きがいのため食事療法によるストレス」「一人暮らしで寂しい」は阻害因子となる。その他の側面のラベルを配置し、全体として両方の因子がバランスよく含まれていることが望ましいので、偏っていないかをラベルを並べながら確認する。

### 身体的側面

- 糖尿病
- インスリン自己注射
- 老人性白内障による視力低下
- 適正体重をオーバー
- 食事療法（1,400kcal）
- 脂質異常症
- 慢性膝関節炎による疼痛
- 歩きたがらない
- セルフケア不足
- 家事や日常生活に援助が必要
- 在宅リハビリテーションが必要

### 心理的側面

- 食べることが生きがいのため食事療法によるストレス
- 食事療法しながら好きなものを食べたい
- 一人暮らしで寂しい
- 孫に会うのが楽しみ
- 老人会の集まりや仲間が遊びに来るのが楽しみ

### 環境・生活の側面

- 寝室は1階
- 長女家族が近所に住んでいる
- 老人会に入り、レクリエーション活動を行っている
- 入浴が好きで自分で工夫できる
- 猫の世話が生活の張り
- 朝5時に起床し、することがなく退屈
- 経済的に安定

### 家族・介護状況の側面

- 長女は多忙であまり会いに来ない
- 長女は将来は母親の介護をする意欲がある
- 訪問介護員（ホームヘルパー）による家事支援・身体援助
- 膝関節痛のため歩行や家事ができない
- 訪問看護は毎日

## 3 関連因子の配置

❶ B氏の望み である「食事療法をしながら好きなものを食べたい」を紙面の中央に置く。

❷ ラベル の意味や他の関連するものとの関係性を考慮し、四側面の分類にとらわれず、関連性を考えて配置する。

❸B氏の場合は、糖尿病と脂質異常症、老人性白内障、慢性膝関節炎による障害、セルフケア不足、生活環境と介護状況などを関連情報として配置する。

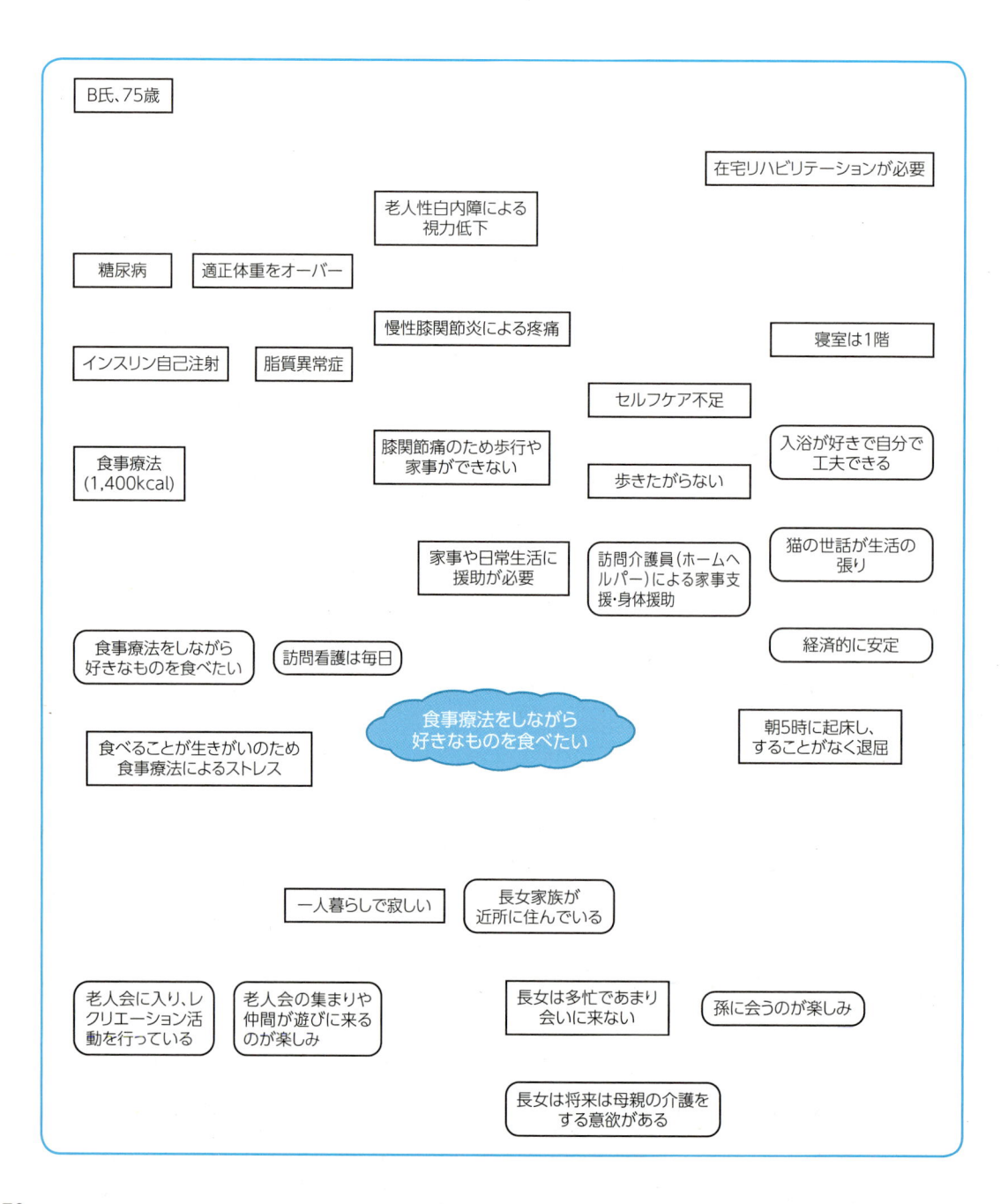

## 4　関連因子のグルーピング

❶B氏の望みをかなえるために、どのような関連課題があるか意識しながら、ラベル の並べ替え
　を行う。

❷糖尿病に関するもの、療養に対するB氏の思い、慢性膝関節痛とそれによる ADL の低下、介護
　状況などの類似する ラベル の内容の塊をつくる。訪問看護や訪問リハビリなどの社会資源も関
　連部分に配置する。

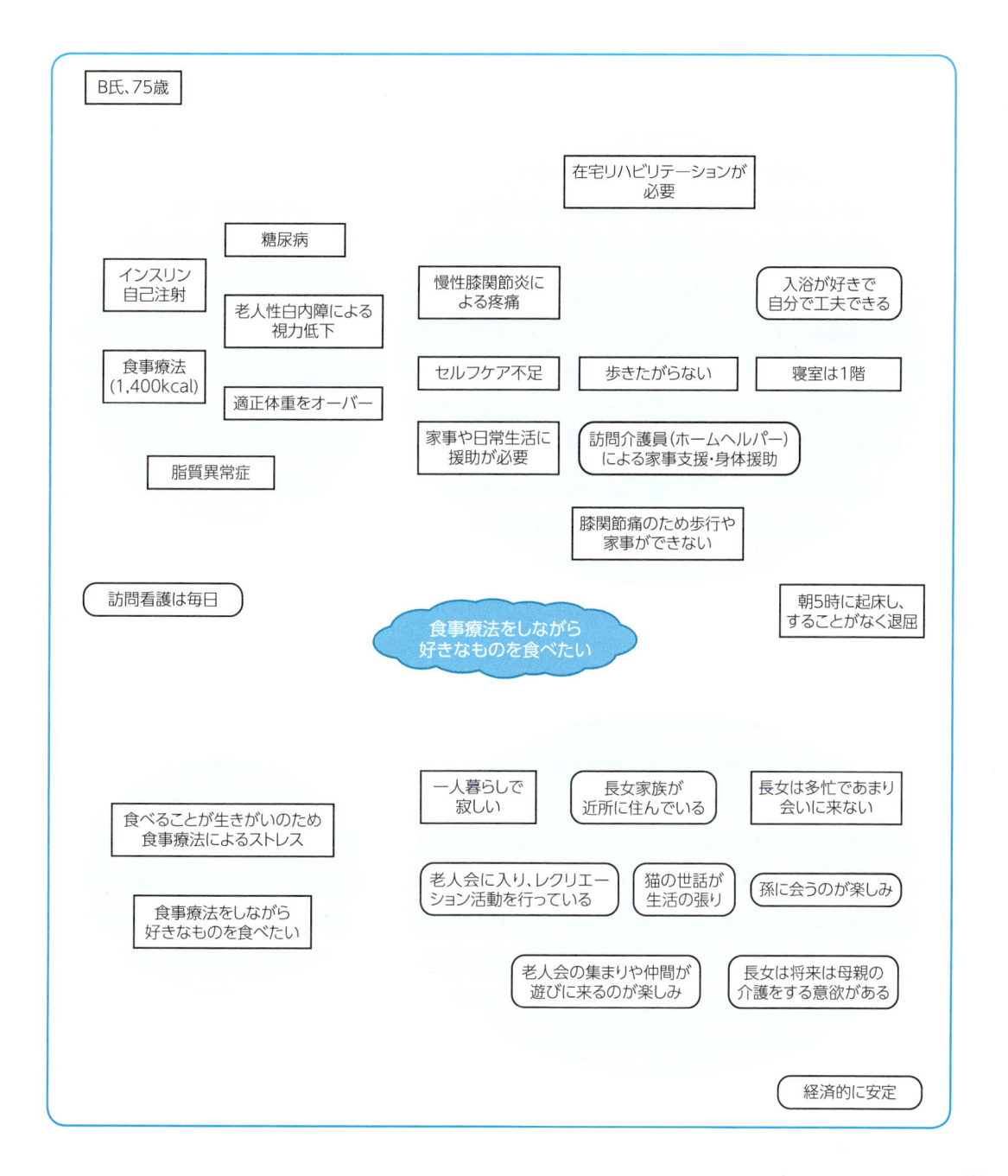

## 5 関係性の表示と療養上の看護課題の表示

❶ B氏の望みをかなえるために、解決すべき課題は何かという視点で、原因・誘因となるものを意識して、ラベルの位置や集まりを再検討する。

❷ 看護課題を明確にし、ラベルと望みの位置関係を考慮し、書き加える。B氏の場合は、「食べることが生きがいのため、食事療法へのストレスがある」「インスリン自己注射の手技が不十分なことによる血糖コントロール不良のリスク」「膝関節痛に伴う歩行困難によるセルフケア不足、運動療法をしたがらない」の看護課題が抽出され、優先順位を明示した。

❸ 課題とラベルの関連性を矢印→で示す（→は因果関係を示し、それ以外では線でのみラベルとラベルを結ぶ）。

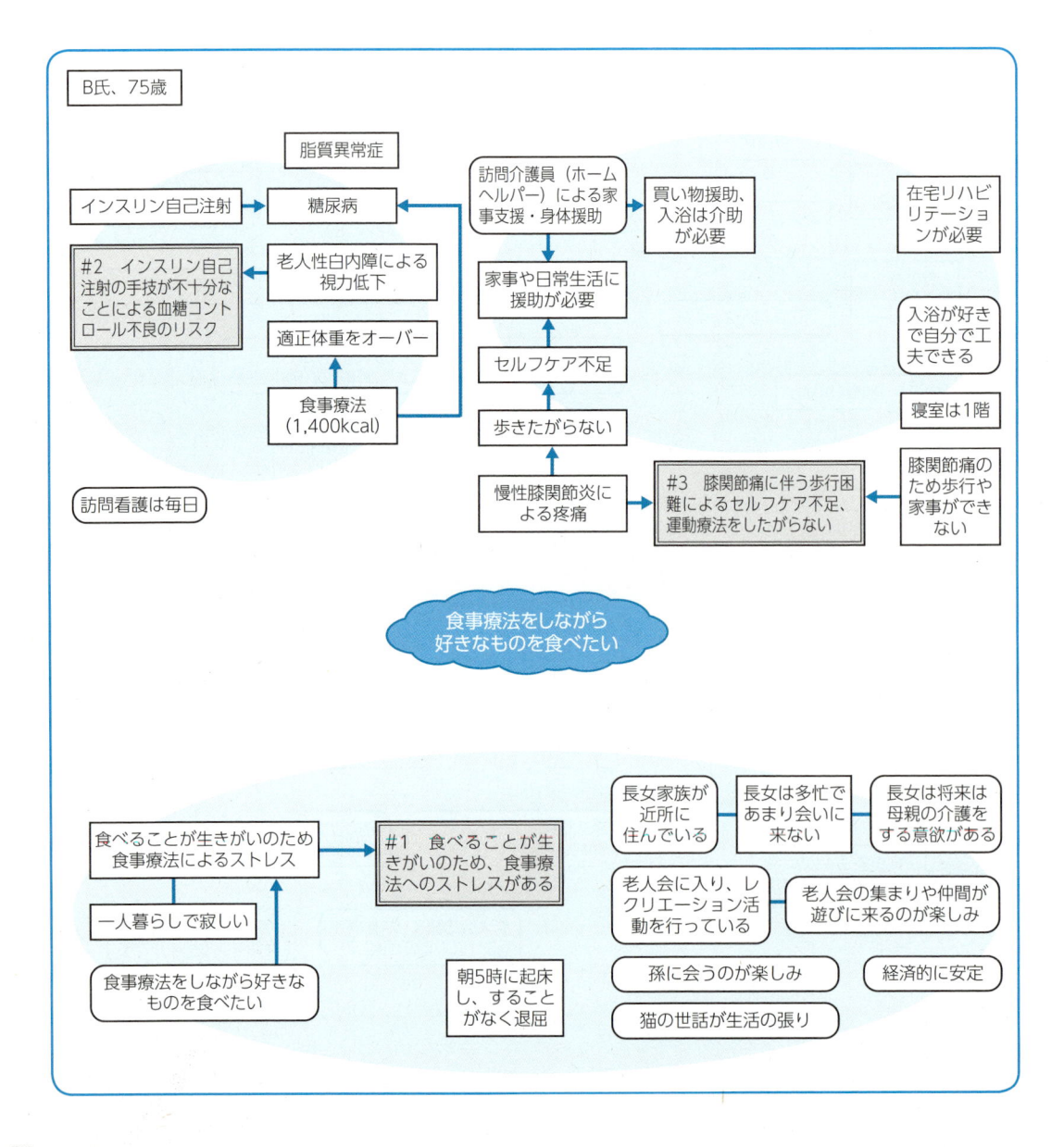

## 6　短期目標・長期目標の設定

❶看護課題の解決で目指す状態を　短期目標　として示す。B氏の場合は、「好みを取り入れた献立により食べることの満足を得る食事療法ができる」「生活に張りがあると述べる」「正確な量の自己注射ができ、血糖値がコントロールされる」「訪問介護員（ホームヘルパー）による生活支援を受け、セルフケアが充足される」「日常生活に運動を取り入れることができる」を書き加える。

❷看護課題の解決に向けて行う　看護援助　⟹　の概要を示す。

❸課題全体を概観し、療養者・家族の望みを達成可能な　長期目標　としてふさわしい表現にする。

食事療法をしながら好きなものを食べたい

⟹　生活支援を受け、張りのある生活を送り、食べることの満足を得ながら食事療法ができる

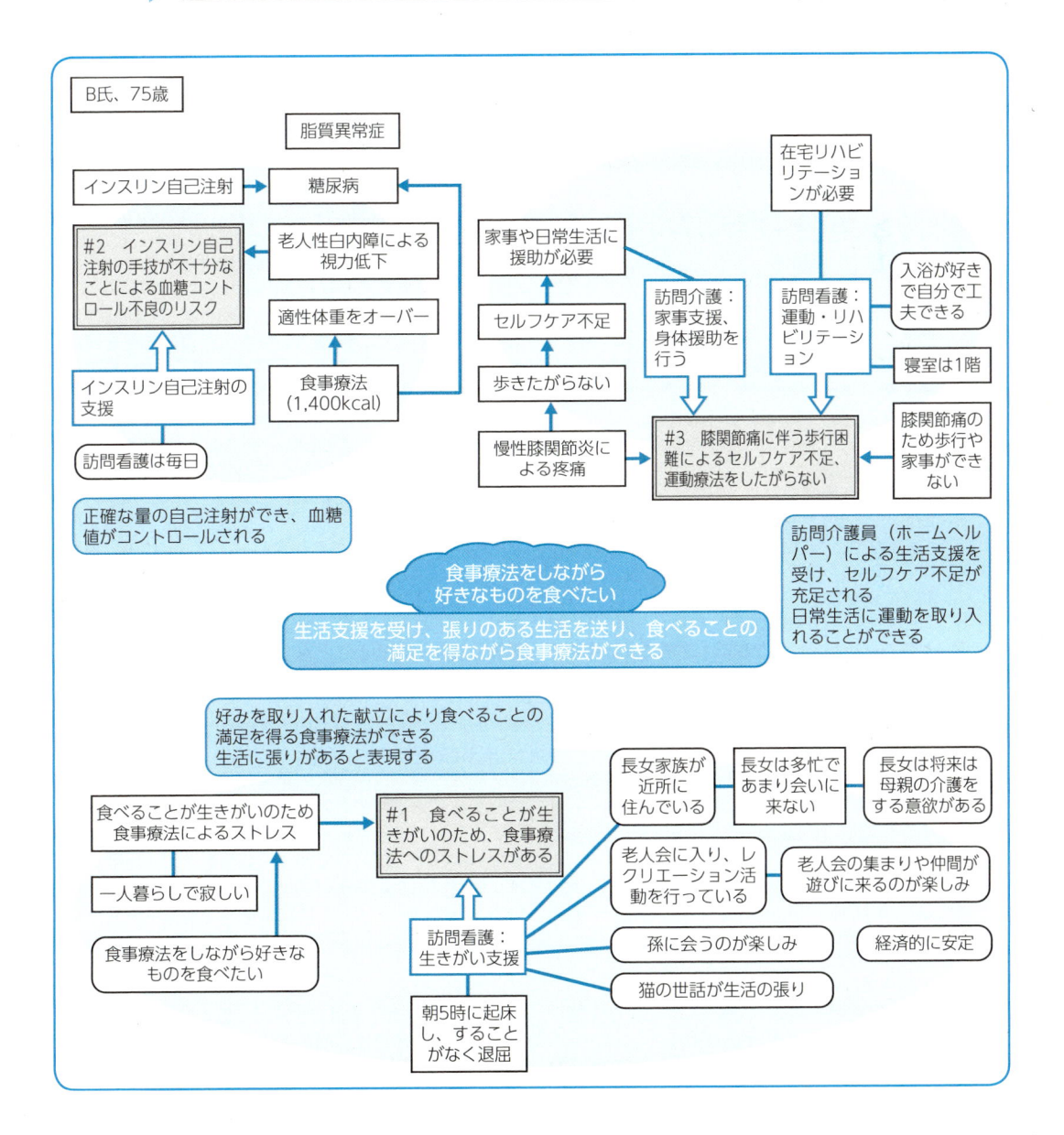

## ▌二次アセスメントの作成

　B氏のアセスメントシート（望みの促進因子・阻害因子）の四側面のアセスメントの結果（身体的側面、心理的側面、環境・生活の側面、家族・介護状況の側面）をもとに、療養者の望みに大きく影響する一次アセスメントを（　）に記載し、四側面の情報（身体的側面、心理的側面、環境・生活の側面、家族・介護状況の側面）を枠組みにとらわれず記載する。それらをもとにアセスメントと看護課題を抽出する。

### 二次アセスメント

**療養者の望み**「食事療法しながら好きなものを食べたい」
**望みに影響する一次アセスメント**
**（1,400kcal の食事療法、間食の習慣、食べることが生きがい）**

| 情報の整理（関連する情報） | アセスメントと看護課題抽出 |
|---|---|
| Ⅰ-0：B氏、75歳、女性<br>Ⅰ-1：55歳でインスリン非依存型糖尿病（2型糖尿病）と診断<br>Ⅰ-2：今回の入院より朝食前の血糖自己測定とインスリン（レベミル® 注イノレット®16単位を朝1回自己注射）を開始<br>Ⅰ-3：65歳、老人性白内障と診断<br>Ⅰ-4：身長155cm、体重55kg。1,400kcalの食事療法<br>Ⅰ-5：間食の習慣がある。食べることが生きがいのため血糖コントロールが難しく、入退院を繰り返している<br>Ⅰ-6：60歳のときに脂質異常症と診断され、リピトール® を服用開始<br>Ⅰ-7：退院時の空腹時血糖値120mg/dL、食後2時間血糖値160mg/dL、総コレステロール値140mg/dL、HDLコレステロール値48mg/dL、LDLコレステロール値91mg/dL、中性脂肪149mg/dL<br>Ⅰ-8：70歳で慢性膝関節炎と診断され、歩行時に膝が痛むためあまり歩かない。浴槽に入る際に介助が必要。買い物や家事全般にわたり支援が必要<br>Ⅰ-9：血圧130/80mmHg、体温36.5℃、脈拍数60回/分、足病変なし<br>Ⅱ-1：「食べることが好きだがカロリー制限があってつらい。わかっていても食事をコントロールするのが難しい」「食事療法しながら好きなものを食べたい」<br>Ⅱ-2：「一人暮らしは寂しい」「孫に会うのが楽しみ」<br>Ⅱ-3：「娘や孫が時々会いに来てくれればいいけれども、自分からは言い出しにくい」<br>Ⅱ-4：「老人会の集まりや仲間が時々遊びに来てくれるのが楽しみ」<br>Ⅲ-1：2階建ての持ち家で一人暮らし。寝室は1階<br>Ⅲ-2：長女夫婦と孫は近隣に住んでいる<br>Ⅲ-3：近所付き合いはほとんどないが、町内の老人会 | Ⅰ-4・5、Ⅱ-1より一日1,400Kcalの食事でカロリー制限がある。間食の習慣があり食べることが生きがいと思っているため、食事療法は望みの阻害因子であり、それがストレス状態となっている。食事療法をしながら好きなものを食べたい、という希望があることから、療養者が糖尿病の食事療法や脂質異常を改善するための療養者が守れるような食事内容の工夫が必要である。また、ストレス状態の対処として間食をしていることも考えられるため、間食以外に本人が対処方法を見出せるように話し合ってみる。Ⅲ-5、Ⅱ-4より猫の世話が好きで、老人会の仲間に会うことが楽しみとなっていることはストレスの解消手段として望みへの促進因子と考えられる。これらの行動を促し、Ⅲ-6より朝は5時に起床し、退屈と話していることから趣味を取り入れるなど療養者と話し合ってみる。<br><br>Ⅱ-2より一人暮らしのため寂しいと感じている。孫に会うことが楽しみであることから、娘に孫と遊びに来るよう勧めることで気分転換ができ、食事へのストレスが軽減できると考えられる。また、娘にとっては母親の療養生活を知ることなり、娘からの支持が得られる機会と考えられる。<br><br>Ⅰ-2・3、Ⅳ-4より今回の入院より初めてインスリン自己注射を行うこととなったこと、老人性白内障による視力低下で自己注射の手技が不十分のため、血糖コントロール不良の可能性がある。朝食前の血糖測定とインスリン自己注射について、視力が低下気味であるために見守りが必要であり、訪問看護師の見守りにより血糖自己測定やインスリン自己注射が実施できている。今後、インスリン使用による低血糖に対する指導を行いながら、自立を促すよう働きかけていくことが必要である。<br><br>Ⅰ-4・8より適正体重をオーバーしており、運動療法が必要であるが慢性膝関節炎による疼痛で歩きたがらずセルフケア不足があり、運動療法をしたがらない。 |

| 情報の整理（関連する情報） | アセスメントと看護課題抽出 |
|---|---|
| に入っており、月1回のレクリエーション活動に参加している<br>Ⅲ-4：膝関節痛のため足が上がりにくく浴槽に入る際に介助が必要である（週2回）。入浴が好きなので、それ以外はシャワー浴で済ませている<br>Ⅲ-5：猫の世話が好きで猫を飼っている<br>Ⅲ-6：朝は5時起床と早起きだが、「朝食まで何もすることがなくて退屈」<br>Ⅳ-1：長女夫婦と孫はほとんど会いに来ることはない<br>Ⅳ-2：長女は将来は母親の面倒をみようと考えているが、現在は母親が訪問看護や訪問介護を受けながら生活しているため、介護しようと考えていない<br>Ⅳ-3：ADLはほぼ自立しているが、歩行時に膝が痛むため家事全般について訪問介護員（ホームヘルパー）が毎日訪問し3食の準備と家事全般（3時間）を行い、週2回の入浴介助（1時間）を行っている<br>Ⅳ-4：訪問看護師は、血糖自己測定とインスリン自己注射の支援のため毎朝訪問している | Ⅳ-3よりセルフケア不足に対して家事や日常生活への支援をしながらできる部分の自立を促していく。膝関節痛で運動したがらない状況から訪問リハビリテーションなどの活用を考えていく。<br><br><br>**看護課題**<br>♯1 食べることが生きがいのため、食事療法へのストレスがある<br>　r/t 1,400Kcalの食事療法<br>♯2 インスリン自己注射の手技が不十分なことによる血糖コントロール不良のリスク<br>　r/t 老人性白内障による視力低下<br>　　　初めてのインスリン自己注射<br>♯3 膝関節痛に伴う歩行困難によるセルフケア不足、運動療法をしたがらない<br>　r/t 慢性膝関節炎による膝関節痛 |

**看護目標**

長期目標：生活支援を受け、張りのある生活を送り、食べることの満足を得ながら食事療法ができる

短期目標：好みを取り入れた献立により食べることの満足を得る食事療法ができる

　　　　　生活に張りがあると表現する

　　　　　正確な量の自己注射ができ、血糖値がコントロールされる

　　　　　訪問介護員（ホームヘルパー）による生活支援を受け、セルフケア不足が充足される

　　　　　日常生活に運動を取り入れることができる

## 在宅看護援助計画

| 長期目標 | 生活支援を受け、張りのある生活を送り、食べることの満足を得ながら食事療法ができる |
|---|---|

| # | 療養上の課題 | 短期目標 | 援助方法 |
|---|---|---|---|
| 1 | 食べることが生きがいのため、食事療法へのストレスがある | 好みを取り入れた献立により食べることの満足を得る食事療法ができる<br>生活に張りがあると表現する | OP1：食事の好みの把握<br>1）食事の好み、食事の満足度を聴取する<br>2）食事摂取量を確認する<br>3）間食の有無、間食の内容を確認する<br>TP1：好みの食事の工夫<br>1）食事療法のストレスについて傾聴・共感する<br>2）食事療法で工夫している点があればほめる<br>3）指定されたカロリー内での食事の工夫について共に考える<br>4）管理栄養士と連携を図り、好みを取り入れた献立や間食などについてB氏と相談する時間を調整する<br>5）家事援助を行う訪問介護員（ホームヘルパー）に、調理上の注意点を話し、食事についての情報を共有する<br>TP2：生活に張り合いをもたせる工夫<br>1）療養生活での望みや大切にしたいこと、生活の張りについて傾聴する<br>2）朝5時に目覚めて退屈していることから、趣味の取り入れなどについて本人の相談にのる<br>3）B氏の療養について長女の考えを傾聴し、時々会いに来るよう働きかけ、食事療法での頑張りを認めてもらうよう伝える<br>4）孫に会うのが楽しみであることを長女に伝え、時々、訪問するように働きかける<br>5）猫の世話ができるようペットフードを購入するなど、B氏が行える簡単な家事について訪問介護員（ホームヘルパー）の協力を得る<br>6）老人会へ参加できるよう準備し、付き添う<br>EP1：食事療法の知識・情報の提供<br>1）食事療法についての理解度を確認し、不足の情報を提供する<br>2）食事療法のストレス解消法について共に考え、本人が解決策を見出すよう支援する。必要時解消法について提案を行う |
| 2 | インスリン自己注射の手技が不十分なことによる血糖コントロール不良のリスク | 正確な量の自己注射ができ、血糖値がコントロールされる | OP1：自己注射の手技の観察<br>1）インスリンの量が正確か確認する<br>2）注入器の持ち方を確認する<br>3）皮下注射となっているか確認する<br>4）使用済みの注射針を廃棄用のボックスに廃棄しているか確認する<br>5）注射手技について疑問点や不安がないか確認する<br>OP2：血糖自己測定の確認<br>1）血糖測定結果が80〜200mg/dLの範囲内か確認し、食事との関連をみる<br>2）記録が確実に行われているか確認する<br>OP3：合併症の観察<br>1）低血糖症状がないか観察する。特に運動した後に症状がないか観察する<br>2）視力障害が日常生活に及ぼしている影響を観察する<br>3）足病変の有無を観察する（皮膚の乾燥、化膿・傷の有無、四肢冷感、感覚異常の有無）<br>TP1：訪問介護員（ホームヘルパー）・訪問リハビリテーション担当者との情報共有<br>1）治療内容の情報を提供し共有する<br>2）低血糖症状などの観察点やその対処法についての情報を共有する |

| ＃ | 療養上の課題 | 短期目標 | 援助方法 |
|---|---|---|---|
| | | | TP2：外傷予防のため、視力障害があることから、爪切りは入浴介助後に訪問介護員（ホームヘルパー）が行うようにする<br>TP3：歯周病予防のために歯みがきを促す<br>EP1：注射の方法や低血糖症状についての理解度を確認し、不明な点については説明し、自己注射が自立できるように指導する<br>EP2：足病変を早期に発見するよう毎日自分の足を見ること、足に傷をつくらないよう説明し、小さな病変でも訪問看護師へ相談するよう説明する。室内においても素足は避け、靴下やホームカバーを使用するように指導する<br>EP3：シックデイには主治医へ連絡し、インスリンの量などの指示を受けるように指導する |
| 3 | 膝関節痛に伴う歩行困難によるセルフケア不足、運動療法をしたがらない | 訪問介護員（ホームヘルパー）による生活支援を受け、セルフケア不足が充足される<br>日常生活に運動を取り入れることができる | OP1：歩行状態の観察<br>1）膝関節痛の程度を確認する<br>2）痛みがあっても歩こうと試みているか、意欲を確認する<br>3）室内に危険な物がないか確認する<br>TP1：運動・リハビリテーションの提案<br>1）運動・リハビリテーションに対する本人の考えを傾聴する<br>2）理学療法士による訪問リハビリテーションのサービスを提案し、導入を働きかける<br>3）2）の導入後は理学療法士と情報共有し、理学療法士が訪問しない日は訪問看護師が歩行支援を行う。食後 30 分に室内散歩をすすめる<br>TP2：日常生活の介助<br>1）訪問介護員（ホームヘルパー）は入浴介助、買い物・調理を援助する<br>2）訪問看護師は、訪問介護員（ホームヘルパー）による入浴介助が安全に行われるように留意点を伝える<br>EP1：食後 30 分に座ったままのラジオ体操を行うなど日常にどのような運動を取り入れることができるかについて B 氏と共に考える |

# 3　心不全療養者の在宅看護過程

## 1　在宅看護の特徴

### 1　心機能状態に応じたセルフケア支援

　心不全は、心臓の機能障害により心筋の収縮力の低下や拡張障害によって、心臓のポンプ機能が低下して、体の需要に応じた心拍出量を供給できなくなった状態をいう。心拍出量の低下は腎血流量の低下を招き尿量が減少し、Na や水分の再吸収が促進され、体内の循環血液量を増やそうとする代償機能が働く。それにより心臓の負荷が増大し、肺うっ血（呼吸困難）や左心機能の低下に続発し、右心機能の低下が起こり、末梢の浮腫や体静脈のうっ血（肝腫大）を招く。体静脈のうっ血により、消化管のうっ血や肝腫大などが生じ、便秘や食欲不振などの消化器症状や肝機能低下による低栄養状態や倦怠感がみられる。

　心不全療養者にとって自宅での生活は無理をしやすく、呼吸困難や倦怠感があっても安静が守れない可能性がある。心機能低下によるセルフケア不足については、安静度に応じたセルフケア能力を発揮できるように支援していくことが重要である。

### 2　発症時の早期発見や対処、重症化の予防

　心不全療養者の場合、日常生活のあり方が予後を大きく左右すると考えられ、適切な自己管理の継続は必須である。自らの心機能に応じた生活を送るには、心不全の症状や徴候、増悪時の対処法など生活指導が必要となる。急激な病状の悪化から生命の危機的状況に陥りやすいため、看護師は病状の変化を予測し、変化に対し素早く的確に対応する能力が求められる。心不全療養者が正しい生活習慣を維持できるように、医師や薬剤師、栄養士などの多職種と連携しながら療養者や家族の自己管理能力を引き出せるようにかかわる。

# 2 　看護課題と看護のポイント

## 1 肺うっ血による労作時呼吸困難

### （1）要　因

　安静度の制限、倦怠感、援助を受けることに対する遠慮。

### （2）看護のポイント

・日常的な身体活動で疲労、動悸、呼吸困難がないか確認する。

・安静の必要性を説明し、療養者の好む方法でセルフケアを提供するように努める。

・夜間臥床による下肢静脈還流の増加で肺うっ血による呼吸困難の苦痛が大きくなるので、良好な睡眠が得られるように体位の工夫や日中の気分転換活動の提供、不安の表出、環境調整に努める。

・倦怠感の増悪やストレスによる交感神経の刺激（血圧の上昇など）が心不全の悪化につながるので精神的・身体的ストレスをためないようにする。

・便秘の予防。

## 2 出血傾向

### （1）要　因

　安静や呼吸困難などの不安から生活が不活発になることで、筋力やバランス感覚が低下し、転倒や打撲の危険性が高くなる。抗凝固薬を服用している患者の場合、軽くぶつけただけでも皮下出血や頭蓋内出血（慢性・急性の硬膜下血腫など）を起こすことがある。

　服薬している薬剤が、消化管の出血を誘発する（バイアスピリン®、ワーファリン®、ロキソニン®など）。注射や採血などで血管を傷つける。

### （2）看護のポイント

・服用している薬剤が、消化性潰瘍などの出血を誘発する可能性がないかを確認する。

・出血徴候に注意し、出血時の対処方法を指導する。

・転倒しないように注意喚起し、療養環境を整備する。

・注射や採血は必要最小限にとどめ、細心の注意を払う。実施後は十分に止血し観察する。

## 3 非効果的自己健康管理

### （1）要　因

　知識不足、複雑な食事療法・運動療法・内服管理、家族からのサポート不足

### （2）看護のポイント

　以下の内容について療養者と家族を含めたケアチームで確認する。

・心不全の症状や徴候、増悪時における対処法などについて指導する。

・血圧や脈拍の自己測定により異常の早期発見に努める。

・食事療法（減塩食、ワーファリン服用中の禁忌食品）が守れるようにする。

　→腎血流量の低下により、水分やナトリウムの排泄障害が起こり、循環血液量の増加で心負担が増加するため、塩分・水分の制限を行う。

　→ビタミン K を多く含む食品（納豆、クロレラ）はワーファリンの効果を阻害するので避ける。

・水分出納バランスの管理方法（体重管理、浮腫の確認方法等）を指導する。

　→体重増加や浮腫は体内の水分貯留を示し、心不全徴候である。

・内服薬の種類と作用について理解できるように説明する。服薬管理（利尿剤、強心薬など）で再発や合併症を予防する。

・細菌による感染は心不全を増強させるので、感染予防に努める。

・適切な運動、規則正しい生活を行うことで、就寝時間と起床時間を一定にし、十分な睡眠時間が確保できるようにする。

　→適度な運動は運動耐容能を増加させ、呼吸機能、骨格筋機能、末梢血管の拡張反応などが改善する。運動時自覚症状の軽減や抑うつ傾向の改善にもつながる。

・過労を避け、ストレス解消法を見出すことで心負担を避ける。

・定期的な受診、緊急時の対応を確認する。

---

例：【心不全チェックリスト】

□病院から処方された薬は毎日正しく飲めている

□塩分・水分の摂りすぎには注意している

　　　塩分目標：（　　　）g/ 日　　　　水分目標：（　　　）mL/ 日

□自宅で毎日体重を測り管理している

　　　目標の体重：（　　　）kg

□毎日規則正しい運動または散歩をしている

□普段の生活で疲れすぎないように注意している

□心不全が悪くなったときの症状を知っている

　　＜すぐに受診が必要な状態＞

　　　○横になると息苦しくて起き上がる　　　　○冷汗が出て苦しい

　　　○脈が急に速くなり、気を失いそうになる

　　＜早めに受診する状態＞

　　　○体重が数日で 2kg 増える　　　　　　　○夜が息苦しくて眠れない

　　　○足がむくんできている　　　　　　　　○咳や痰がよくでる

　　　○少し歩くと息切れでしんどい　　　　　○食欲がない

　　　○お腹がむくんではった感じがする　　　○１日に出る尿の量が減った

□心不全が悪くなったら早めにかかりつけ医を受診する

# 3 地域包括ケアシステムにおける看護師の役割

## 1 退院支援・退院調整における看護師の役割

　心不全は自己管理が不可欠な病態である。入院中から患者自身が自己の生活について振り返り、日常生活の注意点を守ることに自信がもてるように支援していく。自分の体に関心がもてるように体調の変化に気づき、血圧や体重の測定値を把握する。また、自己管理に対する不安について傾聴し、不安内容の表出を図り、解決方法を一緒に考える。本人だけではなく家族またはキーパーソンへの指導や退院後受けられるサポートについても確認する。定期的な受診や緊急時の対応について本人・家族だけではなく関係職種間で共有を図る。

## 2 多職種連携の実際と多職種連携における看護師の役割

　心不全療養者にかかわる職種として、医師、訪問看護師、薬剤師、栄養士、介護支援専門員、理学療法士、作業療法士、訪問介護員（ホームヘルパー）、通所サービスのスタッフなどがあげられる。また、在宅ケアチームメンバーには療養者本人や家族も加わる。医師の指示や療養上の留意点をチーム全体で共有し、療養者の病状などについては連携ノートや月1回の訪問看護からの報告書、緊急性があれば電話やFAXで報告し合い状況を把握する。介護認定の更新や状況に大きな変化があればサービス担当者会議などを適宜実施し、情報共有を図る。心不全療養者の場合、内服の継続は再発予防に最も重要である。介護保険の認定を受けていれば薬剤師による居宅療養管理指導を受けることができ、飲み忘れなどのトラブルがある場合、薬剤師に相談してみることも一案である。心不全療養者は安静を強いられることから廃用が進むこともあるので、理学療法士と連携をとり本人の状況にあった心臓リハビリテーションを進めていくことも大切である。看護師は疾患をもつ生活者の視点で療養者をとらえ、療養者の状況を把握し、その人らしい在宅生活が送れるように、在宅ケアチーム全体の調整役を図ることが求められる。地域包括ケアシステムにおける5つの構成要素である「介護」「医療」「予防」という専門的なサービスと、その前提としての「住まい」と「生活支援・福祉サービス」が相互に関係し、連携しながら在宅生活を支えていることを念頭に置いて支援していく。

## 3 心不全患者のエンドオブライフと意思決定支援

　心不全による終末期を迎える経過は比較的に緩やかであり、時に病態が変化するため、予後の予測が困難である。心不全では急激な増悪がみられても、治療によって回復することがある。予後の予測が難しいため、DNAR（do not attempt resuscitate：心肺停止時に蘇生処置〔人工呼吸器装着や心臓マッサージなど〕を行わないこと）の判断が難しい。心不全では治療による生命予後や症状の改善の可能性があるため、強心薬の持続点滴などの治療が最期まで続けられることがある。末期心不全療養者では呼吸困難、疼痛、不安といった症状の頻度が高くなるため、訪問看護師は療養者

の予後を考慮し、症状のアセスメントや全人的な苦痛の緩和に努める。

　症状が悪化すると、意識レベルの低下などにより療養者自身の意思決定が困難になることがある。また、認知症を合併している場合なども意思決定が困難である。できるだけ早期から療養者や家族を対象とした意思決定支援を行う必要がある。そして、療養者や家族が今後の治療や療養場所などをどのように考えているかを医師や他職種に伝え、可能なかぎり療養者・家族の希望に沿った最期が迎えられるように支援する。

# 4 ｜ 心不全を抱えながら一人暮らしを続けたい人への支援

## ■ 事例の概要

### ●事例

　C氏、80歳、男性。

### ●診断名

　うっ血性心不全、心房細動、僧帽弁閉鎖不全症、変形性膝関節症、高血圧。

### ●既往歴・現病歴

　50歳頃に健診で脂質異常症（高脂血症）と高血圧を指摘され服薬治療を開始した。55歳のときに、子どもの頃にかかったリウマチ熱の後遺症として僧帽弁閉鎖不全症を起こし、僧帽弁置換術（MVR）を受けた。その後、定期的に1か月に1回総合病院の循環器内科を受診し内服治療を続けているが、心不全の悪化により2回入院している。70歳を過ぎた頃から歩行しにくくなり、変形性膝関節症と診断され、人工膝関節置換術の手術を勧められたが心不全や妻の病気のこともあり手術をせず、総合病院の整形外科に通院中。

### ●訪問看護導入の経緯

　一人暮らしにより心不全管理が難しいため、主治医に訪問看護の利用を勧められた。

### ●本人や家族の思い

　C氏「膝が痛いし、息切れもするので体に自信がなくなった。人が訪ねてくると少し元気が出るが、外に出るのが面倒。老けこんだと思う」「自分の不安を聞いてくれる人がほしい。子どもたちはよくしてくれるが、これ以上の迷惑はかけたくない」「あまり面倒をかけたくないので自分なりに転ばないように気をつけている。外にも出ないようにしている」とケアマネジャーに話している。

　家族「一人で何とかできるといっているが、最近は外へも出なくなっている。食事も塩分の多いものを好み、飲酒もやめられないので、主治医の先生に体重の増加や足の浮腫みを指摘されている。病気が悪化せず1日でも元気に長生きしてほしい」と話している。

### ●コミュニケーション

　発語、聴力に問題はなくコミュニケーションに支障はない。

## ● ADL

自分で好きなものを買ってきたり、近所の鮮魚店から惣菜を届けてもらって食べている。長男夫婦からの差し入れもあるが、好き嫌いが激しく、手をつけていないこともしばしばある。ホームヘルパーに好きなものを作ってもらう。

着替えは時間をかければ可能ではあるが、着替えていないこともしばしばある。排泄は時間はかかるが自立している。早めにトイレに行くようにしているので漏らすことはないが、まれに間に合わないことがあり、念のためパッドを使用している。移動は歩行器を使用して室内歩行可である。屋外は介助で車椅子を使用しているが、苦しくなるからと外出したがらない。

1か月に1回、近所の主治医（開業医）へは長男の付き添いで受診している。服薬は自分で管理しているが、時々飲み忘れがあり、受診時に2〜3日分の残薬あり、訪問看護導入前は多くの残薬が確認されていた。

## ● 生活状況

妻に先立たれ、現在はマンションで一人暮らし。長男家族、次男家族は共に同市内に居住しているが、次男は海外に単身赴任中である。

C氏は北陸の小都市で商家の次男として生まれる。東京の大学を卒業し、地元の銀行に就職。30歳のとき、5歳年下の妻と結婚し2男をもうける。20年にわたる単身赴任、海外勤務なども経験し、地元の銀行で支店長を務め、58歳で退職する。その後、地元の財団で専務理事を務めるが、70歳のとき、心不全悪化により入院したことを機に退職する。その後、老人会や地域の行事にも積極的に参加していたが、73歳のとき、妻が68歳で卵巣がんのため発見から半年で他界する。

妻の死後は、体調不良への不安、膝の痛みの訴えが強くなり、地域での活動に参加しなくなる。飲酒は心不全による入院を機に止めたが、妻の死去後に再開している。妻の死後に落ち込みが激しく、「亡くなった妻とこれから一緒にやりたいことや行きたいところがたくさんがあった」「自分が気づいてやれなかった」という言葉が聞かれていた。

## ■ フェイスシート

| 利用者 | （ C氏 ） | 年齢 | （ 80歳 ） | 性別 | ⃝男・女 | 保険の種類 | （ 医療保険・⃝介護保険 ） |

| 主な疾患 | うっ血性心不全、心房細動、僧帽弁閉鎖不全症、変形性膝関節症、高血圧 | 身長165cm、体重50kg、血圧130/80mmHg、脈拍数60回/分、酸素飽和度98% |

| 治療経過 | 服薬状況 | 医療処置 |
|---|---|---|
| 55歳で僧帽弁置換術を受けた。心不全の悪化により2回の入院歴がある。現在1か月に1回総合病院を受診・内服治療中 | 内科：ハーフジゴキシン®0.125mg、レニベース®5mg、バイアスピリン®100mg,ワーファリン®2mg,ラシックス®20mg(2T)、アルダクトン®A25mg、プルセニド®24mg、デパス®0.5mg。整形外科:ロキソニン®60mg(2T)、ムコスタ®100mg(2T) | 僧帽弁置換術(MVR) |

| 既往歴 |
|---|
| 50歳頃、脂質異常症（高脂血症）と高血圧で服薬治療。55歳頃、僧帽弁閉鎖不全症で僧帽弁置換術（MVR）。定期受診・治療。70歳頃、心不全悪化により入院。変形性膝関節症と診断。定期受診・治療。75歳頃、心不全悪化により2回目の入院 |

| 発達課題（ライフステージ、ライフイベント、職歴、生活歴、成育歴） |
|---|
| 北陸の地元の銀行に就職。30歳で5歳年下の妻と結婚。2男をもうける。20年にわたる単身赴任、海外勤務なども経験し、地元の支店長を務め、58歳で退職する。その後、地元の財団で専務理事を務めるが、70歳のとき、心不全悪化による入院後退職する。73歳のとき、妻が68歳で卵巣がんのため発見から半年で他界する。妻の他界後は、体調不良への不安、膝の痛みの訴えが強くなり、地域での活動に参加しなくなる |

| 項目 | 具体的内容 |
|---|---|
| 食事 | 自分で好きなものを買ってきたり、近所の鮮魚店から惣菜を届けてもらって食べている。長男夫婦からの差し入れもあるが、好き嫌いが激しく、手をつけていないこともしばしばある。 |
| 更衣 | 時間をかけて可能ではあるが、着替えていないこともしばしばある |
| 移動 | 歩行器を使用して室内歩行可である。屋外は介助で車椅子を使用しているが、苦しくなるからと外出したがらない。1か月に1回、近所の主治医（開業医）へは長男の付き添いで受診している |
| 排泄 | 早めにトイレに行くようにしているが、まれに間に合わないことがあり、パッドを使用している |
| 整容 | 時間をかけて自分でしている。1か月に1度、近所の理容院へ受診の帰りに行っている |
| 入浴 | 週2回、訪問看護師の介助で入浴している |
| 家事 | 掃除、洗濯、買い物、簡単な調理は、週2回午前中に1時間ヘルパーさんが行う |
| 服薬管理 | C氏が管理。訪問看護が導入されるまでは、残薬あり |
| 財産管理 | 通帳などはC氏が管理し、長男に引き出してもらったり、受診後に銀行へ連れて行ってもらう |

| 日常生活自立度（寝たきり度） | J1　J2　A1　⃝A2　B1　B2　C1　C2 |

| 認知症老人の日常生活自立度 | ⃝なし　Ⅰ　Ⅱa　Ⅱb　Ⅲa　Ⅲb　Ⅳ　M |

| 要介護（支援）度区分 | 非該当　要支援1　要支援2　要介護1　⃝要介護2　要介護3　要介護4　要介護5 |

| 家族と介護者（主介護者の年齢、性別、続柄、健康状態） | （家族構成） |
|---|---|
| 長男：49歳、同市内在住、飲食店経営（水曜日休み）、高血圧で内服治療中<br>長男の妻：45歳、飲食店手伝い<br>次男の妻：同市内在住、42歳、高校教員（次男：単身赴任中） | 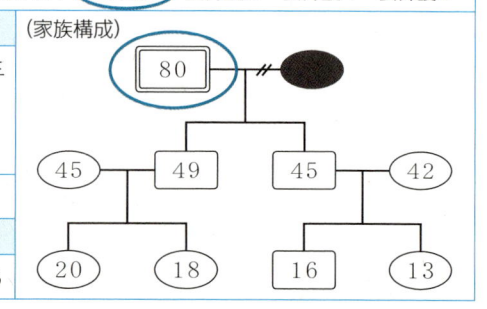 |

| キーパーソン | 本人、長男 |
|---|---|

| 介護意欲、介護力 |
|---|
| 長男の妻、次男夫婦、孫たちは本人が望めば協力する意思はある |

| 主たる収入源 | 公費負担制度、各種手当の種類 |
|---|---|
| 厚生年金 | |

**療養者の居室**

**住居環境**

町中のマンション（2LDK）で一人暮らし

| 近隣付き合い状況 | 近所の友人がよく訪ねてくる |
|---|---|
| インフォーマル・サポート | 長男が月に1回（第4水曜日午前中）受診介助、外出支援。受診後、理容院・買い物・長男夫婦と昼食。月1回、日曜日に長男と次男の妻が訪問。ホームヘルパー（週2回） |

| 現在利用している社会資源 | 地域で利用可能な社会資源 | 今後必要な社会資源 |
|---|---|---|
| A総合病院（循環器内科・整形外科）通院（第4水曜日午前中）<br>訪問看護：週2回（月・金）<br>訪問介護：週2回（午前中90分） | ふれあいランチ<br>老人会の集まり（お元気サロン） | |

**本人・家族の希望、健康についての考え方**

本人：「一人でいると不安になるが、他人に気をつかわず、ずっと自宅で暮らしたい」「最近、物忘れがひどくなってきている気がする。よく訪ねてくる友人の名前が出なくて困ることがある」
家族：「一人で何とかできるといっているが、最近は外へも出なくなっている。食事も塩分の多いものを好み、飲酒もやめられないので、主治医の先生に体重の増加や足の浮腫みを指摘されている。病気が悪化せず一日でも元気に長生きしてほしい」

**療養に対する希望、サービスへの希望、健康上配慮していること、在宅療養の経緯**

「食事に関して、好き嫌いが激しいのでデイサービスなどは行きたくない」「風呂も自分のペースで入りたいが、苦しくなることが心配で誰かに見守っていてほしい」
妻を亡くしてから精神的に落ち込み、日常生活の不安、身体症状の訴えと活動の減少がある。主治医に一人暮らしにより心不全管理が難しいため訪問看護の利用を勧められた。減塩食の継続、目標体重48kg、心不全管理のため定期的に外来受診でフォローする

**生活リズム・スケジュール**

| 週／日 | 8〜9 | 9〜10 | 10〜11 | 11〜12 | 12〜13 | 13〜14 | 14〜15 | 15〜16 | 16〜17 | 17〜18 | |
|---|---|---|---|---|---|---|---|---|---|---|---|
| 月 | 朝食 | | | 11時〜訪問看護 | 昼食 | | 昼寝 | | | | 夕食 |
| 火 | 朝食 | | 10時30分〜訪問介護 | | 昼食 | | 昼寝 | | | | 夕食 |
| 水 | 朝食 | | | | 昼食 | | 昼寝 | | | | 夕食 |
| 木 | 朝食 | | | | 昼食 | | 昼寝 | | | | 夕食 |
| 金 | 朝食 | | | 11時〜訪問看護 | 昼食 | | 昼寝 | | | | 夕食 |
| 土 | 朝食 | | 10時30分〜訪問介護 | | 昼食 | | 昼寝 | | | | 夕食 |
| 日 | 朝食 | | | | 昼食 | | 昼寝 | | | | 夕食 |

## ■ アセスメントシート（望みの促進因子・阻害因子）

### 身体的側面の情報

Ⅰ-1：僧帽弁閉鎖不全症。心不全で2回入院。内服治療中
Ⅰ-2：高血圧で内服治療中（血圧 130/80mmHg）
Ⅰ-3：安静時の酸素飽和度 98％。時々息切れがする
Ⅰ-4：内科；ハーフジゴキシン® 0.125mg、レニベース® 5mg、バイアスピリン® 100mg、ワーファリン® 2mg、プルゼニド® 24mg、デパス® 0.5mg+ ラシックス® 20mg（2T）、アルダクトン® A25mg。整形外科：ロキソニン® 60mg（2T）、ムコスタ® 100mg（2T）
Ⅰ-5：服薬は自分で管理しているが、時々飲み忘れがある
Ⅰ-6：身長 165cm、体重 50kg、目標体重は 48kg、両下腿に圧痕が残る浮腫がみられる
Ⅰ-7：変形性膝関節症で、整形外科医院に通院している
Ⅰ-8：飲酒は心不全悪化による入院を機にやめたが、妻の死後に再開している
Ⅰ-9：「風呂も自分のペースで入りたいが、苦しくなることが心配で誰かに見守っていてほしい」
Ⅰ-10：食事は長男夫婦からの差し入れもあるが、好き嫌いが激しく、手をつけていないこともしばしばある。塩分の多いものを好む
Ⅰ-11：歩行器を使用して室内歩行が可能である。屋外は介助で車椅子を使用している

### 身体的側面のアセスメントの結果

□僧帽弁閉鎖不全症、心不全、高血圧の既往があり、心機能低下と心不全悪化の危険性がある（Ⅰ-1～3）
□自分で服薬管理しているが飲み忘れがある（Ⅰ-4・5）
□偏食があり、塩分の多い食事を好むため体重の管理が難しい（Ⅰ-6・10）
□飲酒を再開しており心不全悪化の危険が高い（Ⅰ-8）
□バイアスピリン®、ワーファリン®、ロキソニン®を服用しているので出血の可能性がある（特に消化管出血に注意）（Ⅰ-4）
□ワーファリン®を服用しているので納豆などの拮抗作用のある食材の摂取を控える（Ⅰ-4）
□レニベース®を服用しているので血圧の低下によるめまい・ふらつきが出現する可能性がある（Ⅰ-4）
□その他の内服薬による副作用の出現に注意が必要である（Ⅰ-4）
□変形性膝関節症による苦痛がある（Ⅰ-7）
□呼吸困難による不安と関節痛で活動量が低下し、移動能力が低下している（Ⅰ-3・7・9・11）

C氏、8
在宅療養に対
他人に気をつかわず、

### 環境・生活の側面の情報

Ⅲ-1：妻に先立たれ、現在はマンションで一人暮らし（エレベータあり、エアコンで室温を調整している）
Ⅲ-2：20 年にわたる単身赴任、海外勤務
Ⅲ-3：73 歳時、妻が 68 歳で卵巣がんのため発見から半年で他界
Ⅲ-4：地元の銀行で支店長を務め、58 歳で退職
Ⅲ-5：地元の財団で専務理事を務めるが、70 歳時、心不全悪化による入院を機に退職
Ⅲ-6：老人会や地域の行事に積極的に参加していた

### 環境・生活の側面のアセスメントの結果

□一人暮らしが長い（Ⅲ-1・2）
□妻の死は突然で急激な経過であった（Ⅲ-3）
□社会的活動は積極的に行っていた（Ⅲ-4～6）

## 心理的側面のアセスメントの結果

□一人でいることへの不安がある
　（Ⅱ-1・3・6）
□子どもたちへの遠慮がある一方で自立していたい思いも強い
　（Ⅱ-1・7・8）
□妻の死に対して自責の念がある
　（Ⅱ-2・5）
□身体（健康）に対して自信喪失している
　（Ⅱ-4）

### 心理的側面の情報

Ⅱ-1：「一人でいると不安になるが、他人に気をつかわず、ずっと自宅で暮らしたい」
Ⅱ-2：「亡くなった妻とこれから一緒にやりたいことや行きたいところがたくさんあった」
Ⅱ-3：妻の死後は、体調不良への不安、膝の痛みの訴えが強くなり、地域での活動に参加しなくなる
Ⅱ-4：「膝が痛いし、息切れもするので体に自信がなくなった。人が訪ねてくると少し元気が出るが、外へ出るのが面倒。老け込んだと思う」
Ⅱ-5：妻の死後に落ち込みが激しく、「自分が気づいてやれなかった」という言葉が聞かれていた
Ⅱ-6：「自分の不安を聞いてくれる人がほしい」
Ⅱ-7：「子どもたちはよくしてくれるが、これ以上の迷惑はかけたくない」
Ⅱ-8：「あまり面倒をかけたくないので自分なりに転ばないように気をつけている。外にも出かけないようにしている」

＊、男性
○思いや望み
と自宅で暮らしたい

## 家族・介護状況の側面のアセスメントの結果

□一人暮らしであるが、家族の協力体制がある
　（Ⅳ-1・2・4・7）
□好き嫌いがあり、食事の支援には配慮が必要である
　（Ⅳ-3）
□偏食があり、通所系のサービスの導入に抵抗がある
　（Ⅳ-3）
□訪問サービスは受け入れている
　（Ⅳ-5・6）

### 家族・介護状況の側面の情報

Ⅳ-1：同市内に長男・次男の家族が居住（次男は単身赴任中）
Ⅳ-2：家族は「一人で何とかできるといっているが、最近は外へも出なくなっている。食事も塩分の多いものを好み、飲酒もやめられないので、主治医の先生に体重の増加や足の浮腫みを指摘されている。病気が悪化せず一日でも元気に長生きしてほしい」と話している
Ⅳ-3：「食事に関して、好き嫌いが激しいのでデイサービスなどは行きたくない」
Ⅳ-4：受診介助、外出支援は長男が月に1回行っている。
Ⅳ-5：訪問介護：週2回（火・土、午前中90分）
Ⅳ-6：訪問看護：週2回（月・金、午前中60分）
Ⅳ-7：第4水曜日午前中受診後、理容院・買い物・長男夫婦と昼食。月に1回、日曜日に長男と次男の妻が訪ねてくる

## 関連図の作成プロセス

### 1 重要な言葉を取り出す

　アセスメント用紙に記載された四側面のそれぞれの情報を検討し、アセスメントを行う。下記には四側面のうち、環境・生活の側面を例としてあげる。

　環境・生活の側面のアセスメントの記述のなかから、課題につながる内容に下線を引き抽出する。促進因子（強みとなる言葉）を◯◯◯に、阻害因子（課題につながる言葉）を□□□に示す。

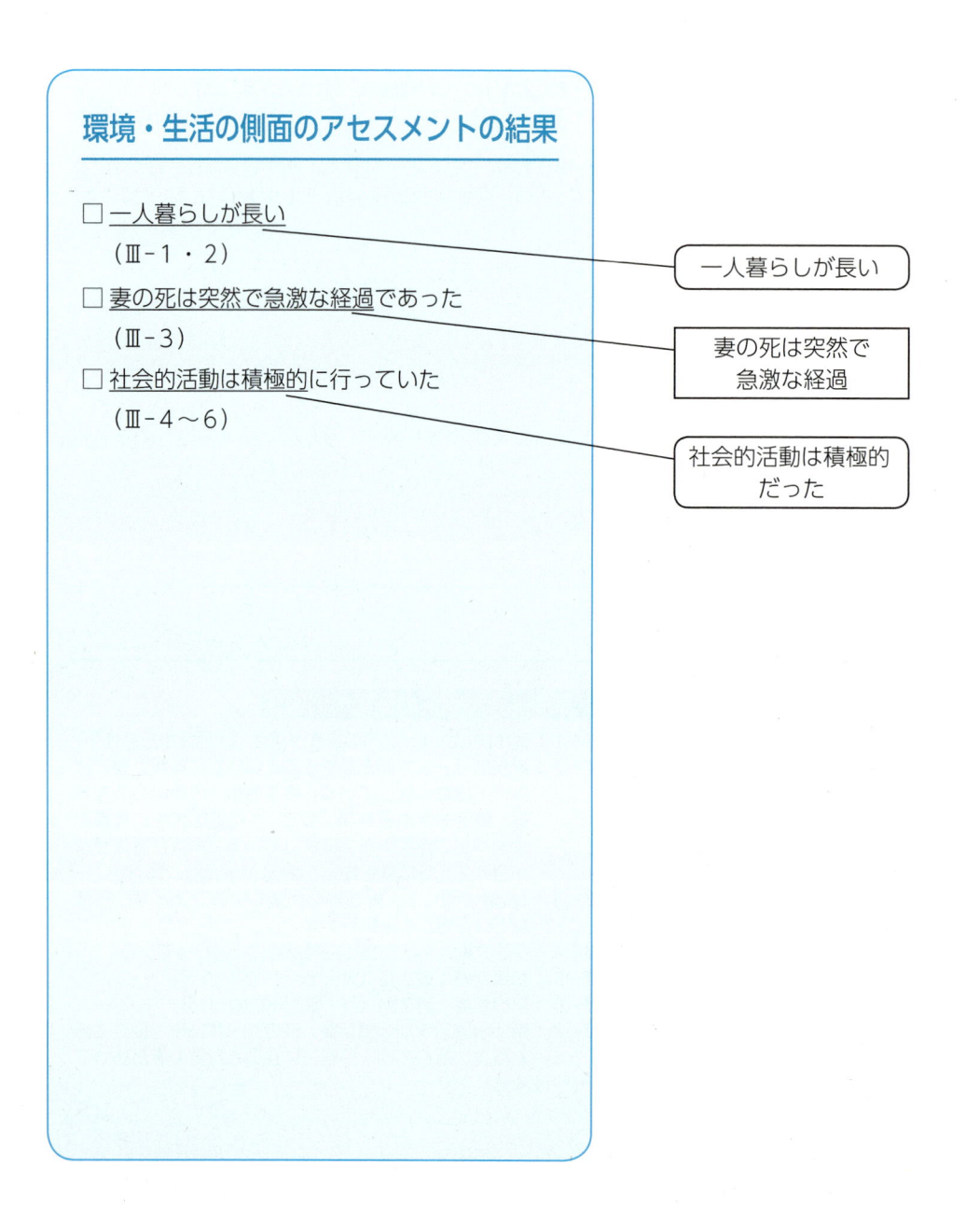

**環境・生活の側面のアセスメントの結果**

□ 一人暮らしが長い
　（Ⅲ-1・2）

□ 妻の死は突然で急激な経過であった
　（Ⅲ-3）

□ 社会的活動は積極的に行っていた
　（Ⅲ-4～6）

- 一人暮らしが長い
- 妻の死は突然で急激な経過
- 社会的活動は積極的だった

## ② 重要な言葉のラベル化

❶ それぞれの"重要な言葉"をラベル化して ラベル として並べてみる。

❷ ラベル は療養者Ｃ氏の望み「他人に気をつかわず、ずっと自宅で暮らしたい」の促進因子、阻害因子を意識してラベル化する。環境・生活の側面を例にあげると「一人暮らしが長い」「社会的活動は積極的だった」は強みとなる促進因子であり、阻害因子は「妻の死は突然で急激な経過」となる。その他の側面のラベルを配置し、全体として両方の因子がバランスよく含まれていることが望ましいので、偏っていないかをラベルを並べながら確認する。

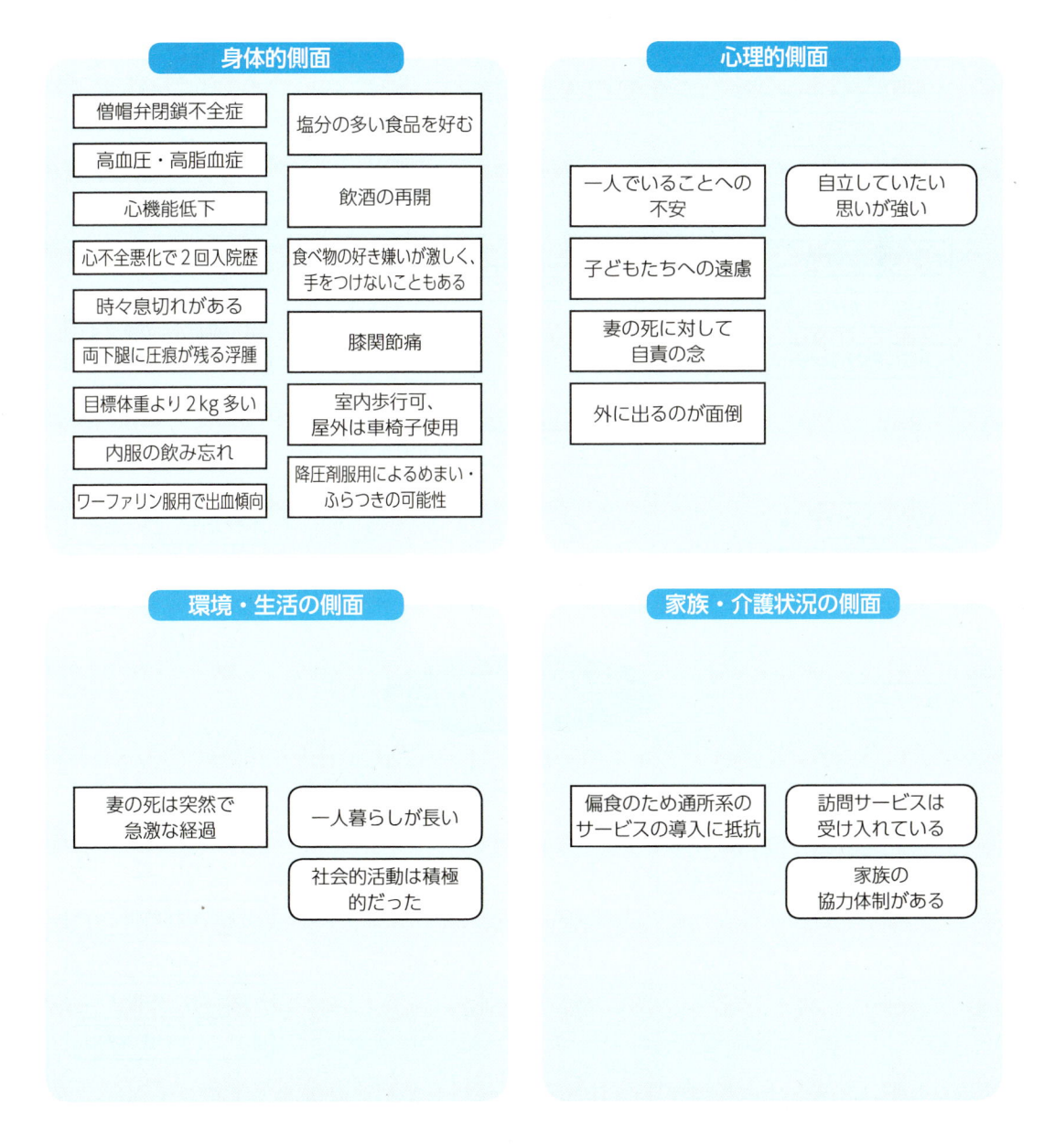

**身体的側面**

- 僧帽弁閉鎖不全症
- 高血圧・高脂血症
- 心機能低下
- 心不全悪化で2回入院歴
- 時々息切れがある
- 両下腿に圧痕が残る浮腫
- 目標体重より2kg多い
- 内服の飲み忘れ
- ワーファリン服用で出血傾向
- 塩分の多い食品を好む
- 飲酒の再開
- 食べ物の好き嫌いが激しく、手をつけないこともある
- 膝関節痛
- 室内歩行可、屋外は車椅子使用
- 降圧剤服用によるめまい・ふらつきの可能性

**心理的側面**

- 一人でいることへの不安
- 自立していたい思いが強い
- 子どもたちへの遠慮
- 妻の死に対して自責の念
- 外に出るのが面倒

**環境・生活の側面**

- 妻の死は突然で急激な経過
- 一人暮らしが長い
- 社会的活動は積極的だった

**家族・介護状況の側面**

- 偏食のため通所系のサービスの導入に抵抗
- 訪問サービスは受け入れている
- 家族の協力体制がある

## 3 関連因子の配置

❶ C氏の望み である「他人に気をつかわず、ずっと自宅で暮らしたい」を紙面の中央に置く。

❷ ラベル の意味や他の関連するものとの関係性を考慮し、四側面の分類にとらわれず、関連性を考えて配置する。

❸ C氏の場合は、心筋梗塞の再発作の要因の管理と一人暮らしに対する思いや意欲、生活環境、介護負担の状況と介護の支援体制などを関連情報として配置する。

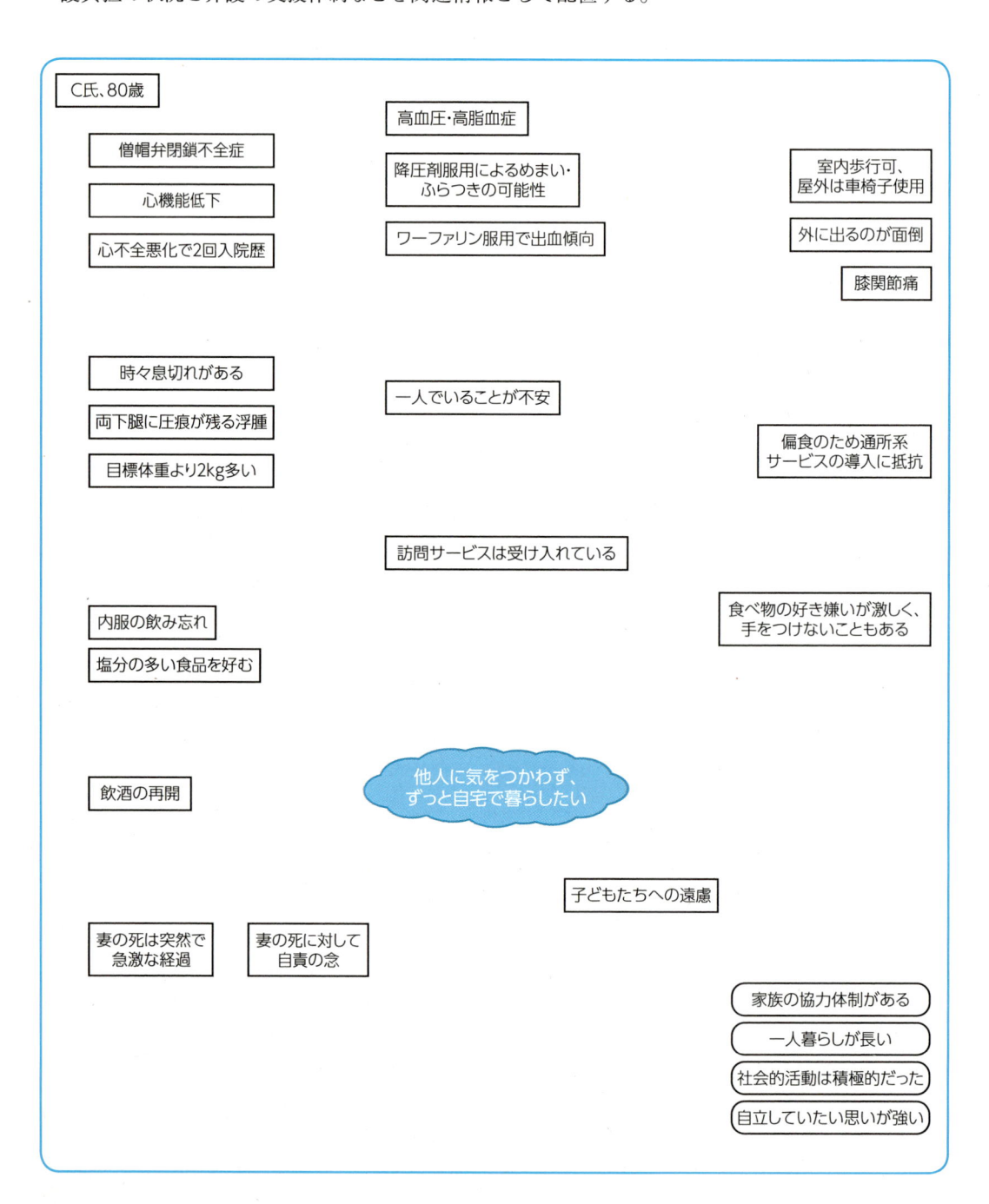

## 4　関連因子のグルーピング

❶C氏の望みをかなえるために、どのような関連課題があるか意識しながら、ラベルの並べ替えを行う。

❷心筋梗塞再発作の要因の管理に関するもの、一人暮らし継続への影響、生活環境と介護状況および家族の協力体制などの類似するラベルの内容の塊をつくる。訪問看護や訪問介護などの社会資源も関連部分に配置する。

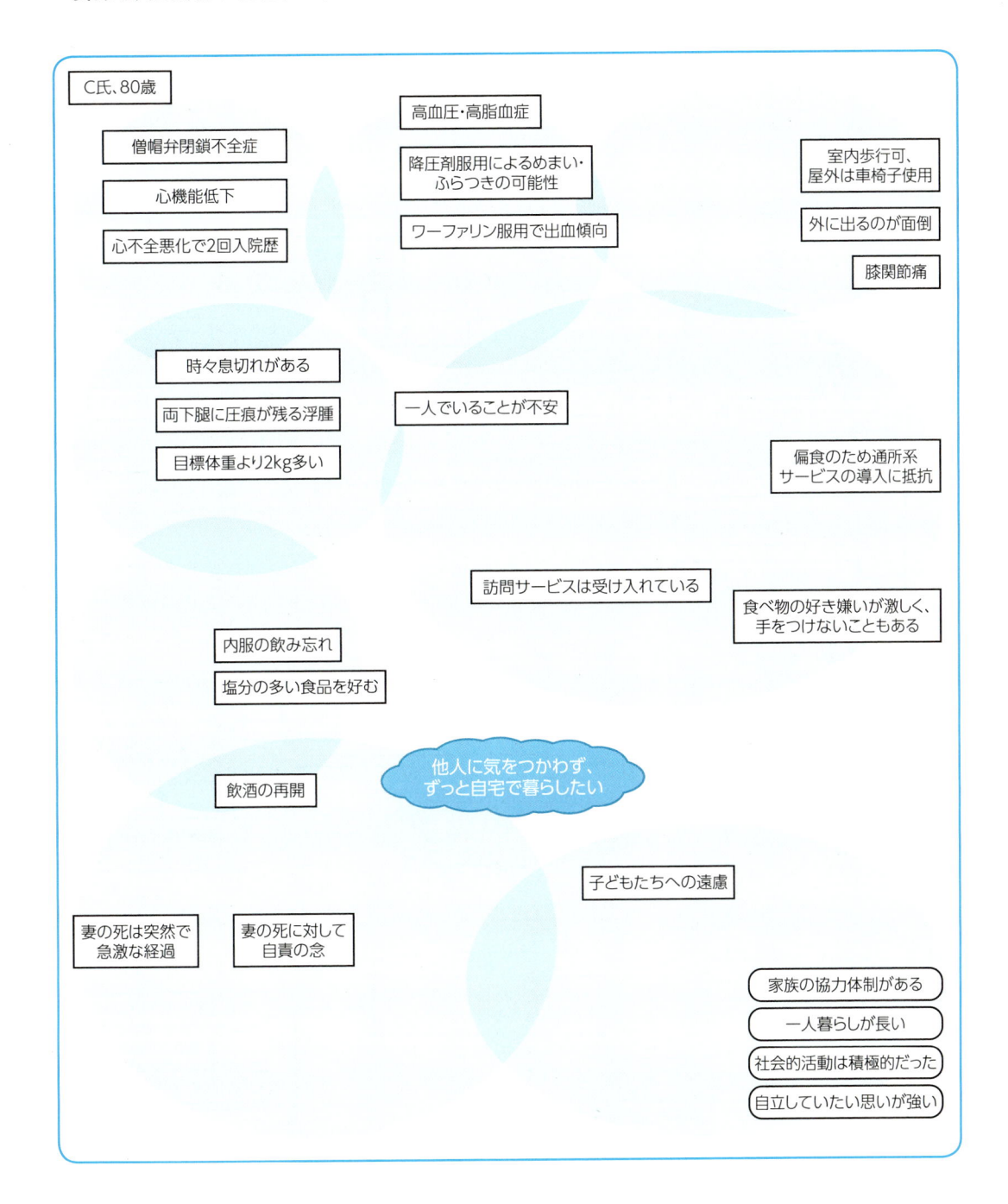

C氏、80歳

僧帽弁閉鎖不全症

心機能低下

心不全悪化で2回入院歴

高血圧・高脂血症

降圧剤服用によるめまい・ふらつきの可能性

ワーファリン服用で出血傾向

室内歩行可、屋外は車椅子使用

外に出るのが面倒

膝関節痛

時々息切れがある

両下腿に圧痕が残る浮腫

目標体重より2kg多い

一人でいることが不安

偏食のため通所系サービスの導入に抵抗

訪問サービスは受け入れている

食べ物の好き嫌いが激しく、手をつけないこともある

内服の飲み忘れ

塩分の多い食品を好む

飲酒の再開

他人に気をつかわず、ずっと自宅で暮らしたい

子どもたちへの遠慮

妻の死は突然で急激な経過

妻の死に対して自責の念

家族の協力体制がある

一人暮らしが長い

社会的活動は積極的だった

自立していたい思いが強い

## 5 関係性の表示と療養上の看護課題の表示

❶ C氏の望みをかなえるために、解決すべき課題は何かという視点で、原因・誘因となるものを意識して、 ラベル の位置や集まりを再検討する。

❷ 看護課題 を明確にし、 ラベル と望みの位置関係を考慮し、書き加える。C氏の場合は、「自己管理が不十分で、心不全悪化の危険性」「薬の副作用により転倒、出血の危険性」「呼吸困難による不安と関節痛により廃用症候群の危険性」「偏食や食事制限があり、栄養が偏るおそれがある」「子どもたちへの遠慮があり、生活が消極的になっている」「妻の死が受け入れられず、自責の念がある」の看護課題が抽出され、優先順位を明示した。

❸ 課題と ラベル の関連性を矢印 ━▶ で示す（ ━▶ は因果関係を示し、それ以外では線でのみラベルとラベルを結ぶ）。

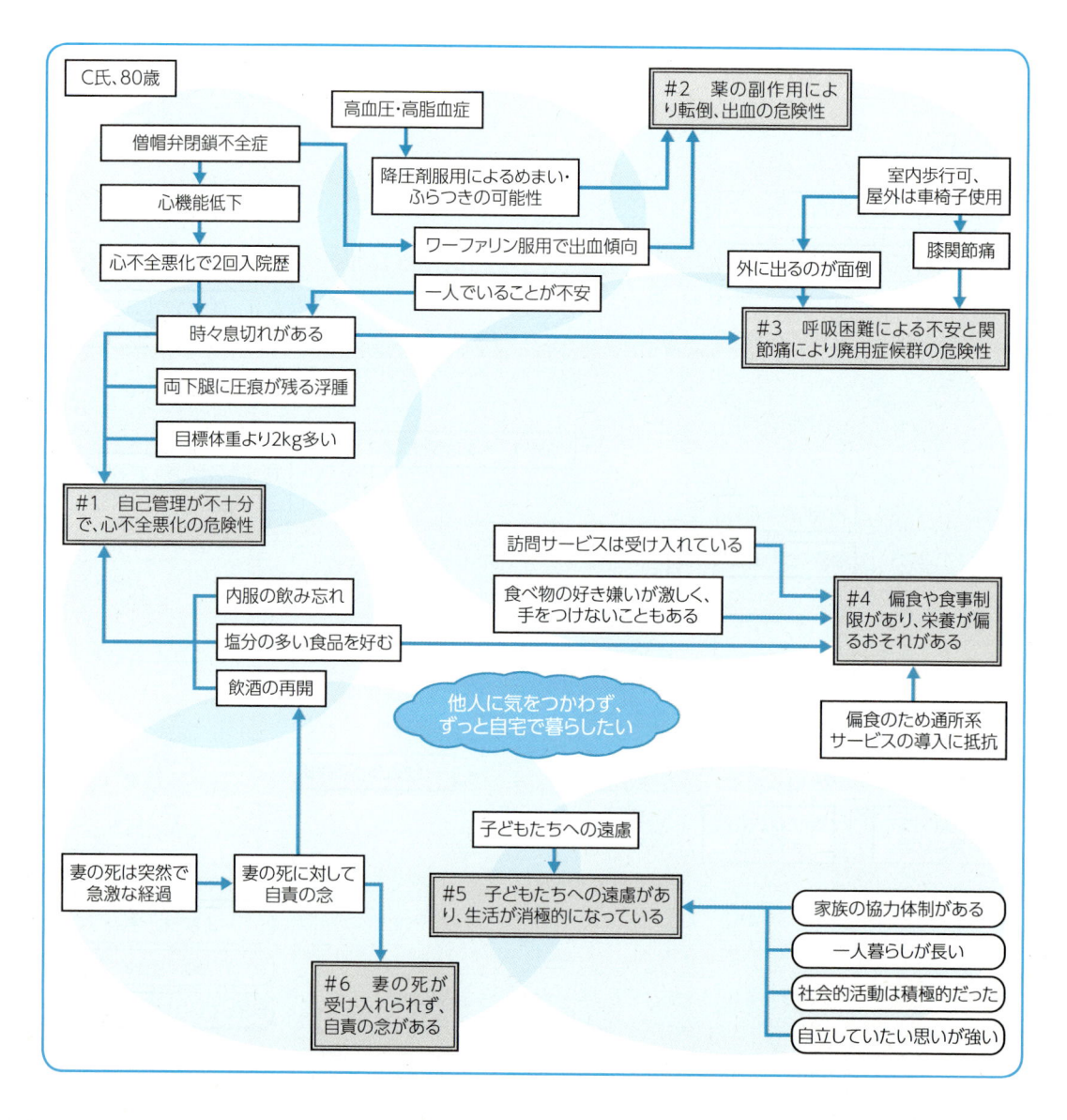

## ⑥ 短期目標・長期目標の設定

❶看護課題の解決で目指す状態を 短期目標 として示す。C氏の場合は、「心不全の悪化徴候がない」「二次的健康障害を起こさない」「現在のADLを維持できる」「食事制限と偏食に配慮し、栄養状態を低下させない」「生活のハリになるような楽しみを見つけることができる」「妻の死を受け入れることができる」を書き加える。

❷看護課題の解決に向けて行う 看護援助 ⟶ の概要を示す。

❸課題全体を概観し、療養者・家族の望みを達成可能な 長期目標 としてふさわしい表現にする。

他人に気をつかわず、ずっと自宅で暮らしたい

　　　　➡ 周りの協力を得ながら自立した生活を継続できる

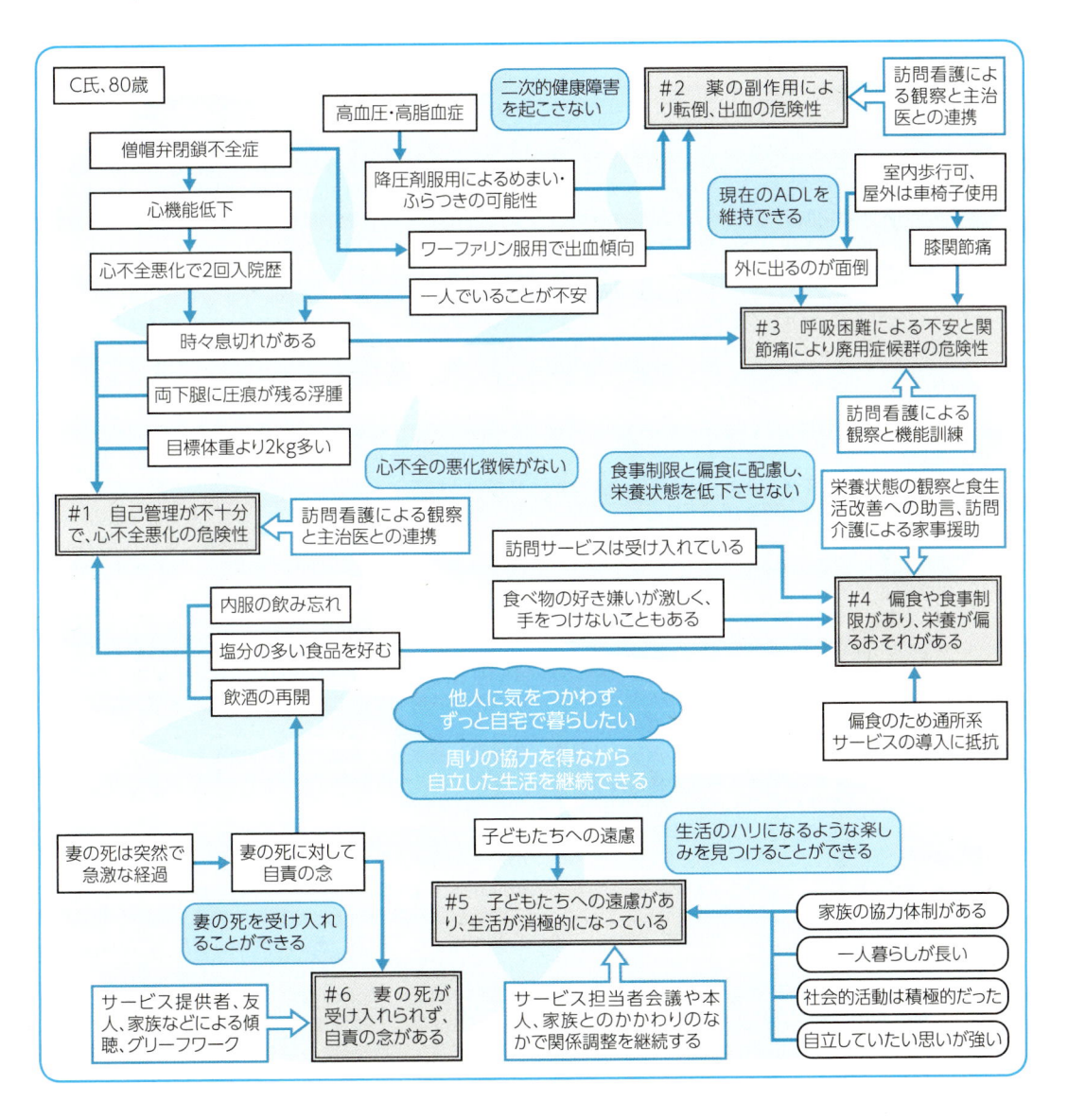

# ■ 二次アセスメントの作成

　C氏のアセスメントシート（望みの促進因子・阻害因子）の四側面のアセスメントの結果（身体的側面、心理的側面、環境・生活の側面、家族・介護状況の側面）をもとに、療養者の望みに大きく影響する一次アセスメントを（　）に記載し、四側面の情報（身体的側面、心理的側面、環境・生活の側面、家族・介護状況の側面）を枠組みにとらわれず記載する。それらをもとにアセスメントと看護課題を抽出する。

## 二次アセスメント

**療養者の望み**「周りの協力を得ながら自立した生活を継続できる」

望みに影響する一次アセスメント
（心不全の自己管理が難しく、妻の死後は呼吸困難や関節痛などの体調不良から精神的な落ち込みもあり、活動範囲が縮小し移動能力の低下がみられる）

| 情報の整理（関連する情報） | アセスメントと看護課題抽出 |
|---|---|
| Ⅰ-0：C氏、80歳、男性<br>Ⅰ-1：僧帽弁閉鎖不全症。心不全悪化で2回入院。内服治療中<br>Ⅰ-2：高血圧で内服治療中（血圧130/80mmHg）<br>Ⅰ-3：安静時の酸素飽和度98%。時々息切れがする<br>Ⅰ-4：内科：ハーフジゴキシン® 0.125mg、レニベース® 5mg、バイアスピリン® 100mg、ワーファリン® 2mg、プルセニド® 24mg、デパス® 0.5mg＋ラシックス® 20mg（2T）、アルダクトン®A25mg。整形外科：ロキソニン® 60mg（2T）、ムコスタ® 100mg（2T）<br>Ⅰ-5：服薬は自分で管理しているが、時々飲み忘れがある<br>Ⅰ-6：身長165cm、体重50kg、目標体重は48kg。両下腿に圧痕が残る浮腫がみられる<br>Ⅰ-8：飲酒は心不全悪化による入院を機にやめたが、妻の死後に再開している<br>Ⅰ-10：食事は長男夫婦からの差し入れもあるが、好き嫌いが激しく、手をつけていないこともしばしばある。塩分の多いものを好む<br>Ⅱ-1：「一人でいると不安になるが、他人に気をつかわず、ずっと自宅で暮らしたい」<br>Ⅱ-3：妻の死後は、体調不良への不安、膝の痛みの訴えが強くなり、地域での活動に参加しなくなる<br>Ⅱ-4：「膝が痛いし、息切れもするので体に自信がなくなった。人が訪ねてくると少し元気が出るが、外に出るのが面倒。老け込んだと思う」<br>Ⅱ-5：妻の死後に落ち込みが激しく、「自分が気づいてやれなかった」という言葉があった<br>Ⅱ-6：「自分の不安を聞いてくれる人がほしい」<br>Ⅱ-7：「子どもたちはよくしてくれるが、これ以上の迷惑はかけたくない」<br>Ⅱ-8：「あまり面倒をかけたくないので自分なりに転ばないように気をつけている。外にも出かけないようにしている」 | Ⅰ-1・2より僧帽弁閉鎖不全症、心不全、高血圧の既往がある。Ⅰ-4・5より内服薬の管理が不十分であるが、心不全の悪化予防には内服の継続が不可欠である。Ⅱ-1より他人に気をつかわず、ずっと自宅で暮らしたいというC氏の希望をかなえるためにも、内服継続や塩分制限、体重管理などを意識づけできるように働きかける。内服の飲み忘れを防ぐ工夫として、Ⅳ-1・2・4〜7より家族の協力体制があり訪問系のサービスも利用しているので、薬剤師とも連携しながら家族や訪問サービスで内服確認をしていくことも検討する。<br><br>Ⅰ-8・10より心不全による食事療法が守られず、Ⅰ-6より目標体重を2kg上回り、両下腿に圧痕が残る浮腫がみられている。体重の増加は体内の水分貯留を示し、心不全徴候である。また、Ⅰ-3より時々息切れなどの症状もみられることから、心臓の負荷が増大し、肺うっ血や左心機能の低下に続発し、右心機能の低下が起こり、末梢の浮腫や体静脈のうっ血（肝腫大）を招いている状態とも考えられる。<br><br>Ⅰ-10より、好き嫌いも激しいことから栄養も偏りやすく栄養状態の低下も危惧される。塩分が少なくても出汁などを効かせた食事を提供するなど、おいしく食事が摂れるように栄養士とも連携をとりながら、家族や訪問介護に栄養指導していくことも必要である。<br><br>一人暮らしを継続していくためには、ADLや認知機能の低下を防ぐことが重要である。Ⅱ-3〜8より妻の死後は呼吸困難や関節痛などの体調不良もあり、体力的に自信がなくなったことや精神的な落ち込みから活動範囲が縮小している。それに伴い、移動能力の低下や物忘れなども出現しているので、これ以上悪化しないように他者との交流の機会を増やすことやリハビリテーションなども検討する。適度な運動は運動耐容能を増加させ、呼吸機能、骨格筋機能、末梢血管の拡張 |

| 情報の整理（関連する情報） | アセスメントと看護課題抽出 |
|---|---|
| Ⅲ-4：地元の銀行で支店長を務め、58歳で退職<br>Ⅲ-5：地元の財団で専務理事を務めるが、70歳時、心不全悪化による入院を機に退職<br>Ⅲ-6：老人会や地域の行事に積極的に参加<br>Ⅳ-1：同市内に長男・次男の家族が居住（次男は単身赴任中）。<br>Ⅳ-2：家族は「一人で何とかできるといっているが、最近は外へも出なくなっている。食事も塩分の多いものを好み、飲酒もやめられないので、主治医の先生に体重の増加や足の浮腫みを指摘されている。病気が悪化せず一日でも元気に長生きしてほしい」と話している<br>Ⅳ-3：「食事に関して、好き嫌いが激しいのでデイサービスなどは行きたくない」<br>Ⅳ-4：受診介助、外出支援は長男が月に1回行っている<br>Ⅳ-5：訪問介護：週2回（火・土、午前中90分）<br>Ⅳ-6：訪問看護：週2回（月・金、午前中60分）<br>Ⅳ-7：第4水曜日午前中受診後、理容院・買い物・長男夫と昼食。月1回、日曜日に長男と次男の妻が訪ねてくる | 反応などが改善し、運動時自覚症状の軽減や抑うつ傾向を改善する効果もある。また、不安は交感神経を活発にして心負荷の増大をきたすことから、ストレスの少ない環境を整えることが重要である。<br><br>Ⅲ-4〜6よりC氏はもともと社会活動を積極的に行っていた方で、Ⅱ-6より他者との交流も求めていることがわかる。Ⅳ-3より通所系サービスの導入に抵抗を示しているが、現在多様なサービス形態（食事サービスがない通所サービスなど）もあることや、ボランティアの導入、訪問系サービスの内容の見直しなど、C氏のニーズに合った支援方法を検討していくことも必要である。 |
|  | **看護課題**<br>＃1 自己管理が不十分で、心不全悪化の危険性<br>＃2 薬の副作用により転倒、出血の危険性<br>＃3 呼吸困難による不安と関節痛により廃用症候群の危険性<br>＃4 偏食や食事制限があり、栄養が偏るおそれがある<br>＃5 子どもたちへの遠慮があり、生活が消極的になっている<br>＃6 妻の死が受け入れられず、自責の念がある |

**看護目標**

**長期目標**：周りの協力を得ながら自立した生活を継続できる

**短期目標**：心不全の悪化徴候がない
　　　　　　二次的健康障害を起こさない
　　　　　　現在のADLを維持できる
　　　　　　食事制限と偏食に配慮し、栄養状態を低下させない
　　　　　　生活のハリになるような楽しみを見つけることができる
　　　　　　妻の死を受け入れることができる

## 在宅看護援助計画

| 長期目標 | | 周りの協力を得ながら自立した生活を継続できる |
|---|---|---|
| # | 療養上の課題 | 短期目標 | 援助方法 |
| 1 | 自己管理が不十分で、心不全悪化の危険性 | 心不全の悪化徴候がない | OP1：心不全の徴候がないか継続的に観察<br>1）訪問時、バイタルサインを測定・記録する<br>2）家族・ヘルパー・訪問看護師より服薬状況を確認する<br>3）食事療法：塩分制限、ワーファリン®服用中の禁忌食品が守れているか確認する<br>4）水分出納バランスの管理、体重測定を行う<br>5）呼吸困難、両足背浮腫、倦怠感、四肢末梢の冷感、頻脈、体重増加、便秘、食欲不振、尿量減少などがないか確認する<br>OP2：自己管理に対する本人の認識や家族のサポート状況を確認する<br>TP1：自己管理に対する不安について傾聴し、不安の表出を図る<br>TP2：多職種（栄養士、薬剤師、理学療法士など）と連携を図る<br>TP3：サービス担当者会議などで自己管理の状況について確認し、問題があれば解決方法を考える<br>EP：間違った生活習慣があれば、改善点について指導する |
| 2 | 薬の副作用により転倒、出血の危険性 | 二次的健康障害を起こさない | OP1：C氏の健康状態について継続的に観察<br>1）家族・ホームヘルパー・訪問看護師より服薬状況を確認する<br>2）訪問時、バイタルサインを測定・記録する<br>3）めまい・ふらつきの有無を確認する<br>4）出血徴候の有無を確認する（出血斑・便の性状・尿の色・歯茎の状況・疼痛の有無）<br>5）その他、悪心、アレルギーなどを疑う症状などの有無を確認する<br>OP2：家族・ヘルパー・本人に服薬時の注意事項について理解度を確認する<br>TP1：サービス担当者会議で、C氏の体調が悪化したときの対応と連絡について申し合わせる<br>TP2：転倒しないよう履物や周りの環境整備を図る<br>EP1：OP1の項目をC氏・家族・サービス提供者に説明する<br>EP2：副作用の出現・転倒・二次的健康障害が疑われるときは、早急に訪問看護師・主治医に連絡するよう指導する |
| 3 | 呼吸困難による不安と関節痛により廃用症候群の危険性 | 現在のADLを維持できる | OP1：移動能力の定期的な確認<br>1）訪問時に移動状況を聴取する（トイレ歩行の回数・失敗の有無・苦痛の有無）<br>2）歩行姿勢・歩行状態を観察する<br>TP1：訪問時の機能訓練<br>1）歩行器につかまって足踏みを行う。実施回数をC氏が設定し、苦痛のない範囲で行う<br>2）実施回数を表に書き込む<br>3）実施前後に深呼吸を5回ずつ行う<br>TP2：C氏の機能訓練について、主治医と相談のうえリハビリスタッフの助言を得る機会を設ける<br>EP1：機能訓練実施の必要性と効果について説明する<br>EP2：実施回数の変化をC氏に評価してもらう |

| # | 療養上の課題 | 短期目標 | 援助方法 |
|---|---|---|---|
| 4 | 偏食や食事制限があり、栄養が偏るおそれがある | 食事制限と偏食に配慮し、栄養状態を低下させない | OP1：食事摂取状況の確認<br>1）内容・回数・量を確認する<br>2）排便状況を確認する（回数・量・性状など）<br>3）食事に対する思い、食欲を聴取する<br>4）家族との食事会の様子についてC氏・家族に聴取する<br>5）口腔の状態を確認する<br>OP2：訪問ごとに体重測定<br>TP1：サービス担当者会議において、C氏の食生活改善について検討することを提案する<br>EP1：本人の好みに合う食事について、本人、家族、ホームヘルパーなどの相談に応じる |
| 5 | 子どもたちへの遠慮があり、生活が消極的になっている | 生活のハリになるような楽しみを見つけることができる | OP1：サービス利用状況・家族の訪問状況の確認<br>TP1：サービス担当者会議などで、家族とC氏がC氏への支援に対する思いを出せる機会となるようケアチームに提案する<br>EP1：サービス活用の効果をC氏・家族に伝える<br>EP2：家族の支援の効果をC氏・家族に伝える |
| 6 | 妻の死が受け入れられず、自責の念がある | 妻の死を受け入れることができる | OP1：C氏が妻について話す様子の観察<br>TP1：C氏が妻のことを話し出したときは傾聴する<br>TP2：サービス担当者会議などでC氏への妻の思いと、そのことへの対応について話し合うことを提案する<br>EP1：C氏が妻のことを話すこと・傾聴の効果を、サービス担当者・家族に伝える |

# 4 COPD療養者の在宅看護過程

## 1 在宅看護の特徴

### 1 COPD の病態の特徴

COPD（chronic obstructive pulmonary disease；慢性閉塞性肺疾患）は、従来から慢性気管支炎や肺気腫とよばれてきた病気の総称である。主にたばこ煙などの有害物質を長期に吸入することで生じた肺の炎症性疾患であり、喫煙習慣のある中高年に多くみられる。その主な症状は以下のとおりである。

- ・呼吸困難感：肺胞壁の破壊により肺に空気がたまり、呼気の排出が十分にできなくなるために生じる。
- ・咳、痰：肺の弾力がなく、気道が閉塞し慢性的な炎症状態にあるため生じる。
- ・体重減少：呼吸困難により全身に十分な酸素が供給できないため、呼吸筋を使って酸素を取り込もうとする。呼吸運動に要するエネルギーの消費が多くなり、体重が減少する。
- ・チアノーゼ：換気障害による酸素不足から、低酸素状態がみられる。

### 2 COPD の治療

気管支拡張薬、去痰薬などによる気道浄化の自己管理と並行して、呼吸リハビリテーション（排痰法、呼吸法、運動療法など）を指導・実施する。

症状が進展し、血液ガス分析により慢性呼吸不全となった際には、酸素吸入の適用と判断され、酸素療法を行う。

### 3 COPD の予後

自己管理不足や加齢による変化により、症状は進行しやすく、根本的な改善や疾病の完治はない。気道閉塞による換気障害は心負荷の原因となり、心不全を発症するリスクも高まる。

　在宅酸素療法を行う療養者は、酸素ボンベの軽量化など酸素供給装置類の発達により、家庭内では酸素濃縮装置を利用し、屋外や外出先では酸素ボンベを携帯することにより、健常時とほぼ変わらない日常生活を送ることが可能である。

## 4　在宅酸素療法（HOT）とは

　在宅酸素療法は、home oxygen therapy：HOT（ホット）と略されて用いられることも多い。肺の疾患で慢性呼吸不全になった患者に対して、人工的に濃縮された酸素を供給することにより、不可逆的な変化による肺の機能低下を補い、日常生活を維持するために家庭内で行う治療法である。

### （1）在宅酸素療法の健康保険適用基準

　在宅酸素療法の対象となる疾患で最も多いのはCOPD、次に肺がんである。これら疾患などの既往により慢性呼吸不全状態となった結果、動脈血酸素分圧（$PaO_2$）が55Torr（mmHg）以下、あるいは60Torr（mmHg）以下で睡眠時または運動負荷時に著しい低酸素血症を来した者、あるいは、在宅において酸素吸入を要する状態である慢性心不全や先天性心疾患であり、医師が在宅酸素療法を必要と認めた者に保険が適用される。

### （2）在宅酸素療法に用いられる酸素供給装置とその特徴

　在宅酸素療法に用いられる酸素供給装置は、液体酸素装置と酸素濃縮装置に大別される。現状では、液体酸素装置使用者は1割程度で、ほとんどの患者は酸素濃縮器を用いている。

#### ①液体酸素装置

　自宅に設置した親器（リザーバー）の中に液体化した酸素を保管しておき、外出時には液体酸素を充填した軽量の子器（ポータブル）を携帯して、液体から気化する酸素を吸入しながら外出先での活動が可能となる。メリットとしては、電源が不要であり、電気代がかからず停電時にも使用可能であること、高濃度かつ10L/分までの高流量の酸素吸入が可能となること、小型で軽量の子器を携帯して長時間使用でき、長いチューブにつながっている必要がないことなどがあり、戸外で活動する機会が多い人に適している。その一方で、地域によっては液体酸素の供給が不便である、定期的な容器交換や充填作業が必要である、子器が飛行機内に持ち込めないなどのデメリットもある。

#### ②酸素濃縮装置

　電気により室内の空気を装置内に取り込んで、窒素を取り除き濃縮した酸素だけを供給装置から直接チューブを通じて吸入する仕組みとなっている。つまり酸素濃縮装置が作動するためには電源が必要であり移動ができないため、患者は酸素供給装置にチューブでつながっていなければならず動く範囲が制限される。チューブの長さは15〜20mまで延長でき、チューブの範囲内での活動は可能となる。メリットは、液体酸素のように定期的に供給する必要がなく室内の空気によって酸素が作り出されるために、手間がかからず安価であり、簡単な操作で連続使用できることである。一方、デメリットは、電気代がかかり停電時に使用できないこと、機器周辺に振動音や廃熱が発生すること、外出時は使用できないので、別に酸素ボンベを用意しなければならないことなどがある。

### （3）酸素供給装置使用上の注意

　酸素供給装置は日当たりの良い場所を避けて設置する。また室内の換気も十分に行い、燃焼を促進する酸素が室内に充満しないようにする。また、装置や酸素ボンベ、酸素チューブは、ストーブ

やガスコンロ、仏壇のろうそくや線香などの火器から2m以上は離しておく。液体酸素の場合には、親器のそばには万が一に備えて、消火器を設置しておく。酸素濃縮装置の場合は、振動音や廃熱が影響しないように、装置の周囲15cm四方は壁から離しておくほうがよい。

　また、COPD患者への指導として禁煙指導があるが、安全管理の面からも禁煙は励行する必要がある。酸素チューブをしたまま喫煙した場合、吸入している酸素がたばこの火を大きくし、それによって火傷を負ったという事例が報告されている。

### 5 呼吸リハビリテーション

　呼吸機能の低下を予防し、維持を図るために、日常生活に広義の呼吸リハビリテーションを取り入れることが必要である。

#### （1）呼吸法

　COPD患者の場合、気道がつぶれやすくなっているため、気道がつぶれないような口すぼめ呼吸や、効果的な腹式呼吸の訓練がある。また、労作時に息切れが起こり活動が低下するのを防ぐためには、労作の前に息を吸い労作時には息を吐くようにして、呼吸を整える方法などがある。また、効果的な排痰法を体得したり、呼吸筋や呼吸補助筋の強化により胸郭を柔軟にするための体操なども併用するとよい。

#### （2）全身状態の自己管理

　COPDの患者は、息苦しさを感じることにより活動が不活発になり、全身状態も悪化しやすい。できる範囲でのウオーキングや体操など、全身運動による筋力の維持、回復が必要である。また、消費するエネルギーを補うために十分な栄養摂取も重要である。運動量や栄養摂取量、呼吸状態や服薬状況などについて療養日誌に記入することで、個々の療養者が自分の病状に合ったより効果的な自己管理方法を見出すことができる。

#### （3）チームアプローチ

　COPDは慢性疾患であり、不可逆的な呼吸機能の低下はあるが、在宅酸素療法の発達により患者のQOLは大きく向上した。今では自己管理を行い、悪化を予防することで、以前と同様の生活を継続することができる。したがって主治医や訪問看護師だけでなく、医療・保健・福祉職の人々や酸素機器業者などがチームとなって療養者の家族や生活を支援していくことが大切である。

## 2 ｜ 看護課題と看護のポイント

### 1 呼吸困難感の増強

#### （1）要　因

　禁煙・服薬管理・酸素の適切な吸入ができないと、呼吸機能がさらに低下する。日常労作や呼吸

法などによっても呼吸困難感が増強する。

**（2）看護のポイント**

・療養者の呼吸機能や症状を把握し、服薬状況や酸素供給量が適切かを確認する。

・療養者に必要な呼吸リハビリテーションを検討し、療養者や家族が実施できるよう支援する。

・呼吸困難感が増強したときの対処方法（労作時の酸素供給量の一時的増量など）を、医師と相談して事前に決めておく。

・医療用機器業者と連携し、緊急時の連絡・対応法について事前に取り決め、その内容を療養者・家族と共有する。

・平常時の酸素飽和度を測定し、療養日誌などの記入を促し、療養者・家族が普段から呼吸機能を自己判断できるよう指導する。

## ②　火気使用による事故の発生

**（1）要　因**

　酸素吸入時の喫煙や、酸素供給装置周辺でガスや石油を使用した暖房器具に着火すると、引火による爆発が起こり、重大な事故が発生する。

**（2）看護のポイント**

・火気の危険性と安全な取り扱いについて説明し、療養者・家族が正しい知識を得て安全に生活できるよう支援する。

・酸素供給装置の管理と火気使用制限が必要となるため、医療用機器業者と連携し危機管理体制を確立する。

・療養者の失望感や喪失感を無視した禁煙指導や、喫煙願望を「悪」として全否定する態度は避ける。

・療養者の喫煙願望や、家族の意向を十分に聞いたうえで、皆が安全に安心して日々生活するにはどうしたらよいか、共に検討する。

## ③　呼吸器感染症

**（1）要　因**

　呼吸機能や体力の低下により、易感染状態にある。感染症に罹患すると、呼吸機能の急性増悪をきたすおそれがある。

**（2）看護のポイント**

・手洗い、うがい、口腔ケアの励行を療養者に説明し、確実に実施できるよう指導する。

・室内や酸素供給装置などは清潔管理する。

・感染症の流行期には、人混みを避けるよう指導する。

・呼吸器感染症のためのワクチンについて情報を提供し、療養者や家族の希望に沿って予防接種の受診を支援する。

### 4 日常生活の不活発化

#### （1）要　因

　酸素供給装置とチューブでつながった状態であるため、日常生活活動に制限が生じる。食欲や意欲の低下が体力低下につながる。

#### （2）看護のポイント

・心肺機能や運動機能の低下防止のために、呼吸リハビリテーションを継続する。
・これまでの活動範囲を狭めることなく生活を維持できるよう、多職種と連携して支援する。
・体重減少を防止するために、必要な栄養とエネルギー摂取ができるよう指導する。

### 5 災害時のトラブル

#### （1）要　因

　地震などの緊急時に停電し、酸素供給装置が作動停止する。

#### （2）看護のポイント

・ライフラインの確保など、医療用機器業者が有する危機管理体制について、療養者・家族と確認する。
・停電時の酸素供給源として、予備の酸素ボンベを準備する。
・平時から災害時の避難場所について確認する。

　酸素ボンベや酸素供給装置の取り扱いに慣れるまでには時間を要するが、在宅酸素療法により、これまでどおり生活できるようになることを伝える。在宅酸素療法を導入する際の疑問点や心配事を十分聞き取り、どうしたらそれが解決できるのかを共に考え、療養者・家族が活動的な生活を楽しめるよう方策を見出していく。

# 3 ｜ 地域包括ケアシステムにおける看護師の役割

　COPD 療養者は在宅酸素療法を受けながら、また、病状の安定や進行予防のリハビリテーションを続けながら、地域で暮らし続けていく。そのための支援の仕組みのなかで、看護師の役割機能が求められている。

## 1 COPD にならないための活動

#### （1）COPD に関する啓発活動

　COPD は世界的に主要な死亡原因の一つでありながら、社会的な認知が十分とはいえない疾患

である。COPD に関する疾患の知識や予防対策については、地域の保健師などの活動のほかにも、全国的・世界的な啓発活動が行われており、日本医師会や日本呼吸器学会が 2010 年に設置した「日本 COPD 対策推進会議」、正しい知識の普及を通じて国民の健康増進に寄与することを目的とした世界的な組織 Global Initiative for Chronic Obstructive Lung Disease（GOLD）の国内拠点「GOLD 日本委員会」がある。「環境再生保全機構」も大気汚染の影響から生じる COPD 対策の重要性を取り上げ、病気の知識のみならず、呼吸リハビリテーションや在宅酸素療法などに関する情報提供をしている。

### （2）COPD の早期発見と予防

　COPD の原因の究明や罹患患者の現状より、早期発見および予防が重要であるとされている。

【早期発見】

①問診表の活用：国際的に有用とされている International Primary Care Airways Group（IPCAG）の問診票。

②呼吸機能検査：スパイロメーターによる精密検査。

【予防】

　禁煙指導：喫煙は COPD 発症の主要原因とされている。国民全体にその必要性の理解を求める啓発活動とともに、若年者に対しては予防的に学童期など早期より学校保健のなかで、成人期以降は職場で産業保健のなかで、また、高齢者においては地域における健康増進のなかでそれぞれ禁煙指導を実施することが求められている。

### （3）看護職に期待される役割

　COPD の早期発見や予防は、上記のような具体的な活動によるが、この実施においては、医師会、行政などによる健康に関する施策、製薬・医療機器企業の社会貢献、学校保健・産業保健・地域保健の立場での活動によるものである。特に、学校保健・産業保健・地域保健に関しては、保健師などの看護職に期待されるものがある。

## 2 医療処置が必要な療養者の施設入所の体制

### （1）COPD 療養者の療養場所 - 介護医療院・療養通所介護

　介護療養病床の廃止後に求められる施設サービスとして、2018 年に介護医療院が新設された。介護医療院とは要介護者であって、主として長期にわたり療養が必要な者に対し、施設サービス計画に基づいて、療養上の管理、看護、医学的管理のもとに介護および機能訓練その他必要な医療ならびに日常生活上の世話を行うことを目的とする施設である。すなわち、医療が必要な要介護高齢者の長期療養・生活施設である。利用者は、重篤な身体疾患を有する者、および身体合併症を有する認知症高齢者などとされている。在宅療養者の高齢化、介護者の高齢化、独居高齢者の増加は COPD 療養者においても同様であり、在宅酸素療法などの医療処置が必要な療養者に対する療養場所の提供において、介護医療院は重要な位置づけになると考えられる。また、療養通所介護は看護師による常時観察が必要な状態の療養者の通所サービスであり、訪問看護と主治医、および急変時対応可能な医療施設との密接な連携のもとに提供されるサービスである。利用者は看護師のケアを受ける者、すなわち何らかの医療処置が必要な者である。継続的な酸素療法や気道浄化のケア、

人工呼吸器装着など、呼吸管理が必要な利用者が自宅外で過ごすことができる環境を整備することは、介護負担軽減の点からも在宅療養継続のために重要である。

### （2）施設と在宅の連携による住み慣れた地域での生活継続

在宅酸素療法が必要な COPD 療養者において、呼吸器感染症は急性増悪につながるものである。このような急性増悪時に、在宅での医療提供を適切に行うとともに、介護状況などをみて、病院での加療や介護医療院などへの中長期の入所、定期的な療養通所介護の利用なども検討し、状況に応じたケアを調整することが必要となる。施設と在宅との連携により、必要なときに施設ケアを受けながら、在宅療養を継続できるようにすることが求められ、病状を予測的にとらえ、かつ療養の状況を考慮して、その時々に適した療養をコーディネートすることが看護師に求められる役割である。

### 3　呼吸リハビリテーションにかかわる多職種との連携

### （1）呼吸器ケアの専門職

日本看護協会が認定する慢性呼吸器疾患看護認定看護師は、安定期、増悪期、終末期の各病期に応じた呼吸器機能の評価および呼吸管理、呼吸機能維持・向上のための呼吸リハビリテーションの実施、急性増悪予防のためのセルフケア支援を専門的に行う看護師である。また、日本呼吸リハビリテーション学会は、呼吸障害をもつ人々の継続的ケアをチーム医療のなかで実践するべく、呼吸に関する知識と技術の向上を図り、疾病への切れ目のない最適な支援を提供する者として呼吸ケア療法士の育成をしている。

### （2）外来・通所・訪問で実施されるリハビリテーション

COPD 療養者など酸素療法や呼吸リハビリテーションの必要のある者に対して、医師、看護師、理学療法士、作業療養士、薬剤師、栄養士、介護福祉士などの専門職は、継続してケアが提供できるよう連携を取りながらチームとして活動していく。訪問看護師は、認定看護師や呼吸ケア療法士などの専門職と連携を取りながら、在宅で療養を続ける COPD 療養者を取り巻くケアチームとして、COPD の予防、早期発見、そして、療養支援を行っている。

## 4 ｜ 在宅酸素療法を受けながら喫煙したい人への支援

## ■ 事例の概要

### ●事例

D 氏、78 歳、男性。

### ●診断名

COPD（慢性閉塞性肺疾患）、高血圧。

### ●既往歴・現病歴

幼稚園の頃から小児喘息があり受診していた。その後水泳部に入るなどして体を鍛え、中学・高

校時代には発作も起きなくなった。20代から喫煙し、喫煙歴は50年以上である。人付き合いが多く、酒やたばこを長年たしなみ、たばこは毎日1箱吸っていた。

　55歳で定年退職後、咳や痰が気になり受診した結果、慢性気管支炎と診断され、気管支拡張薬と去痰薬の処方を受けた。たばこの本数は半減し、調子が悪くなると受診して処方を受けていたが、調子が良くなると放置していた。

　65歳のときに呼吸苦がひどくなり入院した結果、COPD、高血圧と診断された。医師に禁煙を勧められたが、今も時折吸っている。

● 訪問看護導入の経緯

　昨年から呼吸苦が頻繁に出現して入院。入院生活は不自由だと嫌がっていた。退院後、在宅酸素療法を施行することになり、主治医の勧めで訪問看護（病状管理、在宅酸素療法の管理）が導入となる。

● 本人や家族の思い

　D氏「チューブをつけて生きていくのは情けないが、酸素がないと苦しくなることもある。これまで医師や家族の禁煙の勧めを聞かず好き勝手に生活してきたから、こんな結果になっても仕方がない。しかし、もう先が長くないし、今さら好きな酒やたばこを諦めるのもつらい。死ぬまで楽しみたい」と言う。

　家族「おじいちゃんは頑固だからたばこは諦められないだろう。こっそり吸われて火事になったら近所にも迷惑がかかるからやめてもらいたい」と不安げである。

● ADL

　日常生活自立度（寝たきり度）J2、要介護1、家事などは一切長男の妻が行っているが、食事・排泄・清潔動作はほぼ自立している。入浴は一人では怖いので、夕方長男の妻がいる時間帯に酸素チューブをつけたまま介助なしで行っている。服薬も自室で自己管理しているが、残薬がみられる。

● コミュニケーション

　酸素吸入しながら普通に会話可能である。カニューレが外れても、時折呼吸苦なく過ごせることがある。

● 生活状況

　都市郊外の住宅街にある2階建ての持ち家で、長男（52歳、会社員）とその妻（50歳、自治会役員）、大学生と高校生の孫と同居し、1階に居室がある。都心の企業の営業職として定年まで勤務した。その後、家族、近くに住む親戚や元同僚、同級生などと海外旅行や温泉巡りなどに行き、退職後の生活を満喫していた。妻が2年前にがんで他界した頃から元気がなくなり、在宅酸素療法となってから外出は少ない。

　近くの病院には、長男夫婦が月1回付き添って車で受診している。たばこは主治医や家族から禁止されているが、時折吸殻が居室のゴミ箱から見つかっている。普段は自室でテレビや新聞を見たり昼寝をして過ごす。排泄は自室に隣接した専用トイレを使用している。食事は、家族と一緒にとり、週に2、3回は長男と晩酌もしている。

# ■ フェイスシート

| 利用者 | （ D 氏 ） | 年齢 | （ 78歳 ） | 性別 | （男・女） | 保険の種類 | （ 医療保険 ・ 介護保険 ） |
|---|---|---|---|---|---|---|---|

| 主な疾患 | COPD（慢性閉塞性肺疾患）、高血圧 | 身長160cm、体重50kg、BMI 19.5 |
|---|---|---|

| 治療経過 | 服薬状況 | 医療処置 |
|---|---|---|
| 65歳時、COPDの診断を受け、2か月前から在宅酸素療法を開始<br>病状管理と内服薬処方目的に、月1回受診している<br>毎日SpO$_2$測定は自己管理している | テオドール®（400mg）1日2回、ムコダイン®（1,500mg）1日3回、ディオバン®（40mg）1日1回 | 在宅酸素療法2L/分<br>SpO$_2$測定：空腹時95%前後、労作時85%前後 |

| 既往歴 |
|---|
| 幼少時、小児喘息<br>55歳時、慢性気管支炎の診断 |

| 発達課題（ライフステージ、ライフイベント、職歴、生活歴、成育歴） |
|---|
| 妻と共に2人の息子を育て、55歳で定年を迎えた。その後は、家族や親戚、友人などと交流しながら過ごしてきた。2年前に妻を亡くしてからは元気がなくなり、徐々に呼吸困難の訴えが強くなり、2か月前から在宅酸素療法が開始された |

| 項目 | 具体的内容 |
|---|---|
| 食事・栄養 | 長男の妻が食事の準備をし、長男家族と共に食事している。長男の妻は栄養バランスに気をつかっており、現在、食欲もあり体重減少はない |
| 更衣 | 自力で行っているが、日常は脱ぎ着の便利なニットの部屋着を着用している |
| 移動 | 酸素チューブが15mあるので室内では特に不自由はない。外出時は、長男夫婦の介助のもとに酸素ボンベを持って出かける。外出頻度は少なく、受診に出かける程度 |
| 排泄 | チューブをつけたまま、自室に隣接した専用トイレを使用。自立している |
| 整容 | 自立している |
| 入浴・清潔 | 入浴：3～4回/週。チューブをつけたまま自力で洗身できる。用心のため、自宅に誰かがいる時間帯に入浴している |
| 家事 | 主に長男の妻が行っている |
| 服薬管理 | 本人の管理だが、長男の妻が確認している |
| 財産管理 | 本人の判断による管理だが、実質は長男が行っている |
| 日常生活自立度（寝たきり度） | J1　⦿J2　A1　A2　B1　B2　C1　C2 |
| 認知症老人の<br>日常生活自立度 | ⦿なし　Ⅰ　Ⅱa　Ⅱb　Ⅲa　Ⅲb　Ⅳ　M |
| 要介護（支援）度区分 | 非該当　要支援1　要支援2　⦿要介護1　要介護2　要介護3　要介護4　要介護5 |

| 家族と介護者（主介護者の年齢、性別、続柄、健康状態） | （家族構成） |
|---|---|
| 長男：52歳（会社員、健康状態良好）<br>長男の妻：50歳（自治会役員、健康状態良好）<br>孫娘：20歳（大学生）<br>孫息子：17歳（高校生） | |

| キーパーソン | 長男とその妻 |
|---|---|

| 介護意欲、介護力 |
|---|
| 長男とその妻：十分あり、孫：手伝える範囲<br>次男家族は、遠方在住のため、介護はできない |

| 主たる収入源 | 公費負担制度、各種手当の種類 |
|---|---|
| 本人の厚生年金、長男の収入 | 身体障害者手帳：申請中<br>高額医療費助成 |

| 退職金の貯金 | |
|---|---|
| あり | |

| 療養者の居室 | 住居環境 |
|---|---|
| | 都市郊外の駅から徒歩15分の住宅街にある2階建ての持ち家に長男家族と同居。日当たり、風通しもよい<br>D氏の建てた家を、10年前に長男と同居する際に建て直しており、近隣とは昔ながらの付き合いがある<br>居室内の温・湿度は、エアコンなどを利用して、自己管理している |

| 近隣付き合い状況 | D氏の親の世代から代々住んでいる土地で、親戚、友人も近所に複数あり |
|---|---|
| インフォーマル・サポート | D氏の昔ながらの知人や長男や孫の同級生などが近所に住んでいる。近隣との付き合いは主に長男の妻が中心になっている |

| 現在利用している社会資源 | 地域で利用可能な社会資源 |
|---|---|
| A病院：主治医（呼吸器内科）<br>B介護サービス事業所：ケアマネジャー<br>C訪問看護ステーション：訪問看護<br>　（週1回、水曜日）<br>D医療機器事業所：機器管理 | 在宅酸素利用者の会：A病院の呼吸器内科にて、年に数回開催されいている<br>また、地域の保健センターだよりで、時折在宅酸素利用者の会合を呼びかけている |

### 本人・家族の希望、健康についての考え方

本人：「チューブをつけて生きていくのは情けないが、酸素がないと苦しくなることもある。これまで医師や家族の禁煙の勧めを聞かず好き勝手に生活してきたから、こんな結果になっても仕方がない」
家族：「おじいちゃんは頑固だからたばこは諦められないだろう。こっそり吸われて火事になったら近所にも迷惑がかかるからやめてもらいたい」

### 療養に対する希望、サービスへの希望、健康上配慮していること、在宅療養の経緯

「もう先が長くないし、今さら好きな酒やたばこを諦めるのもつらい。死ぬまで楽しみたい」

### 生活リズム・スケジュール

| 週/日 | 7～8 | 8～9 | 9～10 | 10～11 | 11～12 | 12～13 | 13～14 | 14～15 | 15～16 | 16～17 | 17～18 | 18～19 |
|---|---|---|---|---|---|---|---|---|---|---|---|---|
| 月 | 朝食 | | | | | 昼食 | | | | | 入浴 | 夕食 |
| 火 | 朝食 | | | | | 昼食 | | | | | | 夕食 |
| 水 | 朝食 | | | 10～11時訪問 | | 昼食 | | | | | 入浴 | 夕食 |
| 木 | 朝食 | | | | | 昼食 | | | | | | 夕食 |
| 金 | 朝食 | | | | | 昼食 | | | | | 入浴 | 夕食 |
| 土 | 朝食 | | | | | 昼食 | | | | | | 夕食 |
| 日 | 朝食 | | | | | 昼食 | | | | | 入浴 | 夕食 |

＜1か月＞
月末土曜日：受診
ケアマネジャー訪問：月末
酸素ボンベ交換と機器の点検：月末

## ■ アセスメントシート（望みの促進因子・阻害因子）

### 身体的側面の情報

Ⅰ-1：COPD
Ⅰ-2：高血圧
Ⅰ-3：服薬状況（呼吸器内科より）
　　　　テオドール®（400mg）1日2回、ムコダイン®（1,500mg）
　　　　1日3回、ディオバン®（40mg）1日1回
Ⅰ-4：身長 160cm、体重 50kg、BMI 19.5
Ⅰ-5：喫煙歴は50年以上。医師に禁煙を勧められているが、
　　　　自室から吸殻が見つかっている
Ⅰ-6：呼吸苦が強くなり、2か月前から在宅酸素療法を開始
　　　　している
Ⅰ-7：妻は2年前にがんで他界。長男家族と同居しているが、
　　　　普段自室からあまり出ない
Ⅰ-8：食事・排泄・清潔動作はほぼ自立している

### 身体的側面のアセスメントの結果

☐ 呼吸不全の状態が悪化し、生命の危険のおそ
れがある
（Ⅰ-1・3・5・6）
☐ 血圧の安定を維持する必要がある
（Ⅰ-2・3）
☐ やせ気味であり低栄養に陥る可能性がある
（Ⅰ-1・4）
☐ 酸素吸入中に喫煙し火傷や火事を起こす危険
性がある
（Ⅰ-5・6）
☐ 生活不活発病の危険性がある
（Ⅰ-7）
☐ 自宅での ADL はほぼ自立している
（Ⅰ-8）

> D氏、78
> 在宅療養に対す
> **好きなたばこやま**

### 環境・生活の側面の情報

Ⅲ-1：長男家族と同居している
Ⅲ-2：D氏の建てた家を、10年前に長男と同居する際に建
　　　　て直しており、近隣とは昔ながらの付き合いがある
Ⅲ-3：家の中、庭先には、酸素チューブ装着のまま移動可能
Ⅲ-4：食事・排泄・清潔動作は、ほぼ自立している
Ⅲ-5：居室内の温・湿度調節は自己管理している

### 環境・生活の側面のアセスメントの結果

☐ 長男家族と同居している
（Ⅲ-1）
☐ 生活を共に楽しむ家族・友人が近くにいる
（Ⅲ-2）
☐ 自宅での生活はほぼ自立できている
（Ⅲ-3・4）
☐ 居室内の温・湿度の調節はできている
（Ⅲ-5）

## 心理的側面のアセスメントの結果

☐ これまでの生活を振り返り、仕方ないと思っている。好きな酒やたばこは死ぬまで楽しみたい
（Ⅱ-1・2・4）

☐ 閉じこもりがちで、元気がなくなり諦めがちになっている
（Ⅱ-1・3）

☐ 一人での入浴には不安を感じているが、自力で入浴し、家族に迷惑をかけたくない気持ちがある
（Ⅱ-5）

### 心理的側面の情報

Ⅱ-1：「これまで医師や家族の禁煙の勧めを聞かず好き勝手に生活してきたから、こんな結果になっても仕方がない」

Ⅱ-2：「もう先が長くないし、今さら好きな酒やたばこを諦めるのもつらい。死ぬまで楽しみたい」

Ⅱ-3：妻の死後元気がなくなり、在宅酸素療法となってから外出は少ない

Ⅱ-4：入院生活は不自由だと嫌がっていた

Ⅱ-5：入浴は一人では怖いので、夕方長男の妻がいる時間帯に酸素チューブをつけたまま介助なしで行っている

（雲形図内）
歳、男性
思いや望み
酒は楽しみたい

## 家族・介護状況の側面のアセスメントの結果

☐ 家族の協力体制がある
（Ⅳ-1・2・3）

☐ 身内による介護は長男家族以外に望めない
（Ⅳ-4）

☐ 訪問看護を利用し、疾患管理や服薬管理を行うことができる
（Ⅳ-5）

☐ 家族は療養者の禁煙を希望する一方で、禁煙できないと諦めてもいる
（Ⅳ-7）

☐ 火事になって近所に迷惑をかけては困る
（Ⅳ-7）

### 家族・介護状況の側面の情報

Ⅳ-1：長男の妻が食事の準備をし、長男家族と共に食事している

Ⅳ-2：外出時は、長男夫婦の介助のもとに酸素ボンベを持って出かける

Ⅳ-3：近くの病院には、長男夫妻が月1回付き添って車で受診している

Ⅳ-4：次男は遠方で介護に協力できない

Ⅳ-5：訪問看護（週1回、水曜日）を導入

Ⅳ-6：入浴は一人では怖いので、夕方長男の妻がいる時間帯に酸素をつけたまま介助なしで行っている

Ⅳ-7：家族は「おじいちゃんは頑固だからたばこは諦められないだろう。こっそり吸われて火事になったら近所にも迷惑がかかるからやめてもらいたい」と不安げである

## 関連図の作成プロセス

### 1 重要な言葉を取り出す

　アセスメント用紙に記載された四側面のそれぞれの情報を検討し、アセスメントを行う。下記には四側面のうち、家族・介護状況の側面を例としてあげる。

　家族・介護状況の側面のアセスメントの結果の記述のなかから、課題につながる内容に下線を引き抽出する。促進因子（強みとなる言葉）を〔　　〕に、阻害因子（課題につながる言葉）を〔　　〕に示す。

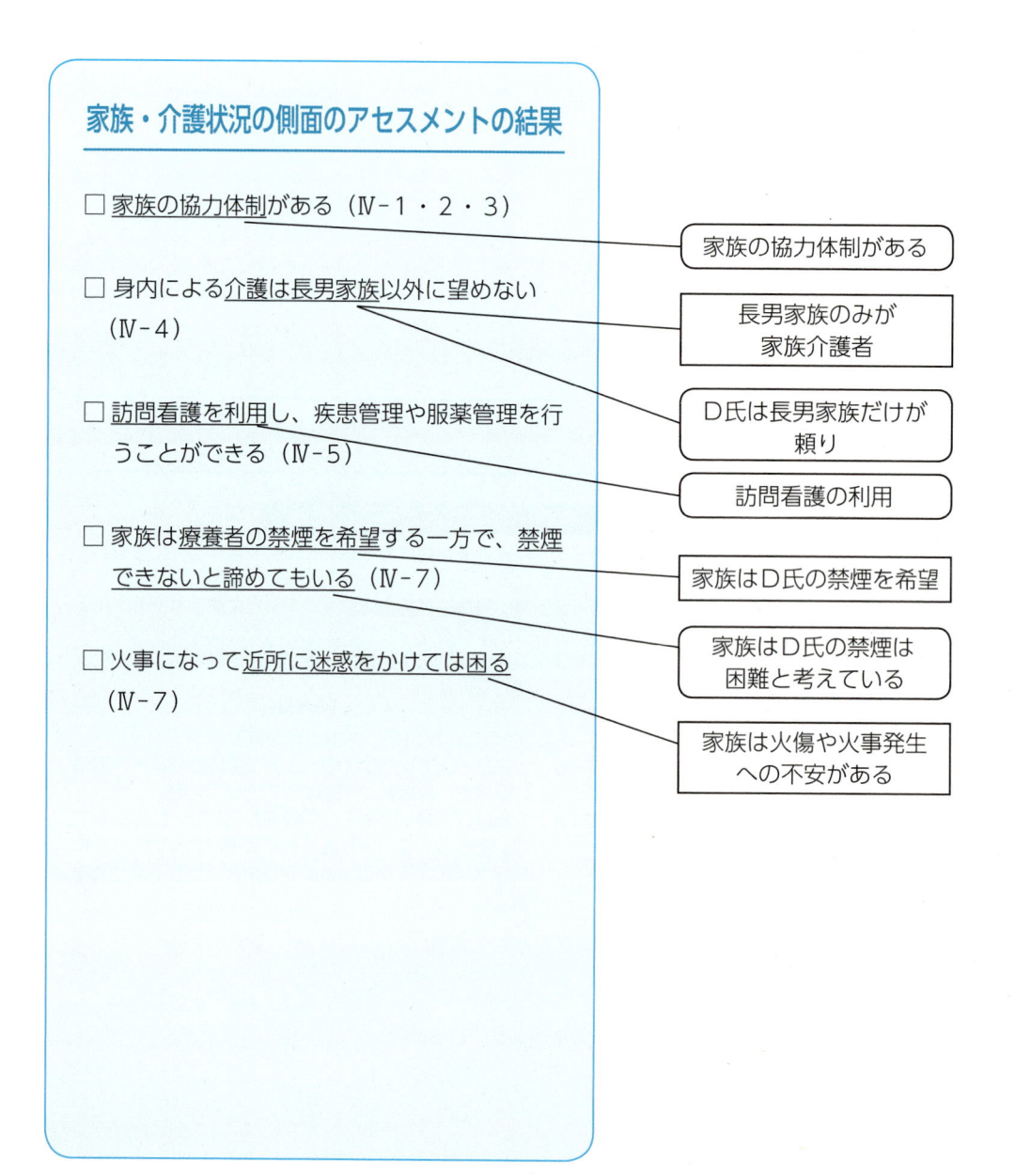

### 家族・介護状況の側面のアセスメントの結果

☐ 家族の協力体制がある（Ⅳ-1・2・3）

　　→ 家族の協力体制がある

☐ 身内による介護は長男家族以外に望めない（Ⅳ-4）

　　→ 長男家族のみが家族介護者
　　→ D氏は長男家族だけが頼り

☐ 訪問看護を利用し、疾患管理や服薬管理を行うことができる（Ⅳ-5）

　　→ 訪問看護の利用

☐ 家族は療養者の禁煙を希望する一方で、禁煙できないと諦めてもいる（Ⅳ-7）

　　→ 家族はD氏の禁煙を希望
　　→ 家族はD氏の禁煙は困難と考えている

☐ 火事になって近所に迷惑をかけては困る（Ⅳ-7）

　　→ 家族は火傷や火事発生への不安がある

## 2 重要な言葉のラベル化

❶それぞれの重要な言葉をラベル化して ラベル として並べてみる。

❷ ラベル は療養者D氏の希望「好きなたばこやお酒は楽しみたい」の促進因子、阻害因子を意識してラベル化する。家族・介護状況の側面を例にあげると「家族の協力体制がある」「D氏は長男家族だけが頼り」「訪問看護の利用」「家族はD氏の禁煙は困難と考えている」は強みとなる促進因子であり、「長男家族のみが家族介護者」「家族はD氏の禁煙を希望」「家族は火傷や火事発生への不安がある」は阻害因子となる。その他の側面のラベルを配置し、全体として両方の因子がバランスよく含まれていることが望ましいので、偏っていないかをラベルを並べながら確認する。

### 身体的側面

- COPD
- 呼吸不全による生命の危険のおそれがある
- 自宅でのADLはほぼ自立
- 血圧の安定を維持する
- 低栄養に陥る可能性
- 火傷や火事を起こす危険性
- 生活不活発病の危険性

### 心理的側面

- 閉じこもりがちで元気がなくなり諦めがち
- 生活を振り返り、今の病気は仕方がないと思っている
- 一人での入浴は不安
- 家族に迷惑をかけたくない

### 環境・生活の側面

- 長男家族と同居
- 家族・友人が近くにいる
- 生活はほぼ自立
- 居室内の温・湿度の調節はできている

### 家族・介護状況の側面

- 長男家族のみが家族介護者
- 家族の協力体制がある
- 家族はD氏の禁煙を希望
- D氏は長男家族だけが頼り
- 家族は火傷や火事発生への不安がある
- 訪問看護の利用
- 家族はD氏の禁煙は困難と考えている

## 3 関連因子の配置

❶ **D氏の望み** である「好きなたばこやお酒は楽しみたい」を紙面の中央に置く。

❷ **ラベル** の意味や他の関連するものとの関係性を考慮し、四側面の分類にとらわれず、関連性を考えて配置する。

❸ D氏の場合は、呼吸不全とそれに伴う全身状態、在宅酸素療法や意欲低下による活動への影響、生活の自立への希望、家族や周囲の支援体制などを関連情報として配置する。

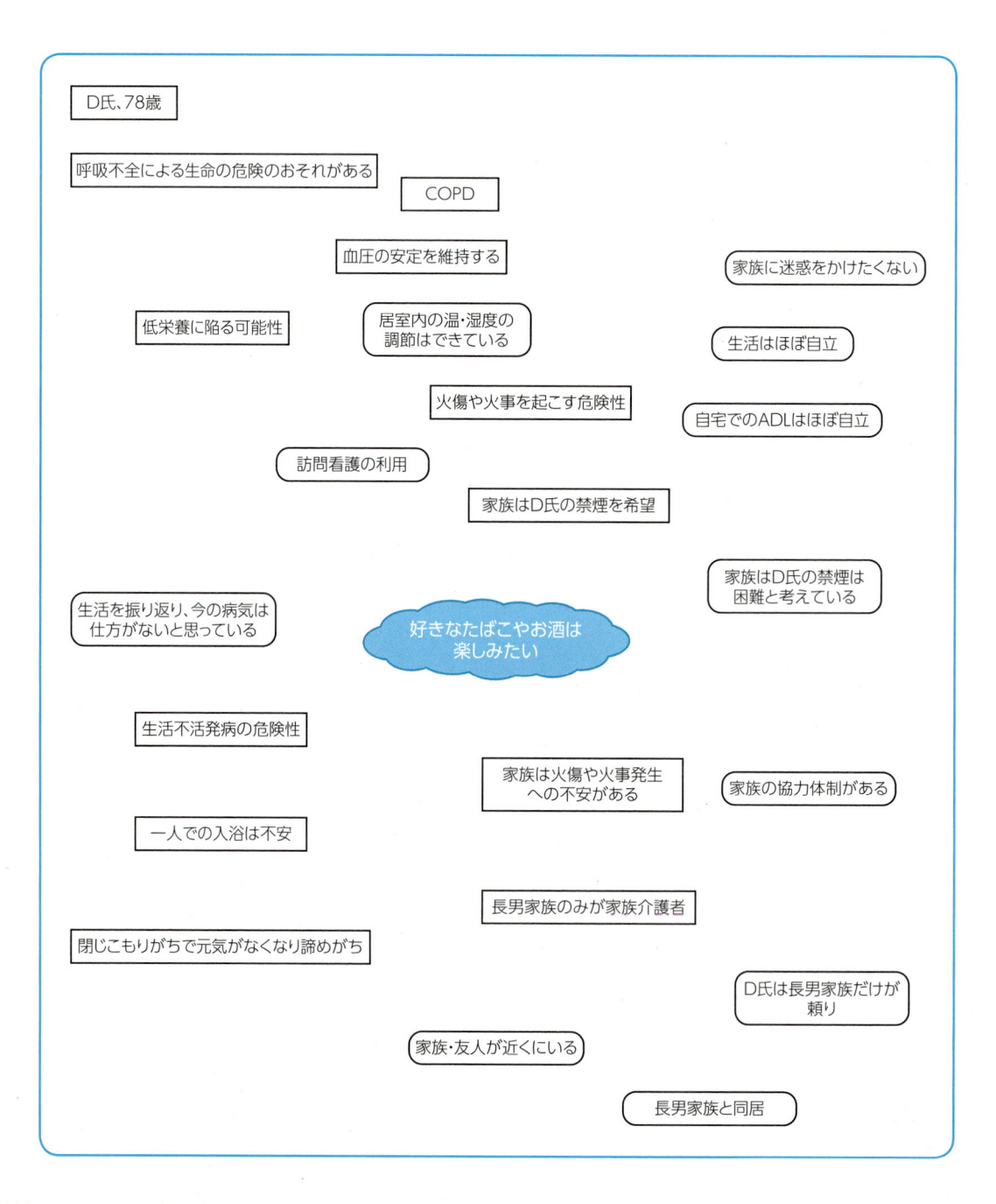

## 4 関連因子のグルーピング

❶D氏の望みをかなえるために、どのような関連因子があるかを意識しながら、ラベルの並べ替えを行う。

❷呼吸状態や血圧の安定、体力の維持がなければ嗜好品は楽しめない。また、気力の充実、安全な環境の整備、家族の理解や見守りなどの支援体制も必要である。このように四側面に立ち戻りながらD氏の望みをかなえるにはどんな状況が望ましいかを考えながら、類似するラベルの内容の塊をつくる。

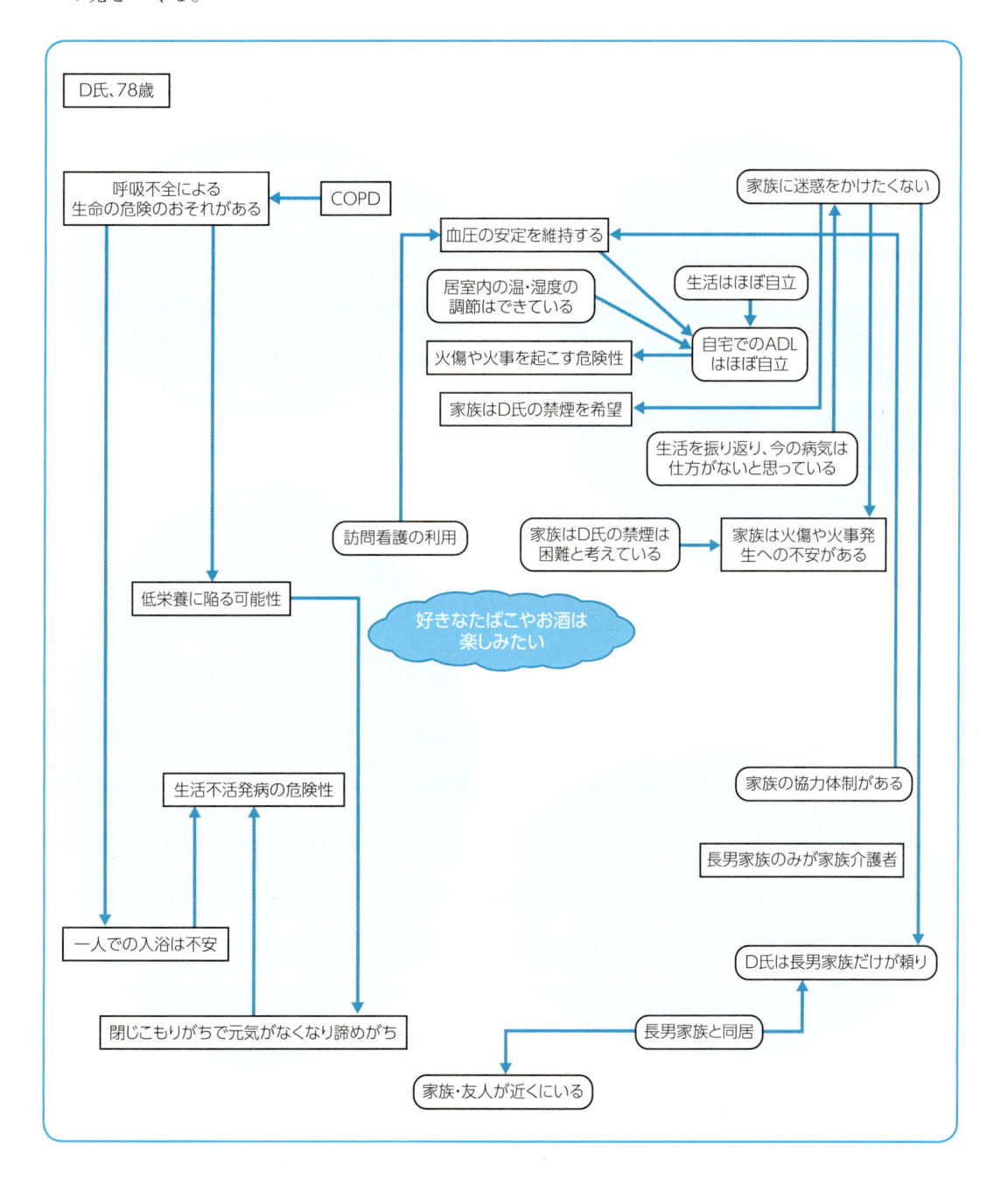

## 5 関係性の表示と療養上の看護課題の表示

❶D氏の望みをかなえるために、解決すべき課題は何かという視点で、原因・誘因となるものを意識して、ラベルの位置や集まりを再検討する。

❷看護課題を明確にし、ラベルと望みの位置関係に考慮し、書き加える。D氏の場合は、「火傷・火事の発生のおそれ」「呼吸不全や低栄養による全身状態の悪化のおそれ」「自信を失い、生活が不活発になるおそれ」「家族の介護体制を維持する」の看護課題が抽出され、優先順位を明示した。

❸課題とラベルの関連性を矢印 ⟶ で示す（ ⟶ は因果関係を示し、それ以外では線でのみラベルとラベルを結ぶ）。

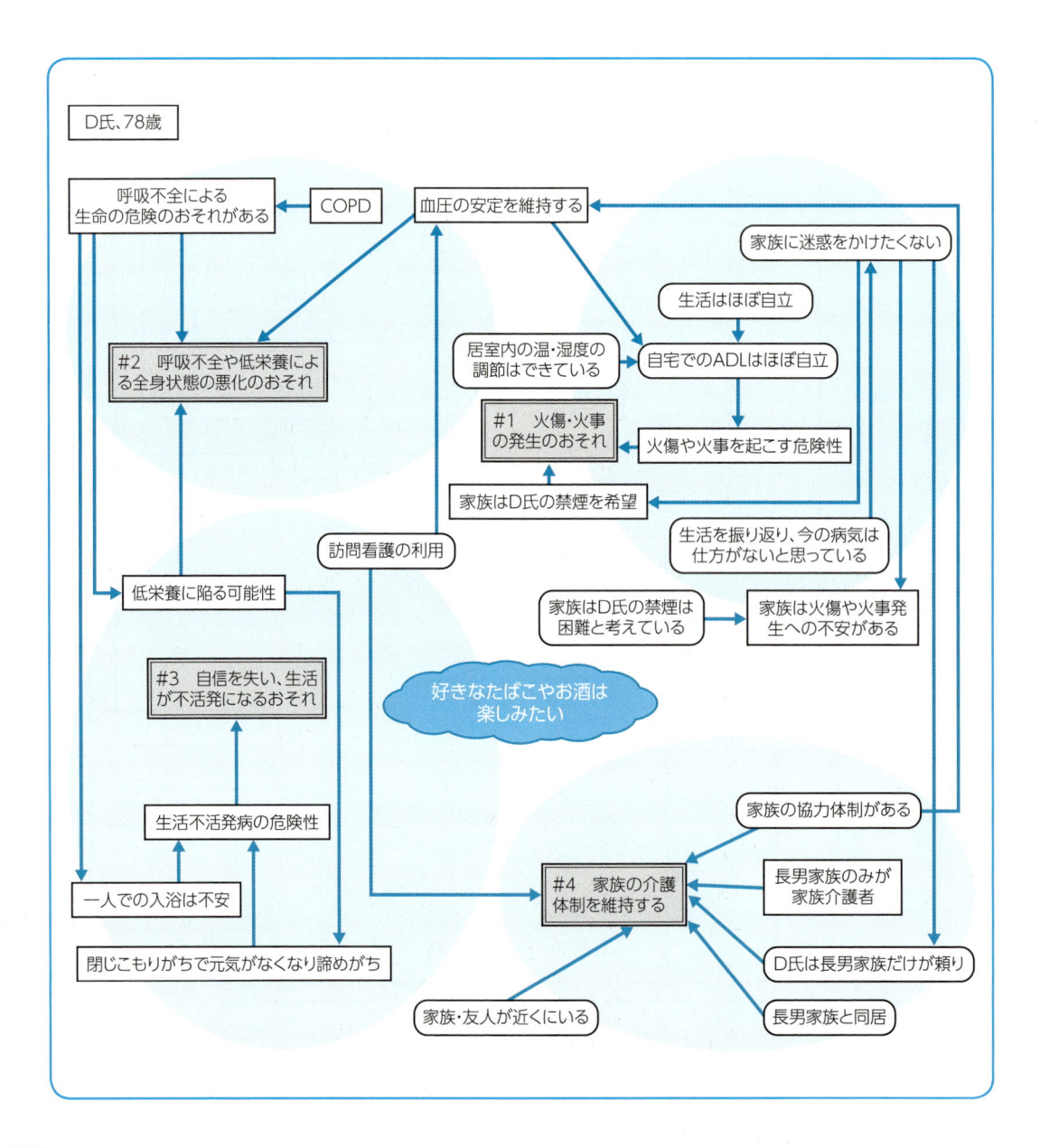

## 6　短期目標・長期目標の設定

❶看護課題の解決で目指す状態を　短期目標　として示す。D氏の場合は、「在宅酸素療法を適切に
実施する」「呼吸不全の悪化を防止する」「自信を失わずに、自分の好きな生活を継続することが
できる」「家族が不安や負担感なく介護を継続できる」を書き加える。

❷看護課題の解決に向けて行う　看護援助 ⟶　の概要を示す。

❸課題全体を概観し、療養者・家族の望みを達成可能な　長期目標　としてふさわしい表現にする。
家族も不安なく安心して嗜好品を楽しむことができる

　　　　　1．自分の好きな生活を安全に楽しみながら継続できる
　　　　　2．家族も安心して、無理なく介護生活を継続できる

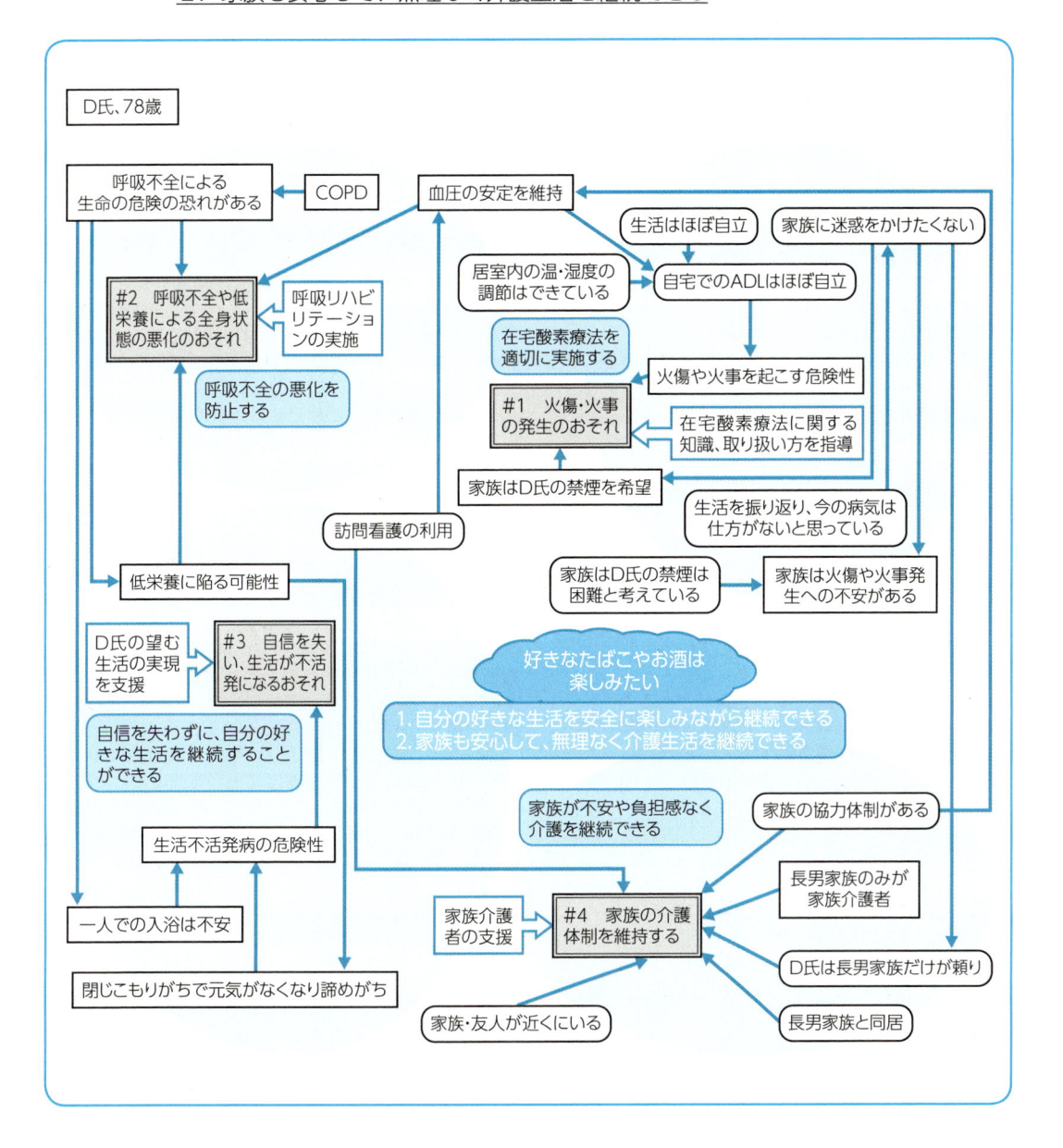

## ■ 二次アセスメントの作成

　A 氏のアセスメントシート（望みの促進因子・阻害因子）の四側面のアセスメントの結果（身体的側面、心理的側面、環境・生活の側面、家族・介護状況の側面）をもとに、療養者の望みに大きく影響する一次アセスメントを（　）に記載し、四側面の情報（身体的側面、心理的側面、環境・生活の側面、家族・介護状況の側面）を枠組みにとらわれず記載する。それらをもとにアセスメントと看護課題を抽出する。

### 二次アセスメント

**療養者の望み**「好きなたばこやお酒を楽しみたい」

望みに影響する一次アセスメント
（呼吸機能を維持しつつ、安全に自分の好きな生活が送れる支援体制をつくり、継続する）

| 情報の整理（関連する情報） | アセスメントと看護課題抽出 |
|---|---|
| Ⅰ-0：D氏、78歳、男性<br>Ⅰ-1：COPD<br>Ⅰ-2：高血圧<br>Ⅰ-3：テオドール®・ムコダイン®・ディオバン® 内服<br>Ⅰ-4：身長160㎝、体重50kg、BMI 19.5<br>Ⅰ-5：50年以上の喫煙歴、発症後も禁煙できない<br>Ⅰ-6：呼吸苦が強くなり、2か月前から在宅酸素療法開始（2L/分）<br>Ⅰ-7：長男家族と同居しているが、普段自室からあまり出ない<br>Ⅰ-8：食事・排泄・清潔動作はほぼ自立<br>Ⅱ-1：「好き勝手に生活してきたから、こんな結果になっても仕方がない」<br>Ⅱ-2：「今さら酒やたばこを諦めるのもつらい。死ぬまで楽しみたい」<br>Ⅱ-3：妻の死後元気がなくなり、在宅酸素療法になってから外出は少ない<br>Ⅱ-4：入院生活は不自由だと嫌がっていた<br>Ⅱ-5：入浴は長男の妻がいる時間帯に酸素チューブをつけたまま介助なしで行っている<br>Ⅲ-1：長男家族と同居している<br>Ⅲ-2：近隣とは昔ながらの付き合いがある<br>Ⅲ-3：庭先には、酸素チューブ装着のまま移動可能<br>Ⅲ-4：食事・排泄・清潔動作はほぼ自立<br>Ⅲ-5：居室内の温・湿度調節は自己管理している<br>Ⅳ-1：長男の妻が食事の世話をする<br>Ⅳ-2：外出時は酸素ボンベを持って出かける<br>Ⅳ-3：近くの病院には、長男夫妻が月1回付き添って車で受診している<br>Ⅳ-4：次男は遠方で介護に協力できない<br>Ⅳ-5：訪問看護利用週1回<br>Ⅳ-7：「頑固だからたばこは諦められないだろう。こっそり吸われて火事になったら近所にも迷惑」 | Ⅱ-1・2・4 より、呼吸不全になったのは禁煙をしなかったので仕方がないという思いがあるが、好きな酒やたばこはやめるつもりもなく、楽しみつつ自由な在宅での生活を送りたいと望んでいる。<br><br>Ⅰ-1・3・5・6 より、慢性的な呼吸機能低下により、内服治療および酸素療法を開始しているが、50年以上の喫煙歴があり、禁煙もされていない状況である。Ⅰ-2・4 より、血圧の変動の危険性、またやせ体形であり、呼吸機能低下への身体の対応として低栄養となる可能性もある。酸素吸入 2L/分でも労作時には $SpO_2$ 85％となることもあり、不安定な状態といえる。Ⅳ-5 により、訪問看護を利用しているので、病気の症状などの観察、医師との連携がなされる体制にある。<br><br>Ⅰ-6 より、D氏は疾患による症状緩和のために酸素療法が必要な状態であるが、Ⅰ-8・Ⅱ-5・Ⅲ-3～5 より、家族に迷惑をかけず日常生活自立して行える状態である。しかし、Ⅱ-2 より、酸素療法中にもかかわらず、喫煙をすることを望んでおり、安全な酸素吸入を実施、継続するための対策をとることが必要となる。また、Ⅳ-7 より、家族はD氏が禁煙できないと諦めてはいるが、火事を起こすことを心配している。<br><br>Ⅰ-7・Ⅱ-3 より、妻の死後閉じこもり気味であり、Ⅱ-5 より家族にはあまり世話になりたくない気持ちもある。また、Ⅱ-1 より自暴自棄になる可能性もうかがわれる。しかし、Ⅲ-2・3 より、近隣との付き合いがあり、庭に出ることも可能であること、また、Ⅳ-2 より、酸素ボンベを持って出かけることも可能であることは、酸素療法をしながら生活を楽しむことの促進因子となると考えられる。<br><br>Ⅲ-1・2、Ⅳ-1～3 より、住み慣れた地域のなかで、長男家族と暮らしており、また長男家族より介護を受けていることは、COPD の療養においては促進因子とな |

| 情報の整理（関連する情報） | アセスメントと看護課題抽出 |
|---|---|
| | ると考えられる。Ⅳ-4より次男は介護に協力できないとあるが、Ⅳ-5より、訪問看護も利用し療養状況の継続的な支援もなされていることから、現状維持が図られることが望まれる。 |
| | **看護課題**<br>♯1 火傷・家事の発生のおそれ<br>♯2 呼吸不全や低栄養による全身状態の悪化のおそれ<br>♯3 自信を失い、生活が不活発になるおそれ<br>♯4 家族の介護体制を維持する |

**看護目標**
長期目標：1. 自分の好きな生活を安全に楽しみながら継続できる
　　　　　2. 家族も安心して、無理なく介護生活を継続できる
短期目標：在宅酸素療法を適切に実施する
　　　　　呼吸不全の悪化を防止する
　　　　　自信を失わずに自分の好きな生活を継続することができる
　　　　　家族が不安や負担感なく介護を継続できる

## 在宅看護援助計画

| 長期目標 | 1. 自分の好きな生活を安全に楽しみながら継続できる<br>2. 家族も安心して、無理なく介護生活を継続できる | | |
|---|---|---|---|
| # | 療養上の課題 | 短期目標 | 援助方法 |
| 1 | 火傷・火事の発生のおそれ | 在宅酸素療法を適切に実施する | OP1：在宅酸素療法の必要性と利用方法について、D氏・家族の理解度を知る<br>OP2：在宅酸素療法について、主治医や酸素供給装置の業者から配布された指導用のパンフレット類を確認する<br>TP1：安全のための連携、調整<br>1）喫煙については、どうしてやめられないのか、どのくらいなら我慢できるのかについて、家族と共に話し合い、必要時、医師やケアマネジャーに連絡する<br>2）喫煙がD氏の生活に欠かせないのであれば、隠れて吸うことによる事故を防ぐことができるように、家族や主治医と相談し、妥協点を見出す（酸素チューブを外して安全に喫煙できるのか、どの程度の喫煙が許容されるのかなど）<br>EP1：D氏・家族に、在宅酸素療法の知識を説明<br>1）不足している指導内容を補いつつ適切な自己管理を習得できるまで繰り返し指導する<br>2）必要時、酸素供給装置の業者の協力を得て指導する<br>EP2：火器の使用方法と緊急時（災害時）の対応方法について業者の対応や利用者・家族との連絡方法を確認する<br>EP3：酸素チューブをつけたまま喫煙することが大事故につながることについて、映像や写真などを利用して視覚に訴える説明をする |
| 2 | 呼吸不全や低栄養による全身状態の悪化のおそれ | 呼吸不全の悪化を防止する | OP1：身体症状・呼吸状態の観察<br>1）バイタルサイン（酸素飽和度含む）、呼吸器感染の徴候の有無を観察する<br>2）自覚症状（呼吸苦、息切れ、冷感、咳・痰）を聴取する<br>3）他覚症状（呼吸音、冷感、チアノーゼ、呼吸状態、痰の性状・量）を確認する<br>4）療養生活（受診、服薬、介護状況、ADL状況）を把握する<br>5）酸素供給装置・酸素ボンベの作動状況を確認する<br>6）呼吸リハビリテーションの実施内容を確認する<br>7）月1回、体重を測定する<br>TP1：呼吸法・呼吸体操の指導・助言<br>1）訪問時には、適切な呼吸方法を共に実施しながら呼吸状態を確認し、必要な助言、指導を行う<br>2）屋内でできる呼吸筋強化のための体操を共に実施し、日常生活に組み込めるよう提案する<br>3）日常のどんな場面で息切れや呼吸苦を感じるのかを把握し、日常生活のなかで苦しくない動作を助言しながら、療養者や家族共に工夫・検討する<br>TP2：体力維持のための栄養摂取状況の確認と栄養・食事指導<br>1）食事内容から栄養摂取状況を判断し、必要な改善を促す<br>2）必要とされる蛋白質の摂取を促す<br>EP1：負荷のかからない呼吸法を指導する<br>1）COPDの自己管理のためのパンフレットを用いて自己学習できるよう指導する（日常の訓練、動作時の呼吸法など）<br>2）自分の身体状況を客観視できるよう、療養日誌をつけることを提案する<br>3）悪化要因となる感染症予防の具体的な方法について、自ら説明できるように指導する |

| # | 療養上の課題 | 短期目標 | 援助方法 |
|---|---|---|---|
| 3 | 自信を失い、生活が不活発になるおそれ | 自信を失わずに、自分の好きな生活を継続することができる | **OP1：D氏の望みの確認**<br>1）今やりたいこと、行きたい場所、生きがい<br>2）嗜好品（たばこやお酒）の量、頻度についての希望<br>3）在宅酸素療法に対する思い<br>**TP1：D氏の望みの実現のための援助**<br>1）望みの実現のために、達成できる具体的な計画を共に考える<br>　・たばこが吸いたいのであれば、呼吸状態を安定させて、家族や看護師の見守りのもとで喫煙時間を設けるなど、医師と協議のうえ妥協点を見出す<br>　・D氏・家族と共に、嗜好品の楽しみ方について話し合う<br>2）喫煙以外の楽しみを共に検討・企画してみる<br>**TP2：1～2日に1回は、外出できる機会をもつ**<br>1）好きなお酒を買いに酒屋まで歩く<br>2）患者会などに参加を促す<br>3）近所の友人を訪ねる機会をもつ<br>4）妻の墓参りなどの行動について提案してみる<br>5）D氏の好みに合ったデイサービスなどの介護サービスを探して利用を検討する<br>**TP3：一人でできている入浴を今後も安全に継続できるよう支援する**<br>1）入浴時、事故なく自力で洗身できていることを確認し、今後も継続できるように励ます<br>2）ADLの自立について不安な点がないかを確認し、自立している姿を尊重し、励ます<br>**TP4：家庭内での役割をもつための援助**<br>1）家族の協力を得て、D氏の家庭内の役割を見出す（妻の仏壇の管理などを提案してみる）<br>2）D氏に家族の手伝いとしてできそうな事柄をあげてもらう |
| 4 | 家族の介護体制を維持する | 家族が不安や負担感なく介護を継続できる | **OP1：家族の介護状況の確認**<br>1）介護者（長男夫婦）の疲労・負担感の有無を把握する<br>2）介護者の健康状態を確認する<br>3）家族員個々の介護意欲について確認し、変化を早期発見できるように努める<br>**TP1：介護者の負担軽減への支援**<br>1）介護者が負担・不満を吐露しやすい関係性を構築できるように努め、介護者の相談にのる<br>2）介護者が定期的な健康診査や必要な受診を受けることができ、健康を維持できるように、必要な情報や指導を行う<br>3）介護者がリフレッシュできる時間を定期的に設けることを提案し、必要時、他職種・他機関と連携して調整を図る<br>**EP1：必要時利用できる社会資源・サービスについて情報を提供する**<br>1）利用可能な介護保険サービスの一覧を情報提供する<br>2）患者会への家族介護者としての参加を促す |

# 5 脳卒中後遺症療養者の在宅看護過程

## 1 在宅看護の特徴

### 1 脳卒中後遺症に伴う生活機能障害と生活の再構築

　脳卒中は、脳血管の破綻による脳出血と血管の閉塞による脳梗塞に分けられる。脳卒中後遺症は脳卒中の発症部位により異なるが、失認・失行などの高次脳機能障害、四肢麻痺に伴う姿勢調節障害や歩行障害、構音障害に伴うコミュニケーション障害、嚥下障害、尿閉などの様々な障害が後遺症として発生し、生活全般の再構築が必要となることが多い。看護師は療養者が障害によりどのような生活機能障害を生じているのか、何ができて何ができないのか、具体的にどのような支援を必要とするのか、生活機能全般のアセスメントを行う。また、様々な障害をもちながら、その人らしい尊厳をもった生活ができるように QOL の観点から生活の再構築ができるように支援する。

### 2 再発作予防や合併症に伴う医療管理

　脳卒中は再発作を起こすたびに生命の危険が高まり、障害が重度化するため、継続的な服薬管理とともに、食事療法や環境調整などの血圧のコントロールを行うことが基本となる。認知機能障害や運動障害に伴う転倒や嚥下機能の障害に伴う誤嚥性肺炎、気管孔や胃瘻チューブ、尿道カテーテルなどに伴う感染症や合併症の予防と麻痺や寝たきり状態に伴う褥瘡などを予測して対応する。これらの看護課題を予測し、観察やリスクアセスメントとともに、療養者と家族、関係職種を含めて情報を共有し、連携・協働して予防的に対応する。

### 3 ボディイメージの変化に伴う意欲の低下とひきこもり

　脳卒中後遺症に伴う障害によるボディイメージの変化が受容できず、意欲の低下からうつ状態になったり、ひきこもりの生活になるおそれがある。また、機能障害の維持・回復に必要なリハビリテーションへの意欲の低下から、寝たきりの生活に移行する可能性もある。さらに、このような状

態が続くと認知症への原因・誘因になる。これらの看護課題を予測し、観察やリスクアセスメントとともに、障害があっても生活環境の整備や生活補助具などを活用しながらセルフケアを確立し、療養者が新たな生きがいをもてるような支援を継続的に行う。

### 4 家族の介護負担のアセスメントと社会資源の導入

脳卒中後遺症のある在宅療養者は生活全般の介護が必要になるため、介護する家族は、介護者自身の健康状態や生活への影響が大きくなる。介護者が共倒れしないように、介護負担のアセスメントと、介護負担軽減のための社会資源の導入や計画的なレスパイトケア[注]、関係職種との調整、そして家族看護の視点からの家族調整が必要となる。

# 2 ｜ 看護課題と看護のポイント

## 1 再発作

### (1) 要　因

服薬療法・食事療法が守れない、四肢麻痺やコミュニケーション障害に伴うストレス、生活環境調整不備による血圧コントロールの不良。

### (2) 看護のポイント

・定期的な病状観察と服薬管理による再発作と合併症を予防する。
・療養者の嗜好を考慮した継続可能な食事療法を行う。
・脳卒中の再発作や合併症の早期発見と早期対応を行う。
・生活環境による血圧への影響が最小限となるよう調整する。
・脳血管障害に伴うストレスを軽減する。

## 2 転倒・転落による打撲・骨折

### (1) 要　因

上下肢の麻痺による体位保持困難やバランス感覚の乱れ、失行（感覚障害がないにもかかわらず、対象物が何であるか認識できない状態の高次脳機能障害：運動失行など）、失認（運動障害などの神経症状がないにもかかわらず、様々な行動ができない状態の高次脳機能障害：視覚空間失認、身体失認、聴覚失認など）、身体活動量の低下に伴う筋力の低下、段差や不適切な照明などの生活環境。

注）レスパイトケア（respite care）：レスパイトとは、小休止や一時預かりなどを意味し、高齢者や障害者のいる家族が介護から解放され、休息や息抜きができるようにケアを一時的に代替し、リフレッシュを図り、心身の疲労や共倒れなどを予防することを目的に行われる支援のことである。

## （2）看護のポイント

・療養者の日常生活行動への影響のアセスメントと具体的な生活指導を行う。

・転倒の危険性への注意喚起と住居環境の整備を行う。

・回復意欲の維持・向上のための働きかけと QOL を考慮した生活工夫に向けて援助する。

## 3 誤嚥性肺炎

## （1）要　因

嚥下機能の低下、胃瘻からの逆流性の誤嚥。

## （2）看護のポイント

・嚥下機能の障害の原因と程度に応じた具体的なリハビリテーションを行う。

・食事摂取前の嚥下運動や口腔刺激療法などを実施する。

・食事の形態やとろみなどの工夫を行う。

・食事開始時の姿勢と体位の保持を行う。

## 4 廃用症候群

## （1）要　因

機能障害による身体活動量の低下に伴う筋骨格系の萎縮や拘縮。

## （2）看護のポイント

・日常生活行動の自立と拡大を目標にリハビリテーションを日常生活行動場面に取り入れる。特に療養者の達成感を得られるように段階的・具体的な目標を一緒に設定する。

・回復意欲の維持・向上のための働きかけと QOL を考慮した生活の工夫に向けた援助を行う。

## 5 褥　瘡

## （1）要　因

麻痺による知覚障害、同一体位による圧迫、体位変換時のずれと摩擦、排尿障害や失禁よる湿潤、食事摂取量の低下に伴う栄養不良など。

## （2）看護のポイント

・褥瘡のアセスメントツールを活用したリスクアセスメントと対策を行う。

・褥瘡予防のための徹底的な除圧とポジショニング、体位変換時のずれと摩擦の防止を行う。

・栄養状態のアセスメントと栄養管理を行う。

・排泄の管理とスキンケアを行う。

## 6 尿閉・尿路感染症

## （1）要　因

感覚障害に伴う排尿障害と尿道カテーテルの留置。

### （2）看護のポイント

・尿量と水分出納管理を行う。

・尿の性状と感染徴候を観察する。

・尿道カテーテルの管理を適切に行う。

## 7　ひきこもり

### （1）要　因

　四肢麻痺に伴う運動機能障害、失行・失認などの高次脳機能障害、構音障害・失語症などの後遺症によるボディイメージの変化の受容が困難。

### （2）看護のポイント

・うつ傾向の観察。

・ボディイメージの変化についての不安の傾聴と受容の支援を行う。

・構音障害・失語症の程度と影響に応じたコミュニケーション方法の確立を行う。

・福祉用具や社会資源の活用によって ADL・IADL を確立する。

・回復意欲の維持・向上のための働きかけと QOL を考慮した生活工夫に向けた援助を行う。

・新たな生きがいが見つけられるよう支援する。

## 8　意欲の低下や寝たきり状態による認知症の発症

### （1）要　因

　ボディイメージの変化の受容ができないことに伴う意欲の低下、障害の影響で寝たきりの生活。

### （2）看護のポイント

・障害受容に向けて支援する。

・認知症の予防や寝たきり予防のための支援を行う。

・認知症のアセスメントツールを使って行う。

・認知症の程度に応じた適切な支援を行う。

## 9　介護負担

### （1）要　因

　後遺症に伴う日常生活全般の介護や不慣れな医療管理に伴う家族の介護負担。

### （2）看護のポイント

・家族の介護負担をアセスメントする。

・介護負担軽減のための家族間の調整や社会資源導入への助言と援助を行う。

・家族の介護状況の確認と負担の少ない方法の指導・助言を行う。

・家族の介護努力を承認し称賛する。

・家族にレスパイトの必要性を説明し、定期的にレスパイトケアを行う。

# 3 地域包括ケアシステムにおける看護師の役割

　地域包括ケアシステムでは、疾病や障害を抱えていても、可能な限り自宅などの住み慣れた場所で療養し、本人が望む自分らしい生活を続けることを目標にしている。脳卒中後遺症では、様々な生活障害となるものがあるため、本人が望む生活が送れるように、タイムリーで適切な退院支援・退院調整が必要である。これらについての看護師の役割について述べる。

## 1 退院支援

　脳卒中後遺症では様々な障害があり、ボディイメージの変化を受容できないことや自宅での生活の不自由さの影響からくる不安で、なかなか退院に踏み切れない。それが多くの療養者や家族の気持ちである。しかし、障害をもちながら、生活の自立ができるようにするには、早期に自宅での生活に戻すことが望ましい。ベッド上の生活が中心となる入院が長引くと、障害の影響もあり、筋力の低下が生じ、ADL の低下が進む可能性がある。また、病院では転倒を危惧し、伝い歩きが可能な状態でも、安全を重視し、移動に車椅子を使う場合もある。入院生活は医療者に依存した生活となりやすく、高齢者の場合は、認知機能の低下につながるとの報告もある。長期入院のマイナスの影響については、療養者も家族も知らないことが多いので、丁寧に説明する。様々な社会資源を活用して在宅療養に移行しても、通所リハビリや在宅リハビリが可能であり、むしろ生活行動に密接した生活リハビリになり、生活の自立が可能になりやすいというメリットを説明することで、在宅移行も視野に入れた意思決定ができるように、退院支援が必要である。退院支援は退院日の決定後ではなく、入院後の早い段階もしくは状態が安定した時期に、できるだけ早く実施することが望ましい。

　退院支援では、療養者と家族が望む生活やそれに対する不安を表出できるように働きかけるとともに、早期に在宅生活に戻ることのメリットと、サポートになる社会資源を具体的に紹介し、在宅での生活がイメージ化できるようにする。病棟看護師は、退院調整看護師や医療ソーシャルワーカーと連携し、退院支援を行う。退院後の生活に不安が強い場合は、療養者と家族の同意を得たうえで、訪問看護師やケアマネジャーの協力を求めることも必要である。

## 2 退院調整

　看護師は療養者と家族が在宅生活へ移行する意思決定ができたら、在宅での生活の自立、その人が望む生活ができるように、生活環境や社会資源の調整を行う。

　脳卒中後遺症療養者は、ADL・IADL において障害に伴う様々な不自由を生じる。療養者は何ができて何ができないのか、どんな人的サポート、福祉用具や介護があれば自立できるのかを明確に

する。そのうえで生活の不自由が最小限となるように、療養者と家族の意向を踏まえ、住宅改修や福祉用具の導入などで生活環境を整え、リハビリを含めた必要な人的・物的社会資源の導入に向けて調整する。

　退院前カンファレンスでは、療養者・家族を中心にして病院側からは、病棟主治医、受け持ち看護師、PT・OT、ST、薬剤師、MSW など、在宅側からは、在宅医、訪問看護師、ケアマネジャー、PT・OT、薬剤師、福祉用具業者などの関係職種が集まる。このとき、病棟看護師や退院調整看護師は、患者と家族が希望や不安について十分述べられるように、構音障害などのコミュニケーション障害がある場合も医師の説明を補足し、在宅側の関係者が病態や治療とリハビリ、入院中の ADL などの状況、退院後の在宅生活での脳卒中後遺症に伴う療養上の課題が明確にできるようにし、その解決策や方向性について話し合えるように働きかける。

　退院前訪問（家屋調査）は、療養者の外泊に合わせて実施する（平成 24 年診療報酬の改定により、退院後に訪問看護を受けようとする入院患者が在宅療養に備えて一時的に外泊するとき、対象者の基準はあるが、医療保険で訪問看護を行うことができるようになった）[注]。もし、外泊できない場合は家族の意見を中心に実施する。ケアマネジャー、退院調整看護師、訪問看護師、PT・OT、福祉用具業者などで行う。患者の起立・歩行状態やベッド・車椅子の設置場所を確認する。特にトイレや浴室での動作は実際に動いてもらって、杖や車いすの種類、手すりやボード、踏み台の位置決めや適切な高さ、グリップなども含めてどのような種類が望ましいかを確認し、福祉用具業者と一緒に検討する。生活動作や動線を細かく確認し、麻痺側を考慮した体位変換や日常生活動作、生活習慣、生活のしやすさだけでなく好みなど QOL も考慮し、さらに転倒の危険がないか安全面も確認する。

　退院時カンファレンスでは、退院当日に在宅医、訪問看護師、ケアマネジャー、PT・OT、薬剤師、ホームヘルパー、福祉用具業者、その他の療養者の支援にかかわる職種が集まる。メンバーで、今後の在宅療養支援について、療養者と家族の在宅療養における希望を確認し、在宅療養の目標や課題の共有、課題解決の方法などについて話し合う。また、療養者と家族の在宅での生活の実際を確認し、住宅改修による段差の解消、手すりや踏み台、ベッドや車いすなどを実際に使用して不自由さや危険がないかなど、在宅療養生活における課題を確認し、解決する。さらに訪問診療や訪問看護、訪問介護などの訪問スケジュール、デイケア・デイサービス、ショートステイなどの施設利用日を、介護者の負担軽減も考慮し、検討する。訪問看護師は、脳卒中後遺症により予測される心身の課題とそれを回避するための方法について、メンバーで共有できるように医療者の立場から働きかける。加えて、ボディイメージの変化に伴う引きこもりを予防するための療養者の生きがい支援や家族介護者の負担が最小限となるような観点から、意見を述べる。

注）外泊中（1泊2日以上）の入院患者に対する訪問看護：対象者の基準は、末期の悪性腫瘍や神経難病などの対象者、特別管理加算（気管カニューレや留置カテーテルなど）、その他在宅療養に備えた一時的な外泊にあたり訪問看護が必要であると認められた対象者。

# 4 | 右不全麻痺があるが自分でトイレに行けるようになりたい人への支援

## ■ 事例の概要

### ●事例

E氏、70歳、男性。

### ●診断名

脳梗塞後遺症、右不全麻痺。

### ●既往歴・現病歴

60代後半で高血圧と診断される。3年前から高血圧でアダラート® 20mg服薬し、血圧は良好であったが、最近3か月は祭りの準備で多忙となり、飲酒の機会が増え、2012年5月脳梗塞（左側頭葉血管閉塞）発症。輸液療法実施。後遺症として右不全麻痺。リハビリテーション実施後、杖と手すりで介助者がいれば歩行可能な状態となり、1か月後本人の強い希望で退院。

### ●入院中の状況

E氏「こんな姿で友人・知人にも会えない。みっともない姿を見られたくない」と家族以外の面会を断り、交流を避けていた。入院中は近隣の自治会の友人や教え子の面会も断っていた。「早く一人で歩けるようになりたい」と、リハビリには非常に熱心に取り組み、模範的な入院患者であった。

### ●訪問看護導入の経緯

入院先の病院のソーシャルワーカーに退院調整で訪問看護と訪問リハビリテーションを紹介され開始。

### ●医師の指示書からの情報

血圧130～124/86～80mmHg、脈拍数68回/分、呼吸数16回/分、体温35.7～36.0℃で、バイタルサインは安定している。右上肢・下肢MMT2、左上肢・下肢MMT5、握力右10kg、左30kg、ROM左右上下肢正常範囲、立ち上がり困難、バランス感覚障害・ふらつきあり、視野障害・複視・失認・失行なし、構音障害あり、言葉がはっきりしない、貧血なし。

### ●訪問看護の目的

病状観察、特に血圧のコントロール、清潔援助、日常生活におけるリハビリテーション、家族への介護指導、メンタルケア。

### ●訪問リハビリの目的

残存機能の維持・向上と体位保持バランス訓練（入院先の理学療法士による）。

### ●初回訪問からの情報

・身体的状態（バイタルサイン・一般状態）：現在は血圧124/80mmHg、脈拍数68回/分、呼吸数16回/分、体温35.7℃で、バイタルサインは安定している。利き手交換し、左手でできることは自分で実施しているが、食事・排泄・清潔・移動などの日常生活動作は全般的に介助が必要な状況である。

・コミュニケーション：構音障害があり、言葉がスムースに出なくなり、言葉がはっきりしない。ストレスを感じている様子で、必要最低限の会話のみである。「言いたいこともうまく伝わらない」と無口になった。

### ●本人や家族の思い

E氏：「トイレぐらいは自分一人で行きたい」と妻を困らせることがある。「腰の悪い妻に負担をかけたくない」と妻の健康を気遣い、「リハビリを頑張って、一人でトイレくらいは行けるようになりたい」と言い、訪問リハビリテーションの理学療法士の指導のもとに、毎日熱心に取り組んでいる。

E氏家族：初回訪問時に妻は「お父さんは教員生活が長いし、自治会長や民生委員もしていたから、障害がある姿は家族以外に見せたくないようだし、元の体に戻りたいと焦って、自分で無理して動こうとするから心配です」「我慢強く、頑固な一面があり、人には弱みを見せない性格です」と言っている。また、妻は、昨夜、E氏が自分でトイレに行こうとし転倒しそうになったと心配そうに言う。妻は介護に不慣れななか、E氏のあまり人に見られたくないという気持ちに寄り添って懸命に介護しているが、最近は腰痛がひどくなっている。

### ●生活状況

健康なときは5時30分に起床して、23時30分に就寝の規則的な生活で、毎日近所を散歩するのが習慣であった。趣味は読書と写真であった。自分の部屋は多くの書物と自分で撮った写真を飾っている。長年の教員生活に誇りをもって生きてきた。

古くからある住宅地に在住、持ち家である。玄関から外に10cm程度の階段が3段あり、周辺は園芸が趣味の妻の鉢植が置いてある。家の前は道路であるが、住民の車が通る程度で、交通量は少ない。徒歩10分の場所に公園があり、毎朝の散歩で立ち寄っていた。

徒歩15分の場所に商店街があるが、E氏の家の周囲は静かな住宅街である。商店街を中心とした商業都市。人口の平均年齢は高く高齢者が多い地域だが、自治会を中心とした地区活動は活発で近隣との交流が盛んな地域である。医療・福祉・介護サービスは充実しており、中規模の病院と医院があり、医院は訪問診療も行っている。近隣に訪問看護ステーションとヘルパーステーションもある。

### ●その他

本人は教員生活が長く、最後は小学校の校長で退職、その後、民生委員として地区活動を熱心に行っていた。妻は専業主婦で、これまで物事の決定はE氏（夫）の役割でそれに従っている。2人の子ども（42歳の娘、38歳の息子）は、それぞれ独立して家庭をもっている。本人は子どもたちにはそれぞれの生活があり、人生があるから、できるだけ妻と2人で自立して生活していきたいと、常々言っていた。

長男家族は同じ敷地内に住んでいる。息子は大手企業勤務で多忙であるが、母親の相談役を担っている。嫁は小学生低学年の子ども2人の世話をしており、声をかけると介護を手伝い、子どもが不在の時間を中心に手伝っている。E氏夫妻の関係は良好で、息子夫婦との関係も良好である。娘は遠方に嫁いでいるが、A氏を心配して電話をかけてくる。

## ■ フェイスシート

| 利用者 | （ E 氏 ） | 年齢 | （ 70歳 ） | 性別 | （男）・女 | 保険の種類 | （ 医療保険 ・ 介護保険 ） |
|---|---|---|---|---|---|---|---|

| 主な疾患 | 脳梗塞 | 身長：170cm、体重62kg |
|---|---|---|

| 治療経過 | 服薬状況 | 医療処置 |
|---|---|---|
| 2012年5月脳梗塞（左側頭葉血管閉塞）発症。輸液療法実施、後遺症右不全麻痺。リハビリテーション実施後、杖と手すりがあれば介助歩行可能な状態となり1か月で退院となる | アダラート®L（10mg）2T　2×MT、バッファリン®8L　1T　1×M、メバロチン®L（10mg）2T　2×MT 3×n/day、カマグ®（0.33mg）3P | リハビリテーション 排便管理 栄養管理 |

**既往歴**

3年前に高血圧指摘され、薬物療法中

**発達課題（ライフステージ、ライフイベント、職歴、生活歴、成育歴）**

老年期で、夫婦2人暮らし、子どもたちは独立、同じ敷地に長男夫婦と小学生低学年の孫2人が住む
教員生活が長く、最後は小学校の校長で退職、その後、自治会長や民生委員として地区活動を熱心に行っていた

| 項目 | 具体的内容 |
|---|---|
| 食事・栄養 | 病後は、右麻痺のために、利き手交換し、滑り止めがついた食器（補助具）を使い摂取するが1回に1時間要し、ほぼ全量摂取。嚥下障害はないが、飲み込みに時間を要し、時折、むせがある |
| 更衣 | 妻に介助されて更衣している。 |
| 移動 | 家の中は、杖をついてや手すりにつかまって動くことはできるがバランスが悪く、ふらつきがみられる。そのため、移動時はいつも妻が付き添っている |
| 排泄 | 排尿は昼夜妻の介助でトイレまで歩行（7〜8回/日）、排便は病後、便秘となり、緩下剤（プルゼニド®）で調整（1回/2日）。着衣は時間がかかるが自立している。妻が手伝うことも多い |
| 整容 | 歯ブラシやくし、ひげそり器などを持つことはできるが、細かい動作ができないため、妻が介助している |
| 入浴・清潔 | 健康なときは毎日入浴し、清潔好きであった。病後は、浴槽への出入り、健側・上下肢・背部の洗身、洗髪に介助が必要、2回/週、他の日は妻が清拭。皮膚トラブルなし |
| 家事 | 妻がすべて実施している |
| 服薬管理 | 妻が管理し、妻の介助で服薬する |
| 財産管理 | 実務は妻が行うが、決定相談は療養者本人が行っていた。病後は息子が財産管理を手伝っている |

| 日常生活自立度（寝たきり度） | J1　J2　A1　A2　B1　（B2）　C1　C2 |
|---|---|
| 認知症老人の 日常生活自立度 | （なし）　Ⅰ　Ⅱa　Ⅱb　Ⅲa　Ⅲb　Ⅳ　M |
| 要介護（支援）度区分 | 非該当　要支援1　要支援2　要介護1　（要介護2）　要介護3　要介護4　要介護5 |

**家族と介護者（主介護者の年齢、性別、続柄、健康状態）**

妻：67歳、専業主婦、最近腰痛がひどくなっている
息子の嫁：32歳、健康
息子：38歳（大手企業課長）
娘：42歳、遠方に住んでいる

**（家族構成）**

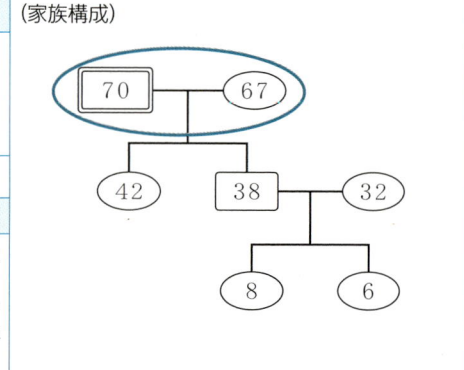

| キーパーソン | 妻 |
|---|---|

**介護意欲、介護力**

妻：意欲はあり、夫の望みに添うように介護しているが、介護は不慣れ
息子家族：介護意欲はあるが母親のサポートとして考えている。息子は、休日は買物や留守番など可能な範囲で手伝い、嫁は子どもがいない時間に介護を手伝っている

| 主たる収入源 | 公費負担制度、各種手当の種類 |
|---|---|
| 本人の年金・不動産収入 | 身体障害者手帳・・・あり |
| **退職金・職場からの年金** | |
| 個人契約の各種保険・ローンは全額完済 | |

| 療養者の居室 | 住居環境 |
|---|---|
| 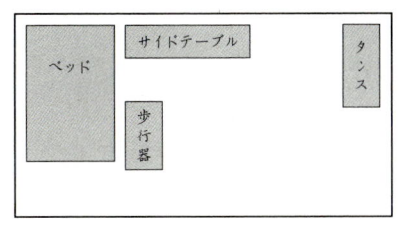 | 商店街が近くにあるが、家の周囲は静かな住宅街<br>子どもの頃から住み慣れた平屋一戸建て住宅。同じ敷地に長男家族が住んでいる。屋内は段差が多い、古い家屋<br>廊下をはさんで茶の間があり、トイレは部屋を出て廊下の先にある（便座様式で感温式、ウォシュレット設置、車いすのスペースはない）<br>浴室はトイレの横の部屋で、室内にあり。脱衣所、浴室の寒暖差はない<br>室内適温、日当たり・風通し良好 |

| 近隣付き合い状況 | 子どもの頃から住んでいる土地で、友人、知人が多い |
|---|---|
| **インフォーマル・サポート** | 妻、長男家族との関係も良く、家族のサポートが十分得られる。本人が地元の自治会長や民生委員をしていたので希望すれは、近隣や地域のサポートは受けやすい |

| 現在利用している社会資源 | 地域で利用可能な社会資源 | 今後必要な社会資源 |
|---|---|---|
| B病院（市内）：ケアマネジャー・住診医師<br>B病院（市内）：訪問看護（24時間対応）週2回（火・木）<br>B病院（市内）：訪問リハビリ：週1回（金） | ヘルパーステーション、デイサービスセンターが近隣にある | |

### 本人・家族の希望、健康についての考え方

本人：健康は自分で守るときちんと薬を飲んでいたが、酒で失敗した。自分のことは自分でするように、生徒に指導してきたので、人の世話を受けないと生活できないのは情けない。せめてトイレくらい、一人で行けるようになりたい。こんな姿では、友人・知人にも会いたくないと人との交流を避けている
家族：障害を受け入れて、以前のように自分らしく生活してほしい

### 療養に対する希望、サービスへの希望、健康上配慮していること、在宅療養の経緯

自宅で自分らしく、人に迷惑をかけずに生活したい

### 生活リズム・スケジュール

| 週／日 | 8～9 | 9～10 | 10～11 | 11～12 | 12～13 | 13～14 | 14～15 | 15～16 | 16～17 | 17～18 | |
|---|---|---|---|---|---|---|---|---|---|---|---|
| 月 | | | | | | | | | | | |
| 火 | | | | | | 13:30～14:30<br>訪問看護B | | | | | |
| 水 | | | | | | | | | | | |
| 木 | | | | | | 13:30～14:30<br>訪問看護B | | | | | |
| 金 | | | | | | 13:30～14:30<br>ＰＴ/訪問リハビリテーション | | | | | |
| 土 | | | | | | | | | | | |
| 日 | | | | | | | | | | | |
| ＜1か月＞<br>定期受診：1回/2週（第2、4） | | | | | | | | | | | |

## ■ アセスメントシート（望みの促進因子・阻害因子）

### 身体的側面の情報

Ⅰ-1： 脳梗塞後遺症、右不全麻痺。要介護2。認知症なし
Ⅰ-2： 3年前から高血圧でアダラート®20mg服薬し、血圧は良好であったが、祭りの準備で多忙、飲酒の機会が増え、2012年5月脳梗塞（左側頭葉血管閉塞）発症。輸液療法実施。後遺症として右不全麻痺。リハビリテーション実施後、杖と手すりで介助者がいれば歩行可能な状態、1か月後本人の強い希望で退院
Ⅰ-3： 血圧130〜124/86〜80mmHg、脈拍数68回/分、呼吸数16回/分、体温35.7〜36.0℃
Ⅰ-4： 身長170cm、体重62kg
Ⅰ-5： 右上肢・下肢MMT2、左上肢・下肢MMT5、握力右10kg、左30kg、ROM左右上下肢正常範囲
Ⅰ-6： 立ち上がり困難。バランス感覚障害、ふらつきあり
Ⅰ-7： 視野障害・複視、失認・失行なし
Ⅰ-8： 構音障害があり、言葉がはっきりしない
Ⅰ-9： 食事は利き手交換し、補助具を使用して1時間かけて、ほぼ全量摂取し、貧血なし
Ⅰ-10： 浴槽への出入り、健側・上下肢・背部の洗身、洗髪に介助が必要、2回/週。他の日は妻が清拭。皮膚トラブルなし
Ⅰ-11： 排尿7〜8回/日 排尿障害なし。妻の介助でトイレ歩行
Ⅰ-12： 便秘のためプルゼニド®で、コントロール中1回/2日
Ⅰ-13： 服薬アダラート®L（10mg）2T 2×MT、バッファリン®8L 1T 1×M、メバロチン®L（10mg）2T 2×MT 3×n/day、カマグ®（0.33mg）3P

### 身体的側面のアセスメントの結果

□服薬遵守で血圧はコントロールできていたが、祭りの準備で、飲酒が増え脳梗塞を発症した。現在血圧はコントロール良好
（Ⅰ-1・2・3）

□身長・体重バランス良好
（Ⅰ-4）

□脳梗塞の後遺症で右半身麻痺はあるが、左上下肢は筋力・握力正常範囲である
（Ⅰ-5）

□右不全麻痺による筋力・握力・バランス感覚障害と、立ち上がり困難、歩行障害による転倒の危険がある
（Ⅰ-5・6）

□排泄、入浴は介助が必要である
（Ⅰ-10・11）

□排尿障害なく、排便コントロールも良好
（Ⅰ-11・12）

□構音障害があり、言葉がはっきりしないことによる影響が予測される
（Ⅰ-8）

E氏、7
在宅療養に対
「一人でトイレに行

### 環境・生活の側面の情報

Ⅲ-1： 子どもの頃から住み慣れた平屋一戸建て住宅。同じ敷地に長男家族が住んでいる
Ⅲ-2： 徒歩15分の場所に商店街があるが静かな住宅街
Ⅲ-3： 室内適温、日当たり・風通し良好
Ⅲ-4： トイレはE氏の部屋を出て、廊下の先にある。便座洋式で感温式、ウォシュレット設置。車いすのスペースはない
Ⅲ-5： 浴室はトイレの横の部屋で、室内にあり、脱衣所、浴室の寒暖差はない
Ⅲ-6： 健康なときは毎日入浴し、清潔好きであった
Ⅲ-7： 屋内は段差が多い家屋
Ⅲ-8： 健康なときは、5時30分に起床して、23時30分に就寝の規則的な生活であった
Ⅲ-9： 毎日近所を散歩するのが習慣であった
Ⅲ-10： 趣味は読書と写真であった
Ⅲ-11： 近隣には友人・知人も多く、交流は良好である
Ⅲ-12： 経済的に安定している

### 環境・生活の側面のアセスメントの結果

□長男家族が同じ敷地に住んでいる
（Ⅲ-1）

□療養者は地域に密着して生活していた歴史があり、近隣のサポートが得られやすい状況にある
（Ⅲ-1・11）

□段差が多い家屋だが、長年住み慣れた環境である
（Ⅲ-1・7）

□E氏の部屋の療養環境良好
（Ⅲ-3）

□友人知人が多い
（Ⅲ-11）

□経済的に安定している
（Ⅲ-12）

## 心理的側面のアセスメントの結果

☐ 脳梗塞後遺症に伴う右不全麻痺によるボディイメージの変化が受け入れられず、あまり人に見られたくないと引きこもり傾向である（Ⅱ-1・2・3・8）

☐ 自立心が強く、プライドが高く一人で歩こうとしてリハビリに意欲的。一人でトイレに行けるようになりたいという希望はあるが、焦燥感に伴う転倒の危険がある（Ⅱ-2・4・7・11・12）

☐ 妻のことを気遣い、妻に負担をかけたくないと思っている（Ⅱ-5・7）

☐ 構音障害により、コミュニケーションに消極的（Ⅱ-8）

### 心理的側面の情報

Ⅱ-1：「自分のことは自分でするように、生徒に指導してきたのに、人の世話を受けないと生活できないのは情けない」

Ⅱ-2：「こんな姿で友人・知人にも会えない。みっともない姿を見られたくない」と家族以外の面会を断り、交流を避けている

Ⅱ-3：「トイレぐらいは自分一人で行きたい」と妻を困らせることがある

Ⅱ-4：「我慢強く、頑固な一面があり、人には弱みを見せない性格です」と妻は言っている

Ⅱ-5：「腰の悪い妻に負担をかけたくない」と妻の健康を気遣う

Ⅱ-6：「リハビリを頑張って、一人でトイレくらいは行けるようになりたい」と言い、熱心にリハビリに取り組んでいる

Ⅱ-7：妻より、昨夜、E氏が自分でトイレに行こうとして転倒しそうになったと心配そうに言われた

Ⅱ-8：「言いたいこともうまく伝わらない」と無口になった

Ⅱ-9：長年の教員生活に誇りをもって生きてきた

Ⅱ-10：教え子や町内の友人・知人の信頼が厚く、相談役を担っていた

Ⅱ-11：「子どもたちにはそれぞれの生活があり、人生があるから、できるだけ妻と2人で、自立して生活していきたい」と、常々言っていた

Ⅱ-12：教員生活が長く、最後は校長で退職。その後、自治会長や民生委員をしていた

、男性
思いや望み
ようになりたい」

## 家族・介護状況の側面のアセスメントの結果

☐ 妻67歳は、介護に不慣れななか、E氏の気持ちに寄り添い一人で全面的に介護している（Ⅳ-1）

☐ 妻は介護負担により、腰痛の悪化があり、これ以上の負担は共倒れになる可能性がある（Ⅳ-1）

☐ 必要性に応じて息子家族の協力は可能な状況である（Ⅳ-3・4）

☐ 訪問看護と訪問リハビリの利用で療養生活が維持されている（Ⅳ-5・6）

☐ 必要が生じた場合の介護サービス追加導入は経済的には可能だろう（Ⅳ-7）

### 家族・介護状況の側面の情報

Ⅳ-1：妻67歳は、介護に不慣れであるが、夫のこんな姿はあまり人に見られたくないという気持ちに寄り添い、一人で全面的にE氏の世話をし、昼夜もトイレ歩行介助が必要なためか最近は腰痛がひどくなっている

Ⅳ-2：妻は専業主婦で、これまで物事の決定は夫の役割で、それに従っている

Ⅳ-3：長男は大手企業の課長で多忙だが、休日はE氏の世話を手伝っている

Ⅳ-4：長男の妻は、子どもが8歳と6歳だが、声をかけると手伝う。E氏夫妻との関係は良好

Ⅳ-5：入院先の病院のソーシャルワーカーに紹介され、訪問看護2回/週。病状観察と入浴介助、日常生活リハビリ、介護指導、メンタルケアなどを受けている

Ⅳ-6：入院先の病院のPTより、訪問リハビリ1回/週。残存機能の維持・向上と体位バランス保持訓練を受けている

Ⅳ-7：E氏夫妻はE氏の年金と不動産収入で生活し、経済的に安定した生活をしている

Ⅳ-8：娘は遠方に住んでいるがE氏を心配し電話をしてくる

## 関連図の作成プロセス

### 1 重要な言葉を取り出す

　アセスメント用紙に記載された四側面のそれぞれの情報を検討し、アセスメントを行う。下記には四側面のうち、身体的側面を例としてあげる。

　身体的側面のアセスメントの結果の記述のなかから、課題につながる内容に下線を引き抽出する。促進因子（強みとなる言葉）を（　　　）に、阻害因子（課題につながる言葉）を [　　　] に示す。

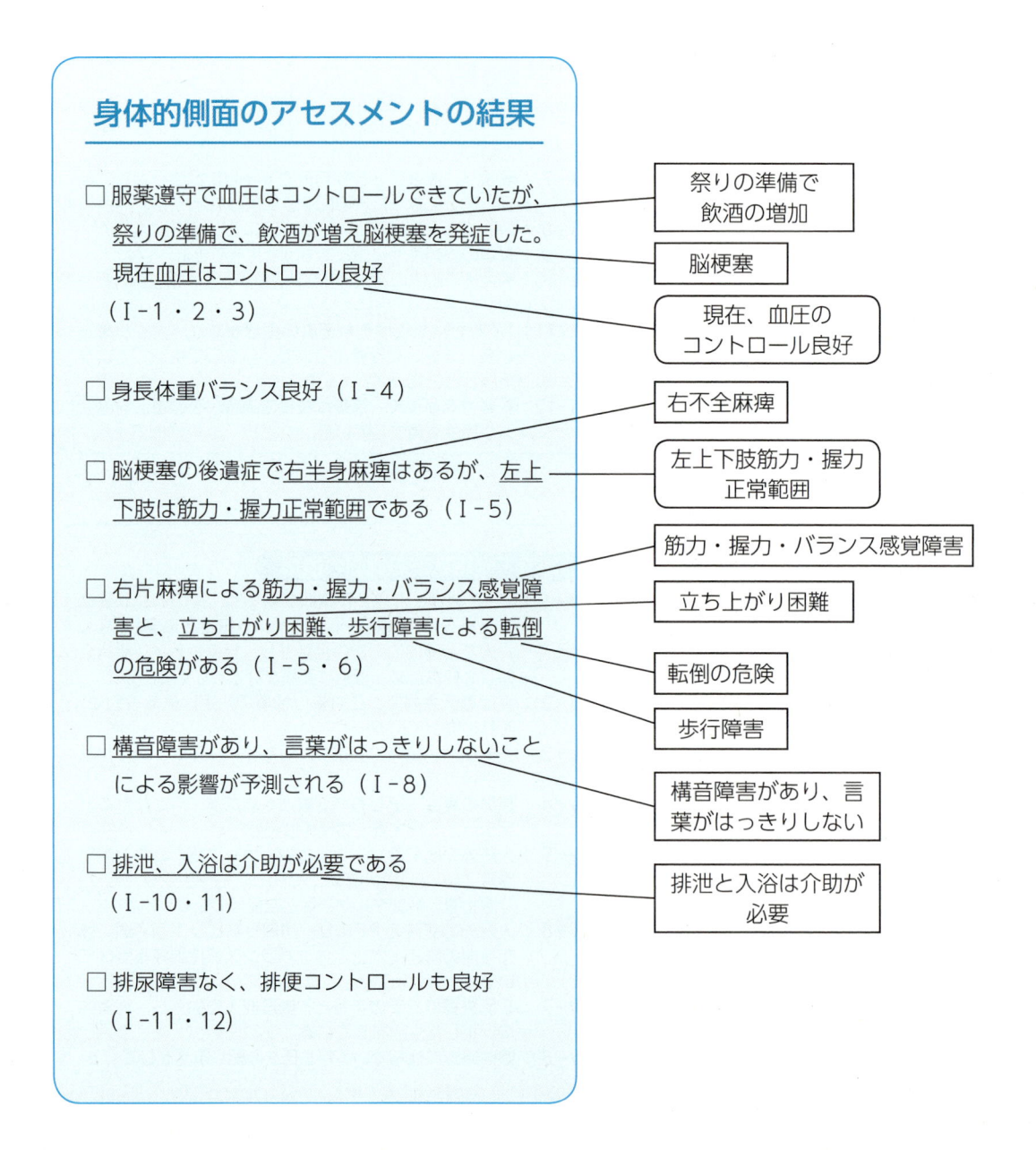

**身体的側面のアセスメントの結果**

☐ 服薬遵守で血圧はコントロールできていたが、祭りの準備で、飲酒が増え脳梗塞を発症した。現在血圧はコントロール良好（Ⅰ-1・2・3）

- 祭りの準備で飲酒の増加
- 脳梗塞
- 現在、血圧のコントロール良好

☐ 身長体重バランス良好（Ⅰ-4）

☐ 脳梗塞の後遺症で右半身麻痺はあるが、左上下肢は筋力・握力正常範囲である（Ⅰ-5）

- 右不全麻痺
- 左上下肢筋力・握力正常範囲

☐ 右片麻痺による筋力・握力・バランス感覚障害と、立ち上がり困難、歩行障害による転倒の危険がある（Ⅰ-5・6）

- 筋力・握力・バランス感覚障害
- 立ち上がり困難
- 転倒の危険
- 歩行障害

☐ 構音障害があり、言葉がはっきりしないことによる影響が予測される（Ⅰ-8）

- 構音障害があり、言葉がはっきりしない

☐ 排泄、入浴は介助が必要である（Ⅰ-10・11）

- 排泄と入浴は介助が必要

☐ 排尿障害なく、排便コントロールも良好（Ⅰ-11・12）

## ② 重要な言葉のラベル化

❶それぞれの"重要な言葉"をラベル化して ラベル として並べる。

❷ ラベル は、療養者E氏の望み「一人でトイレに行けるようになりたい」の促進因子、阻害因子を意識してラベル化する。身体的側面を例にあげると「現在、血圧のコントロール良好」「左上下肢筋力・握力正常範囲」は強みとなる促進因子であり、阻害因子は「右不全麻痺」「筋力・握力・バランス感覚障害」「立ち上がり困難」「歩行障害」「転倒の危険」などとなる。その他の側面のラベルを配置し、全体として両方の因子がバランスよく含まれていることが望ましいので、偏っていないかをラベルを並べながら確認する。

### 身体的側面

- 祭りの準備で飲酒の増加
- 脳梗塞
- 現在、血圧のコントロール良好
- 右不全麻痺
- 構音障害があり、言葉がはっきりしない
- 筋力・握力・バランス感覚障害
- 立ち上がり困難
- 歩行障害
- 転倒の危険
- 左下肢筋力・握力正常範囲
- 排泄と入浴は介助が必要

### 心理的側面

- あまり人に見られたくない
- ボディイメージの変化
- ひきこもり傾向
- 自立心が強い
- プライドが高い
- 一人でトイレに行けるようになりたい
- 妻に負担をかけたくない
- 焦燥感に伴う転倒の危険
- リハビリに意欲的
- コミュニケーションに消極的

### 環境・生活の側面

- 長男家族が同じ敷地
- 経済的に安定
- 近隣のサポートが得られやすい
- 友人、知人が多い
- 段差が多い家屋
- 長年住み慣れた環境
- 部屋の療養環境良好

### 家族・介護状況の側面

- 妻が全面的に介護
- 介護に不慣れ
- 妻の介護負担により、共倒れになる可能性がある
- 妻の腰痛悪化
- 息子家族の協力可能
- 訪問看護と訪問リハビリの利用で療養生活が維持されている
- 介護サービスの追加導入は経済的に可能

## 3 関連因子の配置

❶　　E氏の望み　　である「一人でトイレに行けるようになりたい」を紙面の中央に置く。

❷　ラベル　の意味や他の関連するものとの関係性を考慮し、四側面の分類にとらわれず、関連性を考えて配置する。

❸E氏の場合は、脳梗塞発症の病状と右不全麻痺に伴う障害、障害やリハビリに対する思いや意欲、生活環境、介護負担の状況と介護の支援体制などを関連情報として配置する。

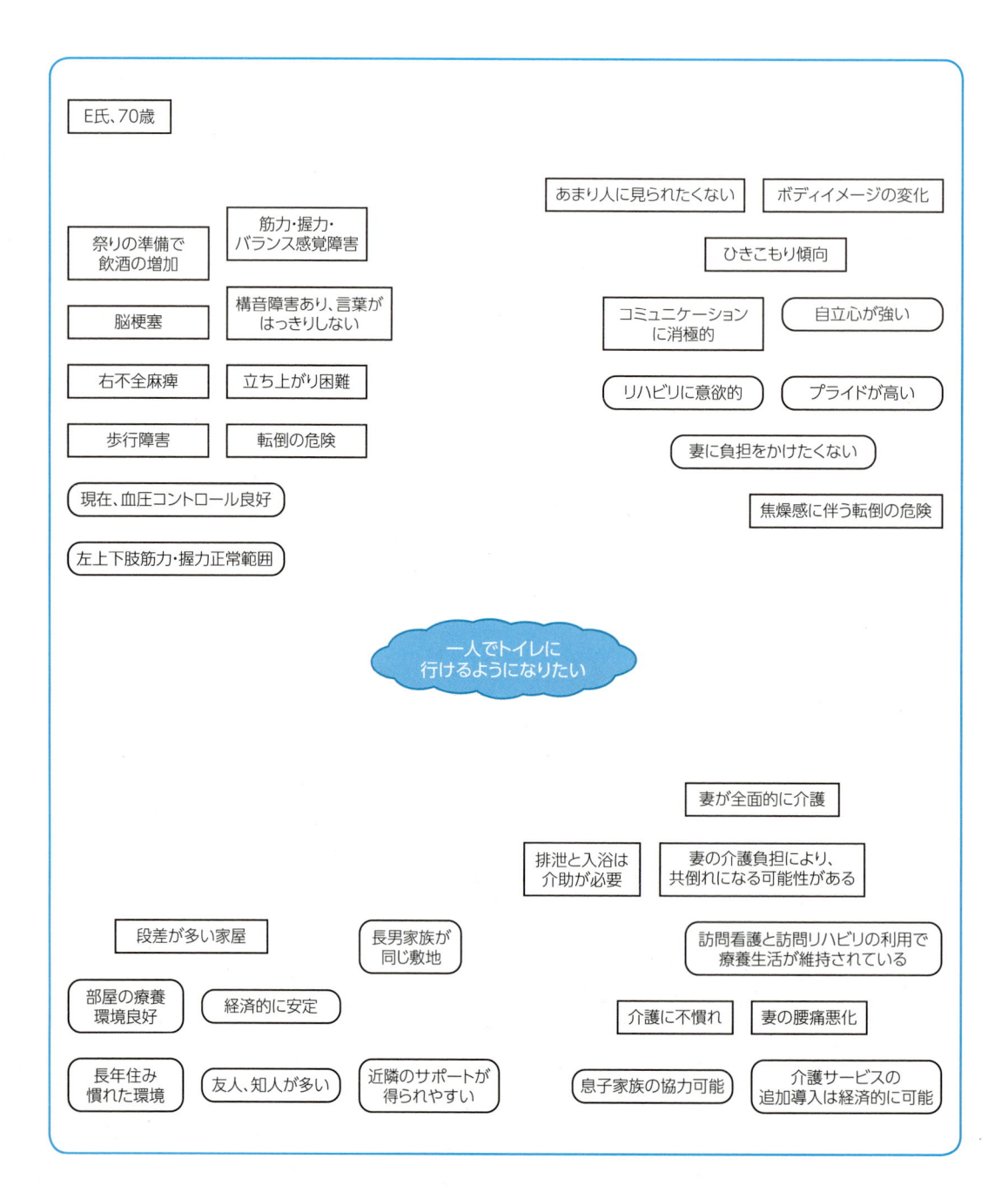

## 4 関連因子のグルーピング

❶E氏の望みをかなえるために、どのような関連課題があるか意識しながら、ラベル の並べ替え
を行う。

❷脳梗塞の病状に関するもの、後遺症と生活への影響、生活環境と介護状況および家族の協力体制、
ボディイメージの変化に伴うものなどの類似する ラベル の内容の塊をつくる。

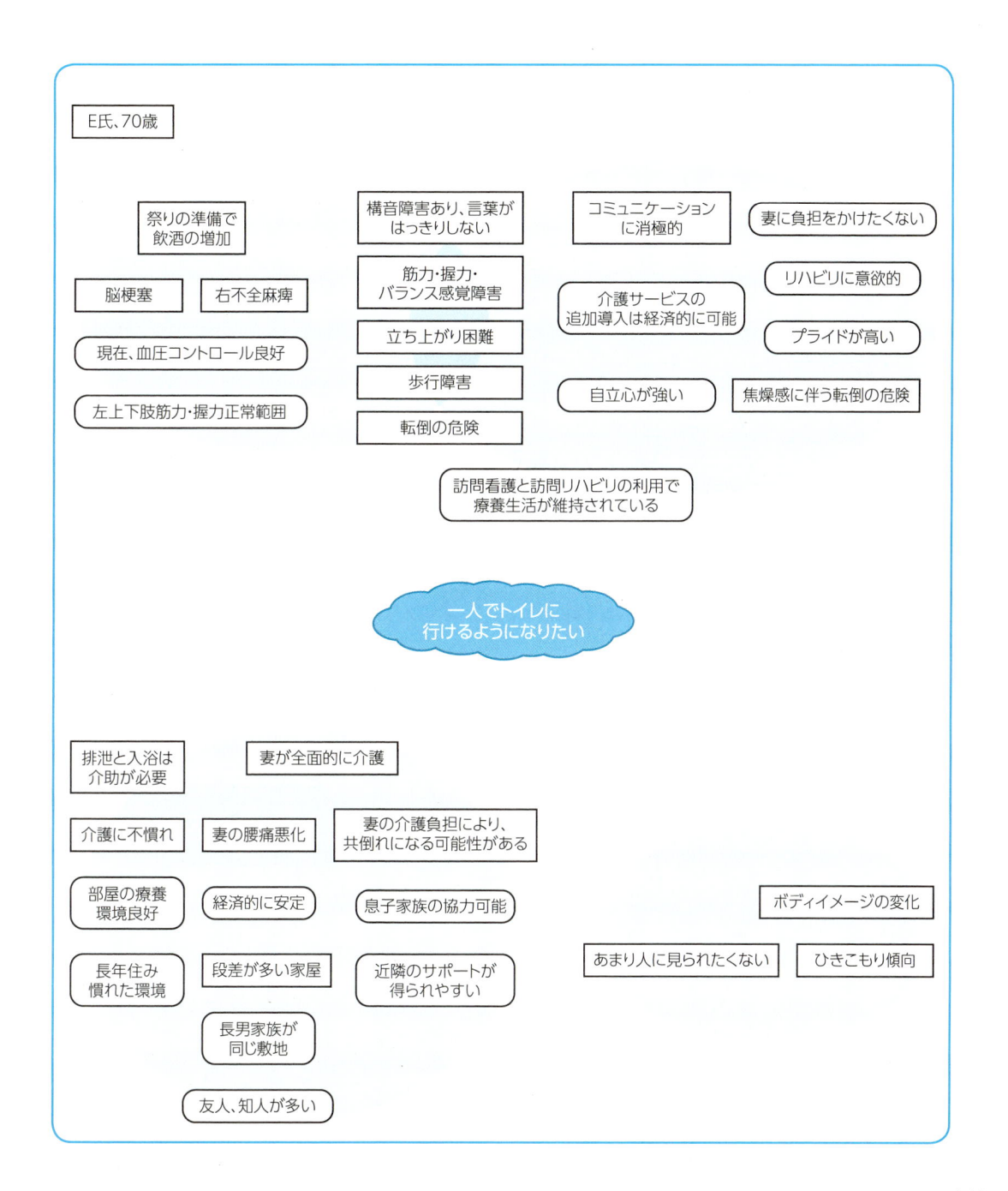

## 5 関係性の表示と療養上の看護課題の表示

❶E氏の望みをかなえるために、解決すべき課題は何かという視点で、原因・誘因となるものを意識して、ラベルの位置や集まりを再検討する。

❷看護課題を明確にし、ラベルと望みの位置関係を考慮し、書き加える。E氏の場合は、「一人でトイレに行きたいが、転倒のおそれがある」「妻の介護負担により、共倒れになる可能性がある」「ボディイメージの変化に伴うひきこもり傾向がある」の看護課題が抽出され、優先順位を明示した。

❸課題とラベルの関連性を矢印 ⟶ で示す（⟶ は因果関係を示し、それ以外では線でのみラベルとラベルを結ぶ）。

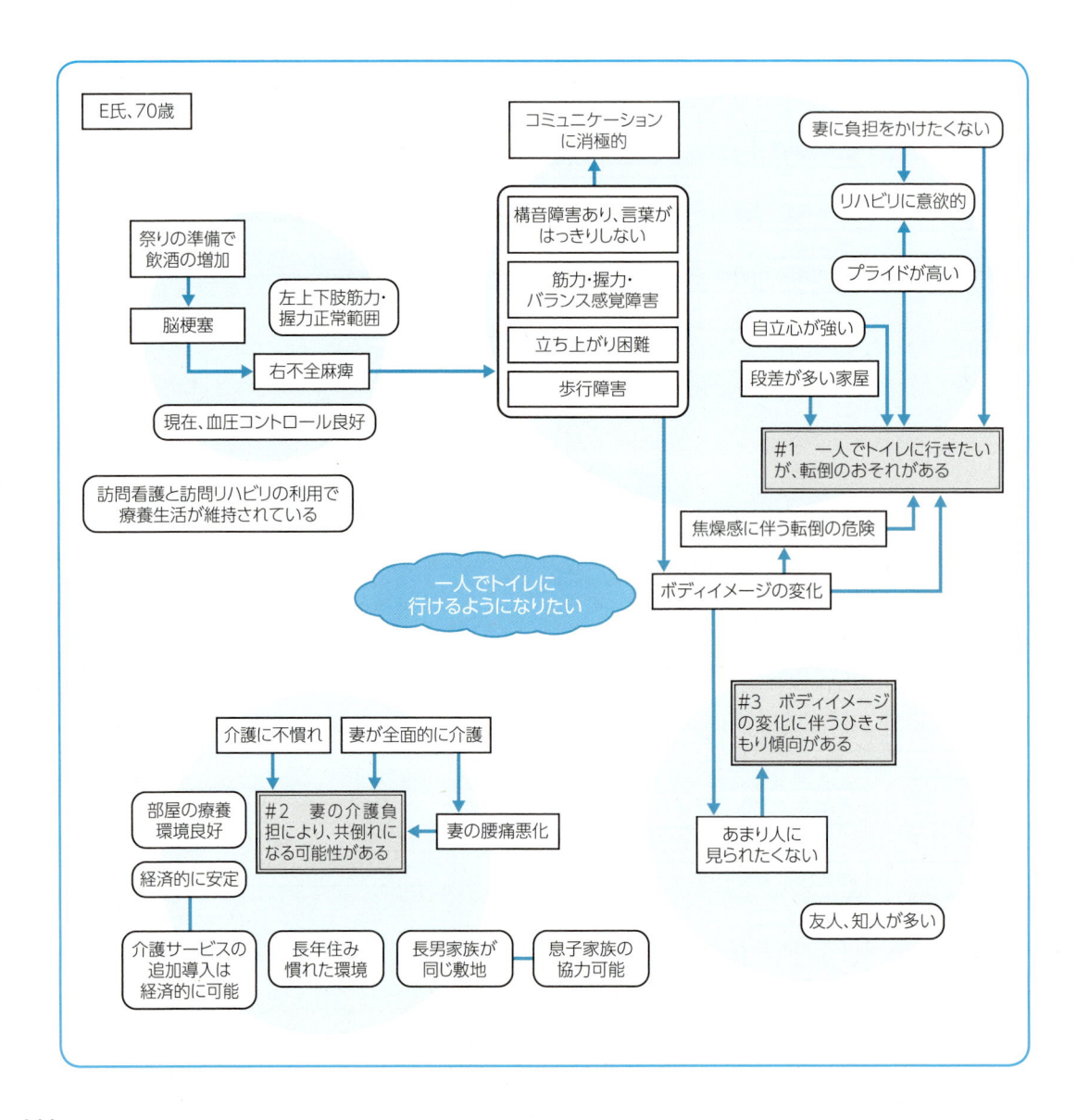

## 6　短期目標・長期目標の設定

❶看護課題の解決で目指す状態を 短期目標 として示す。E 氏の場合は、「転倒の危険性を理解し、必要に応じて介助を求める、一人でトイレに行くことを目標にリハビリに取り組める」「妻の介護負担を理解し、必要なサポートや社会資源の受け入れができる」「ボディイメージの変化を受け入れ、周囲のサポートを得ながら自分なりの楽しみを見つけて、友人との交流ができる」を書き加える。

❷看護課題の解決に向けて 看護援助 ➡ の概要を示す。

❸課題全体を概観し、療養者・家族の望みを達成可能な 長期目標 としてふさわしい表現にする。

一人でトイレに行けるようになりたい

　➡　1．転倒の危険性を理解し、転倒せずに一人で安全にトイレに行ける
　　　2．脳梗塞の後遺症による障害を受け入れ、新たな生きがいをもって生活できる

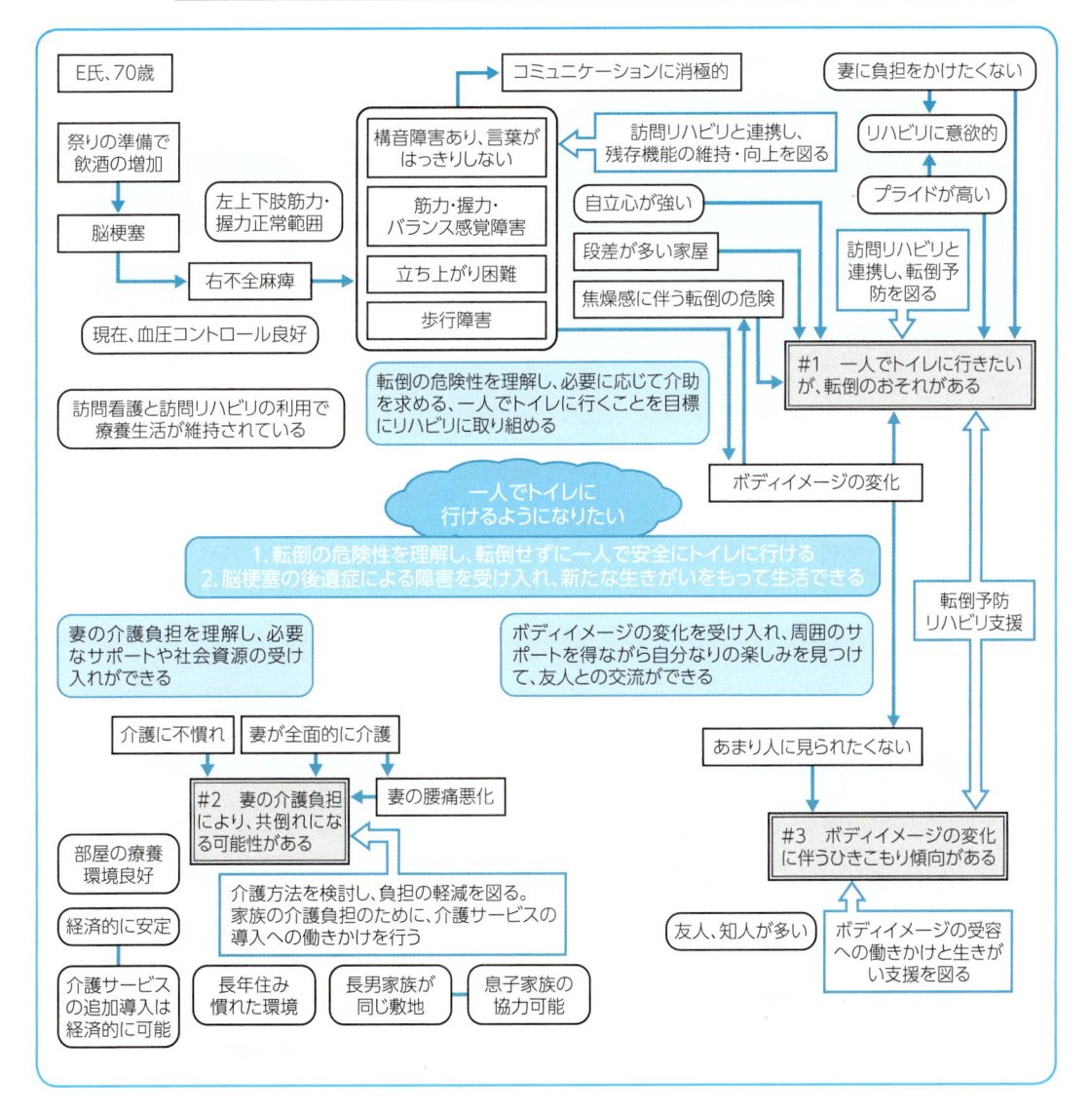

# ■二次アセスメントの作成

　E 氏のアセスメントシート（望みの促進因子・阻害因子）の四側面のアセスメントの結果（身体的側面、心理的側面、環境・生活の側面、家族・介護状況の側面）をもとに、療養者の望みに大きく影響する一次アセスメントを（　）に記載し、四側面の情報（身体的側面、心理的側面、環境・生活の側面、家族・介護状況の側面）を枠組みにとらわれず記載する。それらをもとにアセスメントと看護課題を抽出する。

### 二次アセスメント

**療養者の望み**「一人でトイレに行けるようになりたい」

**望みに影響する一次アセスメント**
**（右不全麻痺による筋力・握力・バランス感覚障害、立ち上がり困難、歩行障害による転倒の危険がある）**

| 情報の整理（関連する情報） | アセスメントと看護課題抽出 |
|---|---|
| Ⅰ-0：E 氏、70 歳、男性<br>Ⅰ-1：脳梗塞後遺症、右不全麻痺。要介護 2。認知症なし<br>Ⅰ-3：血圧 130〜124/86〜80mmHg<br>Ⅰ-5：右上肢・下肢 MMT 2、左上肢・下肢 MMT 5、握力右 10kg、左 30kg、ROM 左右上下肢正常範囲<br>Ⅰ-6：立ち上がり困難。バランス感覚障害、ふらつきあり<br>Ⅰ-7：視野障害・複視、失認・失行なし<br>Ⅰ-11：妻の介助でトイレ歩行<br>Ⅱ-2：「こんな姿で友人・知人にも会えない、みっともない姿を見られたくない」と家族以外の面会を断り、交流を避けている<br>Ⅱ-3：「トイレぐらいは自分一人で行きたい」と妻を困らせることがある<br>Ⅱ-4：「我慢強く、頑固な一面があり、人には弱みを見せたくない性格です」と妻は言っている<br>Ⅱ-5：「腰の悪い妻に負担をかけたくない」と妻の健康を気遣う<br>Ⅱ-6：「リハビリを頑張って、一人でトイレぐらいは行けるようになりたい」と言い、熱心にリハビリに取り組んでいる<br>Ⅱ-7：妻より、昨夜、E 氏が自分でトイレに行こうとして転倒しそうになったと心配そうに言われた<br>Ⅱ-12：教員生活が長く、最後は校長で退職<br>Ⅲ-1：子どもの頃から住み慣れた平屋一戸建て住宅。同じ敷地に長男家族が住んでいる<br>Ⅲ-4：トイレは E 氏の部屋を出て、廊下の先にある<br>Ⅲ-7：屋内は段差が多い家屋<br>Ⅲ-12：経済的に安定している<br>Ⅳ-1：妻 67 歳は、介護に不慣れであるが、夫のこんな姿はあまり人に見られたくないという気持ちに寄り添い、一人で全面的に E 氏の世話をし、昼夜もトイレ歩行介助が必要なためか最近は腰痛がひどくなっている | Ⅰ-1・5・6 より脳梗塞後遺症による右不全麻痺があり、右上肢・下肢 MMT 2、握力右 10kg で立ち上がり困難、バランス感覚障害、ふらつきあり、転倒の危険が考えられる。しかも、E 氏はⅡ-3、5、7 より「トイレぐらいは自分一人で行きたい」という気持ちや「腰の悪い妻に負担をかけたくない」という思いが強く、昨夜、E 氏が自分でトイレに行こうとして転倒しそうになったという妻からの発言もあるように、目を離すと一人でトイレ歩行する可能性もある。<br><br>Ⅱ-2 より、このままでは引きこもりとなり、ますます筋力の低下が進むおそれがある。また、Ⅲ-7 より屋内は段差が多いということからも常に転倒の危険があると考えられ、これらは望みの阻害因子である。仮に、転倒を起こした場合、骨折の危険性は高く、大腿骨骨折などにより寝たきりの生活になる可能性があり、その場合、E 氏の意欲の低下、QOL の低下、そして妻の介護負担が増強することが予測される。しかし、Ⅰ-1・Ⅱ-12 より認知症はなく教員を長くしていた経験からも理解力は高いと推測され、またⅠ-7 より視野障害・複視、失認・失行がないことから、転倒の危険予知や転倒予防について理解することで危険性が回避できる強みがあり、これは療養者の望みをかなえる促進因子となると考える。<br><br>Ⅱ-6、Ⅳ-5・6 より、訪問看護による 2 回/週の日常生活リハビリ、PT による訪問リハビリを 1 回/週受けて、熱心にリハビリに取り組んでいることから筋力の維持・向上も期待できる。Ⅰ-3 より血圧は現在安定しており、服薬もきちんとされていることは、療養者の望みをかなえる促進因子となると考える。リハビリによる血圧上昇の可能性は低い。しかし、Ⅱ-6 より熱心に取り組みすぎることも予想されるため、血圧の値を見ながらリハビリを進める必要がある。<br><br>Ⅳ-3・4 より、息子夫婦との関係が良好で、必要に応 |

| 情報の整理（関連する情報） | アセスメントと看護課題抽出 |
|---|---|
| Ⅳ-3：長男は大手企業の課長で多忙だが、休日はE氏の世話を手伝っている<br><br>Ⅳ-4：長男の妻は、子どもが8歳と6歳だが、声をかけると手伝う。E氏夫妻の関係は良好<br><br>Ⅳ-5：入院先の病院のソーシャルワーカーに紹介され、訪問看護2回/週。病状観察と入浴介助、日常生活リハビリ、介護指導、メンタルケアなどを受けている<br><br>Ⅳ-6：入院先の病院のPTより、訪問リハビリ1回/週。残存機能の維持・向上と体位バランス保持訓練を受けている | じて介護分担が可能と考えられる状況も強みである。介護やリハビリは、妻だけでなく息子夫婦の協力が得られるように、家族全体への働きかけが重要となるだろう。将来的にデイケアで、通所リハビリができることが望ましいが、現在は、Ⅱ-2のように「こんな姿を見られたくない」思いがあることから、家族と訪問看護師やPTによるリハビリテーションを進め、将来的にはE氏の心身の健康や生きがいの修得に向けた、働きかけが必要となるだろう。<br><br>以上のことから、看護の方向性として、E氏自身が自分の障害の特性による転倒の危険予知について理解できるような働きかけと、E氏を支える妻や息子夫婦に向けて、転倒の危険性と回避方法について訪問看護師やPTが指導・助言することが必要となる。また、妻の介護負担を軽減するために、息子夫婦の協力とホームヘルパーなど社会資源の導入への働きかけ、さらに将来的にはE氏の心身の健康や生きがいの修得に向けた、働きかけが必要となる。<br><br>**看護課題**<br>♯1　一人でトイレに行きたいが、転倒のおそれがある<br>♯2　妻の介護負担により、共倒れになる可能性がある<br>♯3　ボディイメージの変化に伴う引きこもりのおそれがある<br>　　r/t<br>　・脳梗塞後遺症による右不全麻痺<br>　・トイレぐらいは自分一人で行きたい<br>　・腰の悪い妻に負担をかけたくない |

**看護目標**

**長期目標**：1.転倒の危険性を理解し、転倒せずに一人で安全にトイレに行ける

　　　　　　2.脳梗塞の後遺症による障害を受け入れ、新たな生きがいをもって生活できる

**短期目標**：転倒の危険性を理解し、必要に応じて介助を求める

　　　　　　一人でトイレに行くことを目標にリハビリに取り組める

　　　　　　妻の介護負担を理解し、必要なサポートや社会資源の受け入れができる

　　　　　　ボディイメージの変化を受け入れ、周囲のサポートを得ながら自分なりの楽しみを見つけて、友人との交流ができる

## ■ 在宅看護援助計画

| 長期目標 | 1. 転倒の危険性を理解し、転倒せずに一人で安全にトイレに行ける<br>2. 脳梗塞の後遺症による障害を受け入れ、新たな生きがいをもって生活できる | | |
|---|---|---|---|
| # | 療養上の課題 | 短期目標 | 援助方法 |
| 1 | 一人でトイレに行きたいが、転倒のおそれがある | 転倒の危険性を理解し、必要に応じて介助を求める、一人でトイレに行くことを目標にリハビリに取り組める | **OP1：身体状態および機能の観察**<br>　1）血圧の変動や服薬による意識、移動動作、歩行状態を観察する<br>　2）右上下肢の MMT、上・下肢の関節可動域、体位保持バランス、歩行状態を訪問時に継時的に確認する<br>**OP2：身体機能や転倒に対する認識の観察**<br>　1）疾患・障害の理解と受容状況を訪問時に観察する<br>　2）家族に毎日の排尿時間の記録を依頼し、訪問時排尿パターンを確認する<br>　3）E氏と家族の転倒に関する認識・注意力を観察する<br>　4）住居環境における転倒のリスクを観察する<br>**OP3：リハビリへの意欲と実施状況の観察**<br>　1）リハビリへの理解度と意欲を観察する<br>　2）日々の生活のなかで、リハビリにどのように取り組んでいるかを観察する<br>**TP1：一人でトイレに行きたいという思いの受止め**<br>　1）一人でトイレに行きたいというE氏の気持ちとその理由を引き出し、傾聴する<br>　2）E氏の気持ちを受け止め、今後の生活の希望を傾聴する<br>**TP2：日常生活行動を活用した生活リハビリの励行**<br>　1）訪問時は食事・排泄・整容・入浴時などの毎日繰り返し行う日常生活行動を活用した生活リハビリを一緒に行う<br>　2）リハビリを一緒に行いながら、関節可動域の維持・向上について認め、励ましの言葉かけを行う<br>**TP3：脳梗塞・麻痺・リハビリへの不安の軽減**<br>　1）脳梗塞後遺症・麻痺・リハビリについての疑問や不安に思うことがないかを問いかけ、E氏や家族の思いを傾聴する<br>　2）日々の小さな変化に目を向けて、リハビリによる進歩を言葉にして伝える<br>**EP1：脳梗塞後遺症・麻痺・リハビリへの理解**<br>　1）麻痺やリハビリについてわからないこと、疑問や不安に思うことを確認し、具体的に説明する<br>　2）毎日の生活のなかで可能なリハビリについて説明し、一緒に実施しながら指導する<br>**EP2：転倒の危険性への理解**<br>　1）E氏と家族に転倒の危険性について、転倒リスクアセスメントを用いて説明する<br>　2）E氏と家族と自宅のなかを一緒に歩き、日常生活行動場面と場所における転倒の危険性を確認する<br>　3）E氏に一人で歩くと転倒の危険があること、必要時介助を求めるよう助言する<br>　4）E氏と家族に転倒の危険回避のため住宅改造の必要性を説明する<br>**EP3：住宅改造や福祉用具導入の検討**<br>　1）主治医と相談のうえ、E氏と家族にトイレ歩行時の歩行器の使用や住宅改造について、担当者会議で提案する<br>　2）1）でE氏と家族が歩行器の使用や住宅改造について関心があれば、実際に歩行器を活用し、安全性を一緒に確認する。また、手すりの設置などの住宅改造について確認し、提案する<br>**EP4：目標の設定への働きかけ**<br>　1）E氏の趣味やこれから行いたいと考えていたことなどを確認しながら、短期目標および中長期目標の立て方を説明し、その目標をE氏と妻、家族と共に立案する |

| ＃ | 療養上の課題 | 短期目標 | 援助方法 |
|---|---|---|---|
| | | | ２）目標設定に基づいて、E 氏と家族を含めた担当者会議をケアマネジャーに要請し、E 氏と家族、E 氏にかかわる関係職種各自が具体的なプランを提案する<br>EP5：E 氏が転倒した場合に予測される問題と転倒時の対応について、同行訪問し、説明する<br>EP6：E 氏の転倒や廃用症候群予防のための地域における施設のリハビリテーションやデイケアなどの社会資源の活用について資料をもとに説明・提案する |
| 2 | 妻の介護負担により、共倒れになる可能性がある | 妻の介護負担を理解し、必要なサポートや社会資源の受け入れができる | OP1：妻の介護の現状と負担の確認<br>１）E 氏の介護と生活全般における妻の現状を把握するために、一日のスケジュールを確認する<br>２）夜間の介護における睡眠への影響を確認する<br>３）妻と一緒に介護にかかわりながら、妻の介護方法を確認する<br>４）妻以外の家族の介護への参加状況やサポート体制を訪問時に確認する<br>OP2：妻や息子夫婦に介護に対する気持ちの確認<br>１）E 氏や介護に対する気持ちを確認する<br>２）嫁や息子の介護への参加の可能性を確認する<br>OP3：妻の健康状態の観察<br>１）訪問時に妻の健康状態を観察、確認する<br>２）介護における腰痛への影響と対処方法について確認する<br>TP1：妻の介護へのねぎらいと介護への支援<br>１）妻の介護に対する承認やねぎらいを言葉にして伝える<br>２）腰への介護負担の少ない介護方法を一緒に行う<br>TP2：妻の休養支援<br>１）訪問時は妻に介護から離れ休養を取ってもらうように、E 氏と妻に働きかける<br>２）妻の腰痛に受診を勧める<br>EP1：社会資源の活用と家族の協力への働きかけ<br>１）E 氏と家族にホームヘルパーなどの人的社会資源の活用について情報提供し、少しでも関心があれば導入について提案する<br>２）E 氏や妻の希望を確認しながら、E 氏の直接介護以外の部分でも、嫁や息子の介護を働きかける<br>EP1：介護負担の少ない方法を妻に提案し、一緒に行いながら指導する |
| 3 | ボディイメージの変化に伴うひきこもり傾向がある | ボディイメージの変化を受け入れ、周囲のサポートを得ながら自分なりの楽しみを見つけて、友人との交流ができる | OP1：本人家族の後遺症に対する考えを確認<br>１）E 氏のボディイメージに関する言動を観察する。家族にも確認する<br>２）E 氏と家族に後遺症に伴う生活障害について個別に、現状や今後にどのようにとらえているか、訪問時確認する<br>TP1：ボディイメージの変化を受け入れ支援<br>１）主治医や PT により、E 氏と家族に後遺症がリハビリによって改善する可能性について説明する<br>２）E 氏のこれまでの趣味や楽しみについての話題をもち、実現可能なことを一緒に考える<br>TP2：新しい生活へ向けての支援<br>１）E 氏がこれからしたいと考えていることや希望などについて傾聴し、その実現に向けて支援する<br>２）E 氏の息子夫婦の協力を得て、E 氏の家族内における新しい役割を検討し、その実現に向けて支援する<br>３）E 氏の友人や知人の協力を得て、地域における E 氏の新しい役割を検討し、その実現に向けて支援する<br>EP1：地域における施設のリハビリテーションや脳卒中友の会などを資料をもとに、参加することの意義を説明・提案する |

# 6 統合失調症療養者の在宅看護過程

## 1 在宅看護の特徴

### 1 統合失調症の症状の特徴

　統合失調症は、思春期から40代に発病することが多い疾患である。実際には見えないものが見える、聞こえないことが聞こえるなどの幻覚により、非常に不安になったり、イライラしたり、様々な妄想を抱いたりすることで、人とのコミュニケーションや関係確立がうまくいかなくなることがある。最もよくみられる症状は幻聴で、「……しろ」と命令されたり、本人の悪口や迫害するような内容が多く、本人は非常に不安な気持ちになったり、様々な妄想（被害妄想や関係妄想、被毒妄想、微小妄想、誇大妄想など）を抱いたりすることがある。これが人間関係のトラブルの原因となり家族や近隣地域、関係者から孤立することも多い。また、物事に対して無関心になったり、意欲がなくなり学校や職場を休んだりする。さらに、入浴を嫌がったり、身の回りのこともかまわなくなり、意欲の低下がひどくなると、一日中ボーッとして、ほとんど何もしない無為の状態となり、生活の自立が困難となる。これらの統合失調症の陽性症状や陰性症状により、自傷他害などによる生命の危険を生じたり、日常生活の継続が困難となる可能性がある。

### 2 信頼関係の確立

　精神障害者の場合、訪問看護の開始は療養者の希望ではなく、医師や看護師の判断、家族の希望によって開始されることが多い。そのため、退院後に訪問看護師が訪問しても、自分にとって必要な人材という意識がなく、何をする人かも理解されていない場合があり、部屋にも入れてもらえない状況も発生する。まず、関係確立、信頼関係の確立から始めることが重要となる。服薬管理の必要性やセルフケアの獲得において、一緒に行動し、指導する場面が多いため、信頼関係ができてなければ、受け入れられない事態となる。さらに、心を開かず本音が言えない関係では、幻覚などの症状についての把握も困難となり、適切なアセスメントや援助ができなくなる。そのため、信頼関係の確立が不可欠である。

### ❸ 病状管理と服薬管理

統合失調症では、急性期には幻覚、妄想、意欲の減退が主な症状である。これらの症状に伴い人間関係の確立困難や自傷他害の原因、日常生活に困難を来すため、健康歴の聴取や生活状況の観察から症状と病状の変化の兆候を把握し、迅速な対応が求められる。常に病状の変化を予測し、観察やリスクアセスメントを行うとともに、予測される看護課題について療養者と家族、関係職種を含めて、情報を共有し、連携・協働して予防的に対応する。

一方、病状の安定のためには確実な服薬管理が重要であるが、療養者に病識がないことが多いために服薬の中断を起こし、再燃する例が多い。療養者に服薬の必要性や中断の危険性を説明するだけでなく、服薬カレンダーの利用、家族や訪問看護師、ヘルパーの声かけによって確実な服薬を継続できるようにする。

### ❹ セルフケアの獲得と自立支援

統合失調症の患者は長期入院していた事例が多く、受け身で生活する習慣がついて、自分で自ら何かを行うことが身についていない傾向にある。退院に向けての準備も担当看護師が積極的で、患者はそれに押されて取り組む状況にあり、在宅療養を開始するにあたっては、生活の自立のために自分でできることは自分で行う状況に変えていく必要がある。部屋は雑然として足の踏み場もなかったり、ゴミがあちこちにある環境のなかで生活している場合もある。食事もコンビニで購入したものが重ねてあり、料理した形跡もない。これらの現状を確認し、指摘するのではなく、一緒に片づけ、一緒に買い物をし、料理をするなど繰り返し行いながら一つひとつセルフケアの獲得を目指す。また、将来の生活について、療養者の希望を確認し、一緒に自立について考える。療養者の家族や関係職種と必要な支援を行う。

### ❺ 家族への支援

統合失調症療養者の家族は、療養者への愛情や期待から厳しいことや不平不満を言ったり、イライラしたりして、精神的に不安定になる傾向にある。一方で家族員や近隣関係者とのトラブルに巻き込まれて疎遠になっている家族もいる。療養者とは別に面談しながら家族の気持ちを受け止め、介護をねぎらい、称賛し、療養者の現状を説明し理解できるように働きかけ、さらに、社会資源などの活用でレスパイトにつながる援助を行う。

## 2 | 看護課題と看護のポイント

## 1 幻覚・妄想など病気の再燃（再発）

### （1）要　因

服薬の中断。

### （2）看護のポイント

・定期的に病状観察をする：陰性症状（意欲の低下、自閉、感情鈍麻など目立たない症状）、陽性症状（幻覚、妄想、興奮など目立つ症状）。初期段階では陽性症状が主体で、徐々に陰性症状が主体になる。
・服薬の中断には必ず本人の理由があるので、それを受け止め、対策を講じる。
・服薬の利点・欠点を話し合いながら必要性について繰り返し説明する。
・服薬管理による再発予防に努める：飲み忘れの予防対策、確実な服薬の確認。
・定期的な副作用の観察と副作用への対処を行う：抗精神病薬の副作用には口渇、便秘、肥満、肝障害、無意識に身体が動く錐体外路症状などがある。副作用を抑える薬を併用している場合が多いが、主治医と相談し、減量や薬の変更・追加などの対処を行う。

## 2 抗精神病薬の副作用：悪性症候群

### （1）要　因

抗精神病薬の増量・減量時などに起こりやすく、発熱、自律神経症状（頻脈、発汗など）。

### （2）看護のポイント

・錐体外路症状などの症状を呈する。重症化すると死に至る場合もあるため、徴候がみられた際は速やかに医療機関につなげる。

## 3 生活におけるセルフケアの困難

### （1）要　因

生活への無関心、不規則な生活。

### （2）看護のポイント

・生活場面でのセルフケアの向上への具体的な援助を行う：買い物や食事の作り方の習得、掃除の仕方やゴミ出しなどを一緒に行い方法や習慣の習得、清潔保持の必要性と入浴や清拭など具体的な方法の説明。
・生活意欲の維持・向上のために興味・関心のあるものに働きかけ、QOL の向上を図る。
・作業療法やデイケアなどを紹介し、週間計画に組み入れ規則正しい生活を習慣化する。
・生活訓練施設、福祉ホーム、グループホームなど患者が共同で住める施設を紹介する。

## 4 社会復帰の困難

### （1）要　因

症状コントロールの困難と偏見に伴う就学・就労の困難。

### （2）看護のポイント

・服薬療法と精神科リハビリテーションで症状コントロールを図る。

・病気の治癒は難しいが寛解が可能であり、服薬を続けながら就学・就労できることを説明し、目標を一緒に考える。

・服薬を続けながら就学・就労している患者会のメンバーとの交流を働きかける。

・療養者の希望に基づき、多職種チーム（主治医、看護師、訪問看護師、保健師、精神保健福祉士、作業療法士、臨床心理士など）でかかわり、地域での生活・就学・就労など社会復帰のための段階的な計画とそれに従って必要な支援を行う。

・週7日、24時間体制で相談に応じるシステムをつくる。

### 5　家族や地域からの孤立

### （1）要　因

精神障害者に対する偏見や理解不足、地域住民の偏見や理解不足。

### （2）看護のポイント

・精神障害者への偏見を解消するために、服薬の継続によって症状コントロールができ、普通の生活や就学・就労が可能であることを説明する。

・療養者への対応がわからない家族には、統合失調症の病気や治療、具体的な対応と家族支援の必要性について説明する。

・訪問看護やデイケアなどの活用による支援体制を組む。

・療養者の気になる言動について、相談窓口を紹介し、早めに相談するように説明する。

# 3 ｜ 地域包括ケアシステムにおける看護師の役割

　2013（平成25）年の医療法改正により精神疾患長期入院患者の地域移行を促進する様々な施策が検討され始めた。2014（平成26）年には精神保健福祉法が改正され、地域移行をより円滑にするために医療保護入院患者の退院後の相談や指導を行う精神保健福祉士の設置、地域援助者との連携、退院促進のための整備が精神科病院の管理者に義務づけられた。また、社会参加の一つである就労支援対策で「障害者雇用促進法」の改正も2016（平成28）年に行われている。看護師はこのような制度や法律の改正に注目し、そのうえで対象となる療養者に適応する社会資源を選択・調整する役割の一端を担うことが求められる。

### 1　精神障害者が地域で活用できる主な社会資源

### （1）居宅サービス

①居宅介護（ホームヘルプサービス）

②短期入所施設介護（ショートステイ）

③行動支援（危険回避のための支援、外出支援）

　行動上著しい困難を有する障害者で常時介護を必要とする者が対象。

④移動支援

　社会生活上必要不可欠な外出および余暇活動などの社会参加のための外出の際の移動の支援。

（2）日中活動事業

①自立訓練（生活訓練）

　自立した社会生活ができるよう、一定期間、生活能力向上に必要な訓練を行う。また、日常生活上の相談や就労移行支援事業所などのサービス機関との連絡調整などを行う。

②就労移行支援

　企業などへの就労を希望する人に、就労に必要な知識および能力向上に必要な訓練を実施する。事業所内や企業で作業や実習を実施し、適性に合った職場探しや就労後の職場定着のための支援を行う。65歳未満で企業などへの雇用または在宅就労などを希望し、就職が見込まれる者が対象。

③就労継続支援

　企業などでの就労が困難な人に、働く場の提供、知識および能力向上のために必要な訓練を行う。

④地域活動支援センター

　創作的活動、生産活動の機会提供や社会との交流促進などを行う。

⑤生活介護

　常に介護を必要とする人に昼間介護などを行い、併せて創作的活動・生産活動の機会を提供する。

（3）施設サービス

①共同生活介護（ケアホーム）

　夜間や休日、共同生活を行う住居で、日常生活に必要な介護などを行う。また、日常生活上の相談支援、日中活動支援、就労移行支援事業所などとの連絡調整を行う。生活介護や就労継続支援などの日中活動を利用し、介護や日常生活上の支援を必要とする者（障害程度区分2以上）。

②共同生活援助（グループホーム）

　ケアホームと同様。就労、または就労継続支援などの日中活動を利用し、相談などの援助が必要な者が対象。

③福祉ホーム

　住居が必要な人に、低額な料金で居室などを提供するとともに、日常生活に必要な支援を行う。家庭環境、住宅事情などの理由により、居宅において生活することが困難な者が対象。

④住宅入居等支援事業（住居サポート事業）

　入院・入所中の障害者の地域移行促進のため、一般住宅への入居が困難な障害者を支援する。主な支援内容は、入居契約手続きに関する支援、居住支援のための関係機関との連絡調整・サポート体制の調整などである。賃貸契約による一般住宅への入居の希望がありながら、保証人がいないなどの理由で入居が困難な者が対象。

## 2　在宅精神障害者支援と訪問看護

### （1）退院支援

　病院の職員と共に退院に向けて「地域で生活する」という視点でアセスメントを行い、対象患者に必要な支援を明確化し、段階を追って説明、導入を勧める。特に長期入院患者は、地域に移行しても受け皿がない、地域で自立し生活することへの不安などを抱えていることが多い。医療機関および地域の看護師は地域の医師、薬剤師、歯科医師、保健師、精神保健福祉士、介護支援専門員（介護保険サービスを受ける場合）、介護士、作業療法士などと連携をとり、入院中から訪問支援を行い、地域で生活するための心身の準備をする。

### （2）訪問看護

　地域に移行した患者で医師が訪問の必要があると認めた人に対して訪問看護を提供する。精神科訪問看護基本療養費を算定するためには、精神科の臨床経験または研修を受けていることが要件とされている。近年精神科訪問看護利用者数は増加しており、それに伴い精神疾患患者に訪問看護を提供している事業所も増加している。

### （3）保健師による家庭訪問

　保健師による家庭訪問の目的は、療養者や家族が営んでいる生活に応じて在宅生活の継続のための具体的な支援を行うことである。訪問看護と異なり、療養者側からの依頼がなくても、必要性に応じて訪問・介入することができるのが保健師の強みである。この強みを活かし、新規患者の早期発見から早期治療につなげることができる。また、訪問看護師と連携・協働し、療養者の生活と制度・事業をつなげる役割を保健師、日常生活援助や内服管理への支援など具体的な介入を行う役割を訪問看護師が担うことで、療養者の地域への移行、療養者と家族の地域での生活の継続が可能となる。

---

# 4 | 服薬管理ができず入退院を繰り返すが、就職して自立したい人への支援

## ■ 事例の概要

### ●事例

　F氏、37歳　男性。

### ●診断名

　統合失調症。

### ●既往歴・現病歴

　大学卒業後、就職したが上司との衝突で2度離職を繰り返した。26歳のとき、専門学校で講師を始めて4か月を経過したある日、「自宅アパートの同じ階の住人から攻撃を仕掛けられる前に自分が仕掛けてしまう可能性がある。人を殺してしまうかもしれない。こんな悪人を野放しにしては

いけない」と自ら警察を呼び、そのまま、医療保護入院となる。統合失調症と診断され、薬物治療を中心に約2か月入院し、退院後は実家に戻って、母親（当時64歳）と生活を始める。しかし、退院後しばらくは母親が服薬管理を行っていたが、数週間経過後、「向かいの部屋に奴らがいて見張っている」「俺の脳内にいつの間にかセンサーが埋め込まれているから俺が次に何をするかも奴らは全部把握している。だから奴らに攻撃しようとしても先にやられてしまう」「もう、ここにはいられない」との発言、不穏・不眠症状が出現する。カーテンを閉め切り、部屋の中を歩き回ったり、独語も出てきたため緊急受診し、再入院となる。後日、母親がF氏の部屋を片づけていたら、ゴミ箱から内服したはずの薬がたくさん捨てられていた。F氏は、「飲む必要性を感じない。現実に起こっていることなのにどうせわかってもらえない」と拒薬の理由を話した。1か月入院で症状も治まったため退院し、母親との生活を再開した。しかし、その後も服薬を中断し、入退院を繰り返し、現在に至っている。

　現在は、リスパダール®3mg　3×（朝・夕・就寝前）が処方されている（血糖値の上昇はない）。自己管理はしていない。母親が朝夕食後、就寝前に薬を目の前に置くとその場で飲む。母親が出し忘れていると、「薬は？」と声をかける。受診は拒否している。前回の退院後は2か月に1回、母親が外来受診し、F氏の状況を報告し、内服薬を処方されていた。服薬を継続できている間は、幻覚などの症状はみられなかった。しかし、就職試験を当日になってキャンセルした後、ストレスから服用したふりをして拒薬するようになり、再発して、2か月入院後、5度目の退院となった。

● **訪問看護導入の経緯**

　退院前のカンファレンスで、これまで拒薬し、入退院を繰り返していること、母親が高齢（75歳）であり、服薬の継続と病状の管理には専門職のサポートが必要との判断で、退院と同時に訪問看護ステーションからの訪問看護が2回/週で開始されている。

● **本人や家族の思い**

　F氏「どうしてこんなふうになったのかわからない。現実に起こっていることなのに周りは変な反応をする。精神科にかかる必要もない。ただ、この嫌な声が気にならなくなるなら、試しに薬は飲んでもいい。こんなふうに人生が狂ってしまったのは、母親の育て方が悪かったからだ。（同居しているのは）当然の償いだ」と言う。しかし、一方で、「いつまでも高齢の母親に頼っていてはいけない、お金も減ってくるので、働きたい」という言葉も聞かれる。

　母親「一番頼りにしていた息子がこんな病気になって…。育て方は間違えていないはずなのに。不憫でたまらない」と生活全般の世話を一生懸命行っている。

　長女「遠いので何も支援できない。経済的にも苦しいのでできない。母親が亡くなった後は自分で何とかしてほしい」

　次女「一緒に住んだりはできないが、何らかのかたちで支援ができれば、と考えています」

　三女「身内に精神障害者がいることがショック。夫や夫の親戚にも言えない。かかわらないつもりです」

　四女「子どもたちに何かされたら大変だからもう会いたくない。できるだけかかわりたくない」

● **ADL・IADL**

　ADLは自立している。IADLは機能的な問題はないが、食事の準備や掃除・洗濯は母親に任せきりである。携帯電話を所有しているがほとんど使用していない。レンタルDVDショップへよく

外出。外出帰りに総菜や飲み物を買ってきたりしている。母親の買い物の送迎を時々行う。電車・バスなどの交通機関の利用は問題ないが、常に自家用車を使用するので、現実的な利用はほとんどなし。金銭管理はできている。自分の通帳は自己管理しており、必要なときはその都度 ATM で出入金している。現在無職であるため、預金が減っていくことに不安を感じている。

●コミュニケーション

普段は無口で、問いかけには簡単な返事しかしないが、Ｆ氏に興味のある話題になると、饒舌になり知識を総動員する（機械関係、アニメーション、パソコンゲームなど）。大学時代の友人に入院前、メールで自分の考えを伝えている。ほとんどの友人が気味悪がり、疎遠になったが、数人は理解を示してくれており、時々メールのやり取りを行っている様子。直接会ったり、電話で話したりということはない。

●生活背景

５人兄妹の第４子の長男、４人は女性。男性一人であったため、可愛がられて育つ。頭も良く、飄々とした性格で人気者であった。県下でも有数の進学校で有名な高校を卒業し、国立大学工学部に入学、挫折知らずであったが４年次に風邪のためレポート提出が間に合わず留年する。

卒業後〇〇株式会社入職２年後退職。すぐに△△株式会社の技術営業職で入職半年後退職。□□専門学校に講師として入職４か月後、入院を機に退職。４度目の退院後、就職先を探し、面接日程まで決めてくるが、面接当日にキャンセルすることを数回繰り返し、就職できない状況が現在も続いている。５度目の退院後はまだ活動している様子はない。

●生活状況

住宅街にある平屋一戸建て。家のローンはない。屋内は物が多く、自室も雑然としている。庭に花を植えているが、いろいろな種類が雑然としている。７時起床、23 時就寝の生活パターンが確立している。睡眠剤の使用なし。日中はテレビかパソコンゲームをしている。大型犬の小屋があり、朝・夕に犬の散歩をする。近くに小学校があるため、子どもの往来が多いが、自宅周辺の家は高齢者世帯がほとんどである。徒歩 10 分程度の所にスーパーマーケットがある。JR 駅は徒歩 20 分。バス停は徒歩 10 分の場所にある。母親は挨拶程度の近所付き合いはしているが、Ｆ氏は一切ない。母親の元同僚の女性が隣の区に居住し、時々Ｆ氏も誘って外食をする。母親の相談相手となっている。

●その他

母親の年金とＦ氏の障害年金（Ｆ氏は知らされていない）。現在は、母親が亡くなった後のことを考えて障害年金はＦ氏に内緒で別口管理となっている。母親の年金とＦ氏の貯金で生活している。経済的余裕はない。障害年金、自立支援医療制度を利用している。

## ■ フェイスシート

| 利用者 | （ F 氏 ） | 年齢 | （ 37歳 ） | 性別 | （（男）・ 女） | 保険の種類 | （医療保険）・ 介護保険 ） |
|---|---|---|---|---|---|---|---|
| 主な疾患 | 統合失調症 | | | | | | |

| 治療経過 | 服薬状況 | 医療処置 |
|---|---|---|
| 薬物療法のため2か月入院し退院、自宅で拒薬し症状悪化のため再入院、1か月入院。2か月に1回、母親が外来受診<br>訪問看護開始（週2回） | リスパダール® 3mg　3×<br>　　　（朝・夕・就寝前）<br>アレグラ®120mg　2×<br>　　　（朝・夕） | なし |

**既往歴**

アトピー性皮膚炎（治療と中断を繰り返す）、20歳・虫垂炎

**発達課題（ライフステージ、ライフイベント、職歴、生活歴、成育歴）**

5人兄妹（長男、姉3人・妹1人）の4子の長男。22歳国立大学工学部卒業、大手企業就職、2年後退職
技術営業職へ再就職、半年で退職
専門学校講師就職、4か月後退職

| 項目 | 具体的内容 |
|---|---|
| 食事・栄養 | 母親が調理したものを、残さず食べる |
| 更衣 | 服装には無頓着である |
| 移動 | 朝・夕、飼い犬（大型）の散歩に行く。自家用車使用 |
| 排泄 | 便秘なし |
| 整容 | 気が向いたらひげを剃る |
| 入浴・清潔 | 子どものころからの習慣で2日に1回シャワー浴 |
| 家事 | すべて母親まかせ |
| 服薬管理 | 母親が、目の前に置き、そばで服薬する |
| 財産管理 | 自分の通帳は自己管理しており、ATMを利用している。F氏の障害年金は、F氏に内緒で母親が管理している |
| 日常生活自立度（寝たきり度） | （J1）　J2　A1　A2　B1　B2　C1　C2 |
| 認知症老人の<br>日常生活自立度 | （なし）　Ⅰ　Ⅱa　Ⅱb　Ⅲa　Ⅲb　Ⅳ　M |
| 要介護（支援）度区分 | 非該当　要支援1　要支援2　要介護1　要介護2　要介護3　要介護4　要介護5 |

| 家族と介護者（主介護者の年齢、性別、続柄、健康状態） | （家族構成） |
|---|---|
| 主介護者は母親（75歳）、父親とはF氏が高校生のとき、離婚、10年前死亡。長女・三女は遠方在住、四女は疎遠、次女が時々来訪する | 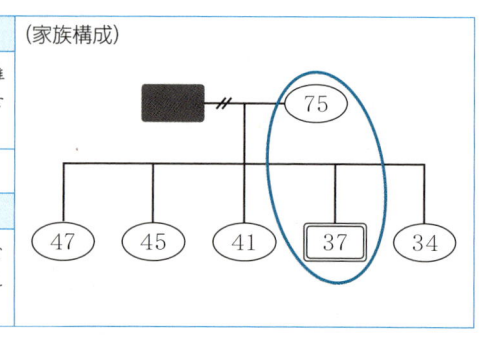 |
| キーパーソン　母親 | |
| 介護意欲、介護力 | |
| 母親のみが介護しており、長女、三女、四女はかかわりたくないと考えており、次女は、同居は無理だが支援はしようと考えている | |

| 主たる収入源 | 公費負担制度、各種手当の種類 |
|---|---|
| Ｆ氏の障害年金と母親の年金 | 障害者年金・自立支援医療 |

| 退職金・職場からの年金 |
|---|
| なし |

| 療養者の居室 | 住居環境 |
|---|---|
| | 住宅街の平屋一戸建。専用居室6畳間、大型犬の小屋あり。近隣に小学校、周辺は高齢者世帯が多い。徒歩圏内にスーパーマーケット、JR、バス停あり |

| 近隣付き合い状況 | 母親はあいさつ程度の近所付き合い。本人は付き合いない |
|---|---|
| インフォーマル・サポート | なし |

| 現在利用している社会資源 | 地域で利用可能な社会資源 | 今後必要な社会資源 |
|---|---|---|
| 訪問看護（週2回） | 職業訓練所<br>隣町に作業所、デイケア施設 | 作業所、デイケア施設、職業訓練所、ピアカウンセリングの会 |

### 本人・家族の希望、健康についての考え方

本人：どうしてこんなふうになったのかわからない。現実に起こっていることなので精神科にかかる必要はない。
　　　嫌な声が聞こえなくなるのなら、薬は飲んでもいい。人生が狂ったのは母親の育て方が悪かったから
母親：不憫でたまらない
長女、三女、四女：かかわりたくない
次女：何らかの援助がしたい

### 療養に対する希望、サービスへの希望、健康上配慮していること、在宅療養の経緯

いつまでもこのまま高齢の母親に頼ってはいけない。お金も減ってくるので、働きたい

### 生活リズム・スケジュール

| 週／日 | | 8〜9 | 9〜10 | 10〜11 | 11〜12 | 12〜13 | 13〜14 | 14〜15 | 15〜16 | 16〜17 | 17〜18 | |
|---|---|---|---|---|---|---|---|---|---|---|---|---|
| 月 | | | | | | | | | | | | |
| 火 | | | | 訪問看護 | | | | | | | | |
| 水 | | | | | | | | | | | | |
| 木 | | | | | | | | | | | | |
| 金 | | | | 訪問看護 | | | | | | | | |
| 土 | | | | | | | | | | | | |
| 日 | | | | | | | | | | | | |

＜1か月＞
定期受診：母親が1回／2か月

159

# ■ アセスメントシート（望みの促進因子・阻害因子）

## 身体的側面の情報

Ⅰ-1：統合失調症だが、症状は落ち着いている
Ⅰ-2：26歳で発病、服薬を自己判断で中断し、入退院を5回繰り返している
Ⅰ-3：（「向かいの部屋に奴らがいて見張っている」など）現実に起こっていることなのにどうせわかってもらえない
Ⅰ-4：嫌な声が聞こえなくなるなら、薬は飲んでもいい
Ⅰ-5：Ｆ氏は受診を拒否、母親が受診し状況報告し内服薬が処方されている。
Ⅰ-6：リスパダール®3mg 3× 朝・夕・就寝前
Ⅰ-7：便秘、血糖値の上昇などの副作用はない
Ⅰ-8：拒薬したとき、幻覚があり
Ⅰ-9：飲んだふりをして拒薬し、再発
Ⅰ-10：内服管理はすべて母親が行い、母親が忘れると「薬は？」と声をかける
Ⅰ-11：食事・排泄・保清・更衣・移動動作に問題なし
Ⅰ-12：服装や容姿に無頓着で、母親に促されないと散髪にも行かない
Ⅰ-13：7時起床、23時就寝の生活パターンが確立している。睡眠剤の使用なし
Ⅰ-14：日中はテレビかパソコンゲーム。朝夕に犬の散歩

## 身体的側面のアセスメントの結果

☐ 統合性失調症であるが、症状は落ち着いている（Ⅰ-1）
☐ 服薬を自己判断で中断し、入退院を繰り返している（Ⅰ-2）
☐ 自分の症状を病気として理解ができていない（Ⅰ-2〜5）
☐ 受診を拒否する（Ⅰ-5）
☐ 拒薬すると、幻覚がある（Ⅰ-8）
☐ 飲んだふりして拒薬する（Ⅰ-9）
☐ 母親が薬を忘れると声をかけることから服薬に、関心はある（Ⅰ-10）
☐ 内服薬管理は母親まかせで自立はできない（Ⅰ-9・10）
☐ 服薬の継続における顕著な副作用なし（Ⅰ-7）
☐ ADLは問題ない（Ⅰ-11）

> Ｆ氏、3
> 在宅療養に対
> 就職して

## 環境・生活の側面の情報

Ⅲ-1：平屋一戸建て住宅（持家）、専用居室あり、犬を飼っている。スーパーマーケットが近くにあり、静かな住宅街
Ⅲ-2：屋内には物が多く、自室は雑然としている
Ⅲ-3：近所付き合いは、母親が挨拶程度のみでＦ氏はない
Ⅲ-4：食事準備、掃除、洗濯は母親まかせ
Ⅲ-5：レンタルDVDショップによく外出する。母親の買い物の送迎を時々行う。常に自家用車を使用する
Ⅲ-6：大学時代の友人と時々メールで交流、電話や直接会うことはしない。携帯電話を所有しているが、ほとんど使用しない、他者との交流はほとんどない
Ⅲ-7：近隣には、母親の相談相手になる友人がいる、時々、Ｆ氏も一緒に食事をする
Ⅲ-8：長女・三女は遠方、四女は疎遠、次女は時々来訪する
Ⅲ-9：Ｆ氏の貯金と母親の年金で生活。Ｆ氏は障害年金があることを知らない、別口座になっている
Ⅲ-10：通帳は自己管理している
Ⅲ-11：1度目の退院後、就職先を探し、面接日程まで決めてくるが、面接当日にキャンセルすることを数回繰り返し、就職できない状況が現在も続いている
Ⅲ-12：普段は無口で、問いかけには簡単な返事しかしないが、Ｆ氏に興味のある話題になると、饒舌になり知識を総動員する（機械関係、アニメーション、パソコンゲームなど）

## 環境・生活の側面のアセスメントの結果

☐ 家事は母親にまかせきりである（Ⅲ-4）
☐ 他者とのコミュニケーションがない（Ⅲ-3・6）
☐ 母親の相談相手との交流がある（Ⅲ-7）
☐ 近所付き合いがなく援助は得られにくい（Ⅲ-3）
☐ 次女が時々来訪する（Ⅲ-8）
☐ 年金の一定収入はあるが、生活費は年金と貯金のみ（Ⅲ-9）
☐ 金銭管理はできる（Ⅲ-10）
☐ 就職活動に興味があるが不安があり、面接までに至っていない（Ⅲ-11）
☐ 興味のある話題になると、饒舌になり知識を総動員する（Ⅲ-12）

## 心理的側面のアセスメントの結果

☐ 上司との衝突など、会社での人間関係の心理的負担が発病の誘因の可能性がある（Ⅱ-1）

☐ 精神科にかかる必要性を理解していない（Ⅱ-3）

☐ 人生が狂ってしまった原因は、母親のせいだと転嫁している（Ⅱ-4）

☐ 母親から自立する気持ちはある（Ⅱ-5）

☐ 就労意欲がある（Ⅱ-6）

## 心理的側面の情報

Ⅱ-1：大学入学までは挫折知らずで、大学での留年や就職先で上司との衝突で挫折を経験。その後発病

Ⅱ-2：どうしてこんなふうになったのかわからない

Ⅱ-3：精神科にかかる必要もない

Ⅱ-4：こんなふうに人生が狂ってしまったのは、母親の育て方が悪かったからだ。（同居しているのは）当然の償いだ

Ⅱ-5：いつまでも高齢の母親に頼っていてはいけない

Ⅱ-6：お金も減ってくるので、働きたい

（吹き出し）…歳、男性 …思いや望み …したい

## 家族・介護状況の側面のアセスメントの結果

☐ 高齢の母親が生活全般の世話をしているため、介護負担が大きい（Ⅳ-1）

☐ 長女、三女、四女からのサポートは期待できない（Ⅳ-2・4・5）

☐ 次女から、サポートが期待できる（Ⅳ-3）

☐ 訪問看護の利用で医療的サポートが得られている（Ⅳ-6）

## 家族・介護状況の側面の情報

Ⅳ-1：母親（75歳）が一人で生活全般、F氏の世話をしている

Ⅳ-2：長女「遠いので何も支援できない。経済的にも苦しいのでできない。母親が亡くなった後は自分で何とかしてほしい」と話す。

Ⅳ-3：次女「一緒に住んだりはできないが、何らかのかたちで支援ができれば、と考えています」と話す。

Ⅳ-4：三女「身内に精神障害者がいることがショック。夫や夫の親戚にも言えない。かかわらないつもりです」と話す。

Ⅳ-5：四女「子どもたちに何かされたら大変だからもう会いたくない。できるだけかかわりたくない」と話す。

Ⅳ-6：退院と同時に、訪問看護2回/週を利用している以外は社会資源の利用はない

## ▌関連図の作成プロセス

### 1 重要な言葉を取り出す

　アセスメント用紙に記載された四側面のそれぞれの情報を検討し、アセスメントを行う。下記には四側面のうち、心理的側面を例としてあげる。

　心理的側面のアセスメント結果の記述のなかから、課題につながる内容に下線を引き抽出する。促進因子（強みとなる言葉）を（　　　）に、阻害因子（課題につながる言葉）を［　　　］に示す。

## 心理的側面のアセスメントの結果

☐ 上司との衝突など、会社での人間関係の心理的負担が発病の誘因の可能性がある（Ⅱ-1）

☐ 精神科にかかる必要性を理解していない（Ⅱ-3）

　　精神科にかかる必要性を理解していない

☐ 人生が狂ってしまった原因は、母親のせいだと転嫁している（Ⅱ-4）

　　人生が狂ってしまった原因は、母親のせいだと転嫁

☐ 母親からの自立する気持ちはある（Ⅱ-5）

　　自立する気持ちはある

☐ 就労意欲がある（Ⅱ-6）

　　就労意欲がある

## 2 重要な言葉のラベル化

❶それぞれの"重要な言葉"をラベル化して ラベル として並べてみる。

❷ ラベル は療養者F氏の望み「就職して自立したい」の促進因子、阻害因子を意識してラベル化する。心理的側面では「自立する気持ちはある」「就労意欲がある」は促進因子であり、「精神科にかかる必要性を理解していない」「人生が狂ってしまった原因は、母親のせいだと転嫁」などは阻害因子となる。その他の側面のラベルを配置し、全体として両方の因子がバランス良く含まれていることが望ましいので、偏っていないかを ラベル を並べながら確認する。

### 身体的側面

- 統合性失調症
- 症状は落ち着いている
- 服薬を自己判断で中断し、入退院を繰り返している
- 症状を病気として理解ができていない
- 受診を拒否
- 拒薬すると幻覚がある
- 飲んだふりして拒薬する
- 服薬に関心はある
- 内服管理は母親まかせで自立できない
- 服薬の継続における顕著な副作用なし
- ADLは問題ない

### 心理的側面

- 精神科にかかる必要性を理解していない
- 人生が狂ってしまった原因は、母親のせいだと転嫁
- 自立する気持ちはある
- 就労意欲がある

### 環境・生活の側面

- 他者とのコミュニケーションがない
- 母親の相談相手との交流がある
- 近所付き合いがなく援助は得られにくい
- 次女が時々来訪
- 生活費は年金と貯金
- 金銭管理はできる
- 就職活動に興味があるが不安があり、面接までに至っていない
- 興味のある話題には饒舌になる

### 家族・介護状況の側面

- 高齢の母親が生活全般の世話をしている
- 次女からのサポートが期待できる
- 長女・三女・四女からのサポートは期待できない
- 訪問看護での医療的サポートが得られている

## 3 関連因子の配置

❶ F 氏の望み である「就職して自立したい」を紙面の中央に置く。

❷ ラベル の意味や他の関連するものとの関係性を考慮し、四側面の分類にとらわれず、関連性を考えて配置する。

❸ F氏の場合は、統合失調症の病状と拒薬との関係、生活環境と経済的な課題、自立したい気持ちに対する思いや就労意欲、介護の支援体制などに分けて配置する。

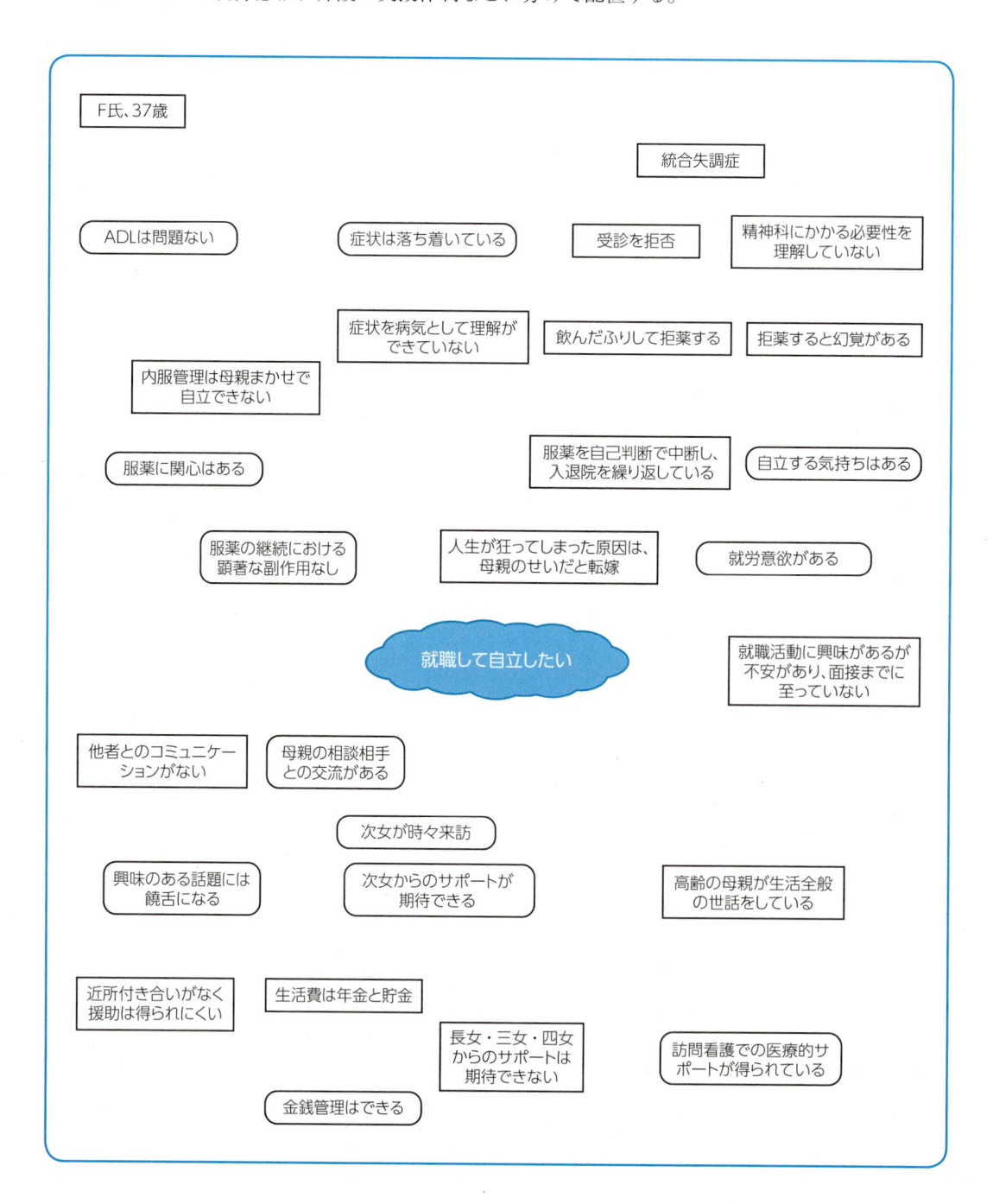

## **4** 関連因子のグルーピング

❶F氏の望みをかなえるために、どのような関連課題があるか意識しながら、 ラベル の並べ替えを行う。

❷統合失調症の病状や服薬に関するもの、療養生活環境と経済的な課題、自立したい気持ちに対する思いや就労意欲、療養の支援体制などの似たような ラベル の内容の塊をつくる。

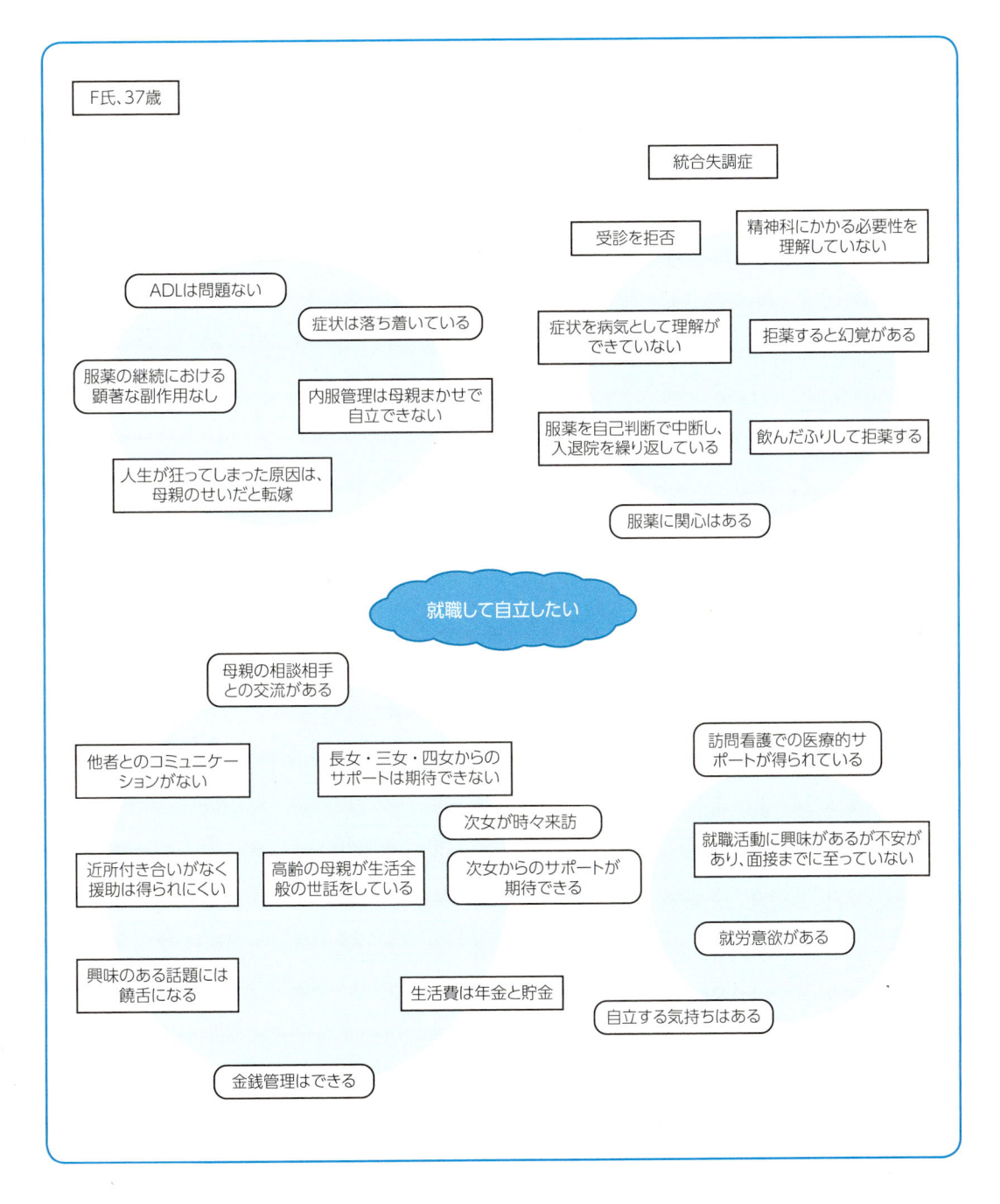

## 5 関係性の表示と療養上の看護課題の表示

❶F氏の望みをかなえるために、解決すべき課題は何かという視点で、原因・誘因となるものを意識して、 ラベル の位置や集まりを再検討する。

❷ 看護課題 を明確にし、 ラベル と望みの位置関係を考慮し、書き加える。F氏の場合は「疾患の理解と定期的な受診、継続的な服薬の必要性の認識ができていない」「日常生活全般を母親に依存しているため、母親の介護負担が大きい」「就職して自立したいが、就職活動の準備ができていない」の看護課題が抽出され、優先順位を明示した。

❸課題と ラベル の関連性を矢印 ➡ で示す（ ➡ は因果関係を示し、それ以外の関係は線でラベルとラベルを結ぶ）。

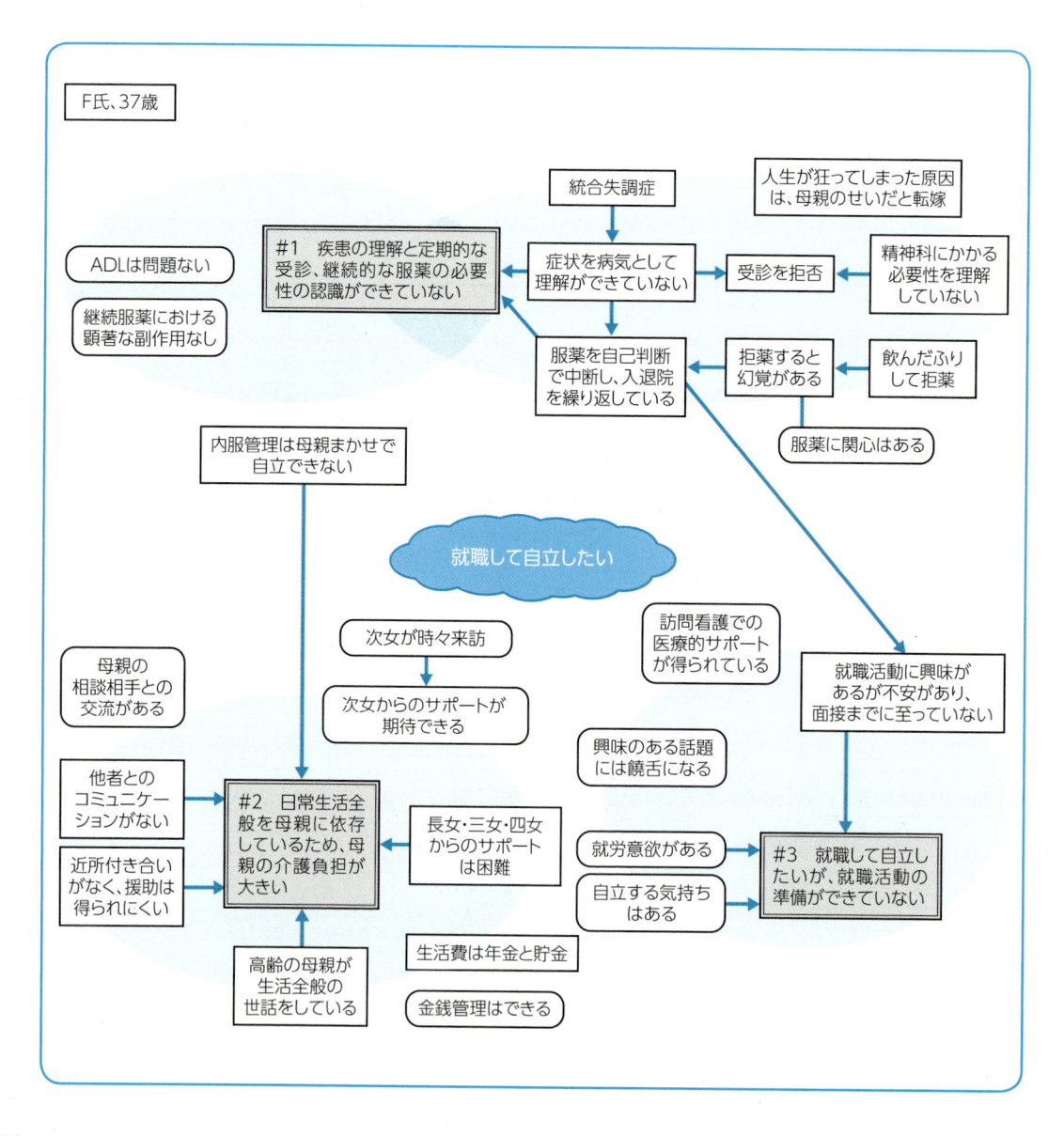

## 6 短期目標・長期目標の設定

❶看護課題の解決で目指す状態を 短期目標 として示す。F氏の場合は、「疾患と服薬の必要性が理解でき、定期的な受診と継続的な服薬ができる」「母親の介護負担を理解し、日常生活に関することは自分で自主的に行動できる」「周囲のサポートや社会資源を活用して、就職活動のための準備ができる」を書き加える。

❷看護課題の解決に向けて行う 看護援助 ⟹ の概要を示す。

❸課題全体を概観し、療養者・家族の望みを達成可能な 長期目標 としてふさわしい表現にする。

就職して自立したい

⟹ 1．疾患の特性と服薬の必要性を理解し、定期的な受診と服薬ができる
2．周囲のサポートを受けながら就職活動し、自立を目指すことができる

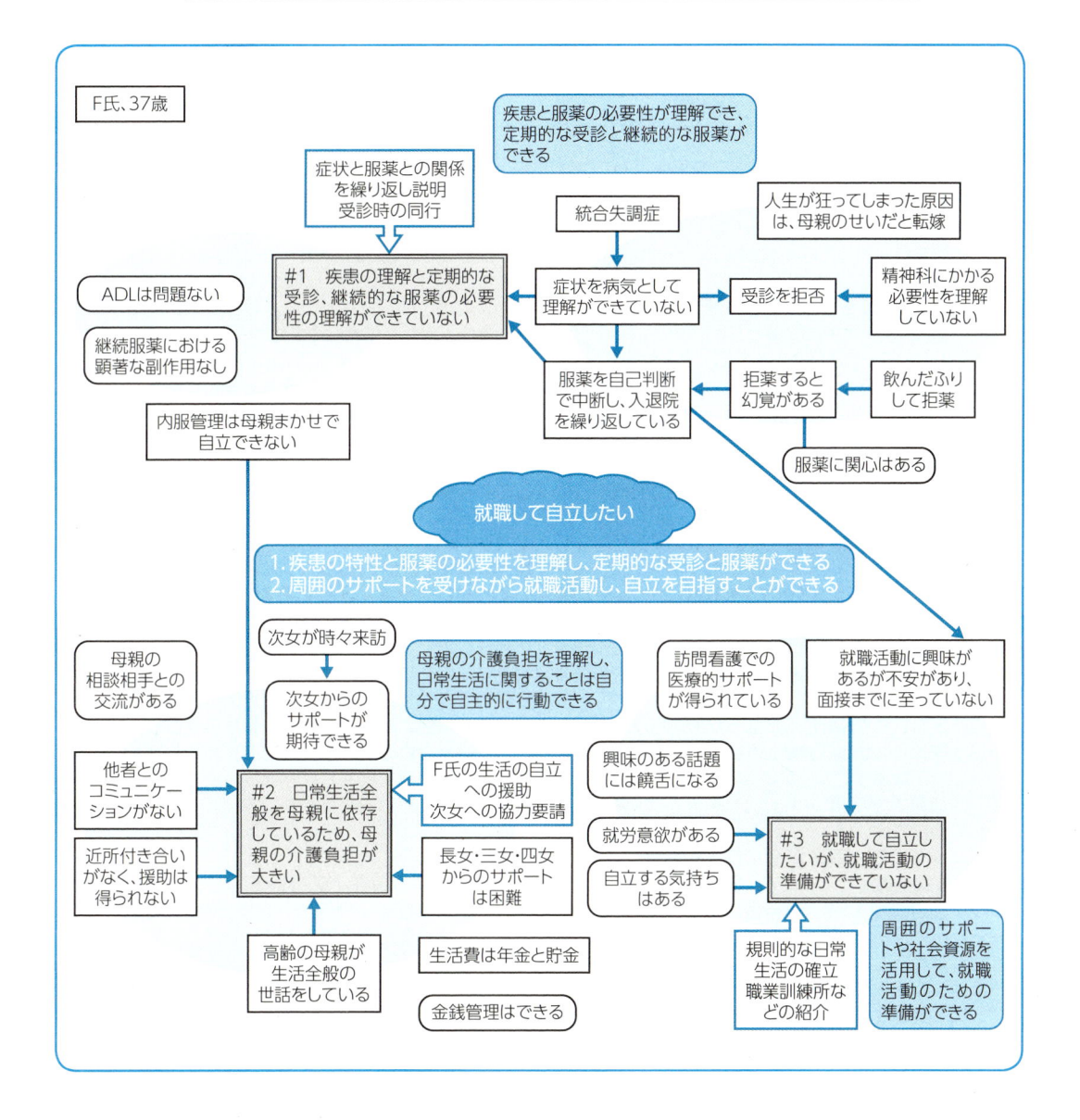

## 二次アセスメントの作成

F氏のアセスメントシート（望みの促進因子・阻害因子）の四側面のアセスメントの結果（身体的側面、心理的側面、環境・生活の側面、家族・介護状況の側面）をもとに、療養者の望みに大きく影響する一次アセスメントを（　）に記載し、四側面の情報（身体的側面、心理的側面、環境・生活の側面、家族・介護状況の側面）を枠組みにとらわれず記載する。それらをもとにアセスメントと看護課題を抽出する。

### 二次アセスメント

療養者の望み「就職して自立したい」

望みに影響する一次アセスメント
（統合失調症であるが症状は落ち着いている、服薬を自己判断で中断し、入退院を繰り返している、家事は母親にまかせきりである、金銭管理はできる、母親から自立する気持ちはある）

| 情報の整理（関連する情報） | アセスメントと看護課題抽出 |
|---|---|
| Ⅰ-0：F氏、37歳、男性<br>Ⅰ-1：統合失調症だが、症状は落ち着いている<br>Ⅰ-2：26歳で発病、服薬を自己判断で中断し、入退院を5回繰り返している<br>Ⅰ-4：嫌な声が聞こえなくなるなら、薬は飲んでもいい<br>Ⅰ-5：F氏は受診を拒否、母親が受診し状況報告し内服薬が処方されている<br>Ⅰ-6：リスパダール® 3mg 3×朝・夕・就寝前<br>Ⅰ-8：拒薬したとき、幻覚があり<br>Ⅰ-10：内服管理はすべて母親が行い、母親が忘れると「薬は？」と声をかける<br>Ⅰ-11：食事・排泄・保清・更衣・移動動作に問題なし<br>Ⅰ-12：服装や容姿に無頓着で、母親に促されないと散髪にも行かない<br>Ⅰ-13：7時起床、23時就寝の生活パターンが確立している<br>Ⅰ-14：日中はテレビかパソコンゲーム。朝夕に犬の散歩<br>Ⅱ-1：大学入学までは挫折知らずで、大学での留年や就職先で上司との衝突で挫折を経験。その後発病<br>Ⅱ-2：どうしてこんなふうになったのかわからない<br>Ⅱ-3：精神科にかかる必要もない<br>Ⅱ-4：こんなふうに人生が狂ってしまったのは、母親の育て方が悪いからだ。（同居しているのは）当然の償いだ<br>Ⅱ-5：いつまでも高齢の母親に頼ってはいけない<br>Ⅱ-6：お金も減ってくるので、働きたい<br>Ⅲ-2：屋内には物が多く、自室は雑然としている<br>Ⅲ-3：近所付き合いは、母親が挨拶程度のみでF氏はない<br>Ⅲ-5：レンタルDVDショップによく外出する。母親の買い物の送迎を時々行う。常に自家用車を使用する | Ⅰ-1・2・4・5・6・8・10、Ⅱ-3より、F氏の統合失調症の症状は現在母親が管理するリスパダール®によりコントロールできている状況である。しかし、受診は拒否し、過去には自己判断で服薬を中断して入退院を繰り返していることから、F氏は自身の疾患への認識が低く、受け入れも十分ではないことが考えられる。拒薬した場合は幻覚などの症状が出現し、症状が増悪し、再度入院が必要となることからF氏の就職したい、自立したいという希望が遠のく危険性がある。幸い、内服薬は母親が管理しているが、母親が薬を渡し忘れた場合、自身で気づき、現在飲み忘れはない。F氏は内服を継続することで幻聴などの症状が軽減することを自覚しているため、今後も母親などの他者が管理することで内服の継続は期待できる。<br><br>Ⅰ-10〜12、Ⅱ-1・2・4・5・6、Ⅲ-11より、日常生活全般は母親が支援しており、F氏も母親に依存している。また、発病により自身の人生が狂ってしまい、その動揺や不安を母親の育て方に責任転嫁し、母親の全面的な援助を正当化していることが考えられる。一方で高齢の母親にいつまでも依存していられないこと、就職して自立したいという思いと、就職面接までこぎつけても当日にキャンセルしてしまうという行動がみられている。このようなF氏のアンビバレントな行動は精神疾患の療養者にしばしばみられるため、訪問看護師がF氏の思いを受け止め、寄り添うケアが必要となる。<br><br>Ⅲ-3・5・6・7・8、Ⅳ-1〜6より、高齢の母親がF氏の受診の代行、内服管理、家事全般を担うことは負担が大きく、支援が必要である。しかし、近隣との付き合いもなく、F氏自身が母親以外の他者と交流することはほとんどない。一方で、F氏は車を運転し、外出ができ、母親の買い物の送迎を行っていることにより、母親の友人や訪問看護師を入口として、少しずつ社会 |

| 情報の整理（関連する情報） | アセスメントと看護課題抽出 |
|---|---|
| Ⅲ-6：大学時代の友人と時々メールで交流。電話や直接会うことはしない。他者との交流はほとんどない<br>Ⅲ-7：近隣には、母親の相談相手になる友人がいる。時々、F氏も一緒に食事をする<br>Ⅲ-8：長女・三女は遠方、四女は疎遠、次女は時々来訪する<br>Ⅲ-11：4度目の退院後、就職先を探し、面接日程まで決めてくるが、面接当日にキャンセルすることを数回繰り返し、就職できない状況が現在まで続いている<br>Ⅳ-1：母親（75歳）が一人で生活全般、F氏の世話をしている<br>Ⅳ-2：長女「遠いので何も支援できない。母親が亡くなった後は自分で何とかしてほしい」<br>Ⅳ-3：次女「一緒に住んだりはできないが、何らかのかたちで支援ができれば、と考えています」<br>Ⅳ-4：三女「身内に精神障害者がいることがショック。夫や夫の親戚にも言えない。かかわらないつもりです」<br>Ⅳ-5：四女「子どもたちに何かされたら大変だからもう会いたくない」 | 参加を促す援助が必要となる。精神科デイケア、就労移行支援、地域活動支援センターなどの社会資源を活用し、社会とのつながりができれば、就職活動への不安や躊躇も軽減し、就職準備の促進が期待できる。また、家族のサポートも必要となるが、次女以外に精神疾患に対する誤解や偏見が見受けられるため、訪問看護師が保健師などと連携し、精神疾患に対する丁寧な説明を段階的に継続的に行うことで家族によるサポートも期待できる。 |

**看護課題**

♯1 疾患の理解と定期的な受診、継続的な服薬の必要性が認識できていない
　　r/t 受診の拒否、自己判断で内服中断歴がある
♯2 日常生活全般を母親に依存しているため、母親の介護負担が大きい
　　r/t 長女、三女、四女からのサポートは困難、近所づきあいがなく援助は得られにくい、2回/週の訪問看護以外は社会資源の利用がない、
♯3 就職して自立したいが、就職活動の準備ができていない
　　r/t 就労意欲がある、自立する気持ちはある、就職活動に興味があるが不安があり面接までに至っていない

**看護目標**

長期目標：1.疾患の特性と服薬の必要性を理解し、定期的な受診と服薬ができる
　　　　　2.周囲のサポートを受けながら就職活動し、自立を目指すことができる
短期目標：疾患と服薬の必要性が理解できる
　　　　　定期的な受診と継続的な服薬ができる
　　　　　母親の介護負担を理解し、日常生活に関することは自分で自主的に行動できる
　　　　　周囲のサポートや社会資源を活用して、就職活動のための準備ができる

## 在宅看護援助計画

| 長期目標 | 1．疾患の特性と服薬の必要性を理解し、定期的な受診と服薬ができる<br>2．周囲のサポートを受けながら就職活動し、自立を目指すことができる | | |
|---|---|---|---|
| ♯ | 療養上の課題 | 短期目標 | 援助方法 |
| 1 | 疾患の理解と定期的な受診、継続的な服薬の必要性が認識ができていない | 疾患と服薬の必要性が理解でき、定期的な受診と継続的な服薬ができる | OP1：病気の症状の観察<br>1）幻覚、妄想、興奮、無為などの症状の有無や程度をF氏の言動や生活場面をとおして観察する<br>2）母親から、F氏の日頃の言動や日常生活の過ごし方などを確認する<br>OP2：病気の理解度および服薬の観察<br>1）病気とその症状をどの程度理解し、どのように認識しているかを言動をとおして確認する<br>2）服薬の必要性と継続的な服薬の必要性をどのように考えているのか、理解しているのか、言動をとおして確認する<br>3）正確な服薬ができているかをF氏と母親に確認する<br>4）薬の飲み忘れ対策について確認する<br>OP3：定期的な受診に対しての認識の観察<br>1）F氏から受診をしない理由やその思いを確認する<br>2）母親が受診して、薬を受領し、F氏が服薬していることについて、F氏自身はどのように考えているのかを確認する<br>TP1：病気や服薬、受診についての不安の受け止め<br>1）病気や症状についての不安や疑問についての気持ちとその理由を引き出し、傾聴する<br>2）受診や服薬についての不安や疑問についての気持ちとその理由を引き出し、傾聴する<br>TP2：服薬の継続への動機づけ<br>1）服薬の継続により症状が安定していることをF氏と一緒に確認し、服薬の継続について認め、励ましの言葉かけを行う<br>2）過去の拒薬と再発の関係について説明し、服薬の継続への動機づけを働きかける<br>EP1：統合失調症と治療への理解<br>1）訪問看護師および主治医、精神保健福祉士は、F氏と母親・次女に統合失調症と症状、継続的服薬について説明する。また、わからないこと、疑問や不安に思うことを確認し、具体的に説明する<br>2）訪問看護師および主治医、精神保健福祉士は、F氏と母親・次女に幻覚、妄想、興奮、無為などの症状とその対応について説明する<br>3）F氏と母親・次女に継続的な服薬の工夫について説明し、一緒に実施しながら指導する<br>EP2：服薬の継続への理解<br>1）F氏と母親・次女に薬の中断が症状悪化に影響することについて説明し、服薬できない状況が生じれば、必ず医師や訪問看護師に相談するように説明する<br>2）F氏と母親・次女に薬の副作用について説明し、副作用発生時は自己判断で中止するのではなく、必ず医師や訪問看護師に相談するように説明する |
| 2 | 日常生活全般を母親に依存しているため、母親の介護負担が大きい | 母親の介護負担を理解し、日常生活に関することは自分で自主的に行動できる | OP1：母親の介護の現状と負担の把握<br>1）F氏の介護と生活全般における母親の現状を把握するために、一日のスケジュールを確認する<br>2）母親の介護の内容と方法を確認する<br>OP2：母親の健康状態の観察<br>1）母親の健康状態を観察、確認する<br>2）介護による健康状態への影響と対処方法について確認する<br>OP3：F氏の母親の介護に対する気持ちの確認 |

| # | 療養上の課題 | 短期目標 | 援助方法 |
|---|---|---|---|
| | | | 1）介護している母親へのF氏の気持ちを確認する<br>2）F氏に日常生活の自立の可能性を確認する<br>OP4：次女にF氏や母親の介護に対する気持ちの確認<br>1）次女にF氏に対する気持ちを確認する<br>2）次女にF氏や介護している母親への気持ちを確認する<br>3）次女に介護への参加の可能性を確認する<br>TP1：母親の介護への労いと介護への支援<br>1）母親の介護に対する承認や労いを、言葉にして伝える<br>2）F氏と一緒に食事の支度や掃除・洗濯などを行い、母親の負担を軽減する<br>TP2：母親の休養支援<br>1）訪問時は母親に介護から離れ休養を取ってもらうように、F氏に働きかける<br>2）次女の協力が可能であれば、F氏に説明し、了解を得て介護を交代してもらえるように働きかける<br>3）母親に友人と出かけるなどの気分転換を勧める<br>EP1：F氏や母親への日常生活の自立を働きかけ<br>1）F氏に就職の前段階として日常生活の自立が必要であることを説明し、一緒に食事の準備や掃除・洗濯などを行い、それらが身につくように、また、自分のことは自分でできるように一緒に計画を立てて、実施する<br>2）母親にF氏の日常生活の自立はF氏が望んでいる就職への前段階として必要なことを説明し、可能な限り一緒に行うように働きかける<br>3）F氏と家族に作業療法やデイケアなどを紹介し、参加について提案する<br>EP2：母親に、一人で悩みを抱え込まずに、訪問看護師や保健師、精神保健福祉士などの専門職や、次女や友人に話し、心の負担を軽減するように働きかける |
| 3 | 就職して自立したいが、就職活動の準備ができていない | 周囲のサポートや社会資源を活用して、就職活動のための準備ができる | OP1：F氏と家族の就職に対する考えを確認<br>1）F氏のこれからの生活や就職への気持ちに関する言動を観察する。母親にも確認する<br>2）F氏と母親に現在の症状と今後の生活についてどのようにとらえているか、訪問看護師や精神保健福祉士が個別に確認する<br>TP1：F氏の就職活動・就職への不安の軽減<br>1）F氏のこれからの生活や就職活動についての不安やためらいについての考えを引き出し、傾聴する<br>2）F氏がどんなことに興味をもち、仕事をしたいのかなど将来設計について考えていることを、精神保健福祉士や心理療法士の協力を得ながら引き出し、前向きな気持ちになれるように働きかける<br>3）F氏と同じ病気で、就職している人の成功体験を話し、勇気づける<br>EP1：目標の設定と計画への働きかけ<br>1）F氏が就職したいと考えていることや希望を具体的に整理する<br>2）障害者雇用に対する就労者支援について精神保健福祉士と一緒に説明する<br>3）F氏が就職したいと考えていることや希望の実現に向けての具体的なステップを、訪問看護師や精神保健福祉士と一緒に考え、長期目標と短期目標と計画を立案する<br>EP2：新しい生活へ向けての支援<br>1）F氏と母親に作業療法やデイケア、職業訓練所などを紹介し、興味を示せば週間計画に組み入れ、規則正しい生活を習慣化するように働きかける<br>2）F氏と同じ病気で就職している人が集まるピアカウンセリングの会を紹介し、仲間づくりの必要性と就職の準備としての効果を説明し、参加を働きかける |

# 7 ALS療養者の在宅看護過程

## 1 | 在宅看護の特徴

### 1 進行する病態に合わせた支援の構築

　ALS（amyotrophic lateral sclerosis：筋萎縮性側索硬化症）は、四肢筋力低下と筋萎縮に始まり、話しにくさや飲み込みにくさなどの構音・嚥下障害、呼吸筋麻痺による呼吸不全から死に至る神経変性疾患である。根治的な治療方法はなく、対症療法が基本である。1999年からリルゾールがALS治療薬として保険適用されており、2015年からエダラボンに機能障害の進行抑制としての効果、効能が求められ、承認を受けた。平均予後は3〜5年といわれるが、人工呼吸器などの発達によって長期生存例も報告されている。

　予後を決定する分岐点として、延命的処置の有無の選択があり、この意思決定はどのような選択をしても家族を巻き込む大きな決定となる。そのため、決定後は療養者と家族の意思を尊重しながら限定された状態のなかで最善のQOLが保てるような支援の構築が求められる。

　ALSは1972年に策定された「難病対策要綱」の特定疾患治療研究事業に基づく医療費助成を受けていた。しかし、2015年に「難病の患者に対する医療等に関する法律」（難病法）の施行によって「特定疾患」から「指定難病」として扱われ、医療費の自己負担割合が3割から2割に軽減した。さらに世帯所得に応じて、自己負担する上限限度額が設定され、生活保護の者は自己負担額がなく、人工呼吸器装着者は1,000円/月となった。また、入院時の食費は全額自己負担から1/2の自己負担に軽減された。

### 2 ADLの維持を図るリハビリテーションの需要

　ALSに伴って起こる筋肉や関節の痛みに対しては毎日のリハビリテーションが欠かせず、訪問理学療法士や訪問作業療法士との連携により効果的なリハビリテーションの実施が求められる。

### 3 専門家との連携の必要性

　2012年の診療報酬改定で、「在宅患者訪問看護・指導料 3」「訪問看護基本療養費（Ⅰ）のハ及び（Ⅱ）のハ」が新設され、専門性の高い看護師が、他の訪問看護ステーションや保険医療機関等の看護師等と連携し、利用者宅に同行訪問することが診療報酬で評価されることになった。しかし、対象は悪性腫瘍の鎮痛療法または化学療法を行っている患者と真皮を超える褥瘡の状態にある患者と規制され、ALS療養者は対象外となる。栄養障害と呼吸不全はほとんどのALS療養者で出現することから、栄養管理、呼吸管理に関する専門家との連携も必要となる。

## 2 ｜ 看護課題と看護のポイント

### 1 呼吸機能の低下

**（1）要　因**

　ALSは進行性の疾患であり、症状の進行とともに呼吸機能の低下による呼吸困難が増大する。

**（2）看護のポイント**

・呼吸状態・循環状態のフィジカルアセスメントを行う。
・呼吸機能低下の進行程度をみながら、鼻マスクなどを用いる非侵襲的陽圧喚気（NPPV）か、気管切開下陽圧換気（TPPV）を行うのか、療養者と家族の意思を確認する。

### 2 痰の喀出困難

**（1）要　因**

　呼吸筋麻痺が進み、自力での体動が不能になると、効果的な咳嗽ができなくなる。

**（2）看護のポイント**

・呼吸訓練や体位ドレナージ、スクイージングなどによる自己喀痰を促す。
・家族介護者による吸引実施を支援する。

### 3 嚥下機能障害

**（1）要　因**

　嚥下機能障害が進むと誤嚥が頻発する。経口摂取による誤嚥性肺炎を繰り返すと、体重減少、脱水症状といった栄養摂取量や水分摂取量の不足につながる。

**（2）看護のポイント**

・摂食・嚥下機能の程度をアセスメントする。

・適切な食事形態や食材の選択、経口摂取時の体位の工夫、補助具の選択などを行う。可能であれば、栄養サポートチームとの連携を図る。
・主治医に相談して、嚥下機能の低下に伴う経管栄養についての説明、胃瘻造設の意思を確認する。

## 4 排泄障害

### （1）要　因

ALS では、通常排尿障害は出現しないと考えられている。しかし、罹病期間が長くなると排尿障害がみられるとの報告[1] もある。

神経因性膀胱の症状として、頻尿、尿失禁、残尿、尿閉、排尿困難などがあり、さらに排尿障害から膀胱炎や腎盂腎炎などの尿路感染症を起こすこともある。腹圧が低下することによる便秘もみられる。

### （2）看護のポイント

・排尿パターンを把握し、極端な脱水による乏尿を避けるよう支援する。
・便秘の場合、薬物療法・水分摂取・運動・マッサージ・摘便・浣腸などの支援を行う。

## 5 筋力低下による体動困難

### （1）要　因

神経変性疾患により不動状態へと進行するが、身体可動性の温存を希望する療養者は多い。

### （2）看護のポイント

・座位による排泄を希望する療養者には、人工呼吸器装着のままベッドからポータブルトイレに移動する支援を行う。
・排痰を促す体位ドレナージのための体位変換のほかに、ADL 低下を少しでも遅らせるための関節可動域（ROM）訓練を支援する。

## 6 コミュニケーション障害

### （1）要　因

言語障害、書字の障害、四肢運動機能の障害が進行性に起こるため、あらゆるコミュニケーション方法が次々に失われていく。また、気道確保の目的で気管切開した場合は、発声が困難になる。

### （2）看護のポイント

・球麻痺が軽度であり呼吸筋機能が維持されている場合は、単回使用気管切開チューブ（スピーチバルブ、スピーチカニューレなど）で発声可能なことがあるので検討する。
・四肢運動機能の状況により、筆談、文字盤などを用いたコミュニケーションを検討する。
・コンピュータソフトの開発により様々な意思伝達装置が利用されている。療養者自身が安易に使えるほかに、援助する側にもやさしいコミュニケーション方法を検討する。

1）服部孝道・他：筋萎縮性側索硬化症における排尿障害の研究，臨床神経学，23：224-227，1983.

## 7 精神的苦痛

### （1）要 因

ALS療養者は、身体の不調を感じ始めたときから日々進行する症状の変化から、身体的苦痛を強いられる。呼吸困難は死に直結するため恐怖心を植え付け、予後への戸惑いと不安をかき立てる。また、社会的交流の激変、経済的困窮、家族役割の変調など、社会的生活における精神的苦痛も計り知れない。

### （2）看護のポイント

・身体的・精神的・社会的な障害が互いに関連して苦痛が生じていることを理解し、療養者・家族・援助者の全員が同じ方針を共有できるよう連携を図る。

## 8 家族の介護に伴うストレス

### （1）要 因

ALS療養者の家族は、療養者との家族内役割を変更・調整しながら、家族としての喜びと悩みをもちつつ、療養者の生命を直接支えている。療養者の状態の変化と療養期間の延長によって、社会的役割の変更を余儀なくされ、変化に順応することが求められる。

### （2）看護のポイント

・家族を療養者の背景としてみるのではなく、療養者を含めた家族内力動に注意しながら家族による介護を支援する。
・介護者が自信をもって介護できるよう支援することから家族への看護介入が始まる。

## 9 急変の可能性

### （1）要 因

運動機能の低下による転倒・転落や、気道・尿路からの感染症、誤嚥や痰詰まりによる窒息、自律神経障害（血圧の急変動、異常発汗、脱水）の悪化、循環不全、腸管麻痺・麻痺性イレウスなどがある（**表7-1**）。

### （2）看護のポイント

・家族が早期発見・対処できるよう、日頃から観察の方法や通報時に必要な連絡事項、必要最低限の応急処置の方法などを説明し、習得してもらうよう指導する。

**表7-1　呼吸器装着中 ALS 療養者の代表的な合併症**

| | | | | |
|---|---|---|---|---|
| 滲出性中耳炎 | 浮腫 | 腸管麻痺 | 流涎過多 | めまい |
| 肺炎・無気肺 | 褥瘡 | かゆみ | 痛み | 不眠 |

### ⑩ 医療用機器のトラブル

#### （1）要　因

　人工呼吸器の異常（故障、バッテリー切れ、誤作動、付属物品の破損など）、加湿器の異常、接続不良、気管カニューレのトラブル（抜管、カフの破損、エア漏れなど）、また吸引器の異常など医療用機器に関するトラブルが発生することがある。

#### （2）看護のポイント

・予備の人工呼吸器の確保と毎日の点検、医療用機器業者による定期的な点検を行い事故を予防する。
・トラブル発生時は、医療用機器業者と医師に連絡がとれるようにしておく。

### ⑪ 災害時への対応

#### （1）要　因

　医療依存度の高い ALS 療養者の場合、火事や停電、災害などの非常時は生命の危機的状況に直結する。

#### （2）看護のポイント

・災害に備えて必要最低限の準備と、定期的な点検が重要である。
・人工呼吸器の内部・外部バッテリーの充電、手動式蘇生バッグ、吸引器（充電式、手動式）、人工呼吸器付属物品などの予備を確保しておく。
・災害時に、電力会社、消防署、警察署などが療養者の存在を把握し適切な対応ができるように、療養者・家族自身によって届けを出すよう勧める。
・近隣者、自治体に療養者の存在を知らせ、地域のネットワークをつくるよう勧める。
・緊急時に備えての連絡体制や教育、訓練の必要性は医療依存度が高いほど重要である。

# 3 ｜ 地域包括ケアシステムにおける看護師の役割

### ① 退院支援・退院調整

　病や障害を抱えた患者が退院後も可能な限り住み慣れた地域で、その人らしい生活を継続できるよう支援することが、看護師に求められている。患者が退院するにあたって、希望する住居に帰って生活を継続するために、療養者と家族自身に働きかけ、療養のための知識や技術をつけられるような退院指導を行っている。また、生活のスタイルを変化させて退院後の生活を再構築しようとする努力をねぎらいながら自立した生活が営めるように退院支援を行っている。患者・家族の自助努力を支援するほかに、住み続けようと考えている地域の多職種・多機関連携によるサービス調整を

図ることで、退院は無理とする固定観念を覆す事例が次々と報告されている。看護師は、患者・家族の自助努力に働きかける退院支援と、患者・家族を取り巻く地域資源の力に働きかける退院調整を行うことで、在宅療養への移行を支援する役割を果たしている。

ALS療養者は、発症からの長い転帰のなかで幾度となく入退院を繰り返す。初期の検査入院から始まり、病状の悪化やレスパイトなど入院の目的は時々で変化するが、徐々に進行する病状とともに療養者と家族のQOLが維持できるように支援することが目標である。

退院後の在宅療養に向けた支援は、入院決定の外来受診の時期から始まり、病棟看護師へと引き継がれ、退院支援チームを経て、外来看護師へと継続していく。

外来看護師は、入院して行われる治療内容や病態の変化、退院時に予測される病態について、患者と家族がどの程度理解できているのか確認する。また、入院時の患者の状態や入院前の生活状況、家族背景と患者との関係、介護体制の有無や住環境、入院前に利用していたサービスの有無などの情報を看護チームや多職種間で共有する。必要に応じて保健師、介護支援専門員や、訪問看護師などからも情報を得る必要がある。これらの情報は患者の入院とともに外来看護師から病棟看護師に引き継がれ、病棟看護師は退院支援の必要性を判断し、患者・家族と共有しながら退院支援を進めていく。病棟看護師や医師からの退院指導だけでは、退院後の生活に支障をきたすと予測される場合、入院中から多職種連携が図られ、退院後の患者・家族の生活の変化を予測しながら、退院支援チームを立ち上げる必要性を検討し、さらには、地域との連携を検討する。このように退院にあたり多職種の連携や協働が必要な場合は、退院支援計画が立案され、患者・家族の同意を得て実施される。退院支援を専門に担う部署をもっている病院などでは、退院支援看護師や医療ソーシャルワーカーなどが主治医と相談して、連携する職種を集めて積極的に退院のためのカンファレンスを実施している。退院支援部門がない場合には、病棟の看護チームが主治医や栄養士、薬剤師、理学療法士、作業療法士、言語聴覚士、外来看護師、可能であれば退院後にかかわる介護支援専門員や訪問看護師も同席しての退院指導カンファレンスが行われている。平成28（2016）年度の診療報酬改定では、地域包括ケアシステムを推進するための薬剤師や栄養士、歯科医師などの多職種連携と積極的な退院支援を行うことを評価する仕組みが提案された。

## 2 社会資源の活用

制度などの公的なサービスをフォーマルサービス、ボランティアなどの自主的サービスをインフォーマルサービスとよび、これらの総称を「社会的資源」と呼んでいる。ALS療養者は、医療（国民・社会）保険法、年金（国民・厚生・共済）保険法、介護保険法（40歳以上）、身体障害者福祉法、障害者総合支援法、難病の患者に対する医療等に関する法律などに従って、必要な施策が講じられ、様々なサービスが用意されている。よって、ALS療養者が退院する場合、病状や家族の介護力などに合わせて、日常生活を支える介護者への介護指導と、専門職の投入・連携、そして社会資源の調整が重要になる。

入院中に利用可能な公的サービスを調整するために、40歳未満で指定難病受給者証・身体障害者手帳があれば、障害者総合支援法が利用できる。身体障害者手帳に該当しない場合は、自治体独自のサービスやボランティアを探すことを検討する。療養者が40歳以上であれば、介護保険が利

用できる。指定難病受給者証・身体障害者手帳がある場合は、介護保険にないサービスや足りない部分は障害者総合支援法を利用することができる。

利用できる法律が明確になれば、貸与や購入補助ができる物品を選ぶことができる。

40歳未満で指定難病受給者証・身体障害者手帳がある場合、日常生活用具・補装具（介護ベッド・車椅子・意思伝達装置）や、障害者総合支援事業の「在宅療養等支援用具」として、呼吸器、パルスオキシメーターなどの給付を受けることができる。日本ＡＬＳ協会等の福祉機器（意思伝達装置）の貸出サービスも利用できる。

40歳以上では介護保険のサービスを優先的に受けるものの、他は40歳未満の者と変わらない。在宅療養で使用する呼吸器は医療保険により病院からレンタルすることができる。

スムーズに病院から在宅療養へ移行できるように、療養者と家族の意思を確認しながら、在宅支援チームへとつなげていくことが望まれる。

### 3 多職種連携

ALS療養者のように医療依存度が高い在宅療養者を支援するには、往診医師、訪問看護師、後方支援病院などとの連携が重要である。家族へのレスパイトケアや緊急時の入院目的としてだけではなく、高度な医療機器の管理などにおいて、後方支援病院の存在は大きい。また、在宅療養の現場へどんどん進出している医療用機器業者の存在も頼りになる。

気管切開や人工呼吸器、胃瘻などは継続的な管理が必須であり、人工呼吸器、吸入・吸引器、酸素供給装置などの管理や、呼吸器回路の交換・消毒、カテーテル類の交換管理、気管カニューレの交換など、医師・訪問看護師・家族・医療用機器業者の役割を明確にして、最小の負担で最大の効果を出すように配慮する。

## 4 ｜ コミュニケーション機能が低下してきているが会話を楽しみたい人への支援

## ■ 事例の概要

### ●事例
G氏、58歳、男性。

### ●診断名
ALS（筋萎縮性側索硬化症）。

### ●既往歴・現病歴
既往は特になし。初回訪問時、血圧102/68mmHg、脈拍数82回/分、呼吸数12回/分、体温36.2℃。呼吸器装着時の$SpO_2$ 98%

自力での寝返り不能、寝たきり状態。要介護度5。嚥下障害で胃瘻造設、呼吸障害で気管切開、

人工呼吸器装着。身長160cm、体重50kg。

### ●生活歴

　G氏は観光地の土産物屋を営んでいる家に生まれたが、地元の市役所職員になり、店は妻に任せていた。現在は自宅から出勤する長男・長女との4人暮らしである。ALSの症状が進行し、気管切開・呼吸器装着・胃瘻造設を行い退院した。

### ●本人や家族の思い

　G氏「患者会などの話を聞いて呼吸器装着を決断した。どんな世界があるのかみてみたい。自分の意識がある限り、挑戦したい」と語っている。

　妻と2人の子どもは「お父さんはお父さん。どんな状態でもいてほしい」と話し、自宅での療養を望んだ。ところが、退院1週間が経過した頃から、G氏が「妻がイライラしているようだ」と看護師に話している。G氏が文字盤でのコミュニケーションに固執するため、来訪者があると妻は席を外せなくなっていた。

### ●コミュニケーション

　コミュニケーションの方法は現在のところ文字盤に限定されている。コミュニケーションもままならない重症なG氏の状態に足が遠のく知人・友人もいる。

### ●訪問看護導入の経緯

　G氏は48歳のときに手足の脱力を感じてA総合病院に受診してALSと診断された。3年間外来通院を続け、その間に介護保険の申請を行い、自宅改修や電動車椅子を利用するなど、予後を見越した環境調整をした。

　3か月前に夜間の不眠症状が起こり、精査入院した結果、呼吸機能低下が認められ、夜間のみ、NPPV、鼻マスク式人工呼吸器使用を開始して退院した。これにより、長年続けていた市役所の仕事に限界を感じて任意退職をした。日中は車椅子に乗って店番を手伝っている。友人・知人の来訪が盛んで、寂しさを感じることはなかった。この時点で週に1回の状態観察と24時間の緊急対応で、A総合病院系列の訪問看護（A訪問看護ステーション）が導入になった。

　1か月前、呼吸機能のさらなる悪化によりTPPV、胃瘻造設を決断して再入院となる。店をたたんで妻が介護に専念するというものの、医療依存度が高く、介護負担が大きくなることが予想されたので、入院中に合同カンファレンスを開催し、新たにB訪問看護ステーションと、Cヘルパーステーション（経管栄養・吸引が実施可能であり、文字盤でのコミュニケーションもできる）を利用することになった。また、巡回入浴と、訪問リハビリテーションを利用することにした。さらに、G氏と妻にとっては顔なじみの保健師が2週間に1回訪問するよう調整した。夜間の介護は家族頼りのため、日中の妻の介護負担を軽減する方向で、ケアプランが作成され、退院当日から連日訪問看護が入り1週間が経過した。

### ●生活状況

　G氏が在住している市の主な産業は観光業で、医療・福祉・介護サービスは隣のD市のほうが充実しており、サービスのほとんどがD市にある。近隣に体育大学や看護系大学、看護専門学校はあるものの、医療ボランティアに発展していない。

# ■ フェイスシート

| 利用者 | （ G氏 ） | 年齢 | （ 58歳 ） | 性別 | (男)・ 女 | 保険の種類 | (医療保険)・(介護保険) |
|---|---|---|---|---|---|---|---|

| 主な疾患 | ALS（筋萎縮性側索硬化症） | 身長160cm、体重50kg、BMI 19.53 |
|---|---|---|

| 治療経過 | 服薬状況 | 医療処置 |
|---|---|---|
| 10年前に診断、外来通院<br>3か月前、夜間不眠で入院しNPPV開始<br>1か月前、気管切開によるTPPV、胃瘻 | 新レシカルボン®坐剤、ゲンエー<br>G®浣腸 | 呼吸器管理<br>排便管理<br>栄養管理 |

| 既往歴 |
|---|
| 特になし |

| 発達課題（ライフステージ、ライフイベント、職歴、生活歴、成育歴） |
|---|
| 父親として子どもたちの完全な巣立ちを前にしている。市役所職員であった職業柄、行政への対応に疑問はない。他人との会話も好きで、人の世話をしたい性格である |

| 項目 | 具体的内容 |
|---|---|
| 食事・栄養 | 完全にベッド上で寝たきりになっており、三食胃瘻からの経管栄養（エンシュアリキッド1,250mL/日、水300L/日を1日3回に分けて摂取）。家族が食べているものをミキサーで溶いて口唇に乗せ、食べた気分になっている |
| 更衣 | 完全介助 |
| 移動 | 自力での寝返り不能。寝たきり状態<br>背もたれ・頭部固定ベルト付き電動車椅子を右手で操作して動かすことはできる |
| 排泄 | 排尿は要請によって尿器の使用が可能<br>排便はポータブルトイレにて摘便（1回/2日）<br>便秘のため、前夜に新レシカルボン®坐剤を挿入。当日の朝にゲンエーG®浣腸120mLを使用<br>唾液の飲み込み不全により常時流涎がある |
| 整容 | 歯ブラシや櫛、ひげそりを握ることはできるが、細かい動作はできない |
| 入浴・清潔 | 入浴：巡回入浴（2回/週）<br>入浴日以外は全身清拭（看護師かヘルパーによって施行） |
| 家事 | ベッドに寝たまま家族の様子が見えるように、反射鏡を室内に備えている<br>反射鏡で確認し、ブザーを鳴らして家族を呼んでいる |
| 服薬管理 | 妻が管理 |
| 財産管理 | 実務は妻が行うが、決定・決断はG氏が行っている<br>病気体験談を出版し、印税を子どもの結婚準備にと貯蓄している |
| 日常生活自立度（寝たきり度） | J1　　J2　　A1　　A2　　B1　　B2　　C1　　(C2) |
| 認知症老人の<br>日常生活自立度 | (なし)　　Ⅰ　　Ⅱa　　Ⅱb　　Ⅲa　　Ⅲb　　Ⅳ　　M |
| 要介護（支援）度区分 | 非該当　要支援1　要支援2　要介護1　要介護2　要介護3　要介護4　(要介護5) |

| 家族と介護者（主介護者の年齢、性別、続柄、健康状態） | （家族構成） |
|---|---|
| 妻：50歳（家業の土産物屋を営んでいたが、閉店）<br>娘：28歳（OL）<br>息子：26歳（役場勤務） | |
| キーパーソン｜妻 | |
| 介護意欲、介護力 | |
| 妻：十分あり、子ども：手伝える範囲 | |

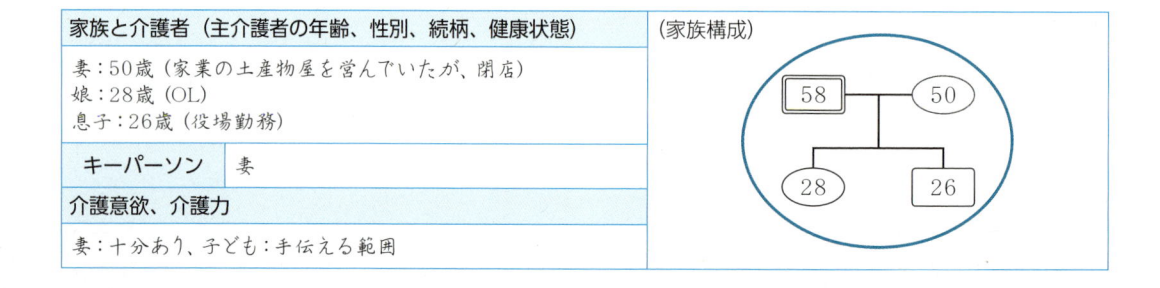

| 主たる収入源 | 公費負担制度、各種手当の種類 |
|---|---|
| 本人の障害年金・娘と息子の収入<br>出版物の印税は数万円/年 | 特定疾患医療受給者証・・・あり<br>身体障害者手帳・・・あり<br>心身障害者医療証・・・あり<br>障害共済年金・・・300,000円/月<br>特別障害者手当・・・25,000円/月 |

| 退職金・職場からの年金 | |
|---|---|
| 個人契約の各種保険・ローンは全額完済 | |

| 療養者の居室 | 住居環境 |
|---|---|
| | 海水浴場まで徒歩で2分、周囲は漁村<br>国道から一本入った生活道路沿いの店舗兼住宅（2階建て）<br>G氏居室は庭兼駐車場を兼ねた店舗奥の部屋 |

| 近隣付き合い状況 | G氏が先祖代々住んでいる土地で、近隣に親戚・友人が多い |
|---|---|
| インフォーマル・サポート | G氏の友達や職場の元同僚はすべて男性で、通院時などのサポートは頼めるが妻へのサポートは得にくい |

| 現在利用している社会資源 | 地域で利用可能な社会資源 | 今後必要な社会資源 |
|---|---|---|
| A総合病院（隣市）：往診医師、ケアマネジャー<br>A訪問看護ステーション：24時間対応、週2回（火・土）、呼吸管理、散歩介助<br>B訪問看護ステーション（近隣）：訪問看護週4回（月・水・木・金）<br>Cヘルパーステーション：週6日<br>気管切開部の消毒・チューブ交換：1回/2週（第2・4）<br>呼吸回路交換：1回/2週（第1・3）<br>保健師：1回/2週（第1・3）<br>訪問リハビリテーション：1回/2週（第2・4） | 近隣に体育大学があり、ボランティア部が夕方の支援と、移動時のサポートを担っている | A病院には看護学校があるが、ボランティアなどはしていない<br>隣市（車で片20分）に看護系大学があり、医療依存度が高いボランティアも活発だが、学生の交通手段が確保できず、活用できない<br>市内に体育大学があり、学生ボランティアはあるが、医療依存度が高い人へのボランティアは行っていない |

## 本人・家族の希望、健康についての考え方

本人：「自分の意思がはっきりしている間は、呼吸器を使って、家族に負担をかけても生き抜く」<br>　　　「自分の住んでいる市は福祉が充実していない。自分が出て行って、福祉を広げたい」<br>　　　「いろいろな人が訪ねてきて話をするのが楽しみ。学生さんにいろいろ教えたい」<br>家族：「できるだけ長く生きてほしい。介護は苦ではないが、文字盤でいつも呼ばれるのは大変」

## 療養に対する希望、サービスへの希望、健康上配慮していること、在宅療養の経緯

・なるべく自宅で過ごす　　　・急変時はA病院に入院する

## 生活リズム・スケジュール

| 週/日 | | 8〜9 | 9〜10 | 10〜11 | 11〜12 | 12〜13 | 13〜14 | 14〜15 | 15〜16 | 16〜17 | 17〜18 | |
|---|---|---|---|---|---|---|---|---|---|---|---|---|
| 月 | | 経管栄養 | | 10:00〜11:30<br>B訪問看護 | | 経管栄養 | | | | Cヘルパー | 経管栄養 | |
| 火 | | 経管栄養 | | | 11:00〜12:00<br>巡回入浴 | 経管栄養 | 13:30〜14:30<br>A訪問看護 | | | Cヘルパー | 経管栄養 | |
| 水 | | 経管栄養 | | 10:00〜14:00　B訪問看護（経管栄養含む） | | | | | | Cヘルパー | 経管栄養 | |
| 木 | | 経管栄養 | | 10:00〜11:30<br>B訪問看護 | | 経管栄養 | 訪問リハビリテーション/保健師 | | | Cヘルパー | 経管栄養 | |
| 金 | | 経管栄養 | | | 11:00〜12:00<br>巡回入浴 | 経管栄養 | 13:30〜14:30<br>B訪問看護 | | | Cヘルパー | 経管栄養 | |
| 土 | | 経管栄養 | | 10:00〜12:00<br>A訪問看護（散歩） | | 経管栄養 | | | | Cヘルパー | 経管栄養 | |
| 日 | | 経管栄養 | | | | 経管栄養 | | | | | 経管栄養 | |

## ■ アセスメントシート（望みの促進因子・阻害因子）

### 身体的側面の情報

- Ⅰ-1：血圧 102/68mmHg、脈拍数 82 回 / 分、呼吸数 12 回 / 分（呼吸器同調）、体温 36.2℃、$SpO_2$98%
- Ⅰ-2：身長 160cm、体重 50kg、BMI 19.53
- Ⅰ-3：ALS の呼吸障害で気管切開、人工呼吸器装着（TPPV）
- Ⅰ-4：自力で寝返り不能、寝たきり状態で、要介護 5
- Ⅰ-5：背もたれ・頭部固定ベルト付き電動車椅子を右手で操作して動かすことはできる
- Ⅰ-6：唾液の飲み込み不全により常時流涎がある
- Ⅰ-7：嚥下障害で胃瘻造設し、エンシュアリキッド 1,250mL/ 日、水 300L/ 日を 1 日 3 回に分けて摂取
- Ⅰ-8：視野障害・複視、失認・失行なし
- Ⅰ-9：排尿は要請によって尿器の使用が可能
- Ⅰ-10：排便はポータブルトイレにて摘便（1回 / 2日）
- Ⅰ-11：便秘には、前夜に新レシカルボン®坐薬を挿入。当日の朝にケンエーG®浣腸 120mL を使用

### 身体的側面のアセスメントの結果

- □ ALS であるが、呼吸器の適切な管理によって呼吸状態の安定が保てている（Ⅰ-1・3）
- □ 筋萎縮・体動不能による全身機能の低下（Ⅰ-4）
- □ 電動車椅子を右手で操作できる（Ⅰ-5）
- □ 嚥下機能の低下に関連した誤嚥のリスクがあるが回避できている（Ⅰ-6・7）
- □ 胃瘻による栄養管理（三食胃瘻からの経管栄養）で、栄養状態が維持できている（Ⅰ-7）
- □ 排尿は尿器の使用、排便はポータブルトイレにて摘便（1回 / 2日）（Ⅰ-9・10）
- □ 腸蠕動の低下に関連した便秘に対して、坐薬・浣腸を使用（Ⅰ-11）

> G氏、5
> 在宅療養に対す
> 友人との会話を楽しみた

### 環境・生活の側面の情報

- Ⅲ-1：G氏が先祖代々住んでいる土地で、近隣に親戚・友人が多い
- Ⅲ-2：個人契約の各種保険・ローンは全額完済。本人の障害年金・娘と息子の収入がある
- Ⅲ-3：娘 28 歳（OL）、息子 26 歳（役場勤務）
- Ⅲ-4：医療・福祉・介護サービスは隣のD市のほうが充実しており、サービスのほとんどがD市にある
- Ⅲ-5：市内に体育大学があり、学生ボランティアはあるが、医療依存度が高い人へのボランティアは行っていない
- Ⅲ-6：近隣の看護学校や看護大学が存在している
- Ⅲ-7：コミュニケーションもままならない重症なG氏の状態に足が遠のく知人・友人もいる
- Ⅲ-8：保健師が 1回 / 2週訪問している

### 環境・生活の側面のアセスメントの結果

- □ G氏は地域に密着して生活しており、地域福祉の向上に貢献したい意欲がある（Ⅲ-1・4）
- □ 経済面は困っていない（Ⅲ-2・3）
- □ 難病患者への接し方を住民に教える仕組みが不足している（Ⅲ-4・5）
- □ ALS 療養者への医療的な支援ができるボランティアが不足している（Ⅲ-5）
- □ 学生ボランティアを組織する地盤がある（Ⅲ-6・8）
- □ 重症なG氏の状態に足が遠のく知人・友人がいる（Ⅲ-7）

## 心理的側面のアセスメントの結果

☐ 生きる意欲が強い
　（Ⅱ-1）
☐ 福祉（ボランティア育成）への意欲がある
　（Ⅱ-2）
☐ コミュニケーションの方法が文字盤に限定されている
　（Ⅱ-3）
☐ 妻に依存した生活を送る
　（Ⅱ-4）
☐ 妻の拘束時間が長いことでストレス状態にある
　（Ⅱ-4）
☐ 妻の負担に対する気づかいがある
　（Ⅱ-5）

## 心理的側面の情報

Ⅱ-1：「患者会などの話を聞いて呼吸器装着を決断した。どんな世界があるのかみてみたい。自分の意識がある限り、挑戦したい」
Ⅱ-2：「自分の住んでいる市は福祉が充実していない。自分が出て行って、福祉を広げたい」
Ⅱ-3：G氏は文字盤でのコミュニケーションに固執
Ⅱ-4：来訪者があると妻は席をはずせない
Ⅱ-5：G氏が「妻がイライラしているようだ」と看護師に話す

、男性
思いや望み
ら、生き抜きたい

## 家族・介護状況の側面のアセスメントの結果

☐ 家族はG氏の希望をかなえることに積極的である
　（Ⅳ-1）
☐ G氏の友達や職場の元同僚に通院時などのサポートが頼める
　（Ⅳ-2）
☐ 妻をサポートする第三者がいない
　（Ⅳ-2）
☐ 医療・介護の専門家は充実している
　（Ⅳ-3・4・5）

## 家族・介護状況の側面の情報

Ⅳ-1：妻と2人の子どもは「お父さんはお父さん。どんな状態でもいてほしい」と話し、自宅での療養を望んだ
Ⅳ-2：G氏の友達や職場の元同僚はすべて男性で、通院時などのサポートは頼めるが妻へのサポートは得にくい
Ⅳ-3：主治医の病院系列のA訪問看護ステーション週2回導入
Ⅳ-4：B訪問看護ステーション週4回導入
Ⅳ-5：Cヘルパーステーション週6日導入

## 関連図の作成プロセス

### 1 重要な言葉を取り出す

アセスメント用紙に記載された四側面のそれぞれの情報を検討し、アセスメントを行う。下記には四側面のうち、環境・生活の側面を例としてあげる。

環境・生活の側面のアセスメントの結果から、課題につながる内容に下線を引き抽出する。促進因子（強みとなる言葉）を □ に、阻害因子（課題につながる言葉）を □ に示す。

### 環境・生活の側面のアセスメントの結果

☐ G氏は地域に密着して生活しており、地域福祉の向上に貢献したい意欲がある（Ⅲ-1・4）

> 地域福祉の向上に貢献したい意欲がある

☐ 経済面は困っていない（Ⅲ-2・3）

> 経済面は困っていない

☐ 難病患者への接し方を住民に教える仕組みが不足している（Ⅲ-4・5）

> 難病患者への接し方を住民に教える仕組みが不足している

☐ ALS療養者への医療的な支援ができるボランティアが不足している（Ⅲ-5）

> 医療的な支援ができるボランティアの不足

☐ 学生ボランティアを組織する地盤がある（Ⅲ-6・8）

> 学生ボランティアを組織する地盤がある

☐ 重症なG氏の状態に足が遠のく知人・友人がいる（Ⅲ-7）

> 重症なG氏の状態に友人・知人の来訪が減る

## 2　重要な言葉のラベル化

❶それぞれの"重要な言葉"をラベル化して ラベル として並べる。

❷ ラベル は、療養者G氏の望み「友人との会話を楽しみにしながら、生き抜きたい」の促進因子、阻害因子を意識してラベル化する。環境・生活の側面で例にあげると、「学生ボランティアを組織する地盤がある」などは強みとなる促進因子であり、阻害因子は「医療的な支援ができるボランティアの不足」などとなる。その他の側面のラベルを配置し、全体として両方の因子がバランスよく含まれていることが望ましいので、偏っていないかをラベルを並べながら確認する。

### 身体的側面

- ALS
- 筋萎縮
- 呼吸状態の安定
- 呼吸筋麻痺による自発呼吸困難を医療処置により回避している
- 胃瘻造設
- 3回/日経管栄養
- BMI 19.53
- 嚥下機能低下による栄養障害のリスクを回避している
- 電動車椅子を右手で操作できる
- 嚥下機能低下による誤嚥のリスクを回避している
- 排尿は尿器使用、排便はポータブルトイレにて摘便（1回/2日）
- 便秘には坐薬・浣腸使用
- 運動筋麻痺による排便障害のリスクを回避している

### 心理的側面

- 生きる意欲が強い
- 福祉（ボランティア育成）への意欲がある
- コミュニケーションの方法が文字盤に限定
- 妻に依存した生活
- 妻の拘束時間が長いことでストレス状態
- 妻の負担に対する気づかい

### 環境・生活の側面

- 地域福祉の向上に貢献したい意欲がある
- 経済面は困っていない
- 難病患者への接し方を住民に教える仕組みが不足している
- 医療的な支援ができるボランティアの不足
- 学生ボランティアを組織する地盤がある
- 重症なG氏の状態に友人・知人の来訪が減る

### 家族・介護状況の側面

- 家族はG氏の希望をかなえることに積極的
- G氏の友達や職場の元同僚は、通院時などのサポートが頼める
- 妻をサポートする第三者がいない
- 医療・介護の専門家は充実

## 3 関連因子の配置

❶ G氏の望み である「友人との会話を楽しみながら、生き抜きたい」を紙面の中央に置く。

❷ ラベル の意味や、ラベル同士の関係性をみながら四側面の分類にとらわれず、関連性を考えて配置する。

❸ G氏の場合は、医療的ケアによって生命が維持されていること、医療依存度が高く限定的なコミュニケーションであることから遠のく友人・知人という表面化している現象、介護が妻一人に集中していることによる介護破綻への危惧、G氏の生きる意欲の強さが妻の介護負担を増強しかねない状況への危機感という潜在的リスクが感じられる現象などを関連情報として配置する。

G氏、58歳

| | |
|---|---|
| ALS | 呼吸筋麻痺による自発呼吸困難を医療処置により回避している |
| 呼吸状態の安定 | |
| 排尿は尿器使用、排便はポータブルトイレにて摘便（1回/2日） | 嚥下機能低下による誤嚥のリスクを回避している |
| 便秘には坐薬・浣腸使用 | 運動筋麻痺による排便障害のリスクを回避している |
| 胃瘻造設 | 嚥下機能低下による栄養障害のリスクを回避している |
| 3回/日経管栄養 | |
| BMI 19.53 | |
| 筋萎縮 | 電動車椅子を右手で操作できる |

学生ボランティアを組織する地盤がある

G氏の友達や職場の元同僚は、通院時などのサポートが頼める

難病患者への接し方を住民に教える仕組みが不足している

コミュニケーションの方法が文字盤に限定

重症なG氏の状態に友人・知人の来訪が減る

友人との会話を楽しみながら、生き抜きたい

医療的な支援ができるボランティアの不足

妻の拘束時間が長いことでストレス状態

妻をサポートする第三者がいない

生きる意欲が強い

福祉（ボランティア育成）への意欲がある

妻に依存した生活

地域福祉の向上に貢献したい意欲がある

妻の負担に対する気づかい

経済面は困っていない

家族はG氏の希望をかなえることに積極的

医療・介護の専門家は充実

## 4　関連因子のグルーピング

❶G氏の望みをかなえるために、どのような関連課題があるか意識しながら、 ラベル の並べ替えを行う。

❷医療的ケアによって生命が維持されていること、医療依存度が高く限定的なコミュニケーションであることから遠のく友人・知人、介護が妻一人に集中していることによる介護破綻、G氏の生きる意欲の強さが妻の介護負担を増強しかねない状況などの類似する ラベル の内容の塊をつくる。訪問看護や訪問リハビリなどの社会資源も関連部分に配置する。

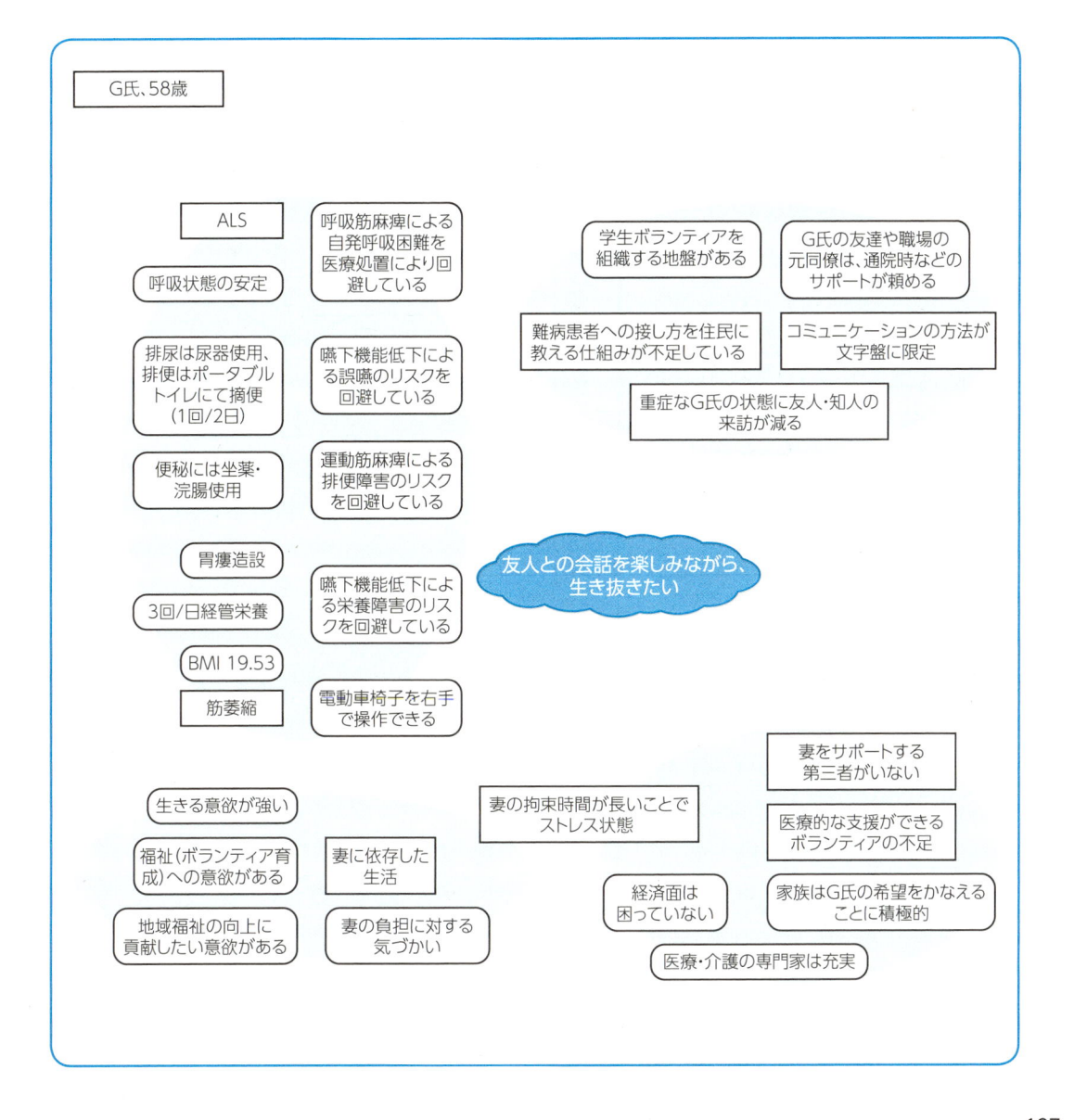

## 5 関係性の表示と療養上の看護課題の表示

❶G氏の望みをかなえるために、解決すべき課題は何かという視点で、原因・誘因となるものを意識して、ラベル の位置や集まりを再検討する。

❷看護課題 を明確にし、ラベル と望みの位置関係に考慮し、書き加える。G氏の場合は、「病気の進行や生命維持装置の不具合・事故によるリスクを抱えている」「妻の拘束時間が長く、介護負担が大きい」「医療依存度の高さとコミュニケーションの方法が限定的で気軽に会話ができない」「妻の負担を意識するが、自分の希望もかなえたいという葛藤がある」の看護課題が抽出され、優先順位を明示した。

❸課題と ラベル の関連性を矢印 ➡ で示す（ ➡ は因果関係を示し、それ以外の関係は線でラベルとラベルを結ぶ）。

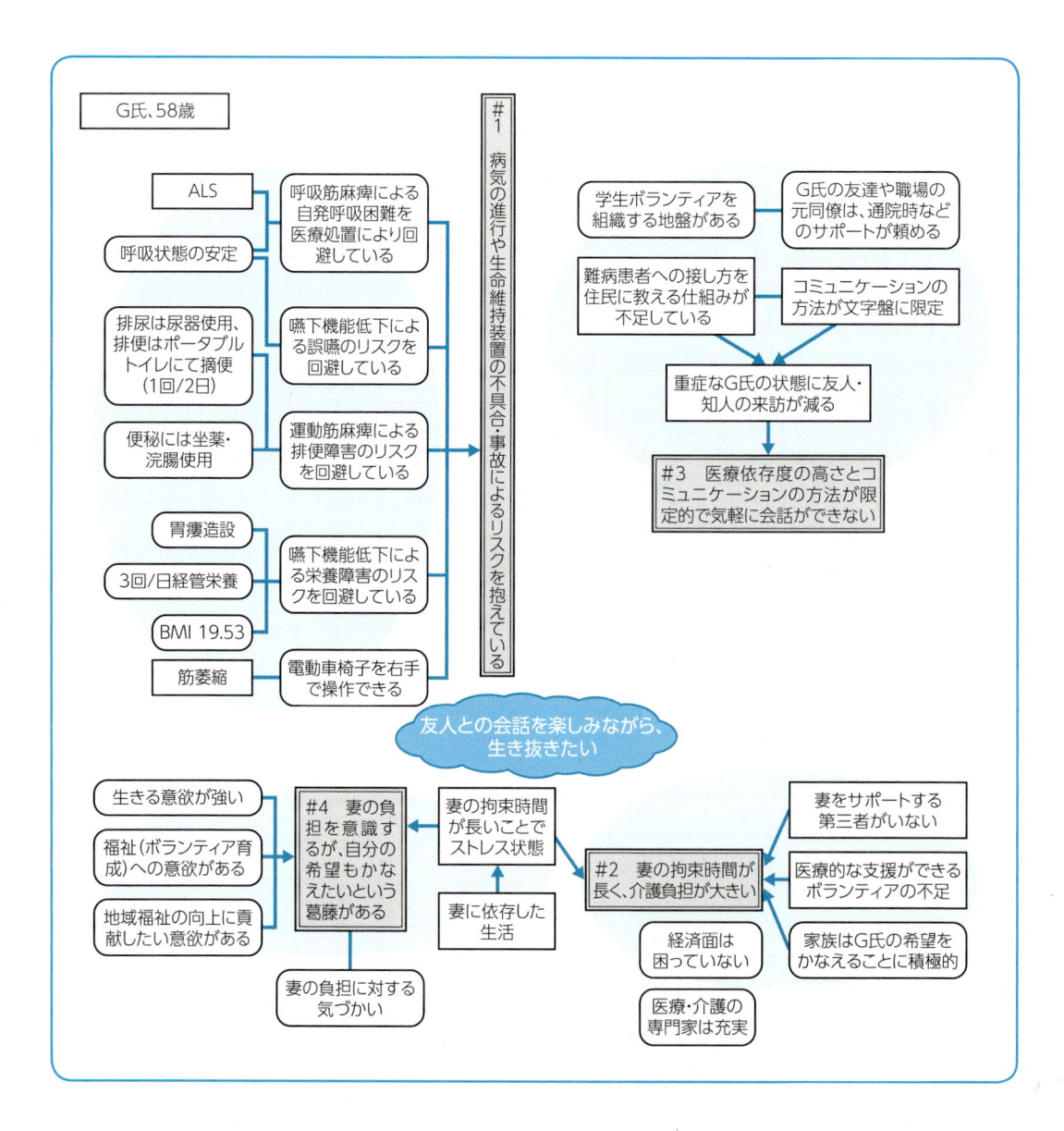

## 6 短期目標・長期目標の設定

❶看護課題の解決で目指す状態を 短期目標 として示す。G氏の場合は、「生命維持活動上のリスクを最小限に保つ」「社会資源の活用による介護負担の軽減を図る」「友人・知人が気軽に訪問できるために必要な知識・技術のスキルを身につける」などを書き加える。

❷看護課題の解決に向けて行う 看護援助 ⟹ の概要を示す。

❸課題全体を概観し、療養者・家族の望みを達成可能な 長期目標 としてふさわしい表現にする。

<u>友人との会話を楽しみながら、生き抜きたい</u>

➤ 家族の協力を得ながら、できる限りの生命維持を行いつつ、友人との会話を楽しむ日常が送れる

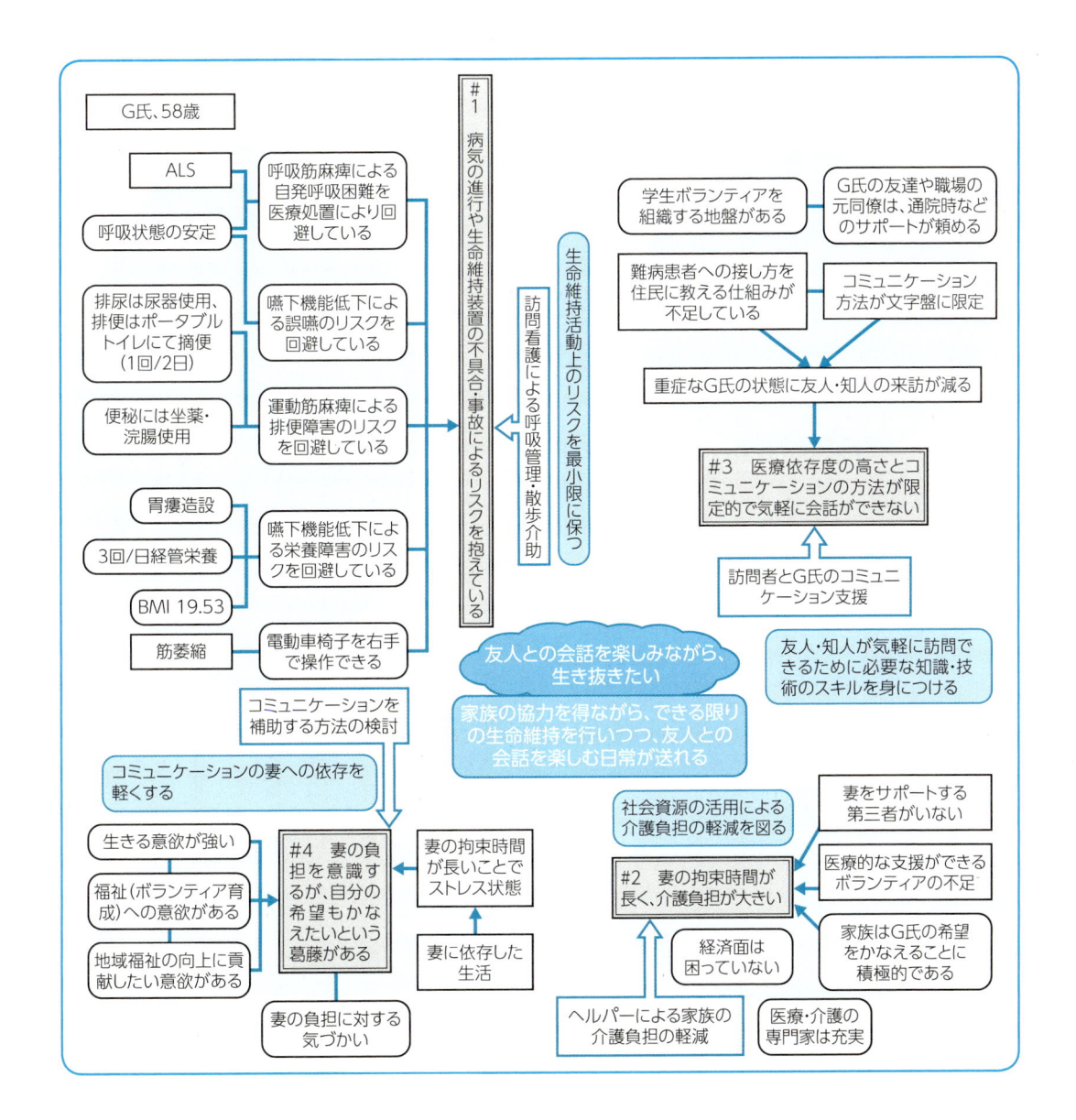

## ■ 二次アセスメントの作成

　G 氏のアセスメントシート（望みの促進因子・阻害因子）の四側面のアセスメントの結果（身体的側面、心理的側面、環境・生活の側面、家族・介護状況の側面）をもとに、療養者の望みに大きく影響する一次アセスメントを（　）に記載し、四側面の情報（身体的側面、心理的側面、環境・生活の側面、家族・介護状況の側面）を枠組みにとらわれず記載する。それらをもとにアセスメントと看護課題を抽出する。

### 二次アセスメント

療養者の望み「友人と会話を楽しみながら、生き抜きたい」

望みに影響するアセスメント
（寝たきり全介助のサポートができている、気管切開・呼吸器装着によって呼吸状態安定、生きる意欲が強い）

| 情報の整理（関連する情報） | アセスメントと看護課題抽出 |
| --- | --- |
| Ⅰ- 0：G 氏、58 歳、男性<br>Ⅰ- 1：血圧 102/68mmHg、脈拍 82 回 / 分、呼吸数 12 回 / 分（呼吸器同調）、体温 36.2 ℃、SpO$_2$98%<br>Ⅰ- 2：身長 160cm、体重 50kg、BMI 19.53<br>Ⅰ- 3：ALS の呼吸障害で気管切開、人工呼吸器装着（TPPV）<br>Ⅰ- 4：自力で寝返り不能，寝たきり状態で、要介護 5<br>Ⅰ- 5：背もたれ・頭部固定ベルト付き電動車椅子を右手で操作して動かすことはできる<br>Ⅰ- 6：唾液の飲み込み不全により常時流涎がある<br>Ⅰ- 7：嚥下障害で胃瘻造設し、エンシュアリキッド 1,250mL/ 日、水 300mL/ 日を 1 日 3 回に分けて摂取<br>Ⅰ- 8：視野障害・複視、失認・失行なし<br>Ⅰ- 9：排尿は要請によって尿器の使用が可能<br>Ⅰ-10：排便はポータブルトイレにて摘便（1 回 / 2 日）<br>Ⅰ-11：便秘には、前夜に新レシカルボン® 坐薬を挿入。当日の朝にケンエー G® 浣腸 120mL を使用<br>Ⅱ- 1：「患者会などの話を聞いて呼吸器装着を決断した。どんな世界があるのかみてみたい。自分の意識がある限り、挑戦したい」<br>Ⅱ- 2：「自分の住んでいる市は福祉が充実していない。自分が出て行って、福祉を広げたい」<br>Ⅱ- 3：G 氏は文字盤でのコミュニケーションに固執<br>Ⅱ- 4：来訪者があると妻は席をはずせない<br>Ⅱ- 5：G 氏が「妻がイライラしているようだ」と看護師に話す<br>Ⅲ- 1：G 氏が先祖代々住んでいる土地で、近隣に親戚・友人が多い<br>Ⅲ- 2：個人契約の各種保険・ローンは全額完済。本人の障害年金・娘と息子の収入がある<br>Ⅲ- 3：娘 28 歳（OL）、息子 26 歳（役場勤務）<br>Ⅲ- 4：医療・福祉・介護サービスは隣の D 市のほうが充実しており、サービスのほとんどが D 市 | Ⅰ-1・3・4 より、ALS によって寝たきり状態、気管切開による呼吸器装着状態であるものの、SpO$_2$98% で呼吸器に同調しており、呼吸状態は安定している。Ⅰ-1・3・6 より、体温や呼吸状態から肺炎などの徴候もみられず、嚥下機能低下による誤嚥のリスクを医療処置によって回避できている状況である。またⅠ-2・5・7〜11 より、運動筋麻痺による排便障害のリスクを抱えているものの、尿器、ポータブルトイレの適切な使用と、便秘に対する坐薬や浣腸の適切な使用によって、運動筋麻痺による排便障害のリスクを回避することができている。嚥下機能の低下から胃瘻造設による経管栄養での栄養補給を行い、BMI は 19.53 を維持できていることから、栄養障害のリスクを回避できている。筋萎縮による ADL 低下の進行を止めることはできないものの、現状は電動車いすを右手で操作できることが強みであり、ALS の疾患管理は概ね行き届いているが、強いリスク状態であることに変わりはない。病気の進行や生命維持装置の不具合・事故によるリスクを抱えている問題が消えることはない。<br><br>Ⅱ-3・4、Ⅲ-2・3・5・6・8、Ⅳ 1〜5 より、G 氏の希望をかなえたいと望む家族員がいる一方、介護の当事者である妻をサポートする者はおらず、ボランティアなどが不足している環境にある。G 氏と他者との間のコミュニケーションは文字盤で行われ、妻の通訳が必要不可欠な状況にある。医療、介護の専門家は充実している地域であり、経済的には困窮していないが、日常生活を支える家族をサポートする介助者の不足によって、妻の拘束時間が長く介護負担が重いことが、問題としてあがる。<br><br>Ⅰ-1・3・6、Ⅱ-1・2・4・5、Ⅲ-7 より、G 氏自身は外交的で積極的な性格であり、地元とのつながりも強いが、医療依存度の高さとコミュニケーションの難しさによって、知人・友人の足が遠のく傾向がある。 |

| 情報の整理（関連する情報） | アセスメントと看護課題抽出 |
|---|---|
| にある<br>Ⅲ-5：市内に体育大学があり、学生ボランティアはあるが、医療依存度が高い人へのボランティアは行っていない<br>Ⅲ-6：近隣の看護学校や看護大学が存在している<br>Ⅲ-7：コミュニケーションもままならない重症なG氏の状態に足が遠のく知人・友人もいる<br>Ⅲ-8：保健師が1回/2週訪問している<br>Ⅳ-1：妻と2人の子どもは「お父さんはお父さん。どんな状態でもいてほしい」と話し、自宅での療養を望んだ<br>Ⅳ-2：G氏の友達や職場の同僚はすべて男性で、通院時などのサポートは頼めるが妻へのサポートが得にくい<br>Ⅳ-3：主治医の病院系列のA訪問看護ステーション週2回導入<br>Ⅳ-4：B訪問看護ステーション週4回導入<br>Ⅳ-5：Cヘルパーステーション週6日導入 | コミュニケーションを含む生活のすべてを妻に依存している状況に、妻のストレスがたまっているようにG氏は感じている。<br><br>Ⅱ-1・2より、生きる意欲の強いG氏は、福祉を利用したり、地域福祉の向上に貢献したい望みをもちつつも、妻の負担に対する気遣いもあり、葛藤状態にある。妻への負担を増やさずに友人との会話を楽しんで生き抜きたいことがG氏の望んでいることである。 |
|  | **看護課題**<br>#1 病気の進行や生命維持装置の不具合・事故によるリスクを抱えている<br>#2 妻の拘束時間が長く、介護負担が大きい<br>#3 医療依存度の高さとコミュニケーションの方法が限定的で気軽に会話ができない<br>#4 妻の負担を意識するが、自分の希望もかなえたいという葛藤がある |

**看護目標**
長期目標：家族の協力を得ながら、できる限りの生命維持を行いつつ、友人との会話を楽しむ日常が送れる
短期目標：生命維持活動上のリスクを最小限に保つ
　　　　　社会資源の活用による介護負担の軽減を図る
　　　　　友人・知人が気軽に訪問できるために必要な知識・技術のスキルを身につける
　　　　　コミュニケーションの妻への依存を軽くする

## ■ 在宅看護援助計画

| 長期目標 | 家族の協力を得ながら、できる限りの生命維持を行いつつ、友人との会話を楽しむ日常が送れる | | |
|---|---|---|---|
| # | 療養上の課題 | 短期目標 | 援助方法 |
| 1 | 病気の進行や生命維持装置の不具合・事故によるリスクを抱えている | 生命維持活動上のリスクを最小限に保つ | OP1：呼吸状態の観察<br>1）G氏の息苦しさの訴えを聴取する<br>2）呼吸状態を示す客観データを測定する（呼吸数・呼吸状態・呼吸器の設定に同調した胸郭の動きの観察、肺野の聴取、$SpO_2$・1回換気量の測定、カフ圧の確認）<br>3）人工呼吸器の作動状況を確認する（設定が適切か、送換気でのエア漏れ・付属品の破損の有無、バッテリーなど）<br>OP2：呼吸器合併症を示す呼吸状態の観察<br>1）バイタルサイン（発熱）を測定する<br>2）痰の性状と量・気管切開部周囲・ガーゼ交換時のガーゼ付着物を観察する<br>OP3：栄養状態の観察<br>1）栄養摂取状況を把握する<br>2）排泄状況を観察する（G氏・家族・ヘルパーからの聴取も含む）<br>3）浮腫の有無や皮膚の状態を観察する<br>4）体重・体脂肪率を測定する（呼吸器回路交換など人手があるときに体重を測定する）<br>OP4：ADLの変化の観察<br>1）臥床状態でのROM訓練・体位変換への協力具合を観察する<br>2）移乗の様子を観察する<br>3）車椅子での座位保持時間の変化を観察する<br>4）車椅子の操作の状況を観察する<br>OP5：排便状況の確認<br>1）腹部・消化器症状を観察する<br>2）脱水状況（イン・アウト）を観察する<br>TP1：呼吸器トラブル時、アンビューバッグの使用、医療用機器業者・主治医への連絡<br>TP2：肺炎（感染症、誤嚥）の予防対策<br>1）定期的に呼吸器回路を交換する<br>2）吸引に関する機器の清潔を保持する<br>3）インフルエンザなどのワクチン接種を勧める<br>4）排痰法（体位排痰法、スクイージング、軽打法、振動法など）を実施する<br>5）口腔低圧持続吸引を実施する<br>6）積極的に車椅子乗車を勧める<br>TP3：排便促進ケアの実施（1回／2日）<br>1）腹部のマッサージを行う<br>2）陰部洗浄時にぬるま湯で殿部まで洗浄する<br>3）必要時、主治医と連絡をとりながら下剤を調整し、定期的な浣腸・摘便を行う<br>TP4：訪問看護時に行えるリハビリテーションの検討<br>1）理学療法士と随時情報交換し検討する<br>2）ROM訓練を行う<br>3）車椅子乗車訓練を行う<br>EP1：介護者・ホームヘルパーへの吸引指導<br>EP2：家族・ホームヘルパーが実施可能なROM訓練や顔面マッサージの指導 |

| ＃ | 療養上の課題 | 短期目標 | 援助方法 |
|---|---|---|---|
| 2 | 妻の拘束時間が長く、介護負担が大きい | 社会資源の活用による介護負担の軽減を図る | OP1：妻の介護ストレス状態の観察<br>1）訪問時に妻の言動を観察する<br>2）G氏・他の家族に妻のストレスについて聴取する<br>TP1：妻が安らぐ時間の確保<br>1）週に1回、訪問看護の際、車椅子で近所を散歩する<br>2）妻の話を傾聴する<br>TP2：Cヘルパーステーションは経管栄養・吸引が実施可能であり、文字盤でのコミュニケーションもできる。適宜情報交換を行い、訪問看護ステーションと医療行為の手技に対するバックアップ体制をとる<br>EP1：介護ストレスの回避方法の検討<br>1）レスパイト入院などがあることを、G氏・家族に説明する<br>2）ホームヘルプサービスを増やすことも検討する<br>3）家族会などを紹介する<br>4）介護者の話し相手として、WebサイトのSNSなどによる情報の活用を検討する |
| 3 | 医療依存度の高さとコミュニケーションの方法が限定的で気軽に会話ができない | 友人・知人が気軽に訪問できるために必要な知識・技術のスキルを身につける | OP1：友人・知人が疎遠になる原因の把握<br>1）友人・知人が気にしていることを聴取する<br>2）友人・知人が会話をするために何が必要かを検討する<br>3）G氏のコミュニケーションの方法を確認する（状態の進行に合わせて把握する）<br>4）ブザーやパソコン操作が可能なようにセッティングされているか確認する<br>TP1：訪問者とG氏とのコミュニケーションの援助<br>1）訪問者がコミュニケーションしやすい方法を検討する<br>2）訪問者が一目でわかるようにG氏の状態の記録を掲示する（イラストを壁に貼るなど）<br>3）訪問者に文字盤でのコミュニケーション方法を説明する<br>4）ブザーなどが鳴ったときは、あわてず、G氏の意思を確認し、家族を呼ぶ。家族の応答がなければ、壁に貼ってある緊急連絡先に連絡するよう説明する<br>5）G氏にパソコンを使った会話の練習を勧める<br>EP1：G氏本人が友人・知人が疎遠になる理由を考え、受け止められるように一緒に考える |
| 4 | 妻の負担を意識するが、自分の希望もかなえたいという葛藤がある | コミュニケーションの妻への依存を軽くする | OP1：コミュニケーションできる人材の把握<br>1）コミュニケーションに積極的な人材を把握する<br>2）コミュニケーションができる人材への育成に必要なことを把握する<br>3）G氏とのコミュニケーションに必要なものは何かを把握する<br>TP1：妻の代わりにコミュニケーションを補助するものを検討<br>1）妻の代わりとなる人材を検討する<br>2）妻や他者とのコミュニケーションを補助する方法を検討し実施する<br>EP1：他者や代替物の利用によって妻のコミュニケーションに対する負担を軽減させる意識をもつ |

## 1 在宅看護の特徴

### 1 在宅看護における認知症療養者のとらえ方：パーソンセンタードケア

認知症の療養者にとって環境の変化は非常に大きな負担である。できれば、住み慣れた自宅で生活したい希望がある。しかし、そのためには自身の身に対する注意を払うことが難しくなっている療養者のサポートのために同居する家族に大きな負担を強いることになるのも見逃しがたい事実である。

認知症は中核症状が進行していく一方で、感情やプライドは残存しているため、外界に対して強い不安を抱くと同時に、周囲の対応によっては、焦燥感、喪失感、怒りなどを覚えることもある。このとき、最もつらい思いをしているのは本人自身である。

本人なりの生活の仕方や潜在する力を周囲が大切にし、その人の人格を尊重してその人らしさを支えることが必要であり、「尊厳の保持」をケアの基本としなければならない。認知症ケアの基本は、その人個人の尊厳を最大限に保つことで、認知症の経過に変化を与えることである。そこでは今まで軽視されてきた精神・社会面への支援がより重要になる。このように、従来の認知症療養者の出現する症状に対処する「対応型ケア」から認知症療養者の生活の質を重視した「尊厳を支えるケア」へと転換し、たとえ認知症であっても一人の人として認められ、尊重されるべきであるという "パーソンセンタードケア" の理念が認知症ケアの考え方の主流となってきている。

また、認知症療養者は失行や失認の症状から自身の安全に注意を払うことが難しい。転倒や転落、火災などの事故を防ぐ安全対策も重要である。このような、行動の見守りを主とする援助は目を離せないことがあり、非常にストレスの高い介護負担となる。常に療養者から目を離せない介護者の負担を理解し、安心して介護から解放できる時間を確保することも、介護者への援助として重要な位置を占める。これらの認知症のとらえ方については、「2015 年の高齢者介護」報告書（厚生労働省 2003 年）などを参考にして学習を進めてほしい。

認知症の治療には薬物療法と非薬物療法がある。それに加え、環境を整えることや日常生活のケア、精神的なケア、さらに介護者に対するケアも認知症の治療と考えられる。

　薬物療法にはいくつか病気の進行（中核症状の進行）を抑える効果が確認されている薬剤も出てきているが、その数はまだ少ない。また、認知症は高齢者に多く高齢者の薬物動態の特性として脂肪に薬剤が蓄積しやすい、脱水を起こし体液バランスを崩しやすく、血中濃度が上昇しやすいなどの特徴があるので注意が必要である。また、本人が服薬管理を十分できないことも多いため、確実な服薬ができる環境にあることが前提である。

　心理・行動症状（BPSD）に対する治療には向精神薬、抗うつ薬、抗てんかん薬、漢方薬などの使用があるが、薬物治療は一時的なものであり、必ずよくなることを本人・家族に十分説明し安心を得ることが大切である。睡眠障害に睡眠薬が使われることがあるが、中間型や長時間型の薬剤は翌日への効果の持ち越しが懸念されるため使用が限定される。

　非薬物療法には、芸術療法(音楽療法、絵画療法、園芸療法)、リアリティ・オリエンテーション[注1]、回想法、確認療法[注2]などがある。意欲の向上や感情の変化などの効果が期待できる。しかし、患者群全体への効果が証明しづらいことや指導によって効果が変わることなどがあって、安定しない面がある。

　認知症のケアにおいて重要なのは介護者の治療である。認知症患者の特徴として、より身近な者、最も熱心に介護している者に対して、症状が強く出ることが知られており、病識の欠如も追い打ちをかける。また、愛すべき家族員の認知症の発症や、尊敬する親の発症は、家族としての無念さもあり、受け入れが難しい点でもある。介護のプロはほめ上手であり、家族は欠点が目につきやすいという傾向もある。介護者に対して十分な説明や教育を行うことは、重要な治療となりうる。そして、家族の介護に期待するばかりでなく、社会資源の導入など積極的にかかわっていきたい。

注1　リアリティ・オリエンテーション（現実見当識訓練）：リアリティ・オリエンテーションは、1968年フォルソンらの提唱から始まった。今は、何月何日なのかとか、季節はいつなのかといった時間や今いる場所などがわからないなどの見当識障害を解消するための訓練で、現実認識を深めることを目的とする。個人情報に関する質問に始まり、今いる場所や日付などの質問を繰り返し、また日常生活で当たり前に行ってきた動作を通じ、対人関係・協調性を取り戻すことや、残存機能に働きかけることで認知症の進行を遅らせることを期待する療法である。
注2　確認療法（バリデーション療法）：米国のソーシャルワーカーのナオミ・フェイルが開発した、認知症の人たちとのコミュニケーション術の一つである。バリデーションはもともと、「確認する、強くする、認める」の意味に用いられるが、フェイルによると、認知症の人の「経験や感情を認め、共感し、力づける」意味でバリデーションという言葉を用いている。

## 2 アルツハイマー型認知症療養者の寝たきり期間を最小にするかかわり

　アルツハイマー型認知症は、記憶障害と認知症を起こす進行性の疾患である。錯乱、失見当識、失語などの言語機能障害、失行、失認、計算不能、判断能力減退などを呈する。うつ病を合併したり、妄想や幻覚が起こることもある。65歳以前に発症するアルツハイマー病と65歳以上のアルツハイマー型老年認知症を併せてアルツハイマー型認知症とよぶ。若年性は64歳以下で発症した場合をいうが、40〜50歳代の働き盛りでの発症も多く、仕事や家庭への影響は深刻となりやすい。また、症状の自覚から診断までの期間が長くなるほど生活の質（QOL）は低下する。診断が早く症状の軽いうちに治療を開始できれば、進行を遅らせるための選択肢も増える。

　本症は治癒の可能性がないため、疾患の進行による心身の機能低下を最小限にし、QOL をいかに維持するかに着眼した療養が求められる。病状の進行を遅らせる薬剤が開発されているので、そうした薬剤を確実に服薬する。また、リハビリテーション、回想療法、音楽療法、園芸療法など様々な療法の効果も確認されてきており、療養者の希望に配慮しながら選択する。

### 3 社会的資源の活用

　前述したように、若年性アルツハイマー型認知症は、経済的・社会的影響が大きい。早期に診断されれば、障害年金などの給付が早いうちから受けられるので、早期発見・診断が望まれる。本症は特定疾患として介護保険の 2 号被保険者としての認定が受けられる。また、診断後も、すぐに退職するのではなく病休にして傷病手当を受給することも考慮できる。可能な限りの社会資源を活用できるよう専門家が関与していく。

　また、家族の介護負担の軽減と認知症状への治療を兼ねて、デイケア、グループホーム、ショートステイなどのサービス利用を検討することも重要である。

### 4 人工肛門（ストーマ）を造設した療養者の自尊心に配慮した介助

　腹壁に人工肛門（ストーマ）を造設した療養者は、日常的な管理として便の排出、装具の交換などのケアが必要である。療養者が自分でできる範囲を把握し、本人のできる部分を尊重するようかかわる。多くの場合、本人が一人で対処しているため、認知症が進んでから家族がケアを代替することになり、困難を感じることになりやすい。

　記憶や判断力に障害がある場合、本人が行えるように指導することは、大きな負担になりかねない。療養者・介護者が共によりよい方法を慎重に選んでいく。

　いずれにしろ、装具をはがしてしまうなどのトラブルは療養者の自尊心を傷つける場合があるので、予防的な対策が重要である。

## 2 ｜ 看護課題と看護のポイント

### 1 中核症状

　認知症の症状は、脳神経細胞が壊死・変性などによって起こる。それは、記憶障害、見当識障害、理解・判断力の障害、思考障害、言葉や数のような抽象能力の障害、失語、失行、失認、実行機能障害などの高次脳機能障害を主体とする認知機能障害である。これが中核症状といわれるものである。この中核症状と次に述べる行動・心理症状の関係を**図8-1**に示す。

## 2 行動・心理症状（behavioral and psychological symptoms of dementia：BPSD）

### (1) 要 因

　BPSD は認知症の症状の基盤となる「中核症状」の記憶障害、見当識障害、理解・判断力の障害などから二次的に起こる症状で、以前は「問題行動」ともよばれていた。「行動症状」と「心理症状」に分けられ、認知症の症状が軽度から中等度に進行すると多く出現するようになる。しかし症状の現れ方は人それぞれで、必ずしも症状が現れるというわけではない。

　具体的には、易刺激性、焦燥、興奮、脱抑制、幻覚・妄想、うつ、不安、多幸感、アパシーといった心理症状と、夜間行動障害、食行動異常などの行動症状がある。

### (2) 看護のポイント

・本人の言動を否定したり抑制したりすると BPSD は悪化する場合がある。本人が安心したり、穏やかになるかかわりを心掛けると改善する場合がある。

・症状によっては薬剤などによってコントロールが可能である。適切な薬剤を専門医に処方してもらう。

・行動症状は本人の自己表現ととらえ、行動の意味を理解するようにかかわる。


## 3 コミュニケーションの困難

### (1) 要 因

　アルツハイマー型認知症は進行性の疾患であり、記憶や判断力に問題が生じていくために意思確認が困難になる。

### (2) 看護のポイント

・初期のころは知的な能力は比較的保たれることも多い。正常な判断力が保たれているうちに疾患の自覚と理解を促す。

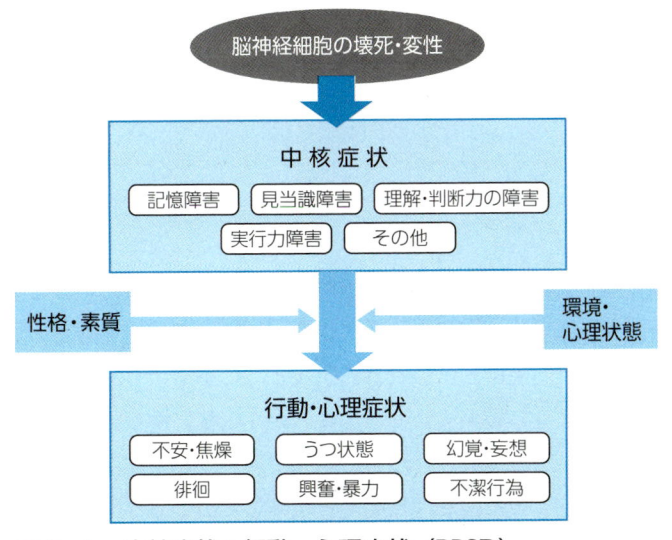

図8-1　中核症状と行動・心理症状（BPSD）

・寝たきりになったり、経口摂取が不能になったりしたときの、胃瘻造設などの延命処置の希望などをあらかじめ確認しておき、家族の意思決定の負担を軽減する。

### 4 介護者のストレス

**（1）要　因**

認知症者の心理状態は、第三者には理解および共感しにくいことがある。また、絶えず見守りが必要という介護は、精神的拘束感が強く重い負担を感じていることが多い。

**（2）看護のポイント**

・介護の負担感は理解者がいるだけでも軽減するといわれている。レスパイトケアや精神的ケアを効果的に取り入れていく。

### 5 人工肛門（ストーマ）によるトラブル

**（1）要　因**

認知状態が悪化し、ストーマ造設を忘れてしまう。排便時の腹部症状や装具の貼付による違和感などで、装具をはずしてしまう可能性がある。もともとは、自分でケアができていた場合、自分でできなくなっても、家族がケア方法を知らず困ることがある。

**（2）看護のポイント**

・瘙痒感や疼痛など不快な症状が起こらないよう、皮膚を観察しスキントラブルを防ぐ。
・無意識にはがさないように、容易にはがれない固定を工夫する。
・腹帯や衣服によって、直接装具に触れられないようにする。

## 3 地域包括ケアシステムにおける看護師の役割

### 1 認知症療養者

**（1）退院支援**

認知症者の退院後の療養を円滑にするには、退院先が施設や在宅にかかわらず、退院支援が不可欠である。前述したように認知症の症状には中核症状、行動・心理症状があり、加えてコミュニケーション困難となることが多い。看護師は療養者に出現している症状をアセスメントし、何がどこまでできるのか、どこをどのように援助すればできるのかを明確にする必要がある。特に退院先が自宅の場合、退院したその日から療養者、介護者の両者が困らないように具体的な調整を行う。入院前にはどのような一日を送っていたのか、起床から就寝までの生活行動を、療養者・家族、介護支援専門員などから細かく聞き取る。入院前の生活と退院後の生活で大きく異なる点はないか、それ

がある場合は要因を明確にし、生活行動のなかで援助の担い手が困難に思う点がないか、入院の原因となった疾病や障害は退院後も継続するのか、併せてアセスメントする。

　退院先が自宅の場合は、入院中に家屋調査を行い、調整の有無を検討する。療養者の行動範囲に段差や障害物となり得るものがあっても、かえって入院前と同じ環境のままのほうがよいこともあるので、環境調整は最小限にし、必要時にすぐ対応できる準備しておく。また、入院中に ADL が低下している場合は、自宅でできるリハビリメニューの変更・追加を、理学療法上・作業療法上に依頼する。

### （2）社会資源の活用

　認知症療養者が地域で活用できる社会資源の主なものは以下のとおりである。

#### ①介護保険

・居宅サービス：訪問看護、訪問介護、訪問リハビリ、訪問診療、通所介護（デイサービス）、認知症対応型通所介護、通所リハビリ（デイケア）、訪問入浴介護、短期入所介護（ショートステイ）、短期入所療養介護（医療型ショートステイ）、認知症対応型共同生活介護（グループホーム）、小規模多機能型居宅介護、特定施設入居者生活介護（有料老人ホーム、ケアハウスなど）、福祉用具貸与など。

・施設サービス：介護老人福祉施設、介護老人保健施設、介護医療院。

#### ②その他

・認知症サポーター：認知症サポーター養成講座を受講し、認知症を正しく理解している認知症療養者の支援者。

・家族会。

・民生員（高齢者の場合）。

　上記に加え、地域の消防署や警察署、および近隣住民、ボランティアなど、地域住民と連携をし、地域全体で認知症療養者を見守ることが重要であり、看護師は認知症の正しい理解のために、認知症の知識普及などの啓蒙活動を行う。

## 2　人工肛門・人工膀胱造設者

### （1）退院支援

　人工肛門や人工膀胱を造設した患者は入院前と退院後では排泄状況がまったく異なるうえにストーマ自体の管理も行わなければならず、不安や動揺を抱える。近年の在院日数の短縮により患者はその動揺や不安を抱えたまま退院・転院を余儀なくされる。病棟の看護師は、対象患者の退院・転院にかかわらず、丁寧な調整が必要となる。まず、排泄の回数や便秘の有無、ストーマ装具の交換が自力で可能か否かなどの情報から、退院後の生活についてアセスメントを行う。ストーマ装具の交換や管理は特に細やかな対応が必要である。高齢者の場合は巧緻性の低下や認知機能低下があり、入院中の交換や管理は看護師同席で行うことが多く、声かけなどの助けがあったうえで装具交換・管理ができているかもしれない。このことを踏まえてアセスメントする。また、装具は退院・転院先でも同様のものが入手できるのか、退院の場合は誰が調達するのか、経済的負担はどのくらいなのか、装具メーカーや医事課などと連携を図る。さらに、自力で交換が困難な患者の場合は、

退院後援助者はいるのか、常時援助可能か否か、療養者との関係性はよいかなどを療養者および家族、介護支援専門員などの関連職種から情報収集し、アセスメントする。

　在院日数の短縮化により、ストーマ造設から退院までに十分な指導ができず、指導はできても患者の技術習得までには至らない場合がほとんどである。その場合、転院先の看護師、訪問看護師などに指導した内容、習得できた技術、ストーマの受け入れなどの患者の反応、ストーマ装具交換の手順について情報提供を十分に行うことが病棟看護師の役割である。また、入院中の医療機関に皮膚・排泄ケア認定看護師や老人看護、慢性疾患看護の専門看護師がいる場合は、認定看護師・専門看護師が転院先、退院先でかかわる看護師と連携・協働しながらストーマ造設患者（オストメイト）のQOL向上に努めることが重要である。

### （2）社会資源の活用

　人工肛門・人工膀胱造設療養者が地域で活用できる社会資源の主なものは以下のとおりである。

#### ①ストーマ外来

　ストーマ造設を必要とする患者および造設術後の患者（オストメイト）を対象に、皮膚・排泄ケア認定看護師や、ストーマケアについての知識・技術が高い看護師が、医師や他種職と連携して、生活に伴う症状の改善や自己管理の支援などを行う。

#### ②身体障害者手帳

　永久ストーマ保有者は、手術直後から「ぼうこう又は直腸機能障害」の身体障害者手帳を申請し取得することができるため、手術前から申請の準備を進めるように説明する。

#### ③障害年金

　療養者の障害が年金制度における障害認定基準に達している場合に支給される。

#### ④日常生活用具の給付券

　永久的ストーマ、身体障害者手帳の交付を受けた人は、障害者総合支援法により日常生活用具（ストーマ用品）の給付を申請することができる。給付基準額は市区町村により異なる。

---

## 4 ｜ 暴力をふるわれても夫と一緒にいることを望むアルツハイマー型認知症の人への支援

## ■ 事例の概要

### ●事例

　H氏、60歳、女性。

### ●診断名

　若年性アルツハイマー型認知症、アレルギー性鼻炎、喘息。

### ●現病歴

　55歳時、長年勤めていた生命保険会社で、端末を使った営業をすることになったが、コンピュータの使用方法がまったく覚えられなかった。新しいシステムが理解できず、極端な記憶の衰えを感

じ、退職する。

60歳時、徐々に認知障害が著しくなり、一人で日常生活が送れなくなった。夫は妻であるH氏を「頭が寝ているから起こしてやる」と言い、定規で叩くことがある。しかし、H氏は「お父さんのご飯を作らないと」「お父さんが帰ってくる」など、終始夫のことを気にかけ、夫が外出するとそわそわして落ち着かない。夫に暴力をふるわれても、一緒にいるのが安心するようであった。

H氏には同居する2人の娘がいるが、長女は仕事があるため日中不在であり、次女が実質の主介護者である。次女は離婚して実家に戻っており、2人の子どもの面倒と家事全般を行っていて負担が大きい。娘2人は、父にH氏の介護をしてほしいと希望している。

H氏の夫は妻の病気が受け止められず介護を放棄し、外出先で泥酔して帰宅したり、妻の障害年金を使い込み、生活費の支払いに窮するような生活が続いた。父親の行動を娘たちがいさめようとするが、夫は娘にも暴力をふるい、娘たちが近所の親戚宅に逃げ込むことが起きた。家族だけでの介護の限界を感じ、日中は週3回のデイサービス、定期的なショートステイを利用している。

H氏には姉が2人おり、日常的な援助を姉2人からも受けている。この姉の家族などがH氏の介護について夫に忠告したが、改善がみられないため、介護状況の建て直しを迫られていた。

### ●既往歴

45歳時、直腸がんにて人工肛門（ストーマ）造設。認知症発症前は自己管理できていたが、現在は全介助。定期的にフォローを受け、現在のところ再発の徴候はない。

### ● ADL

自力歩行が可能である。しかし、動作の合目的性が低下しているため見守りが必要である。要介護2。認知症老人の日常生活自立度Ⅲa、長谷川式認知症スケール15点[注3]。

### ●コミュニケーション

その場のみの会話は成立するが、記憶はできない。

### ●住居環境

郊外にある住み慣れた一戸建ての住宅である。1階の玄関わきの和室がH氏の居室で、トイレは居室の近くにある。訪問看護のときなど、ほかの部屋を通らず水回りを使用できるため介護支援が受けやすい。

### ●生活状況

認知レベルの低下が進み、現在はすべての行動に何らかの介助が必要なため、介護者の負担が大きい。また、娘や孫の認識ができなくなってきており、夫だけが認識できる。2人の姉も面会時には認識できているようである。

---

注3　長谷川式認知症スケール（HDS-R）：長谷川和夫によって作成された簡易知能検査である。言語性知能検査であり、失語症、難聴などがある場合は検査が困難となる。かつては「長谷川式簡易知能評価スケール」とよばれていたが、2004年4月に痴呆症から認知症へ改称されたことに伴い現在の名称に変更されている。認知症検査に要する時間は10〜15分である。

　　総合点にて評価がされ、HDS-R20点以下で認知症の可能性が高まるとされている。また認知症であることが確定している場合はHDS-R20点以上で軽度、11〜19点の場合は中等度、10点以下で高度と判定する。またどのような認知機能の障害かを判定するためにどの項目で失点したかの記載も必要となる。

## ■ フェイスシート

| 利用者 | （ H 氏 ） | 年齢 | （ 60歳 ） | 性別 | （ 男 ・(女) ） | 保険の種類 | （ 医療保険 ・(介護保険) ） |
|---|---|---|---|---|---|---|---|

| 主な疾患 | 若年性アルツハイマー型認知症、アレルギー性鼻炎、喘息<br>直腸がん術後（ストーマ造設） | 身長155cm、体重45kg |
|---|---|---|

| 治療経過 | 服薬状況 | 医療処置 |
|---|---|---|
| 55歳時、新しいことがまったく覚えられなくなり、受診<br>精査の結果、若年性アルツハイマー型認知症と診断<br>現在、アリセプト®内服中。長谷川式認知症スケール15点<br>直腸がんは再発の徴候はない | アリセプト®10mg（1T）、ザジテン®1mg（2カプセル）、ブレドニン®5mg（2T）、メプチン®50μg（1T） | ストーマ装具の取り替え |

| 既往歴 |
|---|
| 45歳時、直腸がんと診断、直腸切除術、左腹部ストーマ造設<br>認知症発症前まで自己管理（現在は、週2回の訪問看護で対応）<br>喘息とアレルギー性鼻炎は、犬を飼わなくなり、あまり症状が出なくなった |

| 発達課題（ライフステージ、ライフイベント、職歴、生活歴、成育歴） |
|---|
| 高校卒業後、服飾関係の販売員をした後、25歳で結婚、専業主婦となる。26歳と28歳で出産。35歳で保険の外交員として働き始め、所属支店では営業成績トップを更新。55歳で若年性アルツハイマー型認知症を発症し退職。以後、専業主婦として家事を行っていたが、徐々にできなくなり、現在は特に何もしていない。失敗を自覚すると落ち込む。次女が離婚して実家に戻った際、H氏は2人の孫の面倒をみていた |

| 項目 | 具体的内容 |
|---|---|
| 食事 | 食事が目の前に置かれれば自力で摂取可能。促されないと、同じものしか食べない |
| 更衣 | 衣服の前後ろ、頭側と足側などの区別がつかず、介助なしで更衣はできない |
| 移動 | 指示されれば、目的の場所への移動はできる |
| 排泄 | 尿意はわかるが、トイレの場所がわからず、介助がなければ後始末ができない。ストーマの管理はできない。自分で装具を剝がし、汚染すると動揺する。装具は、訪問看護時に交換（週2回）。便の排出は、デイサービス・訪問介護時に全介助。毎日、排便がみられる。皮膚トラブルなどはない |
| 整容 | 整容は、行為の一つひとつを指示されると、指示どおりに実施できる |
| 入浴 | 同上。デイサービス時に入浴 |
| 家事 | 部分的には可能だが、現在は行っていない |
| 服薬管理 | 家族が管理。拒薬はなく、促されれば内服できる |
| 財産管理 | 長女が管理 |
| 日常生活自立度（寝たきり度） | J1　(J2)　A1　A2　B1　B2　C1　C2 |
| 認知症老人の<br>日常生活自立度 | なし　Ⅰ　Ⅱa　Ⅱb　(Ⅲa)　Ⅲb　Ⅳ　M |
| 要介護（支援）度区分 | 非該当　要支援1　要支援2　要介護1　(要介護2)　要介護3　要介護4　要介護5 |

| 家族と介護者（主介護者の年齢、性別、続柄、健康状態） | （家族構成） |
|---|---|
| 夫：62歳、糖尿病、高血圧、内服中<br>次女（主介護者）：32歳、5歳と12歳の子どもを養育中<br>長女：34歳（会社員） | 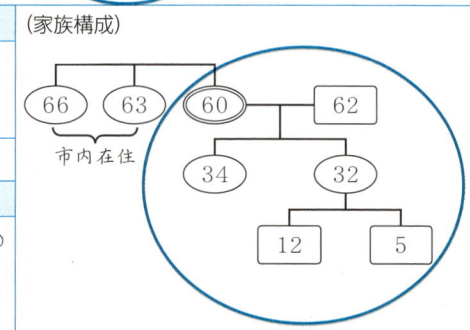 |

| キーパーソン | 長女、H氏の2人の姉 |
|---|---|

| 介護意欲、介護力 |
|---|
| 夫は介護意欲なし。H氏を放置し外出する。H氏の認知力の低下を「頭が寝ているから起こしてやる」と言い、定規で叩く<br>次女が主介護者であるが、精神的に不安定なところがあり時々家事や育児を放棄する |

| 主たる収入源 | 公費負担制度、各種手当の種類 |
|---|---|
| H氏の障害年金、夫の年金、長女の収入 | 精神障害者保健福祉手帳2級 |

| 療養者の居室 | 住居環境 |
|---|---|

療養者の居室の図：玄関、タンス、整理棚、ベッド

住居環境の図：郊外の1軒家（4LDK）で6人暮らし
トイレ・風呂、玄関、本人居室、台所、居間　1階

| 近隣付き合い状況 | 近隣の住民は昔からのなじみの人が多く、何かにつけて気づかってもらえる<br>以前は、町内会などの活動を活発に行っていたが、現在は特に関係をもっていない |
|---|---|
| インフォーマル・サポート | 同市内に住む2人の姉が相談に乗ったり、世話をしてくれる<br>重要な決定事項には、姉2人が参加する |

| 現在利用している社会資源 | 地域で利用可能な社会資源 |
|---|---|
| デイサービス：週3回（月、水、金）<br>訪問看護：1時間、週2回（火、土）<br>訪問介護：1時間、週1回（水）<br>介護用ベッド・車椅子レンタル | 介護老人保健施設、見守りボランティア<br>居住地域の介護保険のサービスは充実している |

**本人・家族の希望、健康についての考え方**

H氏はもともと料理が得意で、親戚や友人を招いて、ホームパーティーなどをすることが好きだった
健康にはあまり気をつかわず、たばこもお酒も好きであった。現在は禁煙。生活習慣病はない
娘2人は、父親に介護をしてもらいたい

**療養に対する希望、サービスへの希望、健康上配慮していること、在宅療養の経緯**

外出すると不安。なるべく、自宅にいたい
夫のそばにいるときが、一番落ち着いている

**生活リズム・スケジュール**

〈1日〉

0　　6　　9　　12　　17　18　　0
起床　朝食　　　昼食　　　夕食　　就寝

〈1週間〉

| | | | | | | |
|---|---|---|---|---|---|---|
| 月 | | | デイサービス | | | |
| 火 | | | | 訪問看護（60分） | | |
| 水 | | | デイサービス | | | |
| 木 | | | | 訪問介護（60分） | | |
| 金 | | | デイサービス | | | |
| 土 | | | | 訪問看護（60分） | | |
| 日 | | | | | | |

＜1か月＞
2か月に1週間のショートステイ

# ■ アセスメントシート（望みの促進因子・阻害因子）

## 身体的側面の情報

Ⅰ-1：若年性アルツハイマー型認知症
Ⅰ-2：認知症老人の日常生活自立度Ⅲa、長谷川式認知症スケール15点
Ⅰ-3：アレルギー性鼻炎、喘息
Ⅰ-4：直腸がん術後（ストーマ造設）
Ⅰ-5：食事は目の前に置かれれば自力で摂取可能。促されないと、同じものしか食べない
Ⅰ-6：介助なしで更衣はできない
Ⅰ-7：指示されれば、目的の場所への移動はできる
Ⅰ-8：尿意はわかるが、トイレの場所がわからず、介助がなければ後始末ができない
Ⅰ-9：ストーマの管理はできない。装具は、訪問看護時に交換（週2回）。便の排出は、デイサービス・訪問介護時に全介助
Ⅰ-10：皮膚トラブルなどはない
Ⅰ-11：毎日、排便（普通便）がみられる
Ⅰ-12：整容は、行為の一つひとつを指示されると、指示どおりに実施できる
Ⅰ-13：促されれば内服できる。アリセプト®10mg（1T）、ザジテン®1mg（2カプセル）、プレドニン®5mg（2T）、メプチン®50μg（1T）

## 身体的側面のアセスメントの結果

□ 疾患の進行に伴い、できないことが増える。現状を保つかかわりが重要
（Ⅰ-1・2）

□ アレルギー、喘息のコントロールと認知症の進行予防のため確実な服薬が重要である
（Ⅰ-1・3・13）

□ ストーマのケアは全介助。失敗は自尊心低下につながるので、失敗を防ぐ援助が重要
（Ⅰ-4・9～11）

□ 自力でできることを最大限に生かせるケアが必要
（Ⅰ-5～8・12）

□ 自発的活動の低下がみられる
（Ⅰ-5～7）

H氏、（
在宅療養に対
夫に暴力をふるわれず、
できること

## 環境・生活の側面の情報

Ⅲ-1：近隣の住民は昔からのなじみの人が多く、何かにつけて気づかってもらえる
Ⅲ-2：郊外にある住み慣れた一戸建て
Ⅲ-3：トイレは居室の近くにある
Ⅲ-4：地域の介護保険のサービスは充実している
Ⅲ-5：家事は部分的に可能だが、現在は行っていない
Ⅲ-6：日常生活は階段を使わずに行える

## 環境・生活の側面のアセスメントの結果

□ 現在のところ近隣住民の協力はないが、今後必要になれば協力を頼むことができる
（Ⅲ-1・2）

□ 居室に近いのでトイレは自分で行ける可能性がある
（Ⅲ-3）

□ 介護環境は整っている
（Ⅲ-4）

□ 今はしていないが、できることもある
（Ⅲ-5・6）

## 心理的側面のアセスメントの結果

- □認知機能が低下しても夫のことはわかる
（Ⅱ-1・2）
- □夫にそばにいてもらうことを望んでいる
（Ⅱ-1・2）
- □自分の成功・失敗は自覚できる
（Ⅱ-3～5）
- □自宅での療養が希望だと思われる
（Ⅱ-6）

### 心理的側面の情報

- Ⅱ-1：夫に暴力をふるわれても、一緒にいるのが安心する
- Ⅱ-2：夫が外出するとそわそわして落ち着かない
- Ⅱ-3：新しいことが覚えられなくなった
- Ⅱ-4：自分で装具をはがし、汚染すると動揺する
- Ⅱ-5：失敗を自覚すると落ち込む
- Ⅱ-6：家にいると安心し、落ち着く

歳、女性
思いや望み
して自宅で過ごしたい、
分でしたい

## 家族・介護状況の側面のアセスメントの結果

- □夫は、H氏に暴力をふるう
（Ⅳ-1）
- □夫はH氏の認知症発症を受け入れられない
（Ⅳ-1・2）
- □夫は娘たちとうまくいっていない
（Ⅳ-3）
- □次女の介護負担が大きい
（Ⅳ-4・5）
- □夫が介護することがH氏・家族の希望である
（Ⅳ-4～7）
- □H氏の姉から介護の協力が受けられる
（Ⅳ-8）

### 家族・介護状況の側面の情報

- Ⅳ-1：夫はH氏の認知力の低下を「頭が寝ているから起こしてやる」と言い、定規で叩く
- Ⅳ-2：夫はH氏を放置し外出する
- Ⅳ-3：父親の行動を娘たちがいさめようとするが、夫は娘にも暴力をふるい、娘たちが近所の親戚宅に逃げ込むことが起きた
- Ⅳ-4：次女が実質の主介護者。2人の子どもの面倒と家事全般を行っていて負担が大きい
- Ⅳ-5：次女は精神的に不安定なところがあり時々家事や育児を放棄する
- Ⅳ-6：長女は仕事があるため日中不在
- Ⅳ-7：娘2人は、父にH氏の介護をしてほしいと希望している
- Ⅳ-8：日常的な援助をH氏の姉2人からも受けている

## 関連図の作成プロセス

### 1 重要な言葉を取り出す

　アセスメント用紙に記載された四側面のそれぞれの情報を検討し、アセスメントを行う。下記には四側面のうち、家族・介護状況の側面を例としてあげる。

　家族・介護状況の側面のアセスメントの結果の記述のなかから、課題につながる内容に下線を引き抽出する。促進因子（強みとなる言葉）を 〔　　　〕 に、阻害因子（課題につながる言葉）を 〔　　　〕 に示す。

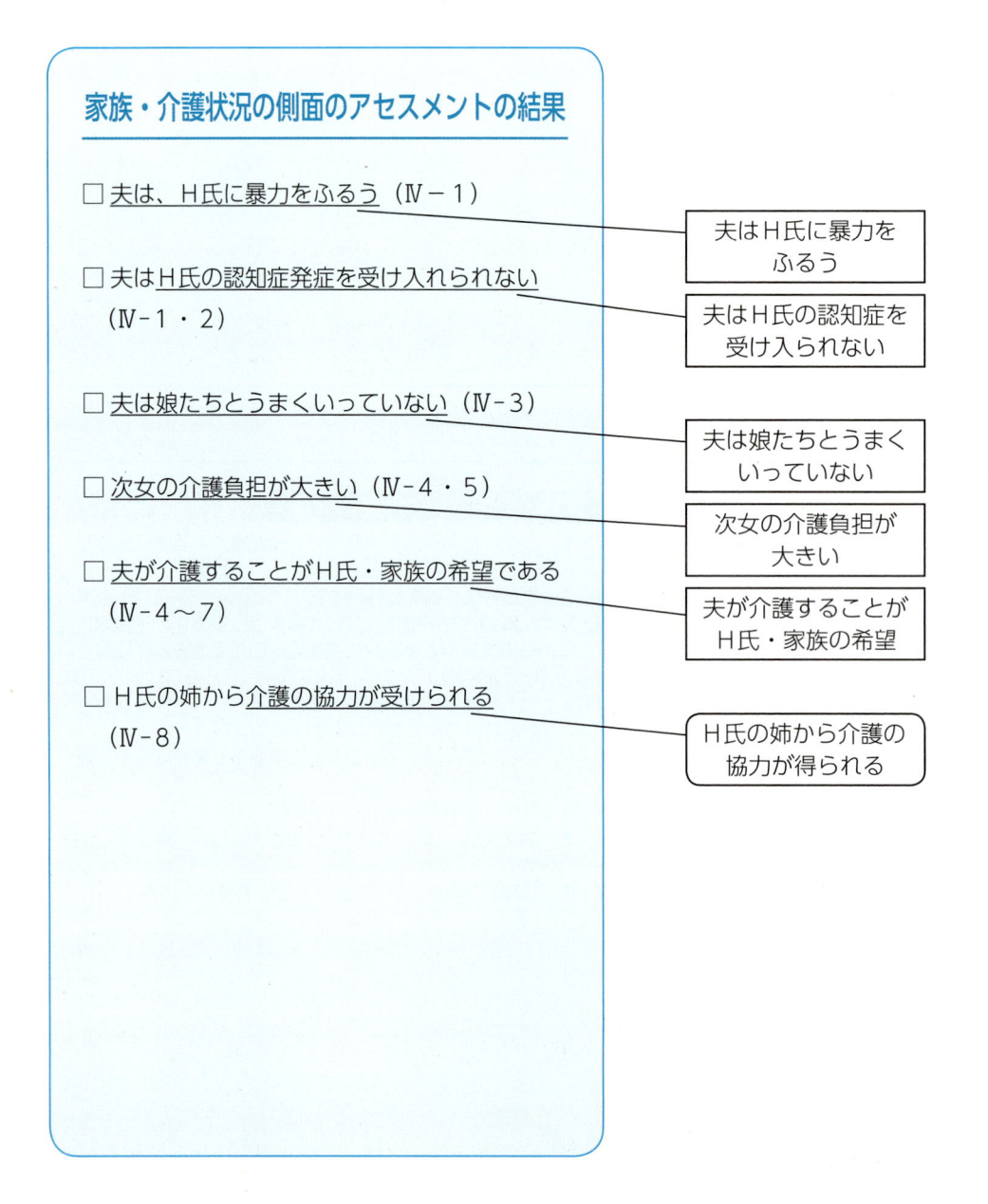

#### 家族・介護状況の側面のアセスメントの結果

- □ 夫は、H氏に暴力をふるう（Ⅳ－1）
- □ 夫はH氏の認知症発症を受け入れられない（Ⅳ-1・2）
- □ 夫は娘たちとうまくいっていない（Ⅳ-3）
- □ 次女の介護負担が大きい（Ⅳ-4・5）
- □ 夫が介護することがH氏・家族の希望である（Ⅳ-4〜7）
- □ H氏の姉から介護の協力が受けられる（Ⅳ-8）

夫はH氏に暴力をふるう

夫はH氏の認知症を受け入れられない

夫は娘たちとうまくいっていない

次女の介護負担が大きい

夫が介護することがH氏・家族の希望

H氏の姉から介護の協力が得られる

## 2　重要な言葉のラベル化

❶それぞれの"重要な言葉"を並べる。

❷ ラベル は療養者H氏の望み「夫に暴力をふるわれず、安心して自宅で過ごしたい、できることは自分でしたい」の促進因子、阻害因子を意識してラベル化する。家族・介護状況の側面を例にあげると「H氏の姉から介護の協力が得られる」は強みとなる促進因子であり、「夫はH氏に暴力をふるう」「夫はH氏の認知症を受け入れられない」「夫は娘たちとうまくいっていない」「次女の介護負担が大きい」「夫が介護することがH氏・家族の希望」は阻害因子となる。その他の側面のラベルを配置し、全体として両方の因子がバランスよく含まれていることが望ましいので、偏っていないかをラベルを並べながら確認する。

### 身体的側面

- 現状を保つかかわり
- 確実な服薬が重要
- ストーマのケアは全介助
- 失敗を防ぐ援助が重要
- できることを最大限に活かせるケア
- 自発的活動の低下

### 心理的側面

- 夫にそばにいてもらいたい
- 夫のことはわかる
- 自分の成功・失敗は自覚できる
- 自宅での療養を希望

### 環境・生活の側面

- 協力を頼むことができる環境がある
- トイレが居室に近い
- 介護環境は整っている
- 今はしていないが、できることもある

### 家族・介護状況の側面

- 夫はH氏に暴力をふるう
- H氏の姉から介護の協力が得られる
- 夫はH氏の認知症を受け入れられない
- 夫は娘たちとうまくいっていない
- 次女の介護負担が大きい
- 夫が介護することがH氏・家族の希望

## 3 関連因子の配置

❶ H氏の望み である「夫に暴力をふるわれず、安心して自宅で過ごしたい、できることは自分でしたい」を紙面の中央に置く。

❷ ラベル の意味や他の関連するものとの関係性を考慮し、四側面の分類にとらわれず、関係性を考えて配置する。

❸ H氏の場合は、認知症の進行に伴い、できることを最大限に生かせるケアの構築、H氏の状態と望み、家族の望みや課題、介護環境などを関連情報として配置する。

H氏、60歳

失敗を防ぐ援助が重要　　ストーマのケアは全介助

現状を保つかかわり　　できることを最大限に活かせるケア　　自分の成功・失敗は自覚できる

自発的活動の低下　　　　　　　　　　　夫のことはわかる

夫は娘たちとうまくいっていない　　　　　夫にそばにいてもらいたい

確実な服薬が重要　　夫に暴力をふるわれず、安心して自宅で過ごしたい、できることは自分でしたい　　自宅での療養を希望

夫はH氏の認知症を受け入れられない

協力を頼むことができる環境がある　　　夫が介護することがH氏・家族の希望

介護環境は整っている　　　　H氏の姉から介護の協力が得られる

トイレが居室に近い　　夫はH氏に暴力をふるう

今はしていないが、できることもある　　次女の介護負担が大きい

## 4 関連因子のグルーピング

❶H氏の望みをかなえるために、どのような関連因子があるかを意識しながら、ラベルの並べ替えを行う。

❷夫が介護を受容することに関連する内容、できることを最大限に活かせるケア、H氏の現状を保つために必要なかかわり、介護協力を受けやすい環境などの促進因子を加え、類似するラベルの内容の塊をつくる。

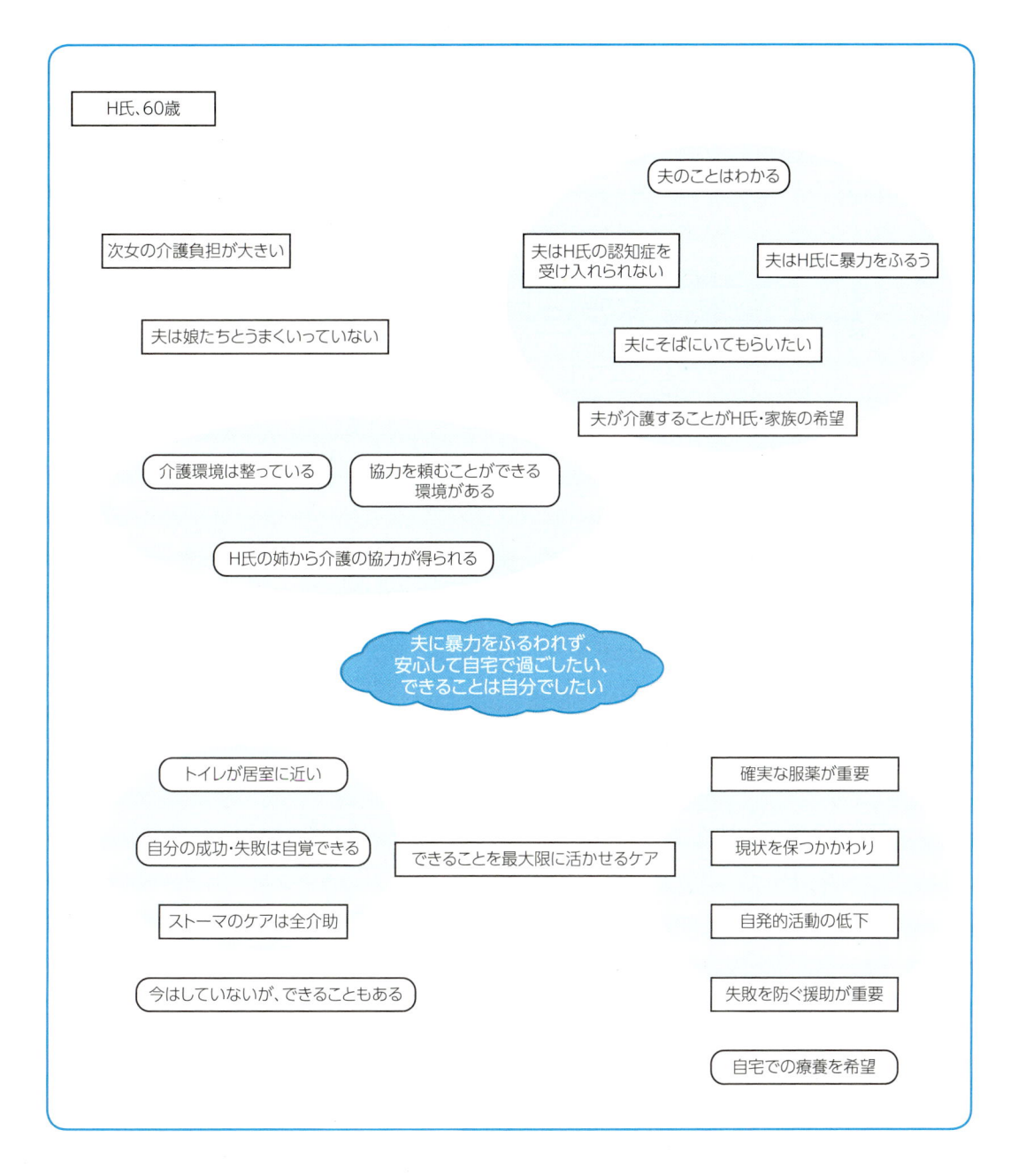

## 5 関係性の表示と療養上の看護課題の表示

❶H氏の望みをかなえるために、解決すべき課題は何かという視点で、原因・誘因となるものを意識して、 ラベル の位置や集まりを再検討する。

❷ 看護課題 を明確にし、 ラベル と望みの位置関係に考慮し、書き加える。

　H氏の場合は、「認知症の進行に伴う心身の機能低下」「排泄に関して全介助の状態であり、行為の失敗は自尊心の低下をもたらす」「夫がH氏の認知症を受け入れず、介護を拒否している」「家族だけでの介護は限界」の看護課題が抽出され、優先順位を明示した。

❸課題と ラベル の関連性を矢印 ━━▶ で示す（ ━━▶ は因果関係を示し、それ以外では線でのみラベルとラベルを結ぶ）。

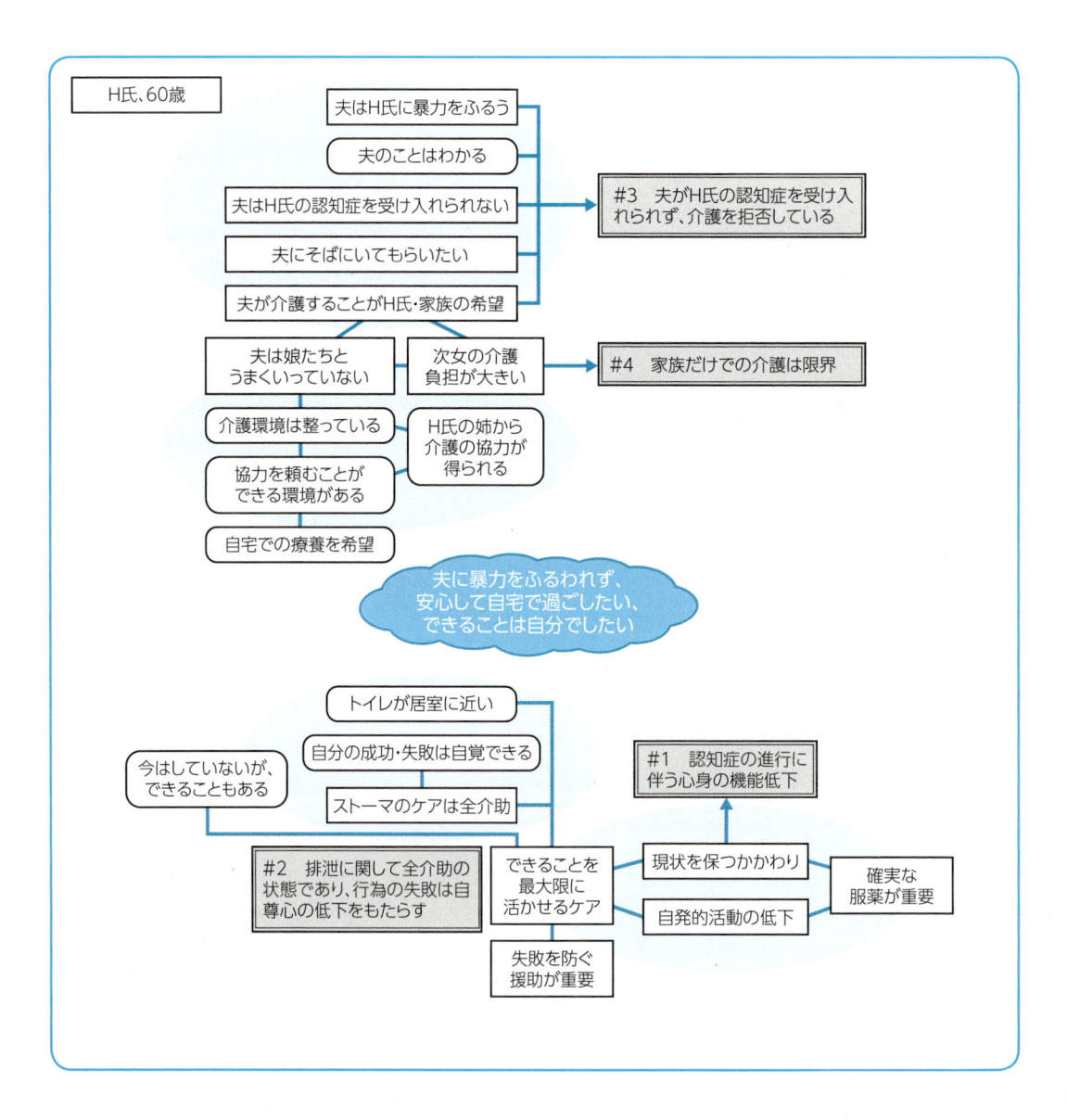

## 6 短期目標・長期目標の設定

❶看護課題の解決で目指す状態を 短期目標 として示す。H氏の場合は、「認知症の進行に伴う心身の機能低下を最小限にする」「H氏ができることは自分でできるように工夫をし、自尊心の低下を防ぐ」「夫がH氏の認知症を受け入れ、介護を続けられる」「周囲の協力を得て、家族の介護負担を最小にする」を書き加える。

❷看護課題の解決に向けて行う 看護援助 ⟶ の概要を示す。

❸課題全体を概観し、療養者・家族の望みを達成可能な 長期目標 としてふさわしい表現にする。

夫に暴力をふるわれず、安心して自宅で過ごしたい、できることは自分でしたい

➡ 現状を維持しつつ、安心して、夫と自宅で暮らす

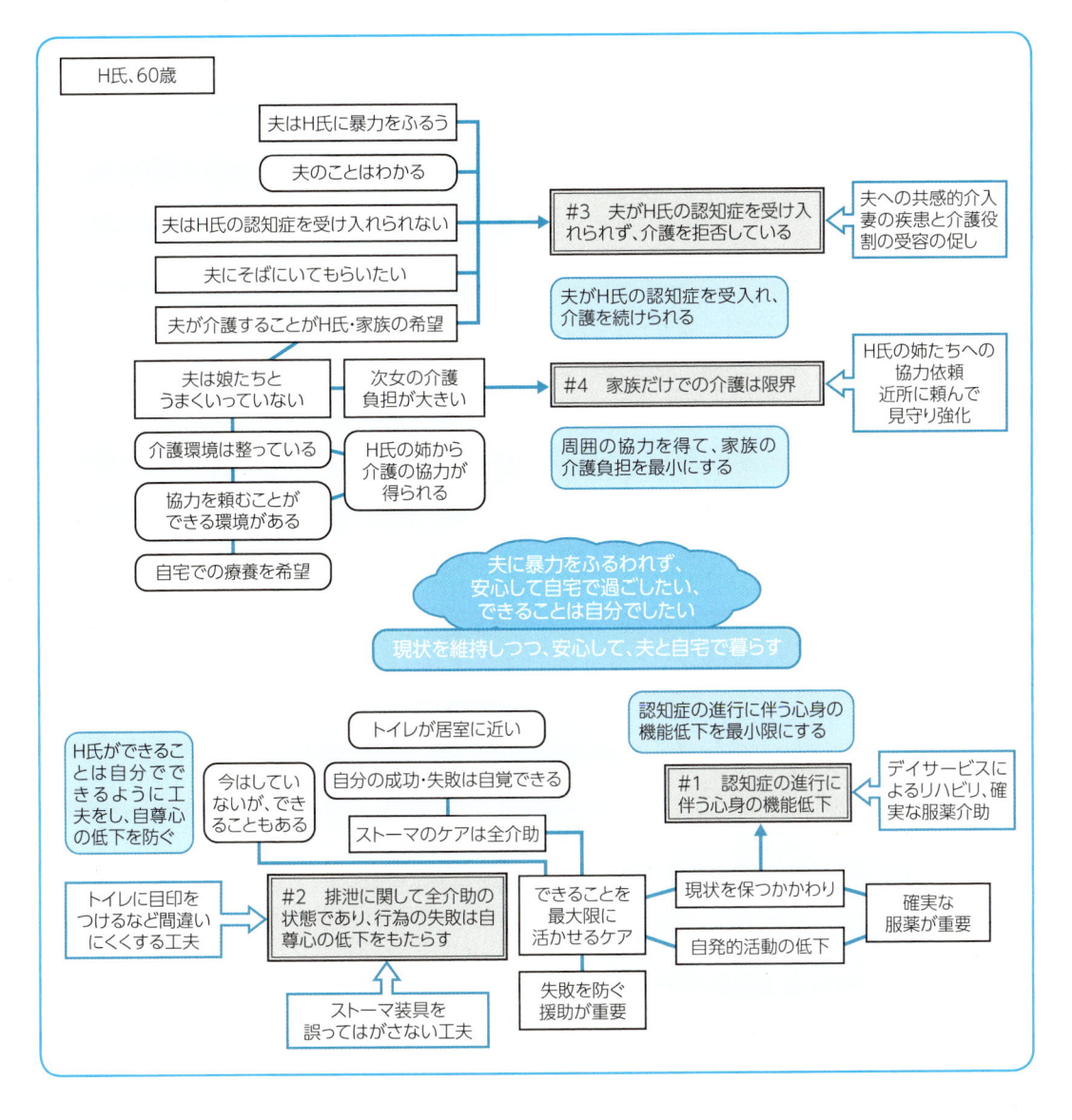

# ▌二次アセスメントの作成

　H氏のアセスメントシート（望みの促進因子・阻害因子）の四側面のアセスメントの結果（身体的側面、心理的側面、環境・生活の側面、家族・介護状況の側面）をもとに、療養者の望みに大きく影響する一次アセスメントを（　）に記載し、四側面の情報（身体的側面、心理的側面、環境・生活の側面、家族・介護状況の側面）を枠組みにとらわれず記載する。それらをもとにアセスメントと看護課題を抽出する。

### 二次アセスメント

療養者の望み「夫に暴力をふるわれず、安心して自宅で過ごしたい、できることは自分でしたい」

望みに影響する一次アセスメント
（夫はH氏に暴力をふるう、夫はH氏の認知症を受け入れられない、ストーマケアは全介助、次女の介護負担が大きい）

| 情報の整理（関連する情報） | アセスメントと看護課題抽出 |
|---|---|
| Ⅰ-0：H氏、60歳、女性<br>Ⅰ-1：若年性アルツハイマー型認知症<br>Ⅰ-2：認知症老人の日常生活自立度Ⅲa、長谷川式認知症スケール15点<br>Ⅰ-4：直腸がん術後（ストーマ造設）<br>Ⅰ-5：食事は目の前に置かれれば自力で摂取可能。促されないと、同じものしか食べない<br>Ⅰ-6：介助なしで更衣はできない<br>Ⅰ-7：指示されれば、目的の場所への移動はできる<br>Ⅰ-8：尿意はわかるが、トイレの場所がわからず、介助がなければ後始末ができない<br>Ⅰ-9：ストーマの管理はできない。装具は、訪問看護時に交換（週2回）。便の排出は、デイサービス・訪問介護時に全介助<br>Ⅰ-12：整容は、行為の一つひとつを指示されると、指示どおりに実施できる<br>Ⅰ-13：促されれば内服できる。アリセプト®10mg（1T）、ザジテン®1mg（2カプセル）、プレドニン®5mg（2T）、メプチン®50μg（1T）<br>Ⅱ-1：夫に暴力をふるわれても、一緒にいるのが安心する<br>Ⅱ-2：夫が外出するとそわそわして落ち着かない<br>Ⅱ-3：新しいことが覚えられなくなった<br>Ⅱ-4：自分で装具をはがし、汚染すると動揺する<br>Ⅱ-5：失敗を自覚すると落ち込む<br>Ⅱ-6：家にいると安心し、落ち着く<br>Ⅲ-1：近隣の住民は昔からのなじみの人が多く、何かにつけて気づかってもらえる<br>Ⅲ-2：郊外にある住み慣れた一戸建て<br>Ⅲ-3：トイレは居室の近くにある<br>Ⅲ-4：地域の介護保険のサービスは充実している<br>Ⅲ-5：家事は部分的に可能だが、現在は行っていない<br>Ⅳ-1：夫はH氏の認知力の低下を「頭が寝ているから起こしてやる」と言い、定規で叩く<br>Ⅳ-2：夫はH氏を放置し外出する | Ⅰ-1・2・5〜13より、H氏はアルツハイマー型認知症による記憶障害や理解力・判断力の障害などの中核症状による生活行動の自立ができにくい状態である。しかし、身体そのものの機能低下はなく、他者の指示や促しがあれば行動できるという強みもあることより、H氏の生活リズムに添って、見守りや促しを行うことで、H氏の「できることは自分でしたい」というニーズをかなえることが期待できる。<br><br>Ⅰ-4・9、Ⅲ-1・4・5、Ⅳ-2・4・5より、H氏は直腸がん術後でストーマを造設しており、ストーマの管理が必要な状況である。しかし、H氏は「自分でできることはしたい」というニーズがあるものの、認知機能低下のために自己管理が困難である。同居している夫はH氏を放置して外出する、H氏の認知症を受け入れることができない状況にあるなど、H氏の介護をすることは著しく困難な状況である。主介護者である次女も家事と育児と介護のために精神的に不安定になることがあり、H氏の介護全般の継続は限界にきていることが考えられる。娘は父親にH氏の介護をしてほしいと願っているが、娘にも暴力をふるう父親に強く進言できないことが考えられる。H氏の在宅療養を継続するためにも夫の介護参加は必要であると考える。<br><br>Ⅱ-1〜6、Ⅳ-1・2より、H氏は認知機能の低下を受け入れることができない夫より暴力をふるわれている。しかし、H氏自身は暴力をふるわれても、夫と離れたくないというニーズがある。しかし、即時記憶力、近時・遠隔記憶の低下のため、ストーマの自己管理ができなくなり、失敗すると落ち込んだり、動揺するH氏の現状はH氏の認知症が受け入れられない夫のさらなる暴力につながる危険性もある。夫の理解と受け入れができないことで、認知症の症状のさらなる悪化、夫の暴力の頻発と悪循環に陥るおそれがある。H氏の自尊心の低下が増強しないように夫へ認知症の症状の理解と |

| 情報の整理（関連する情報） | アセスメントと看護課題抽出 |
|---|---|
| Ⅳ-4：次女が実質の主介護者。2人の子どもの面倒と家事全般を行っていて負担が大きい<br>Ⅳ-5：次女は精神的に不安定なところがあり時々家事や育児を放棄する<br>Ⅳ-6：長女は仕事があるため日中不在<br>Ⅳ-7：娘2人は、父にH氏の介護をしてほしいと希望している<br>Ⅳ-8：日常的な援助をH氏の姉2人からも受けている | 受け入れへの援助を段階的に根気強く行っていくことが重要である。またⅣ-4～8より、長女も次女もそれぞれの生活があり、H氏の介護全般を行うことは、介護疲労の蓄積につながり、家族が共倒れになり、H氏の在宅療養の継続が困難になることが予測される。現在の家族の介護状況や、介護保険サービスの再検討を行い、H氏の姉や関係性のよい近隣住民など、インフォーマルサポートの導入・継続を検討する必要がある。 |
|  | **看護課題**<br>♯1 認知症の進行に伴う心身の機能低下<br>　r/t 認知症老人の日常生活自立度Ⅲa、長谷川式認知症スケール15点<br>♯2 排泄に関して全介助の状態であり、行為の失敗は自尊心の低下をもたらす<br>　r/t ストーマのケアは全介助、自分の成功・失敗は自覚できる、失敗を自覚すると落ち込む<br>♯3 夫がH氏の認知症を受け入れられず、介護を拒否している<br>　r/t 夫の認知症に対する理解不足、H氏を放置し外出する<br>♯4 家族だけでの介護は限界<br>　r/t 長女は仕事があるため日中不在、次女が実質の主介護者で2人の子どもの面倒と家事全般を行っていて負担が大きい、次女は精神的に不安定なところがあり時々家事や育児を放棄する |

**看護目標**

**長期目標**：現状を維持しつつ、安心して、夫と自宅で暮らす

**短期目標**：認知症の進行に伴う心身の機能低下を最小限にする

　　　　・ADLの現状を維持する：食事は自力で食べる、入浴時はできるところは自分で行う、自力歩行で移動ができる、着替えは一部自分で行う

　　　　・確実に服薬できる

　　　　・好きだった料理ができるように家事への参加を促す

　　H氏ができることは自分でできるよう工夫をし、自尊心の低下を防ぐ

　　　　・排尿はトイレまで自分で行ける

　　　　・ストーマの装具を誤ってはずさない

　　夫がH氏の認知症を受け入れ、介護が続けられる

　　　　・夫がH氏を叩かずに、介護を続けることができる

　　　　・夫の無念な気持ちやH氏に対する希望が表出できる

　　周囲の協力を得て、家族の介護負担を最小限にする

## ■ 在宅看護援助計画

| 長期目標 | | 現状を維持しつつ、安心して、夫と自宅で暮らす | |
|---|---|---|---|
| ＃ | 療養上の課題 | 短期目標 | 援助方法 |
| 1 | 認知症の進行に伴う心身の機能低下 | 認知症の進行に伴う心身の機能低下を最小限にする<br>①以下のADLの現状を維持する<br>・食事は自力で食べる<br>・入浴時はできるところは自分で行う<br>・自力歩行で移動ができる<br>・着替えは一部自分で行う<br>②確実に服薬できる<br>③好きだった料理ができるように家事への参加を促す | OP1：何ができて何ができないかの観察をする<br>　1）歩行状態、摂食嚥下状態などの観察をする<br>　2）自力で行うことの危険性や難易度の把握をする<br>　3）服薬状況の把握をする<br>　4）H氏がどんな情報や刺激に反応しやすいか観察し、確認する<br>OP2：H氏に促すことがかえって本人・介護者のストレスや負担になっていないかを慎重に観察する<br>OP3：家事などの行為でH氏がやりたいことを確認する<br>TP1：できることは自分で行うように根気よく促す<br>　1）デイケアなどを利用した作業療法的アプローチの実施を依頼・調整する<br>　2）確実な服薬の介助をする<br>TP2：家族やヘルパーが行う介助やできるところはH氏にやってもらうことの方針が統一できるよう調整する<br>EP1：次女や夫と相談し、H氏ができることをやってもらうように提案する |
| 2 | 排泄に関して全介助の状態であり、行為の失敗は自尊心の低下をもたらす | H氏ができることは自分でできるように工夫し、自尊心の低下を防ぐ<br>①排尿はトイレまで自分で行ける<br>②ストーマの装具を誤ってははずさない | 〈①に対して〉<br>OP1：排尿状況の確認<br>　1）排尿パターンの確認<br>　2）排尿行為の確認。トイレ歩行・移乗・清拭・下着の上げ下ろしなど<br>　3）H氏がどんな情報に最もよく反応するか観察する<br>TP1：自分でできる、失敗しない工夫をする<br>　1）本人の目の高さに目印をつけてトイレに誘導できるようにする。このとき本人がどんな情報に反応しやすいかを把握して、工夫する<br>　2）トイレでは実施を見守り、適宜指示や誘導をする<br>　3）できたことは十分ほめる<br>　4）見守りや誘導が介護者の負担にならないか注意する<br><br>〈②に対して〉<br>OP1：排便状態の確認<br>　1）便の性状を確認<br>　2）ストーマ周囲の皮膚の確認<br>　3）排便に伴う腹部症状の確認<br>TP1：有形の普通便になるように便の性状をコントロールする<br>　1）水分摂取を促す<br>　2）食事時間を規則正しくする<br>　3）日中は適度に運動をする<br>TP2：ストーマ装具を誤って外さない工夫をする<br>　1）皮膚トラブルを予防する<br>　2）漏れなどが起こる前に交換する<br>　3）本人が直接はがせないように、固定、腹帯などを工夫する |

| ＃ | 療養上の課題 | 短期目標 | 援助方法 |
|---|---|---|---|
| 3 | 夫がＨ氏の認知症を受け入れられず、介護を拒否している | 夫がＨ氏の認知症を受け入れ、介護を続けられる<br>①夫がＨ氏を叩かずに、介護を続けることができる<br>②夫の無念な気持ちやＨ氏に対する希望が表出できる | OP1：夫のＨ氏に対する介護状況の確認<br>TP1：夫からＨ氏の認知症についての気持ちや考えを聞き、夫の思いを表出する<br>EP1：夫にＨ氏を叩いたり怒鳴ったりすると逆効果であることを説明する。このとき、夫の気持ちに配慮し共感的にかかわる。Ｈ氏が夫だけを認識でき、傍にいたいと思っていることをわかってもらう<br>EP2：夫と共にＨ氏の健康な部分を見つけ、活かしていけるように相談する |
| 4 | 家族だけでの介護は限界 | 周囲の協力を得て、家族の介護負担を最小にする | OP1：家族の介護状況の確認<br>1）看護師、ヘルパーは、訪問時、夫・次女の疲労やストレスを把握する<br>2）最も手間のかかる援助は何かを次女・夫に確認し、把握する<br>3）夫、次女の介護に対する気持ちを確認する<br>4）姉たちの介護への協力できる範囲を具体的に確認する<br>5）近所の人たちの協力がどの程度期待できるかを確認する<br>TP1：介護保険サービス、地域のボランティアなどの最大限に利用することを計画する。姉たちが協力できる範囲で介護を代替できるように調整する<br>TP2：ケアマネジャーに地域の福祉サービスの導入を相談、調整する |

# 9 脳性麻痺療養児の在宅看護過程

## 1 在宅看護の特徴

### 1 全身状態の観察と家族の行う医療的ケアへの支援

　脳性麻痺とは、厚生省脳性麻痺研究班（1968 年）によると「受胎から新生児までの間に生じた脳の非進行性病変に基づく、永続的な、しかし変化しうる運動および姿勢の異常である。その症状は2歳までに発現する。進行性疾患や一過性運動障害、または将来正常化するであろうと思われる運動発達遅延は除外する」と定義されている。

　筋緊張などの運動障害は、治療やリハビリテーションによって改善されるが、完治することはない。また、麻痺部位によって知覚障害や運動機能障害、四肢麻痺、嚥下障害など様々な障害が起きる。精神遅滞、てんかん、言語障害、聴覚障害、目の異常（斜視、視力低下など）、歯の異常など合併症状を併発しやすい。呼吸障害は、舌の落ち込みで空気の通り道が塞がれることによる上気道閉塞や、筋緊張で肺を十分に膨らませることができないために生じる。

　在宅療養において、家族による医療的ケアが必要な場合は、看護師が手技の指導・支援を行う。家族は病院でできても、自宅でうまくできない場合があるため、手技の習熟度を把握し、医療者として支えていくことが重要である。さらに、訪問した際に、筋緊張や四肢の変形、合併症の予防の観点から、療養者と家族への教育・指導・支援を行っていく。

### 2 児の成長発達に伴う生活の再構築

　脳性麻痺によって寝たきり状態となった場合、療養児の日常生活は全介助となる。親が「子どもと添い寝をしたい」など、自宅で育てることを希望している場合は、親の希望に添って、家族全体の生活を含めた医療的ケアや介助を模索し、在宅療養を立案していく。

　障害をもつ児の在宅療養は、生涯にわたり介護が必要であり、主介護者となる母親は、医療的処置への不安や負担感を抱きやすい。医療的処置の手技が未熟であると、身体的負担に加え精神的ストレスも増大する。また、思春期を迎えた児の成長発達に対する不安も起きやすい。これらのこと

を考慮し、これから成長していく子ども中心の生活だけでなく、家族それぞれの生き方にも配慮できるよう、家族自身の思いや望み、介護力なども踏まえながら家族全体を一つの単位として支える視点でかかわる。

### 3 社会的資源の活用

　療養生活のすべてが全介助になると、介護に専念するために仕事を辞めざるをえず、社会とのかかわりが減る、生活範囲の縮小などのストレスが起きやすい。看護師は社会資源の活用も含めて総合的にアセスメントを行い、療養児・家族の望みが最大限かなえられるよう支援することが求められる。

　社会資源としては、医療費公費負担制度、障害者（児）手帳、基礎年金・障害年金などの給付が受けられる。また、各種装具や日常生活用具の給付など障害者総合支援法に基づく福祉サービスや障害児保育・教育関係のサービスも利用できる。公的支援のほかに、ボランティアや家族会など、地域で行われているサービスについても情報を集めておきたい。

### 4 療育への支援

　健常な子どもと同様に脳性麻痺児も心身の発達を促進し、社会で生きるために、その子どものあらゆるニーズに対応し、支援していくことが重要となる。

　乳児期の脳性麻痺児の家族は、病気の子どもとしてのとらえ方や、治療や介護の負担が大きく、さらに子どもに対する責任感などから、保護者としての子育てという成長発達の視点を見失いやすい。また、脳性麻痺児は外部との交流が少なく、刺激を得るチャンスが少ない。そこで、看護師は、保護者への理解を得るとともに特別支援教育機関との連携で適切な療育を提供できるように支援する。特別教育機関との連携を取ることによって、医療・福祉・教育を一貫して療養児に支援できる。看護において、脳性麻痺児に接する関係者に、子どもの成長発達を促すことの重要性を認識してもらうことが必要である。

## 2 ｜ 看護課題と看護のポイント

### 1 麻　痺

#### （1）要　因

　脳の障害部位と脳性麻痺の型（**表9-1**）の関係では、大脳皮質の障害では痙直型、中脳・基底核の障害ではアテトーゼ型、小脳の障害では失調型となる。

## （2）看護のポイント

・脳性麻痺の程度は、日常生活にほとんど支障のないものから、生涯介護を要するものまで多様である。治療・援助の目的は、児の機能を健常児のレベルに直すことではなく、その児のもてる可能性を最大限に活かすことである。

・保健医療・福祉・教育などあらゆる面からアセスメントし、包括的・継続的な援助を行う。

## 2 呼吸障害

## （1）要　因

　唾液の貯留、排痰困難、胸郭の変形による換気不良が生じやすい。感染症や呼吸障害に陥りやすい。

## （2）看護のポイント

・呼吸状態、呼吸リズム、発熱、咳、気道分泌物の有無を観察する。

・体位変換に合わせて体位ドレナージや呼吸介助法などを指導する。

・家族に、安全な体位変換や吸引の方法、感染予防の必要性を指導する。

## 3 筋緊張

## （1）要　因

　脳性麻痺における筋緊張の異常を**表9-2**に示す。

## （2）看護のポイント

・呼吸障害、悪心・嘔吐、便秘、発熱、疼痛、ストレスなどにより筋緊張が亢進するため、これらの要因を取り除く。

・作業療法、理学療法では、硬くなった筋の痙性をとり柔軟にする。リハビリテーションで症状の改善を促す。

**表9-1　麻痺の型による分類**

| 痙直型 | 異常な痙性と筋緊張、麻痺と痙性、はさみ歩行 |
| --- | --- |
| アテトーゼ型 | 顔面・四肢の不随意運動 |
| 失調型 | 細かな調節ができず、震えてスムーズに動けない、バランスが悪い |

**表9-2　筋緊張の異常による分類**

| 痙直型 | 痙直を主とする麻痺で、低出生体重児にみられる場合が多い<br>てんかんを合併する率が高い |
| --- | --- |
| アテトーゼ型 | 乳児期には低緊張で、舞踏アテトーゼは乳児期後半または幼児期から明らかになる<br>核黄疸後遺症がみられることが多い<br>周産期の仮死が原因である場合には、筋緊張が亢進する不随意運動が主にみられる |
| 失調型 | 先天異常の脳形成障害にみられることが多い<br>一般に重症で知的障害を合併することが多い |

・早期から訓練や日常生活場面において異常な姿勢パターンを修正し、より正常な運動パターンを促進することを主体としたハンドリング（援助技術）を行う。
・ポジショニングやハンドリングによって異常筋緊張の緩和が図れない場合は、抗痙縮薬やジアゼパムを使用する。

## 4　運動機能障害

### （1）要　因
　脳性麻痺による運動機能の異常が四肢と体幹部に現れる。

### （2）看護のポイント
・姿勢の保持、運動機能の維持のための支援を行う。
・適度な刺激による活動や、安眠できる看護介入を図る。
・家族が実施しているケアの状況を把握し、適切なケア手技の習得への支援を行う。
・療養者の ADL を高めるために、作業療法士や理学療法士と連携しながら原因と程度に応じた具体的なリハビリテーションを実施する。

## 5　嚥下障害

### （1）要　因
　胃・食道の逆流による唾液とミルクなどの誤嚥と嚥下力の低下。

### （2）看護のポイント
・療養児の障害を把握する。
・睡眠時に頭部をできるだけ高く保つ工夫をする。
・誤嚥の徴候と症状をモニターする。
・痰を排出しやすいように援助する。
・適切な吸引や口腔ケアを行う。
・介護している家族に吸引手技の支援を行う。
・子どもの成長発達を考慮しながら長期にわたる栄養管理の支援を行う。
・成長発達の視点から嚥下障害リハビリテーションを導入する。

## 6　コミュニケーション障害

### （1）要　因
　脳の障害による発声発語器官の不随意運動の機能不全。

### （2）看護のポイント
・視線や動きなどを活用し、非言語的コミュニケーションを図る。
・療養児の発声発語意欲を大切にし、傾聴する姿勢をもつように家族にも促す。
・療養児の興味があることや好きなおもちゃを活用し、遊びとリハビリテーションを組み合わせて

支援する。

### 7 教育・療育上の課題

#### （1）要　因

運動機能や精神機能の障害はあるが、児は成長発達途上にある。

#### （2）看護のポイント

・言葉は子どもの成長発達に合わせる。たとえば「○○ちゃん」から「○○さん」と呼ぶ。
・思春期を迎える児童へ配慮する。
・特別支援教育関係者との連携を図る。
・乳幼児期など、できるだけ早期から通園施設などにおける療育・訓練を行う。

### 8 家族のストレス

#### （1）要　因

家族、特に母親は、障害のある子どもを出産したことに対して自責の念を抱き献身的に世話をする。切れ目のない日常生活の介助や訓練に伴う負担やストレスが高まっている。

#### （2）看護のポイント

・家族の負担をアセスメントする。
・社会資源の導入を検討する。
・自分だけの時間がもてるよう調整する。

## 3 ｜ 地域包括ケアシステムにおける看護師の役割

### 1 看護師の果たす具体的な役割

近年、気管切開や呼吸管理，経管栄養などを必要とする在宅医療ケア児が増加しており，子どもとその家族を支える在宅支援サービスの重要性が増している。脳性麻痺の子どもが地域社会で安全・安楽に生活し成長発達していくことは、家族と共に医療・福祉・教育などの地域の支援システムの充実が重要な条件である。

疾病と障害をもつ子どもにおいても、地域で生活できるよう子どもの成長発達を考慮した多職種の包括的なケアによる在宅生活の支援が望まれる。小児在宅医療の推進に当たっては、医療・福祉・教育など多くの関係種による広域的な協働が不可欠である。厚生労働省では、2013年度より「小児等在宅医療連携拠点事業」を進めてきた。各自治体の状況に合わせて、以下の取り組みなどをとおして地域における包括的・継続的な在宅医療を提供するための体制構築を行った。

①行政、地域医療・福祉関係者による協議の場を設けて定期的に開催

②地域の医療・福祉資源の活用

③小児等の在宅医療の受け入れが可能な医療機関・訪問看護事業所数の拡大、専門機関とのネットワークを構築

④地域の福祉・行政関係者の小児等の在宅医療への促進

⑤小児等の患者・家族に対してそれぞれのニーズへの支援

⑥患者・家族に対して、小児の在宅医療等に関する理解の促進や負担の軽減

　また、脳性麻痺療養児の在宅ケアにおいて、地域包括ケアシステムの多職種協働体制のなかで看護師の果たす具体的な役割として以下のことが挙げられる。

①在宅療養している脳性麻痺の子どもの成長発達に合わせて、看護師は療養と教育の実現を図る。そのために、看護師は子どもの体調を把握し、居宅訪問教育と看護の綿密な連携のもとに支援する。また、介護する家族の負担を配慮し、子どもの人権擁護や虐待防止の支援を行う。

②住民組織の支援活動やボランティアなどの社会資源において、看護師は情報提供のほかに子どもに適切な活用方法の助言を行う。

③看護師は日々のケアのなかで、法制度に基づいたサービスの利用について、子どもの状態に合わせて家族の意を汲み取り、多職種と共有し最適な利用方法を選択し働きかける。

④看護師は家族にケア方法や感染の知識と予防方法を伝えることで、療養している子どもへの家族のケア能力を高める。

## 2 社会資源の活用

　脳性麻痺を含めた重症心身障害児の支援にかかわる法制度は、1967年8月の児童福祉法改正から開始された。2012年は、対象への入所支援に重点が当たっていたが、2012年に児童福祉法が改正され、障害児およびその家族が身近な地域で必要な支援を受けられるようになった。通所（障害児通所支援）と入所（障害児入所支援）による支援がそれぞれ体系化された。また、地域支援を強化するため、新たに保育所等訪問支援や障害児相談支援等が創設された。重症心身障害児（者）の在宅支援は概ね以下の4つに分けられる。

### （1）相談支援

　利用者のニーズの把握と計画相談。

### （2）入所支援

　居宅においてその介護を行う家族の疾病などの理由により、障害者支援施設、児童福祉施設への短期間の入所を必要とする場合は、当該施設に短期間入所し、入浴、排泄および食事などの必要な介護を受けられる。

　2012年度から「障害児入所施設」として一元化され、重複障害などへの対応の強化を図り、自立に向けた計画的な支援を提供することになった。そして、①福祉型障害児入所施設、②医療を併せて提供する医療型障害児入所施設の2類型に分けられた。

### （3）通所支援

　児童発達支援、放課後等デイサービス、医療型児童発達支援、保育所等訪問支援が挙げられる。

表9-3　脳性麻痺の在宅療養する子どもに対する居宅支援

| | | 訪問看護 | 居宅介護 | 居宅訪問型保育 | 訪問教育 |
|---|---|---|---|---|---|
| 内　容 | | 疾病により居宅において継続して療養を受ける状態にある者に対し、その者の居宅において看護師などが行う療養上の世話または必要な診療の補助を行う | 居宅において自立した日常生活または社会生活を営むことができるよう、入浴、排泄および食事などの介護、調理、洗濯および掃除などの家事ならびに生活などに関する相談および助言その他の生活全般にわたる援助を効果的に行う | 保育を必要とする乳児・幼児の居宅において家庭的保育者による保育を行う事業（3歳以上の幼児に係る保育の体制の整備の状況その他の地域の事情を勘案して、保育が必要と認められる幼児であって満3歳以上の者も対象） | 障害が重度・重複していて特別支援学校などに通学困難な児童生徒に対し、教員が家庭、児童福祉施設、医療機関などを訪問し、教育を行う |
| 対　象 | | 居宅において継続して療養を受ける状態にあり、通院困難な患者 | 障害支援区分1以上障害児はこれに相当する心身の状態である者 | 保育の必要性の認定を受けた乳幼児のうち、障害、疾病などの程度を勘案して集団保育が著しく困難であるなどと認められた乳幼児 | 障害が重度・重複していて特別支援学校などに通学困難な児童 |
| 職　種 | | 看護師、准看護師、保健師、助産師、理学療法士、作業療法士、言語聴覚士 | 介護福祉士、居宅介護職員など | 家庭的保育者1人につき乳幼児1人<br>※家庭的保育者が保育士や看護師（准看護師含む）である場合には加算あり | 特別支援学校の教員 |

市町村では、障害者自立支援法に基づいた児童デイサービスを展開している。また、児童福祉法に基づいた医療型の肢体不自由児通院施設などの通所サービスの利用も可能である。

**（4）居宅訪問型支援：訪問看護・介護・リハビリテーション**

　子どもの在宅療養では、医療中心の生命の安全を確保することが必要である。また、子どもの成長発達に合わせて、家族との生活と教育への支援体制も求められている。医療ケア児として保健・療育・教育機関など地域の多くの機関がかかわり、コーディネーターによる多職種の調節や連携が不可欠である。そこで、子どもの退院に向けて療養の継続、成長発達に対応する在宅生活への支援が必要である（**表9-3**）。

# 4 | 脳性麻痺の子どもの在宅療養と脳性麻痺の子どもに添い寝したい母親への支援

## ■ 事例の概要

### ●事例
　Ｉちゃん、3歳3か月、男児。
### ●家族構成

40歳（会社員）の父と38歳の母（主婦）の3人暮らしである。

●診断名

出産時、仮死による低酸素虚血性脳症で脳性麻痺。閉塞性細気管支炎。

●療養経過

Ｉちゃんは、在胎26週5日、1,042gで出生。出産時、仮死による低酸素虚血性脳症で脳性麻痺となり寝たきりの状態。入院中は経鼻から経管栄養となった。Ｉちゃんは唾液が口の中にたまって息苦しがることが多い。痰や唾液がたまると呼吸困難になるため1時間に3～4回の吸引を行っている。1歳5か月、呼吸困難で入院し、気管切開、人工呼吸器を装着した。気管切開術後は病院で療養。

●訪問看護導入の経緯

両親が自宅で育てたいと決断したため、退院調整部門に紹介され、2週間前から訪問看護が開始された。

●本人や家族の思い

父親は母親の介護負担を軽減したい気持ちはあるが、仕事が忙しく帰宅は遅い。ゴミ出しくらいの家事しか手伝えない。家族のために仕事を辞めた妻に申し訳ないと思っている。「このままだと妻が倒れる」と心配している。

母親は「吸引に気づかなければ、この子はずっと苦しんで、死んでしまうかもしれない」と心配し、「吸引の手技が上手になって、できるだけＩちゃんに楽をさせたい」と訪問看護師に話している。「Ｉちゃんの訓練や日常の世話は大変だが、子どもが頑張っているから自分も頑張りたい」「子どもと添い寝したいから、自宅で育てたい」「一人でいると不安になるが、他人に気をつかわず、子どもと一緒に家で暮らしたい」と話しているが、日中は一人で子どもの世話をしているので、ストレスがたまっている。近くに友人・知人がいないため、外の人とのかかわりを望んでいる。

●ADL

ベッド上臥床状態。全介助。

退院直後は、2時間ごとに吸引が必要であった。口から食べ物を飲み込めないため、1日に4～5回経管栄養を行う。発語・発声の運動障害があり言語発達は遅れている。

体位保持・移動・移乗は全介助。2歳を過ぎたがまだ首が座っていない。背中を反らす動きしかできない。体を反らすことはできても、そこから自分で戻ることができないので、褥瘡ができないように2時間ごとに体の向きを変えている。

足を広げておむつを交換する。皮膚を伸ばし、手足の関節を動かすリハビリテーションを毎日行っている。

●住居環境

父親の転勤で、5年前に地方都市の10階建てのマンション（2LDK）を30年のローンで購入した。マンションは駅周辺にあり、住民とはあいさつを交わす程度で、双方の自宅を行き来するような親しい付き合いはない。小児病院や医師の往診、訪問看護など、医療・福祉・介護サービスは充実している。マンションは共働きの家庭が多く、ほとんどの家庭は日中不在となる。母親は元会社員で、産休明けから仕事を再開する予定だったが、Ｉちゃんが脳性麻痺で寝たきりの状態となったことで、育児と治療に専念するためにやむなく退職した。

## ■ フェイスシート

| 利用者 | （Ｉちゃん） | 年齢 | （3歳3か月） | 性別 | （男・女） | 保険の種類 | （医療保険・介護保険） |
|---|---|---|---|---|---|---|---|

| 主な疾患 | 脳性麻痺、閉塞性細気管支炎 | 身長86cm、体重12.5kg | |
|---|---|---|---|

| 治療経過 | 服薬状況 | 医療処置 |
|---|---|---|
| 在胎26週5日、1,042gで出生。出産時、仮死による低酸素虚血性脳症で脳性麻痺。寝たきり状態。両親は自宅で育てたいと決断。退院調整部門に紹介され退院。2週間後の現在、24時間酸素（0.5L）・吸引が必要。鼻から経管栄養。SpO$_2$98％。痰の性状：白色水様性痰中等量。体温36.5℃、脈拍数96回/分、呼吸数24回/分、血圧92/60mmHg | インタール®吸入液1A、ベネトリン®吸入液（0.2mL）4回 | 吸引・吸入管理<br>呼吸管理<br>栄養管理 |

| 既往歴 |
|---|
| 1歳5か月、呼吸困難で入院し、気管切開、人工呼吸器を装着した |

| 発達課題（ライフステージ、ライフイベント、職歴、生活歴、成育歴） |
|---|
| 会社員の両親の長男として生まれる。父親の転勤で、5年前に地方都市の10階建てのマンション（2LDK）を30年のローンで購入した。両親共に健康に気をつかい、規則正しい生活を送ってきた。飲酒・喫煙の習慣はない。妻は料理が好きで、栄養バランスや薄味に気を配り食事を作っていた。共通の趣味は山歩きと旅行。両親は、大学サークルの先輩・後輩の間柄だった。母親は元会社員。産休明けから仕事を再開する予定だったが、Ｉちゃんが脳性麻痺で寝たきりの状態となったことで、育児と治療に専念するために退職 |

| 項目 | 具体的内容 |
|---|---|
| 食事 | 授乳は鼻からの経管栄養のため時間がかかる。食事は口から食べ物を飲み込めないため、1日に4〜5回経管栄養（100mL/回）、水分30mL/回。1日500mLのミルクを摂取している |
| 更衣 | 母親の全介助。好きなピンク色の服を着替えるときに笑顔がみられる。母親が前開きのゆったりした服を準備している |
| 移動 | 体位保持・移動・移乗は全介助 |
| 排泄 | おむつ使用。排便は1回/2日。普通便。母親の全介助<br>土曜日は父親も実施 |
| 整容 | 母親が行っている |
| 入浴 | 自宅入浴（2〜3回/週）。訪問看護師が介助。入浴日以外は、母親が全身清拭<br>土曜日は父親が実施 |
| 子どもの状態 | キティグッズを見ると手足を動かして喜ぶ様子がみられる。家族以外の人にあやされても笑わず、じーっと見返すだけ。母親がテレビの子ども番組や音が出るおもちゃを用いて目や耳に刺激を与える。Ｉちゃんが泣けば母親が近づいてあやす。笑えば話しかける |

| 家族と介護者（主介護者の年齢、性別、続柄、健康状態） | （家族構成） |
|---|---|
| 父親：40歳（会社員）<br>母親：38歳（主婦） | |
| キーパーソン ｜ 母親 | |
| 介護意欲、介護力 | |
| 母親：十分あり<br>父親：意欲はある。仕事の合い間に手伝える範囲で協力したい<br>（残業・休日出勤もあり多忙） | |

| 主たる収入源 | 公費負担制度、各種手当の種類 |
|---|---|
| 父親の収入<br>自宅マンションのローン30年 | 医療保険　身体障害者（児）<br>1級身体障害者手帳<br>心身障害者医療証 |

| 療養者の居室 | 住居環境 |
|---|---|
| 室内はキティグッズでレイアウトされている | 駅に近いマンション（2LDK）で両親と3人暮らし |

| 近隣付き合い状況 | マンションは駅周辺にあり、住民とはあいさつを交わす程度で、双方の自宅を行き来するような親しい付き合いはない |
|---|---|
| インフォーマル・サポート | 母親側の祖母が週に2回ほど、手伝いに来ている |

| 現在利用している社会資源 | 地域で利用可能な社会資源 | 今後必要な社会資源 |
|---|---|---|
| 訪問看護：週3回（月・水・金）<br>訪問診療：月2回（片道7km）<br>訪問リハビリ：週2回（火・木）<br>小児病院：25kmと離れている<br>保健師：月1回 | 子どもを守る会：ボランティアサポートがある（医療者はいない） | レスパイトケアなど社会資源の不足<br>ボランティアが活用できるとよい<br>同じ状況の子どもをもつ親との交流<br>があるとよい |

| 本人・家族の希望、健康についての考え方 |
|---|
| 母親：吸引の手技が上手になって、できるだけIちゃんに楽をさせたい<br>父親：母親の介護負担を軽減したい |

| 療養に対する希望、サービスへの希望、健康上配慮していること、在宅療養の経緯 |
|---|
| できるだけ自宅で過ごす<br>吸引への不安が強い |

**生活リズム・スケジュール**

〈1日〉

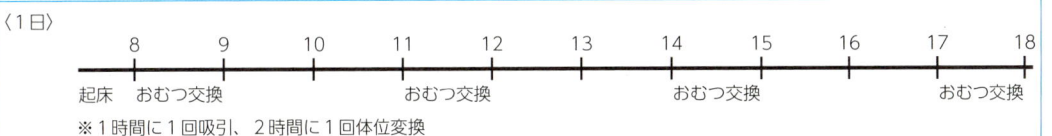

※1時間に1回吸引、2時間に1回体位変換

〈1週間〉

| 月 | 経管栄養 | 訪問看護 | 経管栄養 | | 経管栄養 |
|---|---|---|---|---|---|
| 火 | 経管栄養 | 訪問リハビリ | 経管栄養 | | 経管栄養 |
| 水 | 経管栄養 | 訪問看護 | 経管栄養 | | 経管栄養 |
| 木 | 経管栄養 | 訪問リハビリ | 経管栄養 | | 経管栄養 |
| 金 | 経管栄養 | 訪問看護 | 経管栄養 | | 経管栄養 |
| 土 | 経管栄養 | | 経管栄養 | 父親と入浴 | 経管栄養 |
| 日 | 経管栄養 | | 経管栄養 | | 経管栄養 |

＜1か月＞
訪問診療は月に2回（必要時）、保健師：月1回、気管切開消毒・交換：1回/週
人工呼吸器回路交換：1回/2週（第2・4週）

## ■ アセスメントシート（望みの促進因子・阻害因子）

### 身体的側面の情報

Ⅰ-1：脳性麻痺。寝たきり状態
Ⅰ-2：SpO$_2$98％、体温 36.5℃、脈拍数 96 回 / 分、呼吸数 24 回 / 分
Ⅰ-3：首が座っていない
Ⅰ-4：背中を反らす動きしかできない
Ⅰ-5：人工呼吸器装着
Ⅰ-6：口から食べ物を飲み込めない。1 日 500mL のミルクを摂取（100mL/ 回）
Ⅰ-7：2 時間ごとに吸引が必要。痰の性状：白色水様性痰中等量
Ⅰ-8：おむつ使用。排便は 1 回 /2 日。普通便
Ⅰ-9：体位保持・移動・移乗は全介助

### 身体的側面のアセスメントの結果

□ 脳性麻痺による筋緊張で体位保持・移動・移乗・おむつ交換が困難である（Ⅰ-1〜4・8・9）
□ Ⅰちゃんは呼吸・嚥下の自発機能がなく、人工呼吸器装着、食事は全介助である（Ⅰ-5・6）
□ 2 時間ごとに吸引が必要である（Ⅰ-7）

> Ⅰちゃん、3
> Ⅰちゃんの母親の在宅
> 吸引の負担感なく子どもと—

### 環境・生活の側面の情報

Ⅲ-1：父親の転勤で、5 年前に地方都市の 10 階建てのマンション（2 LDK）を 30 年のローンで購入した
Ⅲ-2：近くに友人・知人がいない
Ⅲ-3：小児病院や医師の往診、訪問看護など、医療・福祉・介護サービスは充実している
Ⅲ-4：マンションは駅周辺にあり、住民とはあいさつを交わす程度で、双方の自宅を行き来するような親しい付き合いはない

### 環境・生活の側面のアセスメントの結果

□ 転勤によってこの地域に住むようになったことで、近所付き合いもなく、インフォーマルな資源が乏しい（Ⅲ-1・2）
□ 社会福祉資源が豊富である（Ⅲ-3）
□ 地域のサポート情報が乏しい（Ⅲ-4）

## 心理的側面のアセスメントの結果

☐ 母親は I ちゃんの<u>吸引に不安</u>を感じている
（II-1・2）

☐ 母親に<u>積極的に在宅療養を受け入れたい</u>という気持ちがある
（II-3・4）

☐ <u>外の人とかかわり</u>を望んでいる
（II-5）

### 心理的側面の情報

II-1：母親「吸引に気づかなければ、この子はずっと苦しんで、死んでしまうかもしれない」と心配している

II-2：母親「吸引の手技が上手になって、できるだけ I ちゃんに楽をさせたい」と訪問看護師に話している

II-3：母親「一人でいると不安になるが、他人に気をつかわず、子どもと一緒に家で暮らしたい」

II-4：母親「子どもと添い寝したいから、自宅で育てたい」

II-5：近くに友人・知人がいないため、外の人とのかかわりを望んでいる

---

3 か月、男児
護に対する思いや望み
過ごす時間を楽しみたい

---

## 家族・介護状況の側面のアセスメントの結果

☐ 父親は仕事で帰宅が遅い
（IV-1・3）

☐ 父親は<u>妻を助けたい気持ち</u>がある
（IV-2・4）

☐ 父親は妻の<u>心身の健康を心配</u>している
（IV-5・6）

☐ 常時 I ちゃんのケアにあたっている<u>母親の負担が大きい</u>
（IV-7・8・9）

### 家族・介護状況の側面の情報

IV-1：父親は仕事が忙しく帰宅は遅い

IV-2：父親は介護への意欲はある。仕事の合い間に手伝える範囲で協力したい

IV-3：父親は残業・休日出勤もあり多忙

IV-4：入浴は土曜日は父親が実施

IV-5：家族のために仕事を辞めた妻に申し訳ないと思っている

IV-6：「このままだと妻が倒れる」と心配している

IV-7：日中、母親は一人で子どもの世話をしているので、ストレスがたまっている

IV-8：みてもらう施設がない

IV-9：母親側の祖母が週に 2 回ほど、手伝いに来ている

## 関連図の作成プロセス

### 1 重要な言葉を取り出す

　アセスメント用紙に記載された四側面のそれぞれの情報を検討し、アセスメントを行う。下記には四側面のうち、家族・介護状況の側面を例としてあげる。

　家族・介護状況の側面のアセスメントの結果の記述のなかから、課題につながる内容に下線を引き抽出する。促進因子（強みとなる言葉）を◯◯に、阻害因子（課題につながる言葉）を□□に示す。

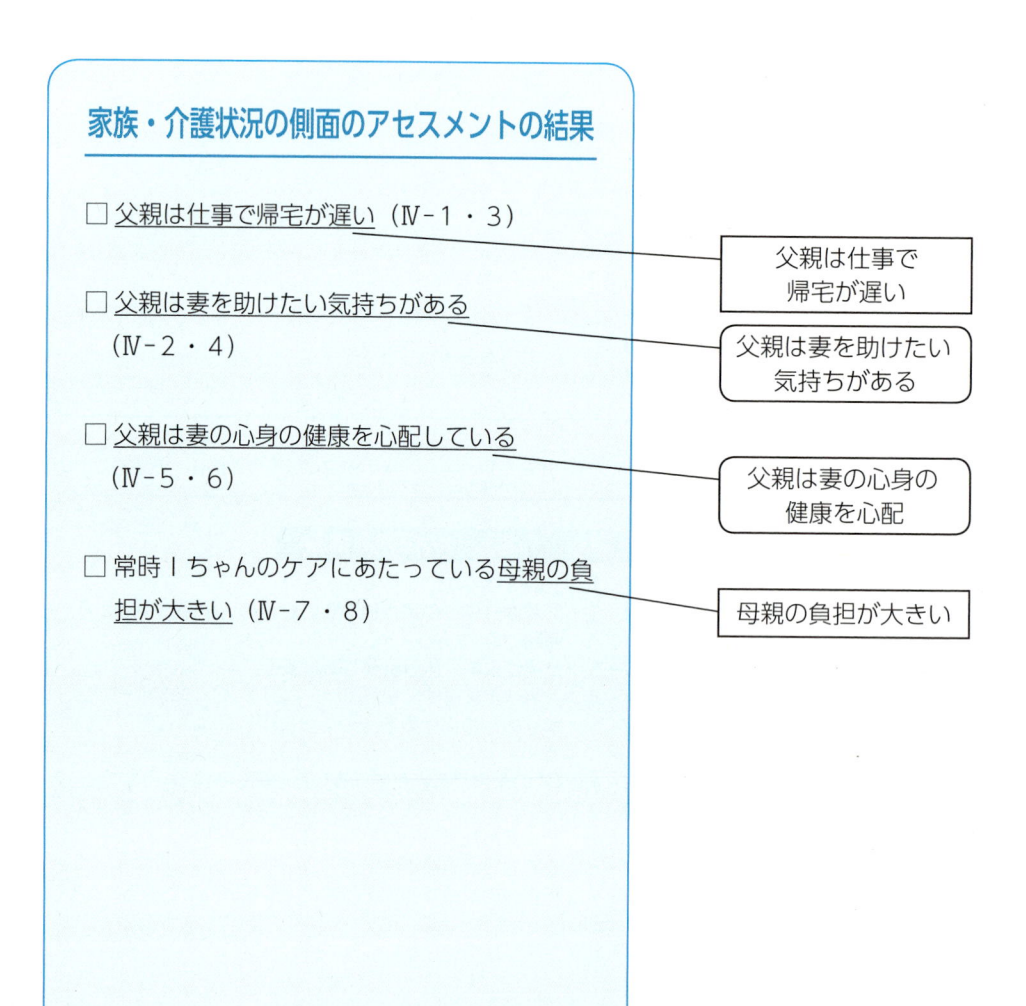

**家族・介護状況の側面のアセスメントの結果**

□ 父親は仕事で帰宅が遅い（Ⅳ-1・3）

　→ 父親は仕事で帰宅が遅い

□ 父親は妻を助けたい気持ちがある（Ⅳ-2・4）

　→ 父親は妻を助けたい気持ちがある

□ 父親は妻の心身の健康を心配している（Ⅳ-5・6）

　→ 父親は妻の心身の健康を心配

□ 常時Ⅰちゃんのケアにあたっている母親の負担が大きい（Ⅳ-7・8）

　→ 母親の負担が大きい

## ２ 重要な言葉のラベル化

❶ それぞれの"重要な言葉"をラベル化して ラベル として並べてみる。

❷ ラベル はＩちゃんの母親の望み「吸引の負担感なく子どもと一緒に過ごす時間を楽しみたい」の促進因子、阻害因子を意識してラベル化する。家族・介護状況の側面を例にあげると「父親は妻を助けたい気持ちがある」「父親は妻の心身の健康を心配」は強みとなる促進因子であり、阻害因子は「父親は仕事で帰宅が遅い」や「母親の負担が大きい」となる。その他の側面のラベルを配置し、全体として両方の因子がバランスよく含まれていることが望ましいので、偏っていないかをラベルを並べながら確認する。

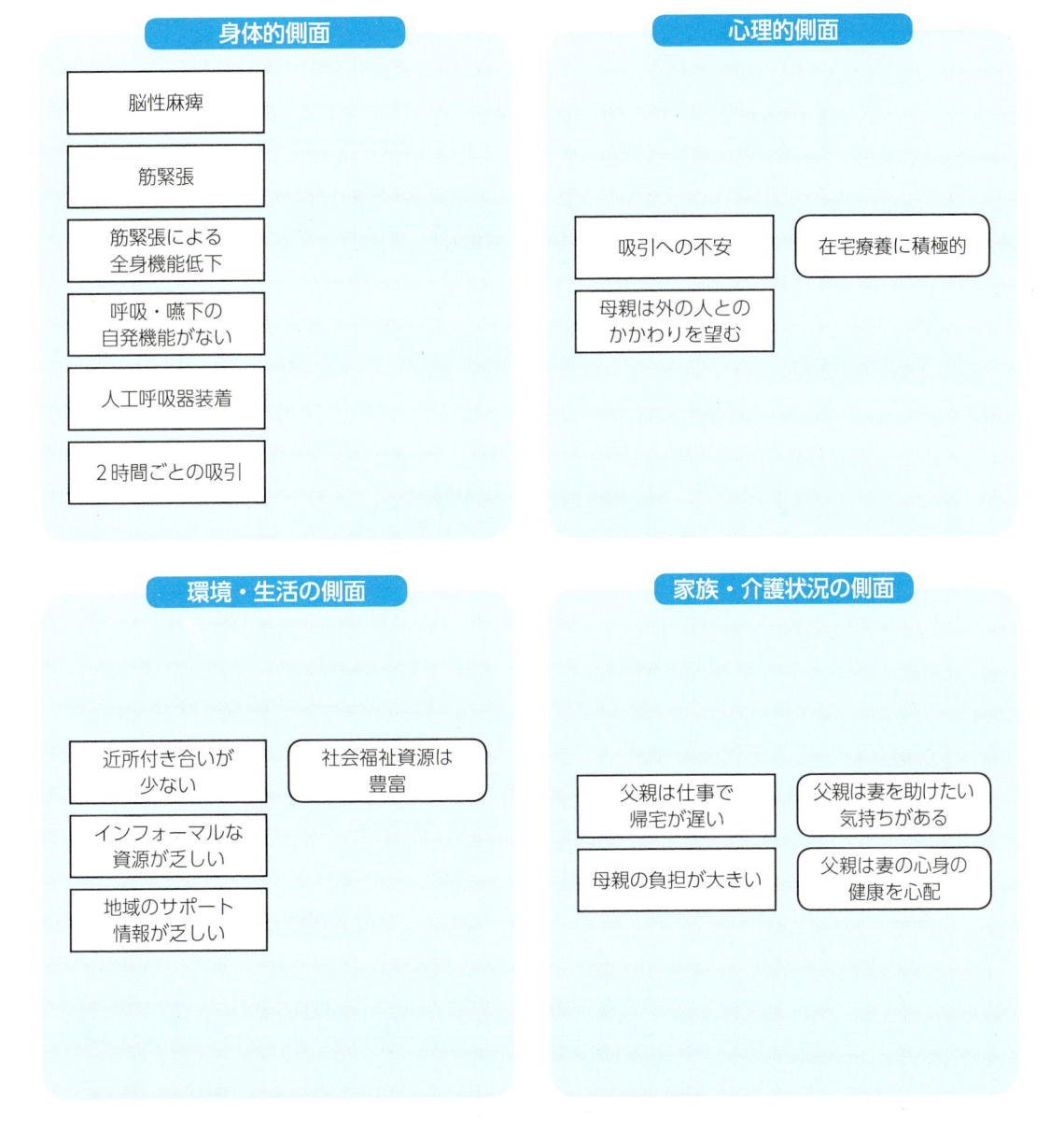

**身体的側面**

- 脳性麻痺
- 筋緊張
- 筋緊張による全身機能低下
- 呼吸・嚥下の自発機能がない
- 人工呼吸器装着
- ２時間ごとの吸引

**心理的側面**

- 吸引への不安
- 在宅療養に積極的
- 母親は外の人とのかかわりを望む

**環境・生活の側面**

- 近所付き合いが少ない
- 社会福祉資源は豊富
- インフォーマルな資源が乏しい
- 地域のサポート情報が乏しい

**家族・介護状況の側面**

- 父親は仕事で帰宅が遅い
- 父親は妻を助けたい気持ちがある
- 母親の負担が大きい
- 父親は妻の心身の健康を心配

## 3 関連因子の配置

❶ Ⅰちゃんの母親の望み である「吸引の負担感なく子どもと一緒に過ごす時間を楽しみたい」を紙面の中央に置く。

❷ ラベル の意味や他の関連するものとの関係性を考慮し、四側面の分類にとらわれず、関連性を考えて配置する。

❸ Ⅰちゃんの母親の場合は、Ⅰちゃんの身体的状況、在宅療養における両親の思い、介護の支援体制などを関連情報として配置する。

Ⅰちゃん、3歳3か月

脳性麻痺　　　　　筋緊張　　　　　筋緊張による全身機能低下

呼吸・嚥下の自発機能がない　　　　人工呼吸器装着

在宅療養に積極的　　　　2時間ごとの吸引　　　　吸引への不安

吸引の負担感なく子どもと
一緒に過ごす時間を楽しみたい

父親は妻を助けたい
気持ちがある

近所付き合いが少ない

父親は仕事で帰宅が遅い

地域のサポート情報が乏しい

父親は妻の心身の健康を心配　　　母親の負担が大きい　　　社会福祉資源は豊富

母親は外の人とのかかわりを望む　　　インフォーマルな資源が乏しい

## 4 関連因子のグルーピング

❶ I ちゃんの母親の望みをかなえるために、どのような関連課題があるか意識しながら、 ラベル の並べ替えを行う。

❷ I ちゃんの脳性麻痺による筋緊張、吸引の負担、母親を気づかう父親の思い、周囲のサポート不足などの問題状況を概観して、類似する ラベル の内容の塊をつくる。

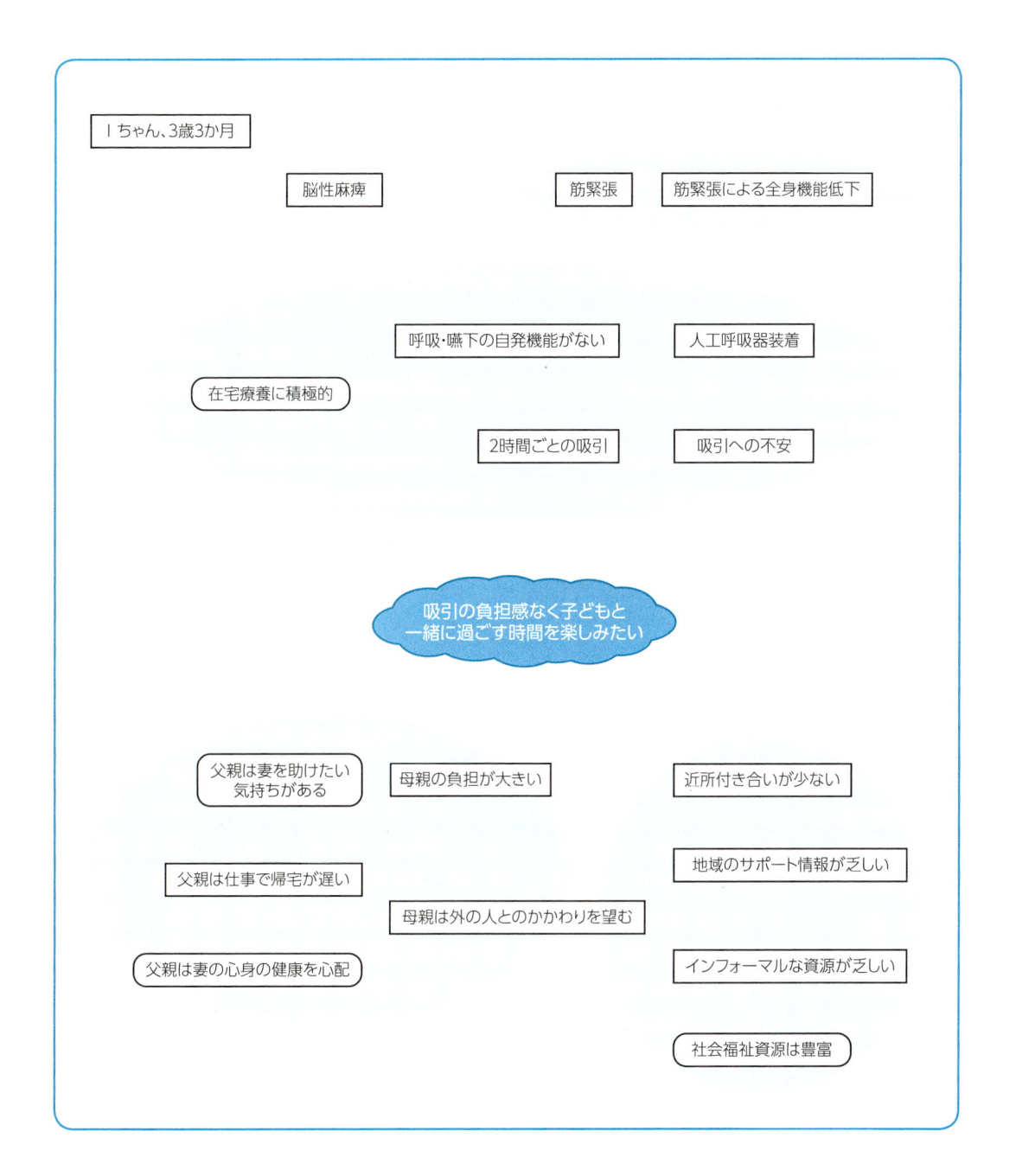

## 5 関係性の表示と療養上の看護課題の表示

❶ Ｉちゃんの母親の望みをかなえるために、解決すべき課題は何かという視点で、原因・誘因となるものを意識して、ラベルの位置や集まりを再検討する。

❷ 看護課題を明確にし、ラベルと望みの位置関係を考慮し、書き加える。Ｉちゃんの母親の場合は、「体位保持・移動・移乗・おむつ交換が困難」「母親の吸引手技の未熟によるＩちゃんの気道閉塞の対応困難」「母親は外の人とかかわりをもちたいが、Ｉちゃんの介護で外出ができない」の看護課題が抽出され、優先順位を明示した。

❸ 課題とラベルの関連性を矢印 ➡ で示す（ ➡ は因果関係を示し、それ以外の関係は線でラベルとラベルを結ぶ）。

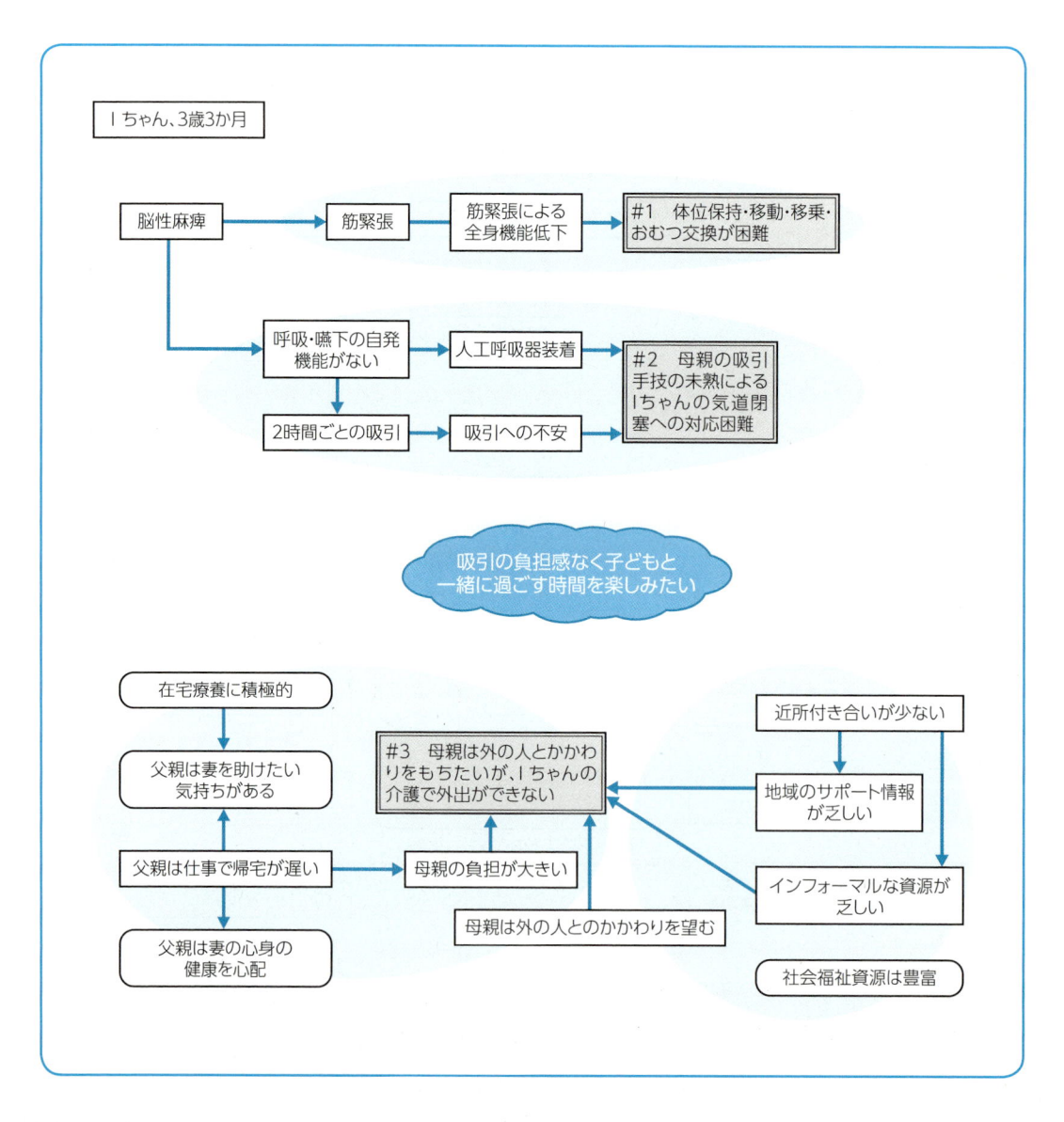

## ⑥ 短期目標・長期目標の設定

❶看護課題の解決で目指す状態を 短期目標 として示す。Ｉちゃんの母親の場合は、「Ｉちゃんの筋緊張の緩和を図る」「母親の吸引手技を援助し負担感を減らす」「Ｉちゃんの在宅療養を維持しながら、母親が外出できる」を書き加える。

❷看護課題の解決に向けて行う 看護援助 ⟹ の概要を示す。

❸課題全体を概観し、Ｉちゃんの母親の望みを達成可能な 長期目標 としてふさわしい表現にする。

吸引の負担感なく子どもと一緒に過ごす時間を楽しみたい

⟹ Ｉちゃんの生命を維持しつつ、介護負担と気分転換のバランスをとりながら、母親が楽しく日常生活を過ごす

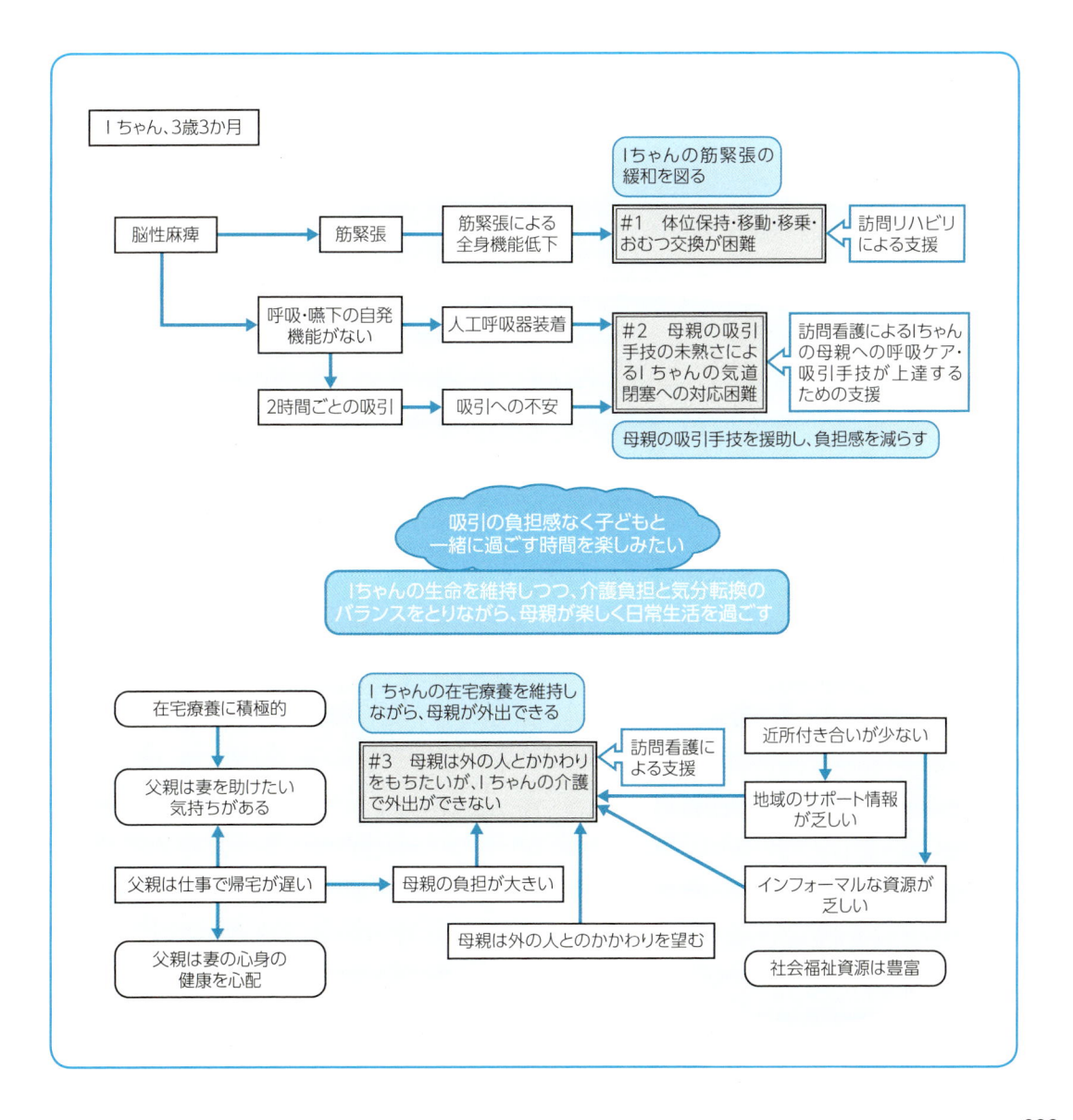

## ■ 二次アセスメントの作成

　Ｉちゃんのアセスメントシート（望みの促進因子・阻害因子）の四側面のアセスメントの結果（身体的側面、心理的側面、環境・生活の側面、家族・介護状況の側面）をもとに、療養者の望みに大きく影響する一次アセスメントを（　）に記載し、四側面の情報（身体的側面、心理的側面、環境・生活の側面、家族・介護状況の側面）を枠組みにとらわれず記載する。それらをもとにアセスメントと看護課題を抽出する。

### 二次アセスメント

療養者の望み 「吸引の負担感なく、子どもと一緒に過ごす時間を楽しみたい」
望みに影響する一次アセスメント
（親子が自宅で安心安楽に過ごすための症状の緩和、療育環境・母親への支援体制が不十分である）

| 情報の整理（関連する情報） | アセスメントと看護課題抽出 |
|---|---|
| Ⅰ-0：Ｉちゃん、3歳3か月、男児<br>Ⅰ-1：脳性麻痺。寝たきり状態<br>Ⅰ-3：首が座っていない<br>Ⅰ-4：背中を反らす動きしかできない<br>Ⅰ-5：人工呼吸器装着<br>Ⅰ-7：2時間ごとに吸引が必要。痰の性状：白色水様性痰中等量<br>Ⅰ-8：おむつ使用。排便は1回/2日。普通便<br>Ⅰ-9：体位保持・移動・移乗は全介助<br>Ⅱ-1：母親「吸引に気づかなければ、この子はずっと苦しんで、死んでしまうかもしれない」<br>Ⅱ-2：母親「吸引の手技が上手になって、できるだけＩちゃんに楽をさせたい」と訪問看護師に話している<br>Ⅱ-3：母親「一人でいると不安になるが、他人に気をつかわず、子どもと一緒に家で暮らしたい」<br>Ⅱ-4：母親「子どもと添い寝したいから、自宅で育てたい」<br>Ⅱ-5：近くに友人・知人がいないため、外の人とのかかわりを望んでいる<br>Ⅲ-1：父親の転勤で、5年前に地方都市の10階建てのマンション（2LDK）を30年のローンで購入した<br>Ⅲ-2：近くに友人・知人がいない<br>Ⅲ-4：マンションは駅周辺にあり、住民とはあいさつを交わす程度で、双方の自宅を行き来するような親しい付き合いはない<br>Ⅳ-1：父親は仕事が忙しく帰宅は遅い<br>Ⅳ-2：父親は介護への意欲がある。仕事の合間に手伝える範囲で協力したい<br>Ⅳ-3：父親は残業・休日出勤もあり多忙<br>Ⅳ-4：入浴は土曜日は父親が実施<br>Ⅳ-5：家族のために仕事を辞めた妻に申し訳ないと思っている<br>Ⅳ-6：「このままだと妻が倒れる」と心配している<br>Ⅳ-7：日中、母親は一人で子どもの世話をしているので、ストレスがたまっている | 　Ⅰ-1・3・4より、筋緊張による拘縮および拘縮関連症状が増強。脳性麻痺児は学童、思春期など成長発達の過程で大きくなるにつれて、筋緊張や不随意運動が強まり、変形、拘縮や脱臼にまで発展して、可動域制限が生じる。また、Ⅰ-4・8・9より、おむつ交換や移動など、日常生活行動に影響を及ぼすと考えられる。筋緊張は関節変形・拘縮のみならず呼吸、循環、消化器障害などの合併症を引き起こすこともある。これらの合併症が筋緊張亢進を増悪させる可能性があり、望みの阻害因子である。<br><br>　Ⅰ-5・7より、人工呼吸器を装着し、吸引が必要であり、呼吸障害に陥らないための医療ケア児の呼吸器の管理や頻繁な吸引など医療的ケアが必要である。また、Ⅱ-1・2より母親の不安および吸引手技も未熟で、不安定な状態であり、Ｉちゃんの在宅でのケア技術の支援が必要である。これはＩちゃんとその家族の望みをかなえる阻害因子であると考える。<br><br>　Ⅱ-3・4より、他人に気をつかわず、子どもと一緒に家での療養を望んでいる。そして、子どものケアへの負担感もあるが、母親として子どもと添い寝したいということから、自宅で育てたいと意思表示している。このことはＩちゃんへのケアや吸引技術の上達の促進因子になると考えられる。<br><br>　Ⅱ-5、Ⅲ-1・2・4より、Ｉちゃんの両親は自宅での療養ができるように室内環境を整備しているが、近隣に知人、友人がいないため、人的インフォーマル支援が困難。また、Ⅳ-1・2・3より、Ｉちゃんの父親は仕事が多忙で、ケアに対する協力の姿勢はあるが、介護する時間を取れない状況である。これはＩちゃんとその家族の望みをかなえる阻害因子であると考える。しかし、Ⅳ-4より、Ｉちゃんの父親は子どもへのケアに意欲的である。また、Ⅳ-5・6より、Ｉちゃんの父親は妻への気づかいがみられ、子どもの介護に不安を感じている。 |

| 情報の整理（関連する情報） | アセスメントと看護課題抽出 |
|---|---|
| Ⅳ-8：見てもらう施設がない<br>Ⅳ-9：母親側の祖母が週に2回ほど、手伝いに来ている | さらに、Ⅳ-7より、母親は自分の時間が確保できず、介護・育児のストレスが大きい。加えて、Ⅳ-9より、Ｉちゃんの祖母に支援を求めざるを得ない状態であることから、Ｉちゃんへの母親の負担が大きい。以上のことから、医療ケア児への支援体制に不安があるが、親子で一緒に生活することを継続したい。<br><br>看護の方向性として、Ｉちゃんの筋緊張による関節変形・拘縮などの合併症の知識について、母親が理解できるように働きかける。ケア方法について、Ｉちゃんの母親が心配している吸引手技やリハビリを含めて、体位維持・移動・移乗おむつ交換の指導および助言する必要がある。また、Ｉちゃんの母親の介護負担を軽減するために療養通所介護など社会資源の利用への働きかけが重要である。さらに、Ｉちゃんの心身の成長発達に合わせて教育的支援に向けた働きかけが必要となる。 |
|  | **看護課題**<br>＃1　体位維持・移動・移乗・おむつ交換が困難<br>＃2　母親の吸引手技の未熟さによるＩちゃんの気道閉塞への対応困難<br>＃3　母親は外の人とかかわりをもちたいが、Ｉちゃんの介護で外出ができない |

**看護目標**
**長期目標**：Ｉちゃんの生命を維持しつつ、介護負担と気分転換のバランスをとりながら、母親が楽しく日常生活を過ごす
**短期目標**：Ｉちゃんの筋緊張の緩和を図る
母親の吸引手技を援助し、負担感を減らす
Ｉちゃんの在宅療養を維持しながら、母親が外出できる

## ■ 在宅看護援助計画

| 長期目標 | Iちゃんの生命を維持しつつ、介護負担と気分転換のバランスをとりながら、母親が楽しく日常生活を過ごす | | |
|---|---|---|---|
| # | 療養上の課題 | 短期目標 | 援助方法 |
| 1 | 体位保持・移動・移乗・おむつ交換が困難 | Iちゃんの筋緊張の緩和を図る | OP1：筋緊張の程度・姿勢・安静時の様子・表情を観察する<br>OP2：関連症状の観察<br>　1）拘縮や関連症状について観察する<br>　2）家族や関係職種により連絡ノートなどを活用し、拘縮の状態や変化を記録する<br>　3）移動やおむつ交換時の環境を観察する<br>　4）おむつ交換時・移動時にどのように母親が介助しているかを観察する<br>TP1：筋緊張の緩和<br>　1）筋緊張を緩和するマッサージを行う<br>　2）理学療法士・看護師など医療関係者の定期的な訪問を計画する<br>　3）療養児の周囲に障害物の有無やベッド柵の状態を点検し、安全な療養環境を整える<br>EP1：技術習得の支援<br>　1）おむつ交換時の介助法を母親に指導する<br>　2）移動時の介助法を母親に指導する<br>　3）家族が実施可能なマッサージの方法を伝える |
| 2 | 母親の吸引手技の未熟さによるIちゃんの気道閉塞への対応困難 | 母親の吸引手技を援助し、負担感を減らす | OP1：呼吸状態の観察<br>　1）気道分泌物の有無・量を観察する<br>　2）療養者の呼吸状態の観察<br>　　　①呼吸数、呼吸リズム、呼吸状態<br>　　　②肺エア入り<br>　　　③ SpO_2<br>　3）水分摂取状況、尿量、皮膚状況、発熱などを確認する<br>　4）吸引器作動状態の確認<br>　　　①設定どおりに操作ができるか<br>　　　②付属品の不具合の有無<br>　　　③電源の確保など<br>OP2：母親の吸引手技の確認<br>　1）母親の吸引手技・介護技術を確認する<br>　2）母親が感染予防を心がけているか確認する<br>　　　①呼吸状態を表す値<br>　　　②バイタルサインの値<br>　　　③痰や分泌物の性状と量<br>TP1：安全な吸引のための援助<br>　1）安全に吸引を行うために、訪問看護師など医療関係者の定期的な訪問を計画する<br>　2）体位変換を定期的に行う<br>　3）痰の排出がうまくできないときに吸引を行う<br>　4）母親の吸引手技を確認し、現状で必要な医療処置・介護技術を把握する<br>TP2：誤嚥性肺炎・感染予防の援助<br>　1）吸引に関する機器の清潔の保持<br>　2）スクイージング、軽打法など排痰法の実施<br>　3）インフルエンザなどのワクチン接種を勧める<br>　4）口腔ケアの実施<br>EP1：吸引方法の指導<br>　1）必要な吸引手技・観察に関して母親が担う部分を確認し、技術習得の支援を行う<br>　2）家族に誤嚥性肺炎・感染予防の知識・方法を伝え、感染予防の必要性を説明する |

| ♯ | 療養上の課題 | 短期目標 | 援助方法 |
|---|---|---|---|
| 3 | 母親は外の人とかかわりをもちたいが、Ｉちゃんの介護で外出ができない | Ｉちゃんの在宅療養を維持しながら、母親が外出できる | OP1：Ｉちゃんの生活リズムの観察<br>1）Ｉちゃんの1日の生活リズムを把握する<br>2）Ｉちゃんの遊びの表情・様子を観察する（好きな遊び、体の動き、遊びの時間など）<br>OP2：Ｉちゃんの呼吸状態の観察<br>1）酸素供給器の位置・チューブを確認する<br>2）呼吸状態を観察する（呼吸数、呼吸リズム、SpO$_2$）<br>3）呼吸状態、気道分泌物の有無・量を確認する<br>OP3：移動時の様子の観察<br>1）室内の移動方法を確認する<br>2）移動道具・姿勢を確認する<br>OP4：母親の介護負担・ストレス状態の観察<br>1）訪問時の母親の言動・表情の観察<br>2）父親や他の家族員の状態<br>3）母親の介護負担<br>4）父親の協力の状態<br>TP1：療養環境の整備<br>1）母親と相談しながら居室での移動しやすい配置を調整する（呼吸器、吸引器、ベッドの配置など）<br>2）必要時にベビーカーの使用を指導する<br>3）日常生活に役立つ自助具・補助具を紹介する<br>4）移動などの介助方法について説明し、介助が困難となる状況の対処法を指導する<br>TP2：家族会などの情報提供（子どもを守る会の利用を促す）<br>TP3：母親の自由時間の確保<br>1）Ｉちゃんを介護している母親の話を傾聴する<br>2）訪問看護の時間に母親の休憩時間を計画する<br>EP1：社会的資源の紹介・支援<br>1）社会資源の利用方法を説明する<br>2）親子で家族会活動に参加するための移動方法を指導する<br>3）児童発達支援事業の説明<br>4）障害児相談支援の紹介 |

# 10 パーキンソン病療養者の在宅看護過程

## 1 在宅看護の特徴

### 1 パーキンソン病の症状の特徴

　パーキンソン病は、中脳黒質の神経細胞が減少し、この神経細胞がつくっている神経伝達物質ドーパミンが減少するために起こる。4大症状として、安静時振戦、筋強剛（筋固縮）、無動・寡動、姿勢反射障害がある。進行性で慢性的な経過をたどるため、生活上の活動性が大幅に低下する。進行すると運動障害や嚥下障害、構音障害などが進み臥床生活を余儀なくされ、気管支肺炎や尿路感染などの感染症を合併することが多い。進行性の難病であり、家族にとっても身体的・精神的負担が大きい。

### 2 在宅での治療の特徴

　治療は薬物療法が主体であり、適度な運動と環境整備が重要である。長期間内服することになるので効果時間が短くなり、薬を服用後一定時間が経つと、効果が切れて動けなくなるウェアリングオフ現象や突然効果が切れて動けなくなるオン－オフ現象、薬が最も効いているときに手足や舌・口唇が勝手に動くジスキネジー、胃腸障害や幻覚などが生じる。高齢者では、脱水や栄養障害、悪性症候群に陥りやすい。

　パーキンソン病をもつ療養者は、日常生活が薬効によって左右されやすい。療養が長期に及ぶため、症状の改善や副作用の出現により自己判断で服薬量を調整・中断することもあるので、服薬状況の確認と副作用の出現状況を観察する。確実に内服し有効な薬効が得られるよう支援することが要となる。

### 3 症状と経過に合わせた援助

　4大症状に伴い、日常生活においては、前傾姿勢での小刻みなすり足歩行やすくみ足、小書字や

ボタンかけが困難など手の動作が不自由になったり、仮面様顔貌や声が小さくなるなどの運動症状が生じる。その他に、病気の進行に伴い便秘や嚥下障害、排尿障害などの自律神経症状や、不安・抑うつ、認知症、睡眠障害などの精神神経症状がみられる。

　日中は歩行できても、朝方は筋強剛のために寝返りができないなど1日のうちでも症状の変化（オン‐オフ現象）や、日によっても症状の変化（日差）がみられる。症状の出現状態が日常生活にどのように影響しているのかをアセスメントし、身体の動きがよい時間に食事や運動、家事や趣味活動が行えるよう症状コントロールする。療養者のもっている力を生かし、寝たきりとなるまでの期間を延長し、その人らしい生活ができるように支援する。

　転倒による骨折がきっかけで臥床生活になることが多いため、ベッド周囲の整理・整頓など環境整備を行う。また、活動時間やサンダルではなく運動靴を着用するなど日常生活での助言を行い、転倒を予防できるように支援する。

## 4　生活機能障害度分類に応じた看護の視点

　パーキンソン病は長期に慢性経過をたどるため、徐々に家庭生活や社会生活への適応が難しくなる。家庭の状況や地域の社会資源を考慮しながら、経過に応じてその人らしい生活ができるように援助していく。パーキンソン病の重症度分類として Hoehn-Yahr の分類を用いることが多いが、看護にあたっては生活機能に応じた視点が重要である（**表 10-1** 参照）。

　Ⅰ度：身体の動きは緩徐となるが、ほとんど介助を受けずに日常生活を送ることができる。疾患に対する不安がみられるため療養者・家族がパーキンソン病の経過や薬物療法、活動などについて正しい知識がもてるように援助し、これまでの生活が継続できるようにかかわる。

　Ⅱ度：日常生活に部分的な介助が必要となる。また、薬物療法の長期化に伴う副作用や効果の減弱が出現しやすい時期である。症状の変化（日内変動）や機能レベルを的確にアセスメントし、できる部分と介助が必要な部分を見極め、必要な時と場面に合わせた援助をする。

　Ⅲ度：起立や歩行が不能となり、生活全般に介助が必要となる。関節拘縮や褥瘡、呼吸器感染や尿路感染などのリスクが高まるため、合併症予防と安楽のケアが必要である。

**表 10-1　パーキンソン病の重症度分類**

| Hoehn-Yahr 分類 | | 生活機能障害度 |
|---|---|---|
| Stege Ⅰ | 一側性障害で体の片側だけの振戦、固縮を示す<br>軽症例である | Ⅰ度<br>日常生活、通院にはほとんど介助を要さない |
| Stege Ⅱ | 両側性の障害で、姿勢の変化がかなり明確となり、振戦、固縮、寡動〜無動とも両側にあるため日常生活がやや不便である | |
| Stege Ⅲ | 明らかな歩行障害がみられ、方向変換の不安定など立ち直り反射障害がある。日常生活動作障害もかなり進み、突進現象もはっきりとみられる | Ⅱ度<br>日常生活、通院に介助を要する |
| Stege Ⅳ | 起立や歩行など日常生活動作の低下が著しく、労働能力は失われる | |
| Stege Ⅴ | 完全な廃疾状態で、介助による車椅子移動または寝たきりとなる | Ⅲ度<br>日常生活に全面的な介助を要し、歩行、起立不能 |

### 5　介護負担

　症状の進行に伴い、家族にとっては身体的・精神的・経済的に負担が大きくなっていく。療養が長期に及ぶため、療養者の意思を確認しつつ、介護者が共倒れしないように介護負担のアセスメントを行い、家族の健康管理、家事などの分担・調整、社会資源の導入、患者会や公費負担の紹介などの情報を提供する。

　パーキンソン病には、①医療費に関する支援制度と②介護・福祉に関する支援制度の公的支援制度がある。医療費助成は、以下の診断基準および重症度分類を満たす場合に、必要書類を添付し、居住地の都道府県または政令市に申請し、認定を受けることにより医療費助成の対象となる（認定者には「特定医療費（指定難病）受給者証」を交付）。

（診断基準）

1．パーキンソニズムがある。

2．脳 CT または MRI に特異的異常がない。

3．パーキンソニズムを起こす薬物・毒物への曝露がない。

4．抗パーキンソン病薬にてパーキンソニズムに改善がみられる。

（重症度分類）

Hoehn-Yahr 重症度分類の Stage Ⅲ以上かつ生活機能障害度Ⅱ度以上

　なお、重症度分類を満たさない場合であっても、毎月の医療費が一定額以上となる場合は軽症高額基準該当として、医療費助成の対象となる。また、所得に応じて毎月の自己負担上限額に違いがある。

　訪問看護は医療保険、介護保険ともに医療費助成の対象となり、40歳以上であれば介護保険制度による介護サービスの利用が可能である。

## 2 ｜ 看護課題と看護のポイント

### 1　転倒・転落による打撲・骨折

**（1）要　因**

　副作用の出現、身体活動量の低下に伴う筋力低下などにより転びやすい。乱雑な部屋で生活していると、転倒のリスクが高まる。

**（2）看護のポイント**

・療養者・家族がパーキンソン病の治療（服薬・運動など）やケアについて正しい知識がもてるように指導する。

・療養者の日常生活行動への影響のアセスメントと具体的な生活指導を行う。

・症状の日内変動に合わせた援助を検討する。

・転倒・転落の危険への注意喚起をし、住環境を整備する。

・転倒をおそれて QOL の低下を招かないように、QOL を考慮した生活上の工夫に向けて支援する。

## 2 薬物治療と副作用の出現

### （1）要　因

　内服が管理できないことや長期内服に伴い副作用が出現する。

### （2）看護のポイント

・服薬の重要性を説明する。

・薬の名称、服薬時間・回数、作用や副作用について理解の状況を把握し、療養者・介護者に応じた服薬方法を検討する。

・服薬状況と症状の出現を観察し、必要時医師へ連絡する。

・緊急時、誰にどのように連絡をするのか具体的に説明する。

## 3 便　　秘

### （1）要　因

　食事量の減少や身体活動量の低下、自律神経障害、パーキンソン病治療薬の副作用により便秘が生じやすい。

### （2）看護のポイント

・排便パターンを把握する。

・定期的な排便コントロールをする。

## 4 嚥下困難

### （1）要　因

　舌・口腔の周囲筋の不随意運動により食塊の送り込みができにくくなる。また嚥下力が低下する。

### （2）看護のポイント

・水分摂取の必要性を説明する。

・水分・食事の摂取状況を観察・アセスメントする。

・状況に応じた食事の形態と介助の方法を検討する。

## 5 コミュニケーション障害

### （1）要　因

　運動障害性構音障害を起こす。

### （2）看護のポイント

・言語障害による対人関係の減少や疎外感を把握する。

・療養者の意思を確認したうえで、コミュニケーション方法について評価する。

・本人の言葉をゆっくり待つ、筆記など状態に応じたコミュニケーション方法を検討する。

・コミュニケーション方法の評価によっては言語聴覚士と相談する。

### 6 意欲の低下、抑うつ

#### （1）要　因

長期に及ぶ療養生活に対する不安を感じやすい。自動運動の低下、姿勢・表情の変化、構音障害などボディイメージの変化がある。

#### （2）看護のポイント

・不安や不眠、抑うつなど心理面の観察を行う。

・不安に思っていることを傾聴し受容する。

### 7 合併症の予防

#### （1）要　因

疾患の進行、薬の副作用、自動運動の低下により、誤嚥性肺炎や気管支炎など、様々な合併症が起こる。

#### （2）看護のポイント

・身体状態を観察し、異常を早期に発見する。

・介護者・家族・サービス事業者へ、合併症予防を指導する。

## 3 ｜ 地域包括ケアシステムにおける看護師の役割

難病で治らない病気と聞けば、本人も家族も不安を感じるであろう。しかし、治療薬が研究開発され、現在、パーキンソン病の平均寿命は全体の平均とほとんど変わらないといわれている。転倒による骨折や他の病気をしないことがパーキンソン病の経過に大切である。本人の望む生活をかなえるには、本人・家族がパーキンソン病に対して正しい知識をもつことが重要である。また、利用できる制度や介護サービス、ケア方法など具体的な情報をもつことが大きな力となる。訪問看護師には、療養者・家族がパーキンソン病について正しい知識をもち療養できるように、多（他）職種と連携しながら支援することが求められる。

パーキンソン病にとって内服管理は重要である。内服状況を確認しながら身体や生活状況をアセスメントできるのは、訪問看護師の強みである。必要時、介護支援専門員やサービス事業者などに情報を提供し助言する。内服内容が複雑な場合は、療養者・家族にとって簡潔で確実に服薬できる方法を考える。症状や生活スタイルに合わせた服薬時間の検討、嚥下に問題がある場合は、医師に

情報を提供・相談しながら剤形の検討を行うなど調整していく役割がある。

　症状の日内変動を理解し、調子のよい時間に家事をする、時間がかかっても本人のできることは見守りながら行うことが生活リハビリとなる。また、構音障害や転倒を心配し、社会とのかかわりを減少させたりすることが意欲低下にもつながるので、本人の言葉にゆったりと耳を傾け、無理のない介護体制づくり、振り返るときに転倒が多いことなどから声かけのタイミングを助言したり、物の置き場所を共に考えるなど環境を整える。

　パーキンソン病療養者は随意運動障害や合併症によって入院する機会も多い。入院時や退院時は病院と連携し、関係職種で情報を共有する（本人・家族の同意を得る）。退院前カンファレンスやサービス担当者会議などに参加し、訪問看護師は療養者の生活環境をもとに、内服状況や症状の日内変動など身体の状況や生活状況を踏まえ情報を提供する。また、入院前との状況に変化があれば、本人・家族の気持ちをくみ取りながら、在宅での生活をイメージできるようにかかわる。

　住み慣れた地域で、これまでの人生で培った人間関係や地域のつながりを断たず本人の望む生活を支援することが、地域包括ケアシステムの実現につながると考える。つまり、訪問看護師は健康面、生活面から生き方を支える専門職としての役割があるといえる。

## 4 ｜ 転倒リスクが高いが家族介護者が高齢で対応できない人への支援

### ■ 事例の概要

#### ●事例
　Ｊ氏、71歳、女性。

#### ●診断名
　パーキンソン病（ヤールの重症度分類Ⅲ度）。

#### ●既往歴・現病歴
　66歳でパーキンソン病と診断される。67歳からシンメトレル®50mg、68歳から現在の内服薬（イーシー・ドパール®100mg×3回、パーロデル®2.5mg×3回、就寝時にラキソベロン®2.5mg）となった。1年前に転倒し骨折（右上腕骨内顆骨折）したためADL低下、通所サービスや家族の支援を受け、室内中心の生活をしている。

#### ●訪問看護導入の経緯
　1か月前から朝方にすくみ足歩行や突進現象が強くなったため介護支援専門員から訪問看護サービスの依頼があり、3週間前から訪問看護が開始となった。

#### ●本人や家族の思い
　Ｊ氏「夫は高齢で血圧も高いし膝や腰が痛くて負担をかけたくない。妻としてできることをやりたい」「弟家族や子どもたちに助けてもらい家で生活したい。でも、迷惑をかけるので施設に入ってもいい」と涙ぐむ。「婦人会に行けば友達がいるし、パソコンは時間がかかるけれどできるから

少しでも婦人会の仕事にかかわって役に立ちたい。でも、家族に、また骨折したらどうするのと言われ、私も転ぶことが心配」「トイレが間に合わないことがあるし、歩き方も変で恥ずかしい。今は犬が心の支え」と話す。

夫「今まで家のことは妻に任せていたから家事が大変。介護で疲れてイライラすることもあるが、最期まで妻と一緒に自宅で暮らしたい。夜起こされると頭が痛くなりつらい」「日中の畑仕事が息抜き」「子どもたちは働いているから、妻に何かあったときに誰に連絡したらいいのかわからない」と心配している。

長男「最近母は、寝てばかりいるので心配。父の健康も心配なので施設入所も考えている」「長男としてできるだけのことはしたい」と話している。

長女・次女「母が家で暮らしたいと望むので手伝いたい。以前のようにいきいきと暮らしてほしいけれど転んでまた骨折したらと思うと心配。自分の家庭のこともあるので負担を感じることもある」と話している。

J氏の弟家族「留守にすることも多いが、できることはしてやりたい」と介護の支援を考えている。

## ● ADL

日常生活自立度（寝たきり度）B1、要介護2。トイレや洗面などは物につかまり行っているが、転倒することが不安でベッド上での生活が多い。症状の日内変動があり、朝方は寝返りさえできないことがある。

## ●コミュニケーション

構音障害あり。話好きであるが、小声で言葉がはっきりしないため、家族は何度も聞き直している。そのため途中で話をやめたり、自分から話すことは少ない。弟の嫁や親しい隣人が来ても気をつかって話をしないようにしている。

## ●生活状況

地域の高齢化率は28％であるが、隣近所の助け合いは強い。地区活動が活発で、医療・福祉・介護サービスも充実している。

住居は古い一戸建てで玄関や部屋の出入り口に段差がある。エアコンはない。玄関と廊下、トイレ、風呂場に手すりが設置されている。廊下や居室、ベッドは新聞や生活用品など物があふれている。室内犬を飼っておりJ氏が歩くと、喜んで周囲を走り回る。

転倒が心配で、ベッドでテレビを見たり寝て過ごすことが多い。円背であり側臥位で寝ている。皮膚湿潤、両腸骨部に時々発赤がみられる。嚥下障害があるが、呼吸音などに異常はなく現在、感染徴候はない。

## ●その他

J氏は明るく温和な性格で友人も多く、主治医や介護支援専門員、サービス事業者とは何でも話せる関係である。パソコンが得意で、退職後はボランティアや婦人会の仕事、町内の活動を積極的に行ってきた。発病後も婦人会の仕事や夫と旅行に行っていたが、転倒・骨折後ADLが低下した。転倒への不安やコミュニケーション障害、前傾姿勢や歩行状態などボディイメージの変化により外出や友人との会話を控えている。

## ●状態変化に応じた支援

サービス担当者会議は、初めて介護サービスを利用するときや要介護認定の更新時に行われるが、それ以外に療養者の健康状態に変化がみられたときや家族の状況に変化があり、ケアプランに変更が生じたときなどにタイムリーに開催されることが望ましい。今回は、J氏の症状に変化があり、訪問看護サービスが追加されたことにより、訪問看護サービス導入3日後にチームの顔合わせとJ氏の症状変化への支援を検討するために開催された。

サービス担当者会議は、できるだけ本人・家族も含めチーム全員が集まれるような時間帯の工夫や、わかりやすい言葉で具体的に誰が何をするか話し合うことが大切である。**表10-2**はサービス担当者会議終了後に介護支援専門員が記載した要点の例である。

## 表10-2　サービス担当者会議の要点

| 利用者氏名　　　J　様 | 作成担当者　　介護支援専門員○○ | 作成年月日　　○○年○○月○○日 |
|---|---|---|
| 開催日　○○年　○○月　○○日 | 開催場所　Jさんの自宅　　開催時間　13:00〜13:30 | 開催回数　　3 |

| | 所属（職種） | 氏名 | 所属（職種） | 氏名 | 所属（職種） | 氏名 |
|---|---|---|---|---|---|---|
| **会議出席者** | Jさん | ○○○○ | 弟夫婦 | ○○○○、○○○○ | C福祉用具貸与事業所（専門相談員） | ○○○○ |
| | 夫 | ○○○○ | A医院（医師） | ○○○○ | D訪問看護ステーション（看護師） | ○○○○ |
| | 長女 | ○○○○ | B通所リハビリ（作業療法士） | ○○○○ | E居宅介護支援事業所（介護支援専門員） | ○○○○ |

| | |
|---|---|
| **検討した項目** | 1．症状の変化に伴い訪問看護サービスの追加と今後の方針にについて<br>・現在の状況について：屋内はつかまりながら歩行していたが最近朝方に足が前に出にくい、また、歩くと勢いがつく症状が強くなったため転倒が心配である。ここ1か月で1-2回薬を飲み忘れたことがある。また、訪問看護サービス開始後は薬の飲み忘れはみられなかったが、薬を床に1錠落としていることが2回あった。<br>2．夫の体調管理について<br>・ここ3日間、妻のトイレ介助で疲れ気味で、時々頭重感を訴えている。夫も薬の飲み忘れが1回あった。<br>3．緊急時の連絡方法について |
| **結論** | 1．症状の変化に伴い訪問看護サービスの追加と今後の方針にについて<br>・X医師より：確実に内服されていないことが原因であると思われる。様子をみて内服内容や内服回数、時間の変更を考える。夫も確実に内服できるようにしてほしいと意見があった。<br>・薬の飲み忘れを防止するために、タイマーの使用と確認の声かけをする（2週間服薬状況の確認を行い様子を見る。朝は次女が電話で確認、昼は弟夫婦が確認、夕は長女が確認する）。<br>　また、J氏の内服薬は袋から容器にあけて内服する方法に変更することになった。訪問看護師は内服管理と生活リハビリ、日常生活の助言を行う（通所リハビリと連携して行う）。<br>　通所リハビリは今までどおり健康管理と機能維持のリハビリを行う。<br>・朝の身体の動きが悪いことから、転倒の危険性やトイレ介助について話し合ったが、歩行補助用品や訪問介護については、Jさん、夫ともに望まず今後の身体状況をみて検討することになった。<br>2．夫の体調管理の対策について<br>・妻の内服時に一緒に内服する。訪問看護師が夫の体調を観察ししばらく様子をみることになった。<br>3．緊急時の連絡方法について<br>・緊急時の連絡先を家族で話し合い、大きな字で記載し電話の横に貼ることになった。 |
| **残された課題**<br>（次回の開催時期） | 1．症状の変化に伴う転倒の危険性<br>・確実に内服することができ、症状が落ち着くか。<br>2．夫の体調について<br>＊次回の開催時期：2週間後の○月○日○時予定　（必要あれば状況に応じて早く開催） |

## ■ フェイスシート

| 利用者 | （ J 氏 ） | 年齢 | （ 71歳 ） | 性別 | （ 男 ・ 女 ） | 保険の種類 | （ 医療保険 ・ 介護保険 ） |
|---|---|---|---|---|---|---|---|

| 主な疾患 | パーキンソン病（ヤールの重症度分類Ⅲ） | 身長152cm、体重43kg | |
|---|---|---|---|

| 治療経過 | 服薬状況 | 医療処置 |
|---|---|---|
| 66歳でパーキンソン病と診断される。1年前に道路で転倒し、右上腕骨内顆骨折。その後ADLが低下した。現在内服治療にて経過観察中 | イーシー・ドパール®配合錠（100mg）3回、ペーロデル®（2.5mg）3回、就寝時ラキソベロン®（2.5mg） | 内服管理、排便管理、リハビリテーション |

**既往歴**

1年前に右上腕骨内顆骨折しギプス包帯固定

**発達課題（ライフステージ、ライフイベント、職歴、生活歴、成育歴）**

厳格な家に生まれる。大学卒業後、高校教員をしていた。28歳で公務員の夫と結婚し仕事をしながら3人の子どもを育てた。58歳で定年退職後、趣味や町内の活動を積極的に行っていた

| 項目 | 具体的内容 |
|---|---|
| 食事・栄養 | 自力摂取可能であるが、嚥下障害や両上肢に振戦があるため、食べこぼしが多い（約1割はこぼす）。1時間ほどかかり、疲れるため残す。むせが時々ある。水分摂取を控えている |
| 更衣 | ボタンをはめるなど細かい作業に時間がかかる。下着やズボンは上げるときに介助が必要 |
| 移動 | 家の中は手すりや物につかまり移動している。時々すくみ足歩行や突進現象が強くなり転びそうになる。歩行に時間がかかる。朝方は寝返りさえできないことがある。階段は手すりにつかまり昇降できる |
| 排泄 | 排尿10〜12回/日（夜間1〜2回）、1日に2回ほど間に合わず失禁。尿とりパッド使用、尿臭あり。排便1回/4日、下剤を服用しているが残便感あり |
| 整容 | 顔は洗面台につかまりながら片手で洗う。歯磨きは椅子に座り電動歯ブラシを使用し自力で行っている。口腔内に食べかすあり |
| 入浴・清潔 | 週1回、通所リハビリ。週1回、娘の介助（入浴用の椅子と手すりがある） |
| 家事 | 夕食の味つけはしている。掃除は粘着テープ式のころころを転がす程度 |
| 服薬管理 | 自己管理しているが、時々飲み忘れる。娘に言われて内服することがある |
| 財産管理 | 実務は夫が行うが、2人で相談しながら行っている |

| 日常生活自立度（寝たきり度） | J1　　J2　　A1　　A2　　**B1**　　B2　　C1　　C2 |
|---|---|
| 認知症老人の日常生活自立度 | なし　　**Ⅰ**　　Ⅱa　　Ⅱb　　Ⅲa　　Ⅲb　　Ⅳ　　M |
| 要介護（支援）度区分 | 非該当　要支援1　要支援2　要介護1　**要介護2**　要介護3　要介護4　要介護5 |

| 家族と介護者（主介護者の年齢、性別、続柄、健康状態） | （家族構成） |
|---|---|
| 夫：81歳、年相応の物忘れがある。高血圧にて内服中（血圧常時150/80mmHg以上、時々頭重感あり）。布団からの起き上がりやかがむときに腰や膝が痛むため湿布を貼っている。妻が転倒しても起こすことができない<br>長男（42歳）：他県在住<br>長女（40歳）：市内在住<br>次女（38歳）：隣りの市在住 | 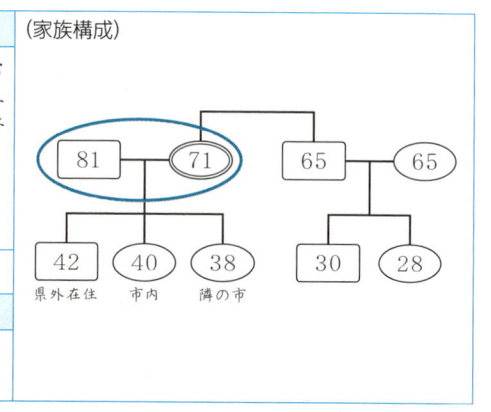 |

| キーパーソン | 夫 |
|---|---|

**介護意欲、介護力**

夫：介護意欲はあるが高齢で持病もあり無理はできない
子ども：時間制約はあるが介護意欲あり

| 主たる収入源 | 公費負担制度、各種手当の種類 |
|---|---|
| 夫婦の年金38万円/月 | 特定医療費（指定難病）受給者証・・・あり |
| **退職金・職場からの年金** | 身体障害者手帳・・・あり |
| 退職金は貯蓄してある。経済面の心配はない | 介護保険 |

| 療養者の居室 | 住居環境 |
|---|---|
| 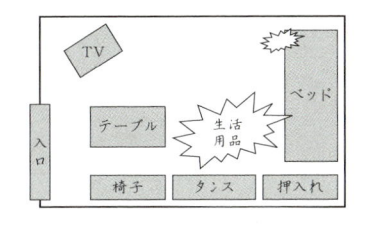 | 田畑に囲まれた閑静な住宅地で徒歩圏内にスーパーマーケットがある。道路をはさんで向かい側に実家があり弟家族が居住。療養者の居室は1階で居間兼寝室として使用している。居室の隣にトイレがある。廊下、トイレ、風呂場、玄関に手すりがある<br>ベッド周辺に生活用品が散乱している。夜間は夫がたたみに布団を敷いて寝る<br>冬は雪が積もり、外出困難、除雪が必要。古い家屋であり、冬は居室との温度差が大きい |

| 近隣付き合い状況 | 向かいに住む弟夫婦や親しい隣人と関係良好である |
|---|---|
| **インフォーマル・サポート** | 向かいに住む弟夫婦と姪：料理の差し入れ、会話など。娘たち：家事・入浴介助。長男夫婦：家事を手伝える。親しい隣人：会話、料理の差し入れ |

| 現在利用している社会資源 | 地域で利用可能な社会資源 | 今後必要な社会資源 |
|---|---|---|
| 訪問診療：週1回（水）、診察<br>訪問看護：週2回（月・金）、内服管理、生活リハビリ、生活指導、状態観察、家族指導<br>通所リハビリ：週1回（木）、健康管理、機能維持<br>福祉用具貸与：ベッド、マット（スタンダード）、介助バー<br>住宅改修（手すり設置すみ） | パーキンソン病友の会、民生委員、雪おろしボランティア、配食弁当 | 配食弁当、訪問介護<br>短期入所療養介護<br>定期巡回・随時対応型<br>訪問介護・看護 |

**本人・家族の希望、健康についての考え方**

本人：「今まで健康に気をつかい生活してきたのにこんな病気になって情けない」「きちんと薬を飲んで運動をして自分のことはできるだけ自分でしたい。寝たきりになりたくない」
夫：「だんだん悪くなってきた。妻に何かあったときに誰に連絡したらいいのかわからない」
長男：「最近母は、寝てばかりいるので心配。父の健康も心配なので施設入所も考えている」
長女・次女：「以前のようにいきいきと暮らしてほしいけれど転んでまた骨折したらと思うと心配」

**療養に対する希望、サービスへの希望、健康上配慮していること、在宅療養の経緯**

できるだけ家で生活したい。施設には入りたくないけれど、家族に負担がかかるなら施設入所も仕方ない

**生活リズム・スケジュール**

| 週／日 | | 8〜9 | 9〜10 | 10〜11 | 11〜12 | 12〜13 | 13〜14 | 14〜15 | 15〜16 | 16〜17 | 17〜18 | |
|---|---|---|---|---|---|---|---|---|---|---|---|---|
| 月 | | | | 10時〜<br>訪問看護 | | | | | | | | 長女 |
| 火 | | | | | 弟夫婦<br>（料理の差し入れ、会話など） | | | | | | | |
| 水 | | | | | | | 訪問診療 | | | | | |
| 木 | | | | | 9時〜16時<br>通所リハビリ | | | | | | | 長女 |
| 金 | | | | 10時〜<br>訪問看護 | | | | | | | | |
| 土 | | | | | 次女<br>調理、掃除、洗濯、入浴介助 | | | | | | | |
| 日 | | | | | 長女<br>調理や洗濯 | | | | | | | |

＜1か月＞
長男夫婦：1回/2か月、家事など。親しい隣人が時々訪ねてくれる

## ■ アセスメントシート（望みの促進因子・阻害因子）

### 身体的側面の情報

Ⅰ-1：パーキンソン病（ヤールの重症度分類Ⅲ）。日常生活自立度（寝たきり度）B1、要介護2

Ⅰ-2：転倒・骨折の既往あり。症状の日内変動があり、朝方は寝返りさえできない。時々すくみ足歩行や突進現象が強くなり転びそうになる。家の中は手すりや物につかまり移動している

Ⅰ-3：構音障害あり。小声で言葉がはっきりしないため、家族は何度も聞き直している。そのため途中で話をやめたり、自分から話すことは少ない

Ⅰ-4：服薬は自己管理しているが、時々飲み忘れる。娘に言われて内服することがある

Ⅰ-5：自力摂取可能であるが、嚥下障害や両上肢に振戦があるため、食べこぼしが多い（約1割はこぼす）。BMI 18.6、むせが時々ある。水分摂取を控えている

Ⅰ-6：嚥下障害があるが、呼吸音などに異常はなく現在、感染徴候はない。口腔内に食べかすあり

Ⅰ-7：円背であり側臥位で寝ている。皮膚湿潤、両腸骨部に時々発赤がみられる。入浴2回/週

Ⅰ-8：転倒することが不安でベッド上での生活が多い

Ⅰ-9：排尿10～12回/日（夜間1～2回）、1日に2回ほど間に合わず失禁。尿とりパッド使用、尿臭あり。排便1回/4日、下剤を服用しているが残便感あり

### 身体的側面のアセスメントの結果

□ パーキンソン病（大脳基底核の変性によるドーパミン含有量の低下）、すくみ足歩行や突進現象など随意運動障害があるが、家の中はつかまって歩行できる（Ⅰ-1・2）

□ 転倒・骨折の既往がある。転倒することへの不安からベッド上での生活が多く、身体活動量の低下がある。また、薬剤効果の低下により症状のコントロールが不安定、日内変動により転倒の可能性が高い（Ⅰ-2・4・8）

□ 構音障害あり。小声、発音がはっきりしないため、会話が減っている（Ⅰ-3）

□ 嚥下障害あり、低栄養状態、水分抑制、清潔ケア不十分、ベッド上の生活が多いことから、感染、脱水、褥瘡などの合併症の可能性があるが、現在感染徴候はない（Ⅰ-5～9）

□ 自律神経障害による頻尿や残便感がみられる（Ⅰ-9）

> J氏、7
> 在宅療養に対
> 元気になり婦人会の

### 環境・生活の側面の情報

Ⅲ-1：年金と貯金あり。特定医療費（指定難病）受給者証あり

Ⅲ-2：夕食の味つけはしている。掃除は粘着テープ式のころころを転がす程度。転倒が心配で、ベッドでテレビを見たり寝て過ごすことが多い

Ⅲ-3：廊下や居室、ベッド上は新聞や生活用品など物があふれている

Ⅲ-4：冬は雪が積もり、外出困難、除雪が必要。古い家屋であり、冬は居室との温度差が大きい

Ⅲ-5：道路をはさんで向かい側に実家がある。同市に長女、隣に友人が住んでいる

Ⅲ-6：地区活動が活発で、医療・福祉・介護サービスも充実している。58歳で定年退職後、趣味や町内の活動を積極的に行っていた

Ⅲ-7：J氏の居室は1階で居間兼寝室として使用している。居室の隣にトイレがある。廊下、トイレ、風呂場、玄関に手すりがある。夜間は夫がたたみに布団を敷いて寝る

Ⅲ-8：室内犬を飼っており、J氏が歩くと、喜んで周囲を走り回る

### 環境・生活の側面のアセスメントの結果

□ 特定疾患治療研究事業の医療費助成を受け、経済的な不安はない（Ⅲ-1）

□ 家族や友人との会話、軽い家事はしているが寝ていることが多い。刺激の少ない生活から物忘れが進行する可能性がある（Ⅲ-2）

□ 生活用品の散乱や室内犬がJ氏の周囲を走るため、転倒の可能性があるが、トイレは居室の隣にあり、生活範囲には手すりが設置されている（Ⅲ-3・7・8）

□ 冬は居間と廊下など温度差が大きい。運動不足や循環器障害などの危険性がある（Ⅲ-4）

□ J氏は地域に密着して生活してきた歴史がある。地域のサービスは充実している。介護への協力者もおり援助の拡大は可能である（Ⅲ-5・6）

### 心理的側面のアセスメントの結果

□ 疾患に対して悲観的な発言もあるが、<u>犬が心の支え</u>となっている。家族の負担を気づかい<u>遠慮しながら支援を受けている</u>
（Ⅱ-1・3）

□ パソコンができるので婦人会の仕事に少しでもかかわり役立ちたい。服薬や運動をきちんとして積極的に活動したいと意欲がみられ、<u>社会とかかわりを求めている</u>ことがうかがい知れる
（Ⅱ-1・2）

□ <u>転倒することの不安やボディイメージの変化</u>、尿失禁や意思伝達困難などから、<u>自尊心の低下や人間関係の縮小</u>がみられる
（Ⅱ-2・3・4）

### 心理的側面の情報

Ⅱ-1： J氏「今まで健康に気をつかい生活してきたのにこんな病気になって情けない」「きちんと薬を飲んで運動をして自分のことはできるだけ自分でしたい。寝たきりになりたくない」「施設には入りたくないけれど、家族に負担がかかるなら施設に入ることも仕方がない」と涙ぐむ

Ⅱ-2：「婦人会に行けば友達もいるし、パソコンは時間がかかるけれどできるから少しでも婦人会の仕事にかかわって役に立ちたい。でも、家族に、また骨折したらどうするのと言われ、私も転ぶことが心配」

Ⅱ-3：「トイレが間に合わないことがあるし、歩き方も変で恥ずかしい。今は犬が心の支え」

Ⅱ-4：弟の嫁や親しい隣人が来ても気をつかって話をしないようにしている

〇〇歳、女性
〇〇〇思いや望み
〇〇〇事にかかわりたい

### 家族・介護状況の側面のアセスメントの結果

□ 夫と2人暮らし。夫は<u>介護・家事に不慣れだが最期まで2人で暮らしたい</u>と希望。QOLが拡大できるように安全な療養環境の提案や症状コントロールを図る必要がある
（Ⅳ-1）

□ 家族はJさんに<u>好きに暮らしてほしい</u>と望みながらも、<u>骨折への不安</u>をもっている
（Ⅳ-4）

□ 夫は高齢で腰や膝の痛みがある。血圧コントロール不十分であることから<u>夫の健康管理が必要</u>である。転倒時など<u>緊急時の体制が未確立</u>である（Ⅳ-2・3）

□ 子どもたちに<u>介護意欲はある</u>が、自分の家庭の生活もあり<u>介護負担</u>がみられる。在宅での介護が継続できない可能性がある
（Ⅳ-4・5）

□ 弟家族の協力がある。サービス事業者などとはいい関係で、今後必要が生じた場合に援助の拡大も可能である
（Ⅳ-6・7）

### 家族・介護状況の側面の情報

Ⅳ-1：夫「今まで家のことは妻に任せていたから家事が大変。介護で疲れてイライラすることもあるが、最期まで妻と一緒に自宅で暮らしたい。夜起こされると頭が痛くなりつらい」

Ⅳ-2：夫と2人暮らし。夫は81歳、年相応の物忘れがある。高血圧にて内服中（血圧常時150/80mmHg以上、時々頭重感あり）。布団からの起き上がりやかがむときに腰や膝が痛むため湿布を貼っている。妻が転倒しても起こすことができない

Ⅳ-3：夫「子どもたちは働いているから、妻に何かあったときに誰に連絡したらいいのかわからない」

Ⅳ-4：長女・次女「母が家で暮らしたいと望むので手伝いたい。以前のようにいきいきと暮らしてほしいけれど転んでまた骨折したらと思うと心配。家庭のこともあるので負担を感じるときもある」

Ⅳ-5：長男「最近母は、寝てばかりいるので心配。父の健康も心配なので施設入所も考えている」「長男としてできるだけのことはしたい」

Ⅳ-6：J氏の弟家族「留守にすることも多いが、できることはしてやりたい」と介護の支援を考えている

Ⅳ-7：主治医や介護支援専門員、サービス事業者とは何でも話せる関係である

## 関連図の作成プロセス

### 1 重要な言葉を取り出す

　アセスメント用紙に記載された四側面のそれぞれの情報を検討し、アセスメントを行う。下記には四側面のうち、身体的側面を例としてあげる。

　身体的側面のアセスメントの結果の記述のなかから、課題につながる内容に下線を引き抽出する。促進因子（強みとなる言葉）を◯◯◯に、阻害因子（課題につながる言葉）を□□□に示す。

## 身体的側面のアセスメントの結果

□ パーキンソン病（大脳基底核の変性によるドーパミン含有量の低下）で、すくみ足歩行や突進現象など随意運動障害があるが、家の中はつかまって歩行できる（Ⅰ-1・2）

□ 転倒・骨折の既往がある。転倒することへの不安からベッド上での生活が多く身体活動量の低下がある。また、薬剤効果の低下により症状のコントロールが不安定、日内変動により転倒の可能性が高い（Ⅰ-2・4・8）

□ 構音障害あり、小声、発音がはっきりしないため、会話が減っている（Ⅰ-3）

□ 嚥下障害あり、低栄養状態、水分抑制、清潔ケア不十分、ベッド上での生活が多いことから、感染、脱水、褥瘡など合併症の可能性があるが、現在感染徴候はない
（Ⅰ-5〜9）

□ 自律神経障害による頻尿や残便感がみられる
（Ⅰ-9）

- パーキンソン病
- 大脳基底核の変性（ドーパミン含有量の低下）
- 随意運動障害
- 家の中はつかまって歩行できる
- 転倒・骨折の既往
- ベッド上での生活が多い
- 薬剤効果の低下、日内変動
- 構音障害
- 小声、発音がはっきりしない
- 嚥下障害あり
- 低栄養状態
- 水分抑制
- 清潔ケア不十分
- 感染徴候なし
- 頻尿や残便感
- 自律神経障害

## 2　重要な言葉のラベル化

❶それぞれの"重要な言葉"をラベル化して ラベル として並べてみる。

❷ ラベル は療養者 J 氏の望み「元気になり婦人会の仕事にかかわりたい」の促進因子、阻害因子
を意識してラベル化する。身体的側面を例にあげると、促進因子は「家の中はつかまって歩行で
きる」「感染徴候なし」であり、阻害因子は「随意運動障害」や「転倒・骨折の既往」「薬剤効果
の低下、日内変動」「構音障害」などとなる。その他の側面のラベルを配置し、全体として両方
の因子がバランスよく含まれていることが望ましいので、偏っていないかをラベルを並べながら
確認する。

### 身体的側面

| パーキンソン病 | 小声、発音がはっきりしない |
| 大脳基底核の変性（ドパミン含有量低下） | 嚥下障害あり |
| 随意運動障害 | 低栄養状態 |
| 家の中はつかまって歩行できる | 水分抑制 |
| 転倒・骨折の既往 | 清潔ケア不十分 |
| 薬剤効果の低下、日内変動 | 感染徴候なし |
| ベッド上での生活が多い | 頻尿や残便感 |
| 構音障害 | 自律神経症状 |

### 心理的側面

- 悲観的な発言
- 犬が心の支え
- 遠慮しながら支援を受けている
- J 氏：社会とのかかわりを求めている
- J 氏：転倒の不安
- ボディイメージの変化
- 自尊心の低下
- 人間関係の縮小

### 環境・生活の側面

- 経済的な不安なし
- 生活用品が散乱
- 室内犬
- 冬は家屋内の温度差が大きい
- 手すりあり

### 家族・介護状況の側面

- 2 人暮らし
- 夫は家事・介護に不慣れ
- 夫：最期まで 2 人で暮らしたい
- 家族：好きに暮らしてほしい
- 家族：骨折への不安
- 夫の健康管理が必要
- 緊急時の体制未確立
- 子：介護意欲あるが負担もある

## 3 関連因子の配置

❶ J氏の望み である「元気になり婦人会の仕事にかかわりたい」を紙面の中央に置く。

❷ ラベル の意味や他の関連するものとの関係性を考慮し、四側面の分類にとらわれず、関係性を考えて配置する。

❸ J氏の場合は、パーキンソン病の病状と身体可動性障害に伴う生活上の影響や積極的に活動したいという意欲、生活環境や家族の介護負担と支援体制などを関連情報として配置する。

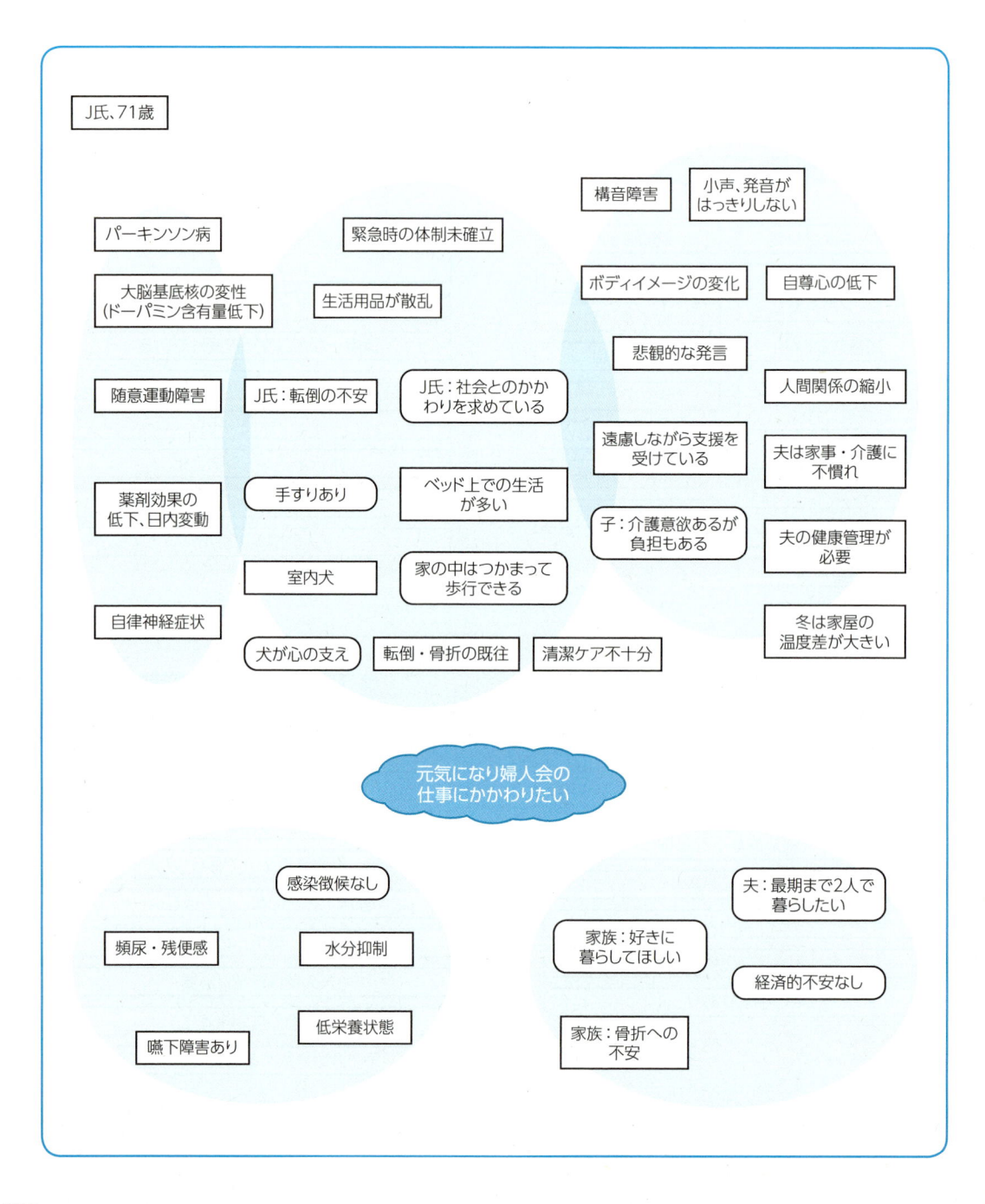

## 4　関連因子のグルーピング

❶ J氏の望みをかなえるために、どのような関連課題があるか意識しながら、ラベルの並べ替えを行う。

❷ パーキンソン病の病状に関するものと症状から生活への影響、病状から今後予測されるもの、生活環境と介護状況および家族の協力体制、ボディイメージの変化と活動したいという思いなどの類似するラベルの内容の塊をつくる。

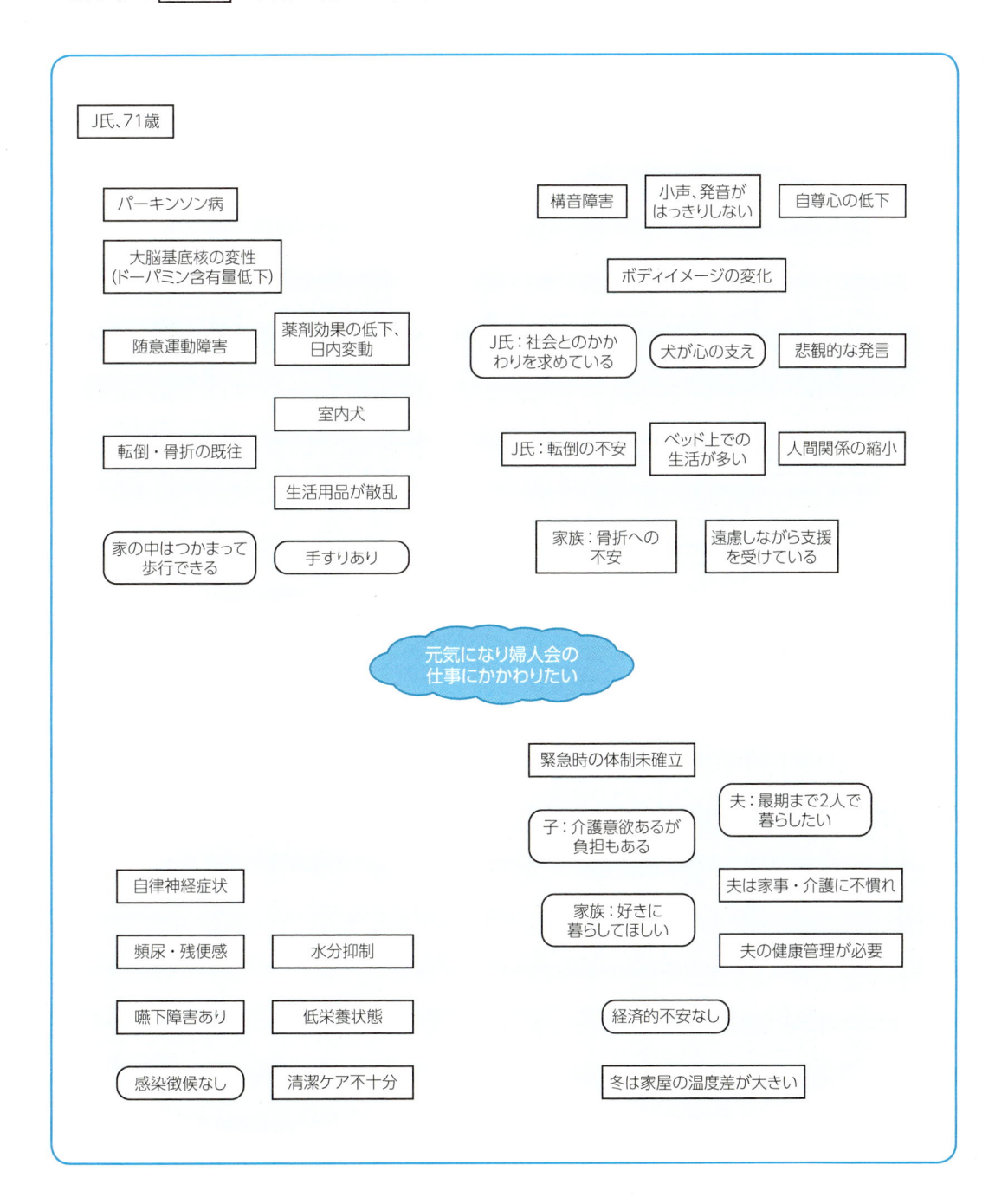

## 5 関係性の表示と療養上の看護課題の表示

❶ J氏の望みをかなえるために、解決すべき課題は何かという視点で、原因・誘因となるものを意識して、ラベルの位置や集まりを検討する。

❷ 看護課題を明確にし、ラベルと望みの位置関係を考慮し、書き加える。J氏の場合は、「薬剤効果の低下により日常生活行動が不安定で転倒・外傷の可能性がある」「自尊心の低下による意欲の低下」「合併症を起こす可能性がある」「緊急時の体制がないことの不安や介護量の増加により介護が継続できない可能性がある」の看護課題が抽出され、優先順位を明示した。

❸ 課題とラベルの関連性を⟶で示す。（⟶は因果関係を示し、それ以外の関係は線でラベルとラベルを結ぶ）。

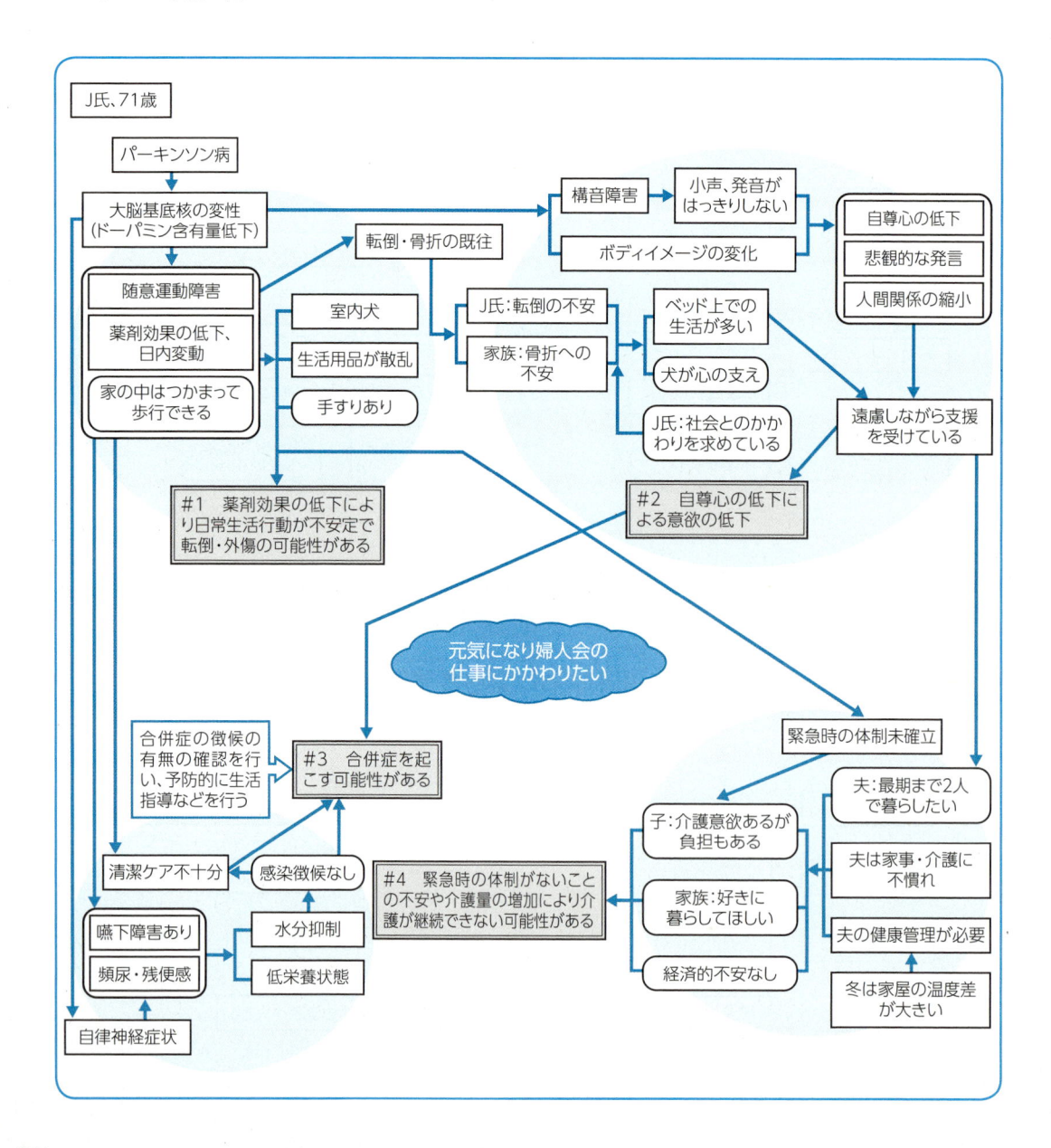

## 6　短期目標・長期目標の設定

❶看護課題の解決で目指す状態を 短期目標 として示す。Ｊ氏の場合は、「有効な薬剤効果が得られ、転倒による外傷・骨折などの二次的障害を起こさず日常生活行動を行うことができる」「療養に対する前向きな発言があり、意欲的に生活できる」などを書き加える。

❷看護課題の解決に向けて行う 看護援助 ⟹ の概要を示す。

❸課題全体を概観し、療養者・家族の望みを達成可能な 長期目標 としてふさわしい表現にする。

元気になり婦人会の仕事にかかわりたい

　　　1．有効な薬剤効果が得られ、転倒せずに歩行できる
　　　2．合併症を併発せずに状態を維持し、婦人会の活動にかかわることができる

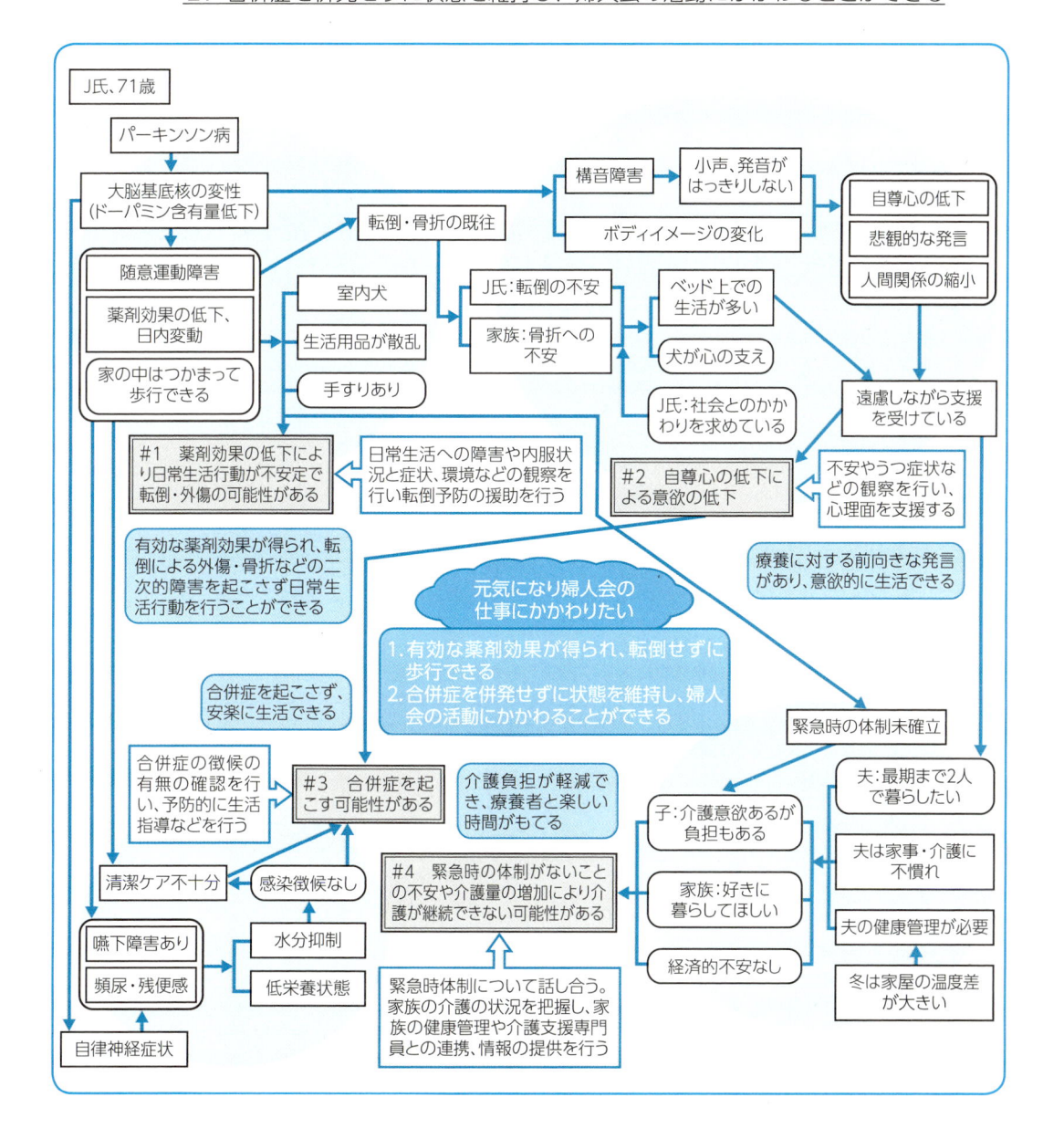

## ■ 二次アセスメントの作成

　J氏のアセスメントシート（望みの促進因子・阻害因子）の四側面のアセスメントの結果（身体的側面、心理的側面、環境・生活の側面、家族・介護状況の側面）をもとに、療養者の望みに大きく影響する一次アセスメントを（　）に記載し、四側面の情報（身体的側面、心理的側面、環境・生活の側面、家族・介護状況の側面）を枠組みにとらわれず記載する。それらをもとにアセスメントと看護課題を抽出する。

### 二次アセスメント

療養者の望み「元気になり婦人会の仕事にかかわりたい」

望みに影響する一次アセスメント
（随意運動障害、薬剤効果の低下により症状コントロールが不安定で、転倒・外傷の可能性が高い）

| 情報の整理（関連する情報） | アセスメントと看護課題抽出 |
|---|---|
| Ⅰ-0：J氏、71歳、女性<br>Ⅰ-1：パーキンソン病、要介護2<br>Ⅰ-2：転倒・骨折の既往あり。症状の日内変動があり、時々すくみ足歩行や突進現象が強くなり転びそうになる。家の中は手すりや物につかまり移動している<br>Ⅰ-3：構音障害あり。途中で話をやめたり、自分から話すことは少ない<br>Ⅰ-4：服薬は自己管理しているが、時々飲み忘れる<br>Ⅰ-5：BMI18.6、むせが時々ある。水分摂取は控えている<br>Ⅰ-6：嚥下障害あるが、呼吸音などに異常はなく現在、感染徴候はない。口腔内に食べかすあり<br>Ⅰ-7：円背であり側臥位で寝ている。皮膚湿潤、両腸骨部に時々発赤がみられる。入浴2回/週<br>Ⅰ-9：排尿10〜12回/日、失禁あり。排便1回/4日、下剤を服用しているが残便感あり<br>Ⅱ-1：J氏「こんな病気になって情けない」「きちんと薬を飲んで運動をして自分のことはできるだけ自分でしたい」「施設には入りたくないけれど、家族に負担がかかるなら施設に入ることも仕方がない」と涙ぐむ<br>Ⅱ-2：「少しでも婦人会の仕事にかかわって役に立ちたい。家族に、また骨折したらどうするのと言われ、私も転ぶことが心配」<br>Ⅱ-3：「トイレが間に合わないことがあるし、歩き方も変で恥ずかしい。今は犬が心の支え」<br>Ⅱ-4：弟の嫁や親しい隣人が来ても気をつかって話をしないようにしている<br>Ⅲ-1：年金と貯金あり。特定医療費（指定難病）受給者証あり<br>Ⅲ-2：転倒が心配で、ベッドでテレビを見たり寝て過ごすことが多い<br>Ⅲ-3：廊下や居室、ベッド上は新聞や生活用品など物があふれている<br>Ⅲ-4：冬は居室との温度差が大きい | Ⅰ-1・2・4、Ⅱ-2、Ⅲ-2よりパーキンソン病による随意運動障害がみられる。有効な薬剤効果が得られておらず症状の日内変動があり、家の中をつかまり歩行しているが時々転びそうになっている。J氏は、婦人会の仕事にかかわりたいという思いがあるが、骨折の既往もあり転倒への不安からベッド上での生活が多い。Ⅱ-1、Ⅲ-3・7・8より、ベッド周辺や廊下に生活用品が散乱、室内犬も走り回る。これらは望みの阻害因子である。J氏は疾患については理解していると考えられるが、不随意運動により転倒の可能性が高い。再度、転倒して骨折した場合、寝たきりになる可能性もありQOLの低下、介護負担の増強が予測される。服薬管理と転倒予防の助言を行い、J氏が安全に日常生活行動ができるように支援していくことが望みをかなえる促進因子になると考える。<br>Ⅰ-2、Ⅱ-2・3、Ⅲ-2よりJ氏は、社会とのかかわりを求めながらも、転倒の不安や「また骨折したらどうするの」という家族の言葉から寝て過ごすことが多い。室内犬は、J氏の心の支えとなっている。<br>Ⅰ-3、Ⅱ-1・3・4よりJ氏はボディイメージの変化や構音障害から悲観的な発言や、親しい人にも話をしないように気をつかい人間関係を縮小している。「家族に負担をかけるなら施設に入ることも仕方がない」という言葉からも、J氏は自分の望みをあきらめ、遠慮しながら支援を受けており意欲の低下につながっていると推測できる。しかしⅡ-1、Ⅲ-6よりJ氏は自分のことは自分でしたい、婦人会の仕事にかかわって役に立ちたいという意欲があり、地域に密着して生活してきた歴史がある。これらはJ氏の強みであり望みをかなえる潜在的な促進因子である。J氏が意欲的に生活できる働きかけが必要である。<br>Ⅰ-3・5〜7・9よりJ氏に現在、感染徴候はみられない。しかし、嚥下障害や口腔内の清潔ケアが不十分、むせから水分を控えるなど誤嚥性肺炎や脱水の可能性がある。また、低栄養状態で褥瘡の可能性もある。頻尿や残便感、失禁があるが、入浴回数も少ないことか |

| 情報の整理（関連する情報） | アセスメントと看護課題抽出 |
|---|---|
| Ⅲ-5：道路をはさんで向かい側に実家がある。同市に長女，隣に友人が住んでいる<br><br>Ⅲ-6：58歳で定年退職後，趣味や町内の活動を積極的に行っていた<br><br>Ⅲ-7：J氏の居室は1階で居間兼寝室として使用している。居室の隣にトイレがある。廊下，トイレ，風呂場，玄関に手すりがある。夜間は夫がたたみに布団を敷いて寝る<br><br>Ⅲ-8：室内犬を飼っており，J氏が歩くと，喜んで周囲を走り回る<br><br>Ⅳ-1：夫「家事が大変。介護で疲れてイライラすることもあるが，最期まで妻と一緒に自宅で暮らしたい。夜起こされると頭が痛くなりつらい」<br><br>Ⅳ-2：夫と2人暮らし。夫は81歳，年相応の物忘れがある。高血圧にて内服中（時々頭重感あり）。妻が転倒しても起こすことができない<br><br>Ⅳ-3：夫「子どもたちは働いているから，妻に何かあったときに誰に連絡したらいいのかわからない」<br><br>Ⅳ-4：長女・次女「母が家で暮らしたいと望むので手伝いたい。転んでまた骨折したらと思うと心配。家庭のこともあるので負担を感じるときもある」<br><br>Ⅳ-5：長男「最近母は，寝てばかりいるので心配。父の健康も心配」「できるだけのことはしたい」<br><br>Ⅳ-6：弟家族「留守にすることも多いが，できることはしてやりたい」 | ら尿路感染の可能性も考えられる。<br>Ⅱ-1・3・4より悲観的な言葉，親しい人とも会話を控えるなど，うつの可能性や舌の運動機能がますます低下することも考えられる。これらは潜在的な阻害因子である。症状の観察を行いながら合併症を予防することが予後に大きく影響し，J氏の望みをかなえる促進因子になると考える。<br><br>Ⅲ-4，Ⅳ-1・2より夫は家事・介護が不慣れであるが，最期まで2人で暮らしたいという思いがある。高齢で高血圧があり，高血圧による合併症の可能性もある。夫が倒れると在宅での生活を継続していくことが困難となる。夫の疲労度や体調の確認を行いながら健康・生活面での助言が必要である。<br><br>Ⅲ-1・5，Ⅳ-3・6より夫の「何かあったときに誰に連絡していいのかわからない」との言葉にあるように緊急時の連絡体制が具体的に整っていない。また，J氏の家族には介護への意欲もあるが介護負担もある。経済的な不安はなく，介護への協力者もあり介護環境を整えれば，J氏の望みをかなえることができる。緊急時の対応や家族の負担になっていることをサービス担当者会議などで話し合い，家族と共に考え介護環境を整えていくことが必要である。介護環境を整えることが在宅での生活の継続につながり，J氏の望む生活への促進因子となり，夫婦の望む暮らし方を支えることにつながる。<br><br>以上のことから，看護の方向性として，J氏が確実に服薬できる働きかけと転倒や合併症の予防，そして夫の健康管理の助言をしながら，在宅での生活が維持できるための介護環境を整えていくことが必要である。そしてJ氏の望みに向けて多（他）職種と協働し支援していくことが重要である。<br><br>**看護課題**<br>＃1 薬剤効果の低下により日常生活行動が不安定で転倒・外傷の可能性がある<br>＃2 自尊心の低下による意欲の低下<br>＃3 合併症を起こす可能性がある<br>＃4 緊急時の体制がないことの不安や介護量の増加により介護が継続できない可能性がある<br>　r/t・パーキンソン病による随意運動障害<br>　　・薬剤効果の低下<br>　　・家族の介護意欲と介護負担<br>　　・夫の健康管理が必要 |

**看護目標**

長期目標：1.有効な薬剤効果が得られ，転倒せずに歩行できる

　　　　　2.合併症を併発せずに状態を維持し，婦人会の活動にかかわることができる

短期目標：有効な薬剤効果が得られ，転倒による外傷・骨折などの二次的障害を起こさず日常生活行動ができる

　　　　　療養に対する前向きな発言があり，意欲的に生活できる

　　　　　合併症を起こさず，安楽に生活できる

　　　　　介護負担が軽減でき，療養者と楽しい時間がもてる

## 在宅看護援助計画

| | 長期目標 | | 1．有効な薬剤効果が得られ、転倒せずに歩行できる<br>2．合併症を併発せずに状態を維持し、婦人会の活動にかかわることができる |
|---|---|---|---|
| # | 療養上の課題 | 短期目標 | 援助方法 |
| 1 | 薬剤効果の低下により日常生活行動が不安定で転倒・外傷の可能性がある | 有効な薬剤効果が得られ、転倒による外傷・骨折などの二次的障害を起こさず日常生活行動を行うことができる | OP1：症状と日常生活への障害や服薬状況、環境の観察<br>1）すくみ足歩行、歩行姿勢、方向転換の状況などを観察する<br>2）パーキンソン治療薬の内服時間と症状の改善度、一人でできる動作、症状の日内変動などを観察する<br>　①J氏の内服の自己管理の基準を知る<br>　②服薬状況（種類、時間、量、飲み忘れの有無）<br>　③薬効と副作用（内服量／時間と身体の動きの程度、日内変動の状態と生活行動への影響、不随意運動、めまい、起立性低血圧、幻覚・妄想など）<br>3）食事、排泄、衣類の着脱、清潔保持など日常生活自立度と日常生活の過ごし方を観察する<br>4）家の中の危険物を把握する<br>TP1：療養者や家族と内服方法についての検討<br>1）薬の置き場所を決め、薬には日付を入れる<br>2）タイマーのセット、声かけの状況確認<br>TP2：安全な環境の提案と検討<br>1）ベッドの高さ、ベッド柵の検討<br>2）ベッド周囲や移動場所の障害物を片づける<br>3）移動しやすいように床にテープを貼る<br>4）転倒しやすい危険な場所を療養者・家族と確認する<br>5）自分のできることと援助が必要な部分を明らかにし、どのような支援があれば可能か一緒に考える<br>TP3：検討と情報共有<br>1）介護支援専門員に病状を説明し、必要時サービス担当者会議を提案する<br>2）介護支援専門員や作業療法士など支援チームで補助具などを検討する<br>3）緊急時の対応を情報共有する<br>4）必要時主治医に相談<br>EP1：有効な服薬指導<br>1）内服時間と身体状況を記録するように説明する<br>2）薬の効果と副作用の認識について確認する<br>EP2：安全確保のための指導<br>1）家の中の危険な場所や転倒する動作について説明する<br>2）家族に後ろから声をかけないように説明する<br>3）体調に合わせて動くように説明をする<br>4）歩行指導を行う |
| 2 | 自尊心の低下による意欲の低下 | 療養に対する前向きな発言があり、意欲的に生活できる | OP1：表情、活動の状況から不安や抑うつ症状の観察を行う<br>1）日常生活における表情<br>2）「情けない」「家族に迷惑をかけられない」などの言葉の有無<br>3）一日の過ごし方<br>4）他者とのかかわりの様子<br>TP1：日常生活の不安などを傾聴し心理面を支援する<br>1）現在の生活の困難さや不安な思いなど、受容的な態度で接し話しを聴く<br>2）現在できていることを認め、援助が必要な部分を明らかにしてどのような援助方法がよいかを一緒に考える<br>3）必要時、介護支援専門員に連絡する<br>4）家族と情報交換を行う |

| # | 療養上の課題 | 短期目標 | 援助方法 |
|---|---|---|---|
| | | | EP1：本人の意思を尊重した援助を行うように家族・介護者に助言する<br>1）今までのJ氏が努力したことを認める<br>2）J氏のやりたいことを行うために、一緒に考えた援助について具体的に説明する<br>3）必要に応じて病気や治療の説明を行う<br>4）必要に応じて家族・介護者に援助方法について説明する |
| 3 | 合併症を起こす可能性がある | 合併症を起こさず、安楽に生活できる | OP1：合併症の徴候の有無の確認<br>1）排便回数、便の形状と量、下剤の内服状況、腹部膨満感、水分量、食事内容などを確認する<br>2）水分・食事摂取量、嚥下状況、食事内容（食べにくい食材、メニュー）、食事摂取時の姿勢や状況、流涎を確認する<br>3）尿回数・時間帯、排尿量、残尿感の有無を確認する<br>4）全身の皮膚の状態、発赤を観察する<br>5）寝返りや一日の過ごし方を確認する<br>6）口腔内や陰部の状態を観察する<br>7）咳嗽・呼吸音を確認する<br>TP1：便秘の予防<br>1）排便時間や水分摂取方法を一緒に考える<br>2）下剤の量や服用時間を検討する<br>3）必要時腹部マッサージを行う<br>TP2：誤嚥や脱水の予防<br>1）食事内容の工夫を検討する<br>2）摂取しやすい姿勢の工夫を検討する<br>3）栄養士による栄養指導を検討する<br>TP3：感染症の予防（入浴回数や口腔ケアについて検討する）<br>EP1：便秘予防の指導（水分の必要性や食事内容、定時に排便を試みるなど）<br>EP2：誤嚥や脱水予防の指導<br>1）水分摂取の必要性について説明する<br>2）食事時間が長いと疲労により症状が強くなる場合があることを家族に説明し、安全な食事摂取について説明する<br>EP3：感染症予防の指導<br>1）生活指導<br>2）同一体位による障害について説明する |
| 4 | 緊急時の体制がないことの不安や介護量の増加により介護が継続できない可能性がある | 介護負担が軽減でき、療養者と楽しい時間がもてる | OP1：家族の状態の観察・把握<br>1）夫の血圧、睡眠時間や昼寝の有無を確認する<br>2）夫、子どもの表情・言動、身だしなみの変化、介護状況、疾患や治療に対する理解度や疲労度を観察する<br>3）夫や子どもの不安や負担を確認する<br>TP1：夫や子どもの介護負担軽減への支援<br>1）J氏の内服状況と症状の出現をアセスメントし、必要時内服時間や種類について主治医に相談する<br>2）家族に応じた対策を一緒に考える<br>3）介護支援専門員と連携し、サービス担当者会議で問題点と対策について検討する（支援体制、社会資源など）<br>EP1：患者会などの情報を提供する |

# 11 脊髄損傷療養者の在宅看護過程

## 1 在宅看護の特徴

### 1 脊髄損傷に伴う生活機能障害と生活の再構築

　脊髄損傷は、交通事故や高所からの転落などの強い外力により脊柱が損壊し、脊髄に損傷を受けた状態である。脊髄は中枢神経なので損傷すると再生することはない。また、骨粗鬆症など骨が脆弱な高齢者では、尻もちをつくなどでも、非骨傷性頸髄損傷を起こすこともある。

　脊髄損傷は、損傷の度合いにより完全型と不完全型に分かれる。完全型は脊髄が横断的に離断し、神経伝達機能が完全に絶たれた状態で、損傷部位以下は上位中枢からの支配を失い、脳からの運動命令が届かず運動機能が失われる。また、上位中枢へ感覚情報を送ることができなくなるため、感覚機能も失われる。自律神経系も同時に失われるので、体温調節が困難となる、汗をかく、鳥肌を立てる、血管を収縮・拡張させるといった自律神経系の調節も機能しなくなる。不完全型の場合は、脊髄の一部が損傷・圧迫などを受け、一部機能が残存する状態で、感覚機能だけが残った重症なものから、運動機能が保存された軽症なものまである。

　脊髄損傷は、脊髄に直接的に衝撃を受けて脊髄が損傷し、脊髄の機能的連絡が損傷高位で断たれたり、部分的に断たれたりする。そのため、知覚障害や運動障害、膀胱直腸障害、排便障害など様々な障害をきたす。脊髄の損傷状態によって、療養者は今までの生活とは異なる生活を余儀なくされ、身体機能の変化による精神的ダメージも大きい。しかし、対象者は障害を受けたことを一つの危機ととらえ、各段階を行きつ戻りつしながら障害を受容していく。

　看護師は、療養者の受傷部位と障害の程度（**表11-1**）を把握することはもちろん、療養者がどの段階の時期にいるかを常に把握しながら、療養者の障害への受容過程（**表11-2**）を理解し、身体機能の喪失などによる療養者のダメージへの精神的支援をその時期に合った方法で援助を行っていく必要がある。また、脊髄損傷は、早期にリハビリテーションを開始すれば生活の再構築が可能なので、看護師は、療養者や家族の思いを十分尊重しながら、新たなライフスタイルを獲得できるように支援体制を調整していく。そのためには、家族の介護力のみに頼るのではなく、いろいろな制度の活用や外部支援者への協力・調整なども考慮し、家族を含めた多様な人々をコーディネー

## 表11-1　各運動レベルと日常生活動作（ADL）の関係

| 部　位 | | 状　態 |
|---|---|---|
| 頸髄 | 第5 | 肘を曲げる |
| | 第6 | 手首をそらす |
| | 第7 | 肘を伸ばす |
| | 第8 | 指を曲げる |
| 胸髄 | 第1 | 小指を外側に開く |
| 腰髄 | 第2 | 股関節を曲げる |
| | 第3 | 膝を伸ばす |
| | 第4 | つま先を上にそらす |
| | 第5 | 足の親指を上にそらす |
| 仙髄 | 第1 | つま先を下に向ける |

## 表11-2　障害受容過程

| 時　期 | 具体的内容 | 援助方法 |
|---|---|---|
| 衝撃 | 心理的パニックな状態<br>ショック期 | 安全や安心を保障し、思いやりのある態度で接し、静かに付き添い見守るようにする |
| 防御的退行 | 現実回避や否定・願望的思考などをさせ自分を防御する時期<br>感情を安定させ自分を守ろうとする | 無理に現実に目を向けさせようとせず、不安を軽減し、心の安定を図れるように支援する |
| 承認 | 危機に直面し、その危機をどうすることもできないことを知り、その事実を受け止めようとする時期。仰うつ、悲しみ、苦しみを体験し、混乱しながら自分を立て直そうとする | 悲嘆的感情が表出できるように、傾聴する態度で接する |
| 適応 | 危機を乗り越え、新しい価値を見出し、現在の力で前に進もうとする時期。不安や悲しみが減少し、新たな望みを見出していく | 本人のニーズに応じた対応をしていき、具体的生活がイメージしやすいように提示しながら援助をしていく |

トしていくことが求められる。

## 2 合併症予防の医療管理

　脊髄損傷では、褥瘡、尿路感染症が2大合併症といわれている。

　褥瘡については、血液検査で、特に貧血の有無、血清アルブミン、血中の亜鉛の定量などを把握し、低栄養がある場合はその改善を図る。また、**表11-3**、**4**のような情報から総合的にアセスメントして、褥瘡予防に努める。

　脊髄損傷では排便・排尿などの排泄機能も障害されるため、おむつや導尿カテーテルを使用することになる。排尿機能が障害されるため、尿路感染症の合併も多くみられるので、清潔管理を徹底するよう指導する。

**表11-3　褥瘡のアセスメント**

| 褥瘡の原因 | 外的要因：身体とベッドなど支持面との接触部分にかかる圧力、皮膚と支持面の間の摩擦、ずれなど<br>内的要因：加齢、低栄養、麻痺などの皮膚の状態など |
| --- | --- |
| 褥瘡の好発部位 | 頭部、肩甲骨部、肋骨角部、脊柱突起部、仙尾・仙腸部、踵骨部、耳介、肩峰、肋骨角部、腸骨稜部、大転子部、腓骨頭部、内・外果部、尾骨部、坐骨部 |

**表11-4　褥瘡の進行度の分類（NPUAP分類、2007年改訂版）**

| 進行度 | 進行状態 |
| --- | --- |
| 褥瘡の疑い | 圧力および剪断力によって生じる皮下軟部組織の損傷に起因する限局性の紫または栗色の皮膚変色または血疱 |
| Ⅰ度 | 傷害が表皮にとどまっている状態。局所の発赤（紅斑）、表皮剥離（びらん）である |
| Ⅱ度 | 傷害が真皮に及び、真皮までの皮膚欠損（皮膚潰瘍）が生じている状態。水疱が形成されることもあり、壊死組織の付着や細菌感染が生じやすい |
| Ⅲ度 | 皮下組織に達する欠損が生じている状態 |
| Ⅳ度 | 筋肉や骨まで損傷された状態。骨が壊死して腐骨となったり、骨髄炎や敗血症を併発することもある |
| U（判定不能） | 深さ判定が不能な場合 |

### 3 生活の再構築を見すえた看護師のかかわり

　脊髄損傷は、急性期を過ぎたらなるべく早くリハビリテーションを開始することが望ましいが、交通事故などによって突然身体機能が失われた療養者にとっては、精神的ダメージが大きい。看護師は、理学療法士や作業療法士と連携して一貫した対応で療養者の心理過程に応じてアプローチし、リハビリテーションへの意欲を引き出すようかかわる。

　脊髄損傷の療養者は、受傷部位によって、知覚障害や四肢麻痺、自律神経障害などが生じるため、皮膚に痛みを感じないこともあり、合併症を発症しやすい。生涯にわたり、合併症の予防・管理をする必要があるので、療養者と家族への教育・指導を行う。

### 4 家族介護者の負担軽減と社会資源の導入

　脊髄損傷の程度・状態によっては、家族介護者が全介助になるケースも多く、介護技術の未熟さや介護負担、介護に対する不安、療養者の身体機能の喪失による介護者自身の悲嘆などが起こりやすい。これらのことを考慮し、療養者と家族のQOLを高め、よりよい社会生活が営めるように支援する。すなわち、家族の思いや望み、介護力なども考えながら家族全体を支える視点でかかわる。地域における福祉事業など社会資源を知り、療養者と家族が社会復帰と家族介護者の介護負担の軽減が図れるよう関係職種との調整を行う。

# 2 | 看護課題と看護のポイント

## 1 褥　瘡

### （1）要　因

知覚麻痺のため皮膚に痛みを感じない、体動制限が生じる、自律神経障害による発汗、末梢血管の反応低下などによる。

### （2）看護のポイント

・BMIや体脂肪、血液データ、食事摂取状況などから栄養状態を把握する。
・脊髄損傷の損傷部位と程度から知覚麻痺の有無・程度を把握する。
・褥瘡好発部位の観察とその誘因をアセスメントツールを用いて評価する。
・身体の清潔を保持する。
・褥瘡の原因・予防について療養者・家族に指導する。
・療養者自身で、褥瘡好発部位や皮膚の状態を観察・管理できるよう指導する。

## 2 筋力低下、関節拘縮

### （1）要　因

損傷を受けた神経の支配筋に症状が出る。筋力低下、関節の拘縮・変形は日常生活の自立を阻害する。

### （2）看護のポイント

・関節可動域、握力、日常生活動作など、現在の身体機能を把握する。
・関節可動域の制限・運動麻痺・知覚麻痺のレベルによる身体機能の阻害因子を把握する。
・療養者・家族の身体機能に関する知識・意欲を確認する。
・療養者・家族に身体を動かす必要性について指導する。
・療養者・家族に日常生活を営むことが身体機能の維持となり、リハビリテーションにつながることを伝える。
・療養者・家族に関節可動域訓練、体動の仕方を指導する。
・リハビリテーションのゴールを、療養者を交えて決定する。

## 3 精神的ダメージによる意欲低下

### （1）要　因

突然の受傷の場合、精神的ダメージが強く、現実の身体状況から目をそむけがちになる。否定的感情が強く、日常生活に意欲がわかず現実逃避する。

## （2）看護のポイント

・療養者・家族が障害受容過程のどの段階にいるかを把握し、その段階に沿ったかかわり方で支援する。

・リハビリテーションへ取り組んでいる姿勢を評価する。

・医療者間での対応を統一する。

・日常生活のなかで生きがいを見つけるような支援や QOL を考慮した生活の工夫に向けた支援をする。

・介護者へ療養者の悲嘆に対するかかわり方について指導する。

## 4 障害の程度に応じた日常生活の再構築

### （1）要　因

脊髄損傷により今までの生活が一変し、日常生活活動に制限が生じる。

### （2）看護のポイント

・療養者・家族の不安や悩み、希望など様々な思いを傾聴し、受容的態度で支援する。

・残存機能を活かして、自分で日常生活活動ができるように支援する。

・社会資源を活用し、社会復帰に向けた支援をする。

## 5 介護負担

### （1）要　因

介護者は、日常生活全般にわたる介護や自分の仕事との両立により疲労が蓄積していく。

### （2）看護のポイント

・家族介護者の身体的・精神・社会的面からアセスメントを行い、状態を把握する。

・介護負担軽減のために社会資源の導入を提案する。

# 3 ｜ 地域包括ケアシステムにおける看護師の役割

## 1 退院前の看護師の役割

脊髄損傷では、受傷後の療養者の身体状態から身体的・精神的活動の範囲を予測することが可能である。退院後の自宅での療養生活に関する情報を収集し、身体障害者手帳や要介護認定などの申請手続きを取る必要がある。申請から完了するまでには時間を要するので、早めに手続きをすることが重要である。脊髄損傷は中途障害のため、受傷後、身体機能の喪失やライフスタイルの変化に関連した精神的影響なども考慮し、障害受容の心理的過程を把握しながら療養者・家族が社会適応

できるように支援していく。

## 2　退院前ケアカンファレンスの開催

　今後の病状と療養生活の場所に関する情報を提供し、退院後自宅で生活するか否かを確認し、意思決定支援を行う。在宅療養を希望する場合は、自宅での生活を見通した援助計画を病棟看護師だけでなく、医師やOT・PT、MSWなど療養者にかかわる職種が一堂に会するケアカンファレンスで検討する。ケアカンファレンスでは、療養者・家族の意思や意見を尊重しながら、専門職それぞれの立場から療養者の現状と今後について意見を出し合い、看護援助計画を立案する。看護師は療養者の身体的側面だけでなく、心理的側面や在宅生活での環境・生活の側面の課題から、療養者の意思に沿った援助計画を考慮する。さらに、家族介護者が無理のない範囲で介護技術を習得できるように指導し、療養者本人ができる範囲で自己管理指導を行うなど、療養生活がイメージできるように具体的な方法を伝える。自宅へ退院したあとに、療養者・家族が困らないようにしていく。

　ケアカンファレンスでは、療養者・家族によっては自分の思いを伝えることができない場合もあるので、日頃から療養者・家族の思いを看護師は代弁する役割もある。さらに、地域の関係機関の受け入れ態勢に関してMSWと共に連携して情報収集し、退院後にどの社会資源が利用できるかを検討していく。

　在宅療養を具体的にイメージしてもらうために、療養者と家族が現在抱えている不安などに対応しつつ、試験外泊を行う。試験外泊では、訪問看護を導入するなど、試験外泊中のトラブルに対応できるようにしておくことが望ましい。訪問看護師が訪問できない場合は、看護師やOT・PT・MSWなどが訪問し、自宅の生活環境などを把握し環境整備や福祉用具の検討を行う。

　また、試験外泊中に起きうるトラブルを未然に防止ができるように細かく計画を立てておくことが大切となる。試験外泊後に、試験外泊中に生じた困った点などを明らかにし、退院までに改善しておく。

## 3　退院時ケアカンファレンス

　退院を目前としているため、療養者や家族の不安など様々な思いを抱えている。その思いを表出してもらえるようにかかわり、思いに寄り添うことが大切である。

　脊髄損傷を負った療養者の場合、今後の生活の見通しがまったくつかない状況のまま生活の再構築を強いられる場合があるので、療養者が生活をしていくために必要な能力を引き出し、医療ニーズのみならず、本人の希望や生活ニーズにも着目した支援をすることが重要である。

　そこで、脊髄損傷の場合、入院中より社会復帰に向けたリハビリが行われるので、理学療法士や作業療法士と共に住環境や生活状況を踏まえた生活リハビリが行えるように連携を図り支援していく。退院後は、訪問リハビリの活用を検討する。

　また、褥瘡を繰り返していることや膀胱瘻による医療処置があるため、訪問看護による管理が必要である。そして、褥瘡予防の用具などの導入を検討するため福祉用具事業所と連携を図る。

　さらに、安心して住み慣れた地域（自宅）で生活できるように支援体制が確立していることを療

養者と家族に伝える。そして、退院後の生活や介護について再度確認し、退院指導が継続可能かどうか見きわめる。受傷前の生活スタイルも大切にしながら、退院後自宅での生活が継続できるように療養者と家族と相談しながら社会資源の導入も再度検討していく。必要時には、訪問介護を検討し導入可能になった場合は、訪問看護と訪問介護との連携を図る。

困ったことがあれば、訪問看護師や医師など在宅支援チームにいつでも相談ができることを伝え、連絡先なども伝えておく。また、状態が悪化した場合は、医療機関と連携し対応できることや介護負担の軽減、冠婚葬祭などの場合、レスパイトケアなどの社会資源が活用できることも伝えておく。さらに、本人の「外出したい。人と交流したい」という希望に向けて、地域の民生委員や近隣の方などインフォーマルなかかわりや移動サービスの導入、デイサービスの活用などを検討する。

このように、退院までに身体機能の喪失によって新たな生活スタイルやライフスタイルが構築できるように、社会資源の導入や地域住民、家族を含めた多様な人々をコーディネートし、支援体制を整えておくことが必要である。

病棟看護師は、入院中の看護内容や医療処置について訪問看護師に伝え、医療処置や看護の継続が図れるようにする。

### 4 退院後の看護師の役割

病棟看護師は、退院時または退院後1か月以内に訪問看護師と連携をとり、病棟看護師（退院支援看護師）が共に訪問することが望ましい。

## 4 脊髄損傷で在宅サービスを受けていない人への支援

## ▌事例の概要

### ●事例
K氏、65歳、女性。

### ●診断名
脊髄損傷、褥瘡、膀胱直腸障害。

### ●訪問看護導入の経緯
K氏は、事務員として働いていたが、9か月前に交通事故で受傷し、第5頸髄を損傷する。交通事故後、脊髄損傷による四肢麻痺、知覚障害、呼吸障害、運動麻痺、自律神経障害、膀胱直腸障害が生じADLは全介助となる。隣市の総合病院にて頸椎前方固定術、膀胱瘻造設術を施行。その後、リハビリテーション病院にて頸部固定強化、座位訓練、電動車椅子の運転訓練を行い、退院し、療養生活が開始となった。現在受傷後9か月が経過している。

在宅療養開始となったが、夫は自宅近くの会社で働いており、日中は一人で過ごしている。その

ため、電動ベッドで座位になりテレビを見ているか読書をして過ごしていることが多く、仙骨部の褥瘡（Ⅱ度）を繰り返し発症している。現在、訪問医による褥瘡の処置を週に2回受けている。

● **本人や家族の思い**

K氏「日中一人で過ごしているので退屈でしかたがない。誰かと話がしたいし、外に出かけたい」「自分でできることは少しでもして、夫にこれ以上世話をかけたくない」と話している。

夫「一人でいる時間が長いのでかわいそうなことをしている。仕事があるので仕方がない。できるだけそばにいて世話をしてやりたい」「介護は生活全般にわたっているので、自分だけでやるには技術も不十分」「何かあったときを考えると不安」「これからどんな合併症が出るかわからないので不安」と話している。

● **ADL**

肩関節の屈曲、外転、伸展、肘関節の屈曲、前腕の回外は可能だが、それ以外は全介助。指先を動かすこともできるので、電動車椅子の操作や電動ベッドの操作は指先でできる。日常生活自立度（寝たきり度）C2。コミュニケーションも可能。自分の意思表示をはっきりと伝えることができる。

● **生活状況**

K氏は、2人姉妹の長女として生まれ、高校までA市内で生活する。短期大学入学を機に県南で就職する。20代後半に夫と知り合い結婚し、2人の故郷であるA市へ帰郷し生活を始める。子どもはなく2人暮らしである。帰郷後、自宅から自転車で通勤できる会社に事務職員として勤務する。退職の半年前、仕事の帰りに交通事故に遭い受傷。その後、手術とリハビリテーションを行い、自宅へ退院し、療養生活を開始する（現在、在宅療養開始し3か月経過）。

K氏の住むA市は、高齢化（高齢化率35.8％）と過疎化が進んでおり、総合病院がないため、電車で1〜2時間かけて隣市の総合病院を受診している。K氏が住む家の周囲は田んぼと畑がほとんどで、近隣も数メートル離れている。交通公共機関も不十分であり、通勤・通学時間帯以外は、数時間に1本しかない。福祉サービスも充実しているとはいいがたく、訪問看護ステーションは2か所あるが、K氏の自宅まで車で片道40分かかる。

日中は、夫が仕事をしているため、一人ベッド上で留守番をしている。昼食時には、夫が食事を食べさせに帰宅。その後、夫の介助にて車椅子へ移動し夫が帰宅するまで車椅子で過ごしている。

● **その他**

K氏は受傷前は仕事と主婦業を両立させていた。他人との会話も好きで、近隣との付き合いもうまく交流関係は広かったが、受傷後は友人たちも遠慮がちとなり疎遠になっている。穏やかで明るく世話好きな性格である。

特別障害者手当、身体障害者手帳1級、電動ベッド・電動車椅子、リクライニング式車椅子をレンタルしている。

## ■ フェイスシート

| 利用者 | （ K 氏 ） | 年齢 | （ 65歳 ） | 性別 | （ 男 ・ ⑨女 ） | 保険の種類 | （⑨医療保険 ・ 介護保険 ） |
|---|---|---|---|---|---|---|---|

| 主な疾患 | 脊髄損傷、褥瘡、膀胱直腸障害 | 身長152cm、体重58kg | |
|---|---|---|---|

| 治療経過 | | 服薬状況 | 医療処置 |
|---|---|---|---|
| 9か月前に第5頸髄損傷。頸椎前方固定術、膀胱瘻造設術施行。その後、リハビリ目的にてリハビリ病院へ転院する。頸部固定強化や電動車椅子の運転訓練などを行い、自宅へ退院。1か月前に仙骨部に3cm×2cmで滲出液が少量あるⅡ度の褥瘡ができ、かかりつけ医による仙骨部の洗浄とドレッシング材の塗布による褥瘡処置を2回/週行っている。褥瘡は、今回が初めてではなく何度も繰り返している | | プルゼニド®（12mg）、ハイドロコロイドドレッシング材塗布 | 褥瘡管理排便管理膀胱瘻管理 |

| 既往歴 |
|---|
| 40歳代、肥満を指摘されたが特に治療せず9か月前に脊髄損傷と診断、仙骨部の褥瘡を繰り返す |

| 発達課題 （ライフステージ、ライフイベント、職歴、生活歴、成育歴） |
|---|
| 2人姉妹の長女として生まれ、高校までA市で生活する。短期大学卒業後就職。20代後半で夫と知り合い結婚し、2人の故郷であるA市へ戻り生活を始める。子どもはなく2人暮らしである。帰郷後、自宅から自転車で通勤できる会社に事務職員として勤務する。退職の半年前、仕事の帰りに交通事故にて受傷。その後手術とリハビリテーションを行い退院し、在宅療養を開始する（現在在宅療養開始し3か月経過）。 |

| 項目 | 具体的内容 |
|---|---|
| 食事 | 全介助。三食摂取。妻が受傷後、初めて夫が料理をするようになったため、品数が少なく食事内容に偏りがある。夫は会社の昼休みに一時帰宅し食事介助をしている |
| 更衣 | 全介助 |
| 移動 | 全介助。肩関節の屈曲、伸展、外転、肘関節の屈曲、前腕の回外は可能。電動エアマット使用。指を使って電動車椅子のボタンを押して移動可 |
| 排泄 | 尿・便意なし。おむつ使用。排便は前夜に下剤を服用し、当日ベッド上で摘便とグリセリン浣腸にて排泄（1回／2日）。膀胱瘻造設（夫が管理）。皮膚トラブルなし |
| 整容 | 全介助。毎朝夫が整えている |
| 入浴 | 全身清拭：夫があいている時間に行う（週1～2回） |
| 家事 | 夫が行っている |
| 服薬管理 | 夫が管理。褥瘡の処置は夫が行っている |
| 財産管理 | 夫が管理。夫婦で話し合って行っている |
| コミュニケーションなど | 会話は可能。午前中はベッド上で過ごし、午後から夫が帰宅するまで電動車椅子で過ごしている |
| 日常生活自立度（寝たきり度） | J1　　J2　　A1　　A2　　B1　　B2　　C1　　⑨C2 |
| 認知症老人の日常生活自立度 | ⑨なし　　Ⅰ　　Ⅱa　　Ⅱb　　Ⅲa　　Ⅲb　　Ⅳ　　M |
| 要介護（支援）度区分 | 非該当　要支援1　要支援2　要介護1　要介護2　要介護3　要介護4　要介護5 |

| 家族と介護者 （主介護者の年齢、性別、続柄、健康状態） | （家族構成） |
|---|---|
| 夫：66歳、高血圧症、内服治療中。日中、自宅近くの会社に勤務 | 66 ─── 65 |
| キーパーソン　　夫 | |
| 介護意欲、介護力 | |
| 夫：十分あり | |

| 主たる収入源 | 公費負担制度、各種手当の種類 |
|---|---|
| 夫の給料 | 身体障害者手帳：あり<br>特別障害者手当：25,000円/月 |

| 療養者の居室 | 住居環境 |
|---|---|
| 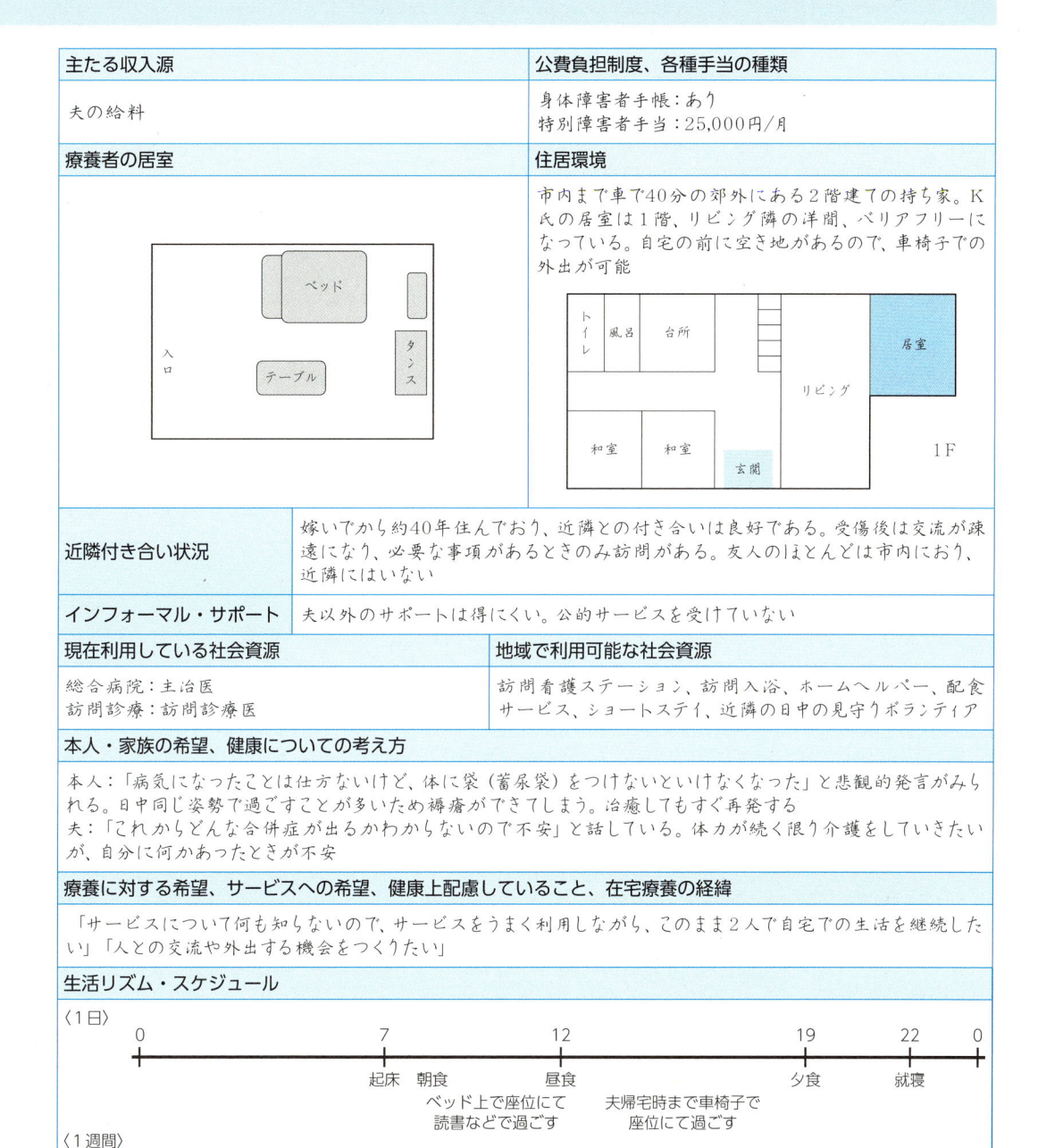 | 市内まで車で40分の郊外にある2階建ての持ち家。K氏の居室は1階、リビング隣の洋間、バリアフリーになっている。自宅の前に空き地があるので、車椅子での外出が可能 |

| 近隣付き合い状況 | 嫁いでから約40年住んでおり、近隣との付き合いは良好である。受傷後は交流が疎遠になり、必要な事項があるときのみ訪問がある。友人のほとんどは市内におり、近隣にはいない |
|---|---|

| インフォーマル・サポート | 夫以外のサポートは得にくい。公的サービスを受けていない |
|---|---|

| 現在利用している社会資源 | 地域で利用可能な社会資源 |
|---|---|
| 総合病院：主治医<br>訪問診療：訪問診療医 | 訪問看護ステーション、訪問入浴、ホームヘルパー、配食サービス、ショートステイ、近隣の日中の見守りボランティア |

### 本人・家族の希望、健康についての考え方

本人：「病気になったことは仕方ないけど、体に袋（蓄尿袋）をつけないといけなくなった」と悲観的発言がみられる。日中同じ姿勢で過ごすことが多いため褥瘡ができてしまう。治癒してもすぐ再発する
夫：「これからどんな合併症が出るかわからないので不安」と話している。体力が続く限り介護をしていきたいが、自分に何かあったときが不安

### 療養に対する希望、サービスへの希望、健康上配慮していること、在宅療養の経緯

「サービスについて何も知らないので、サービスをうまく利用しながら、このまま2人で自宅での生活を継続したい」「人との交流や外出する機会をつくりたい」

### 生活リズム・スケジュール

〈1日〉

| 0 | 7 | 12 | 19 | 22 | 0 |
|---|---|---|---|---|---|
| | 起床 朝食 | 昼食 | 夕食 | 就寝 | |
| | ベッド上で座位にて<br>読書などで過ごす | 夫帰宅時まで車椅子で<br>座位にて過ごす | | | |

〈1週間〉

| | | |
|---|---|---|
| 月 | | |
| 火 | | 訪問診療 |
| 水 | | |
| 木 | | |
| 金 | | 訪問診療 |
| 土 | | |
| 日 | | |

＜1か月＞
訪問診療：2回/週（火・金）

## ■ アセスメントシート（希望の促進因子・阻害因子）

### 身体的側面の情報

Ⅰ-1：脊髄損傷（C5）
Ⅰ-2：脊髄損傷による四肢麻痺、知覚障害、呼吸障害、運動麻痺、自律神経障害、膀胱直腸障害が生じ ADL は全介助となる
Ⅰ-3：膀胱瘻造設
Ⅰ-4：ベッド上または車椅子で日中、過ごしていることが多い
Ⅰ-5：仙骨部に 3 cm × 2 cm で、滲出液が少量ある褥瘡（Ⅱ度）がある
Ⅰ-6：仙骨部に褥瘡（Ⅱ度）を繰り返し発症
Ⅰ-7：週に 2 回訪問医の訪問診療により、褥瘡の洗浄とドレッシング材の塗布による処置が行われている
Ⅰ-8：電動車椅子またはリクライニング式車椅子を使用。指を使って電動車椅子のボタンを押して移動可能。電動エアマット使用

### 身体的側面のアセスメントの結果

□脊髄損傷の四肢麻痺により日常生活に支障をきたし、全介助である
（Ⅰ-1・2）
□四肢麻痺により、関節拘縮を起こす可能性がある
（Ⅰ-1・2）
□自律神経障害より反射異常の随伴症状や体温平衡異常が生じやすい
（Ⅰ-2）
□膀胱直腸障害による便秘・便失禁などの合併症が生じやすい
（Ⅰ-2）。
□膀胱瘻造設による感染のリスクが高い
（Ⅰ-2・3）
□仙骨部の褥瘡は現在治療中であり、麻痺や発汗、同一部位の圧迫などによる褥瘡のリスクが高い
（Ⅰ-4〜8）

> K 氏、6
> 在宅療養に対
> 外出したり、人と交流したい
> このまま 2 人で自

### 環境・生活の側面の情報

Ⅲ-1：K 氏は仕事と主婦業を両立させ、他人との会話も好きで、近隣との付き合いもうまく交流関係は広かった
Ⅲ-2：穏やかで明るく世話好きな性格である
Ⅲ-3：受傷後は友人たちも遠慮がちとなり、疎遠になっている
Ⅲ-4：ベッド上または車椅子で日中過ごしている
Ⅲ-5：K 氏の居室は 1 階、リビング隣の洋間、バリアフリーになっている。電動車椅子またはリクライニング式車
Ⅲ-6：椅子を使用して移動可能
　　　自宅の前に空き地があるので、車椅子での外出が可能

### 環境・生活の側面のアセスメントの結果

□近隣友人の関係は受傷前は広く、皆から好かれる存在であったが、現在は夫との関係のみとなり、他者との交流が希薄になっている
（Ⅲ-1〜4）
□自宅 1 階に療養する居室がありバリアフリーになっている
（Ⅲ-5）
□電動車椅子で移動することができる
（Ⅲ-5・6）

## 心理的側面のアセスメントの結果

□ 脊髄損傷については受容しつつあるが、<u>ボディイメージの変化による悲嘆の表出</u>がみられる（Ⅱ-1）

□ <u>自立した生活を送りたい</u>という意欲がある（Ⅱ-2）

□ <u>他者との交流を望んでいる</u>（Ⅱ-3）

## 心理的側面の情報

Ⅱ-1：「障害になったことは仕方ないけど、体に袋（蓄尿袋）をつけないといけなくなった」と悲観的発言がみられる

Ⅱ-2：「自分でできることは少しでもして、夫にこれ以上世話をかけたくない」と話している

Ⅱ-3：「日中一人で過ごしているので退屈でしかたがない。誰かと話がしたいし、外に出かけたい」

、女性
、思いや望み
ービスをうまく利用して
の生活を続けたい

## 家族・介護状況の側面のアセスメントの結果

□ ほかに家族はなく、<u>夫が主介護者である</u>（Ⅳ-1・5）

□ <u>夫はK氏の介護に積極的であり</u>、障害についても受け入れている（Ⅳ-2）

□ 在宅療養期間が短く、介護の経験もあまりなく、医療的処置や生活援助に関して、夫は、<u>K氏の介護に不安をもっている</u>（Ⅳ-3・4・5・8）

□ 社会資源を活用したいと考えているが、<u>社会資源や制度の知識がない</u>（Ⅳ-6・7）

□ 合併症や随伴症状についての知識が不十分であり、知識を身につけて合併症の予防と早期発見を行う必要がある（Ⅳ-8）

## 家族・介護状況の側面の情報

Ⅳ-1：子どもはなく2人暮らしである

Ⅳ-2：夫は「一人でいる時間が長いのでかわいそうなことをしている。仕事があるので仕方がない。できるだけそばにいて世話をしてやりたい」と介護に意欲的である

Ⅳ-3：夫「介護は生活全般にわたっているので、自分だけでやるには技術も不十分」

Ⅳ-4：膀胱瘻の処置は夫が行っている

Ⅳ-5：夫「自分に何かあったときを考えると不安」

Ⅳ-6：公的サービスを受けていない

Ⅳ-7：「サービスについて何も知らないので、サービスをうまく利用しながら、このまま2人で自宅での生活を継続したい」

Ⅳ-8：夫「これからどんな合併症が出るかわからないので不安」と話している

## 関連図の作成プロセス

### 1 重要な言葉を取り出す

　アセスメント用紙に記載された四側面のそれぞれの情報を検討し、アセスメントを行う。下記には四側面のうち、心理的側面を例としてあげる。

　心理的側面のアセスメントの結果の記述のなかから、課題につながる内容に下線を引き抽出する。促進因子（強みとなる言葉）を ◯◯◯◯◯ に、阻害因子（課題につながる言葉）を ☐☐☐☐ に示す。

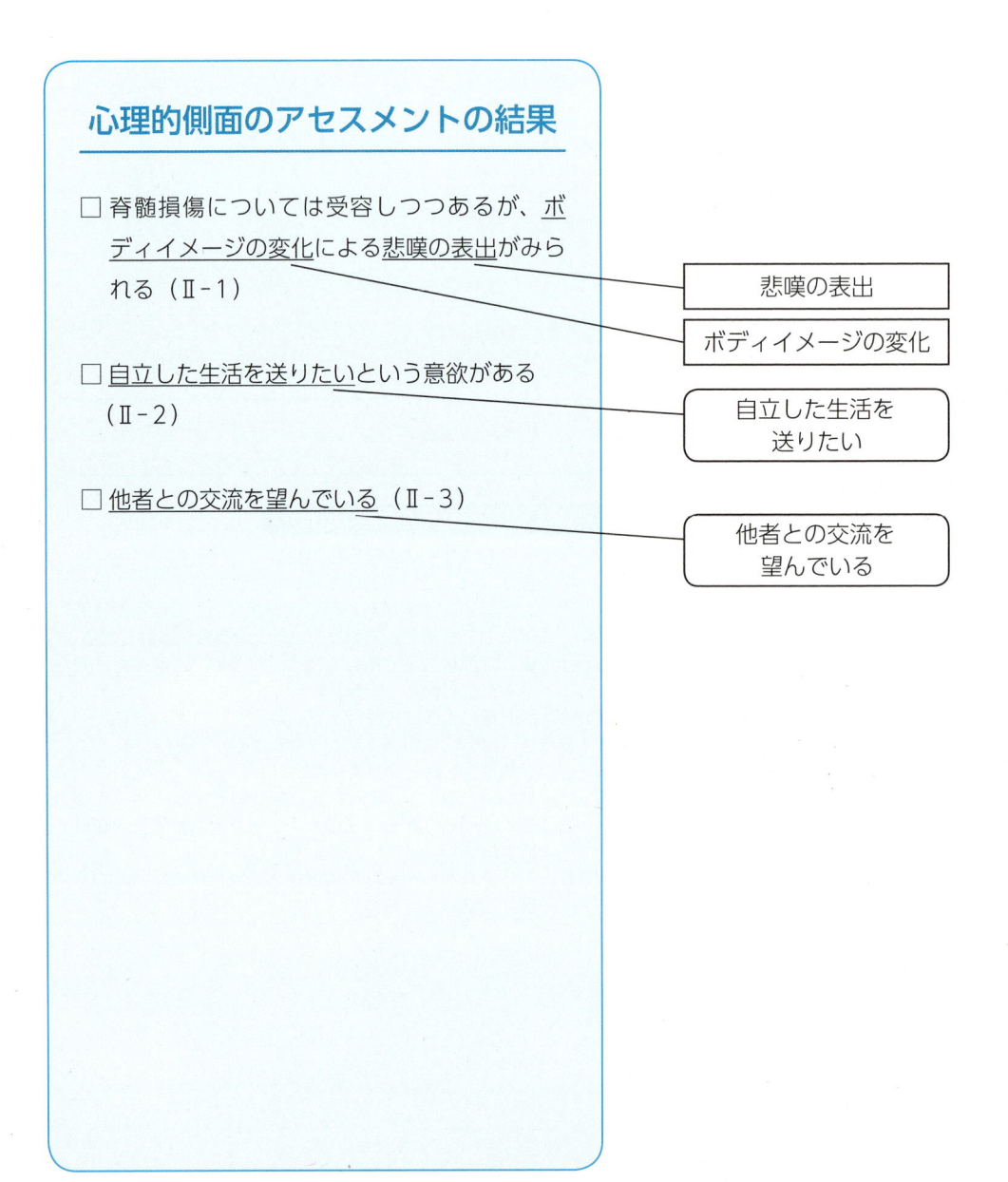

## **2** 重要な言葉のラベル化

❶ それぞれの "重要な言葉" をラベル化して ラベル として並べる。

❷ ラベル は療養者K氏の望み「外出したり、人と交流したい」「サービスをうまく利用して、このまま2人で自宅での生活を続けたい」の促進因子、阻害因子を意識してラベル化する。心理的側面を例にあげると「自立した生活を送りたい」「他者との交流を望んでいる」は強みとなる促進因子であり、阻害因子は「ボディイメージの変化」「悲嘆の表出」となる。その他の側面のラベルを配置し、全体として両方の因子がバランスよく含まれていることが望ましいので、偏っていないかをラベルを並べながら確認する。

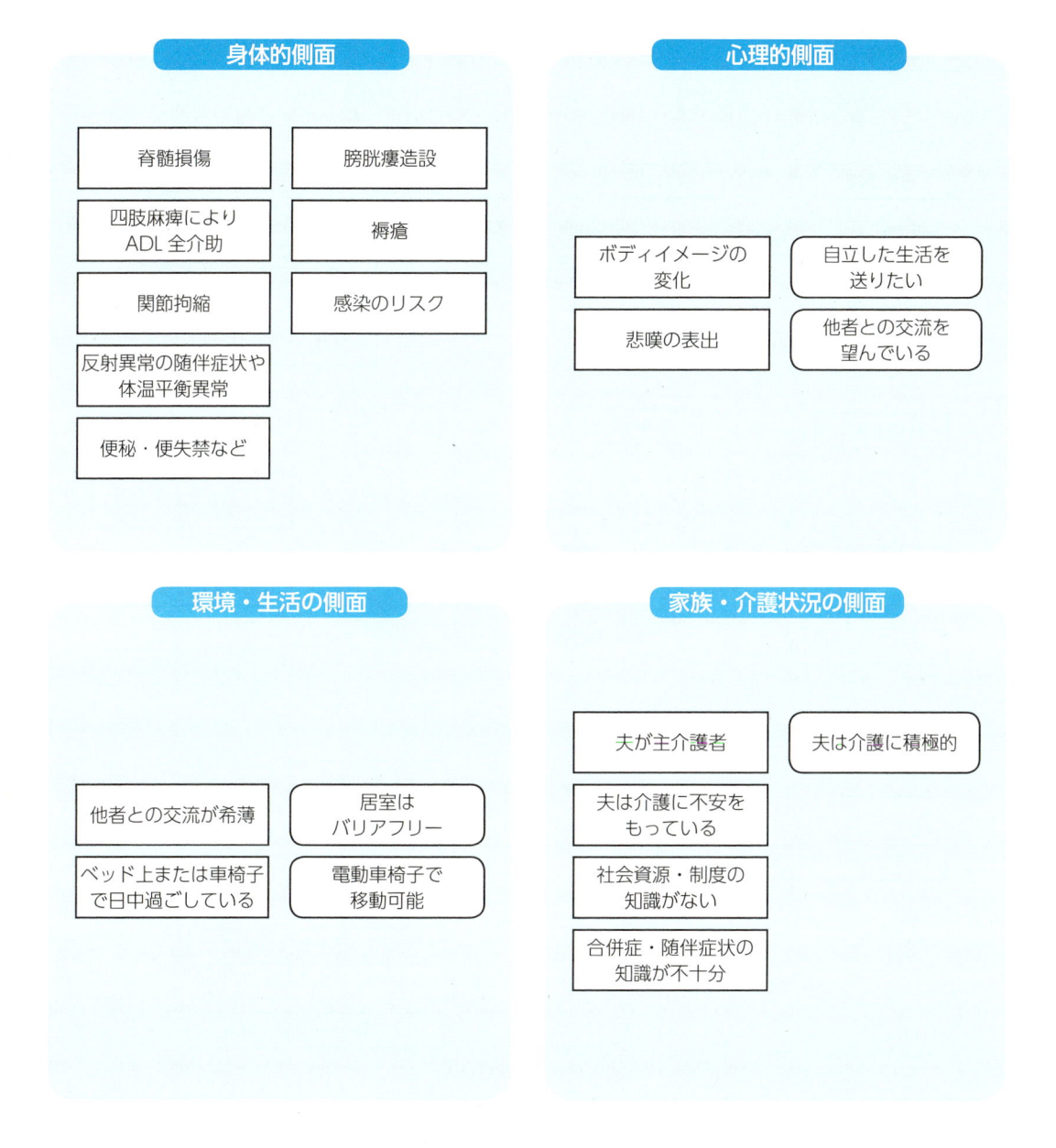

**身体的側面**

| 脊髄損傷 | 膀胱瘻造設 |
| 四肢麻痺により ADL 全介助 | 褥瘡 |
| 関節拘縮 | 感染のリスク |
| 反射異常の随伴症状や体温平衡異常 | |
| 便秘・便失禁など | |

**心理的側面**

| ボディイメージの変化 | 自立した生活を送りたい |
| 悲嘆の表出 | 他者との交流を望んでいる |

**環境・生活の側面**

| 他者との交流が希薄 | 居室はバリアフリー |
| ベッド上または車椅子で日中過ごしている | 電動車椅子で移動可能 |

**家族・介護状況の側面**

| 夫が主介護者 | 夫は介護に積極的 |
| 夫は介護に不安をもっている | |
| 社会資源・制度の知識がない | |
| 合併症・随伴症状の知識が不十分 | |

## 3 関連因子の配置

❶ 　K氏の望み　である「外出したり、人と交流したい」「サービスをうまく利用して、このまま2人で自宅での生活を続けたい」を紙面の中央に置く。

❷ 　ラベル　の意味や他の関連するものとの関係性を考慮し、四側面の分類にとらわれず、関連性を考えて配置する。

❸ K氏の場合は、脊髄損傷に伴う全身状態、合併症の状態、四肢麻痺などによる障害に伴う日常生活の低下や活動意欲への影響、自立への思い、家族の支援体制などに分けて配置する。

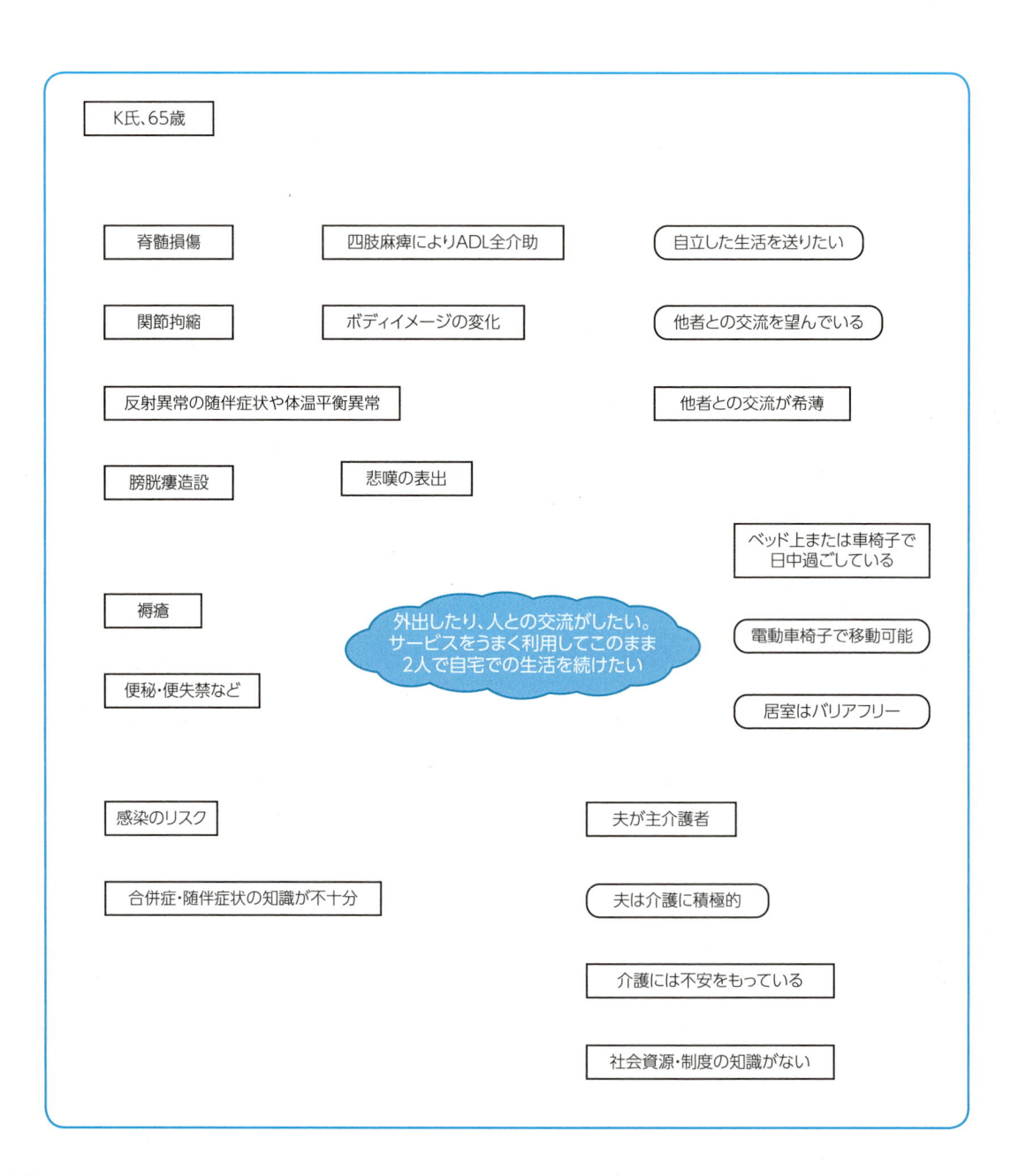

## 4 関連因子のグルーピング

❶K氏の望みをかなえるために、どのような関連課題があるか意識しながら、 ラベル の並べ替えを行う。

❷障害の受容や合併症の認識をK氏と介護者である夫ができているかを把握しながら、障害をもちながら自立した生活ができるように安全な環境や支援体制なども必要である。このように四側面に立ち戻りながらK氏の望みをかなえるためにはどんな状況が望ましいかを考え、類似する ラベル の内容の塊をつくる。

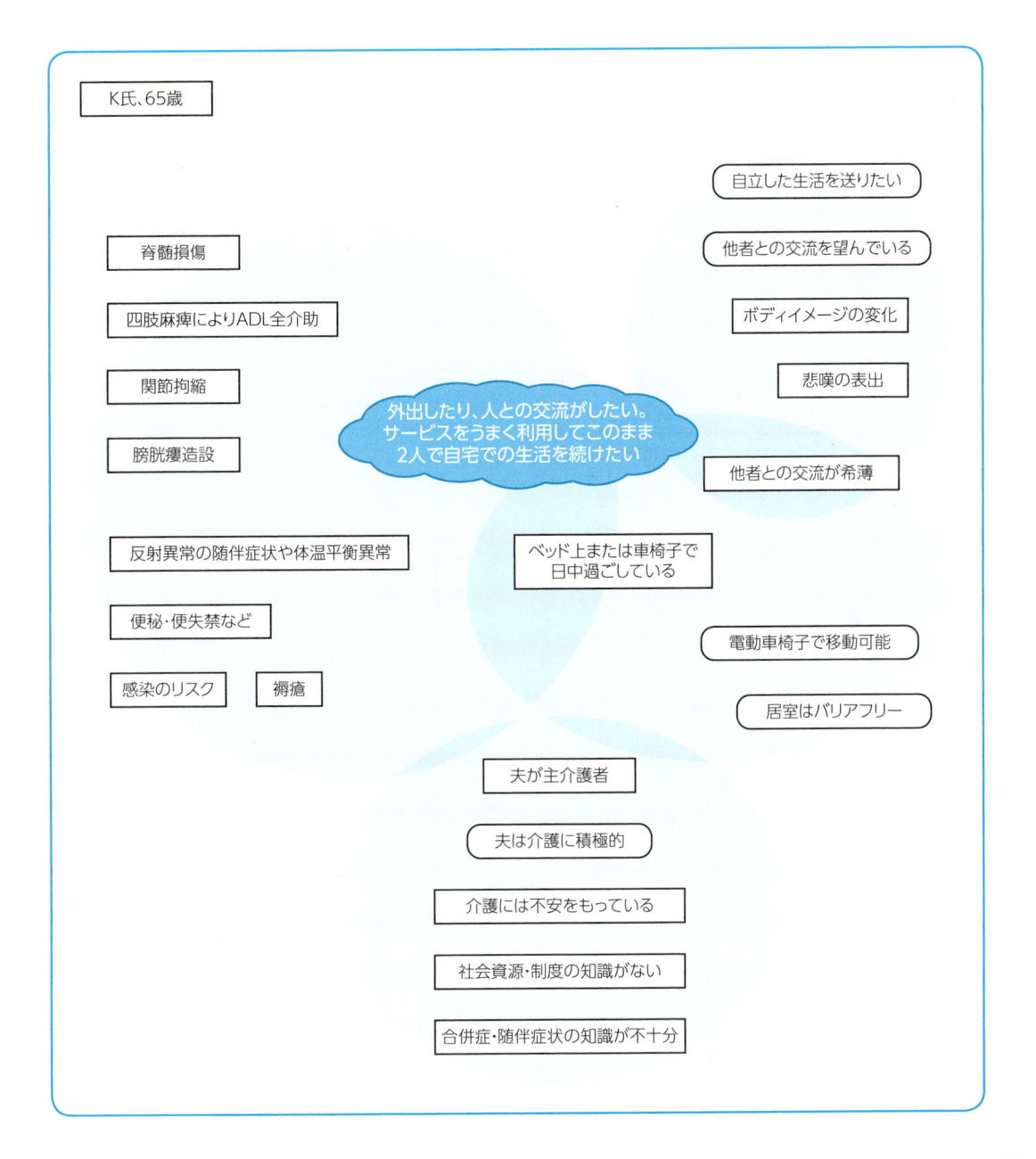

## 5 関係性の表示と療養上の看護課題の表示

❶ K氏の望みをかなえるために、解決すべき課題は何かという視点で、原因・誘因となるものを意識して、 ラベル の位置や集まりを再検討する。

❷ 看護課題 を明確にし、 ラベル と望みの位置関係を考慮し、書き加える。

　K氏の場合は、「仙骨部に褥瘡を繰り返し併発しているが、予防的行動がとれない」「感染を起こす可能性がある」「四肢麻痺があり、ベッド上で過ごすために生活拡大がない」「社会資源・制度の知識不足でサービスの利用ができず介護負担がある」「合併症の知識不足で、自己管理ができない」の看護課題が抽出され、優先順位を明示した。

❸ 課題と ラベル の関連性を矢印 ⟶ で示す（ ⟶ は因果関係を示し、それ以外の関係は線でラベルとラベルを結ぶ）。

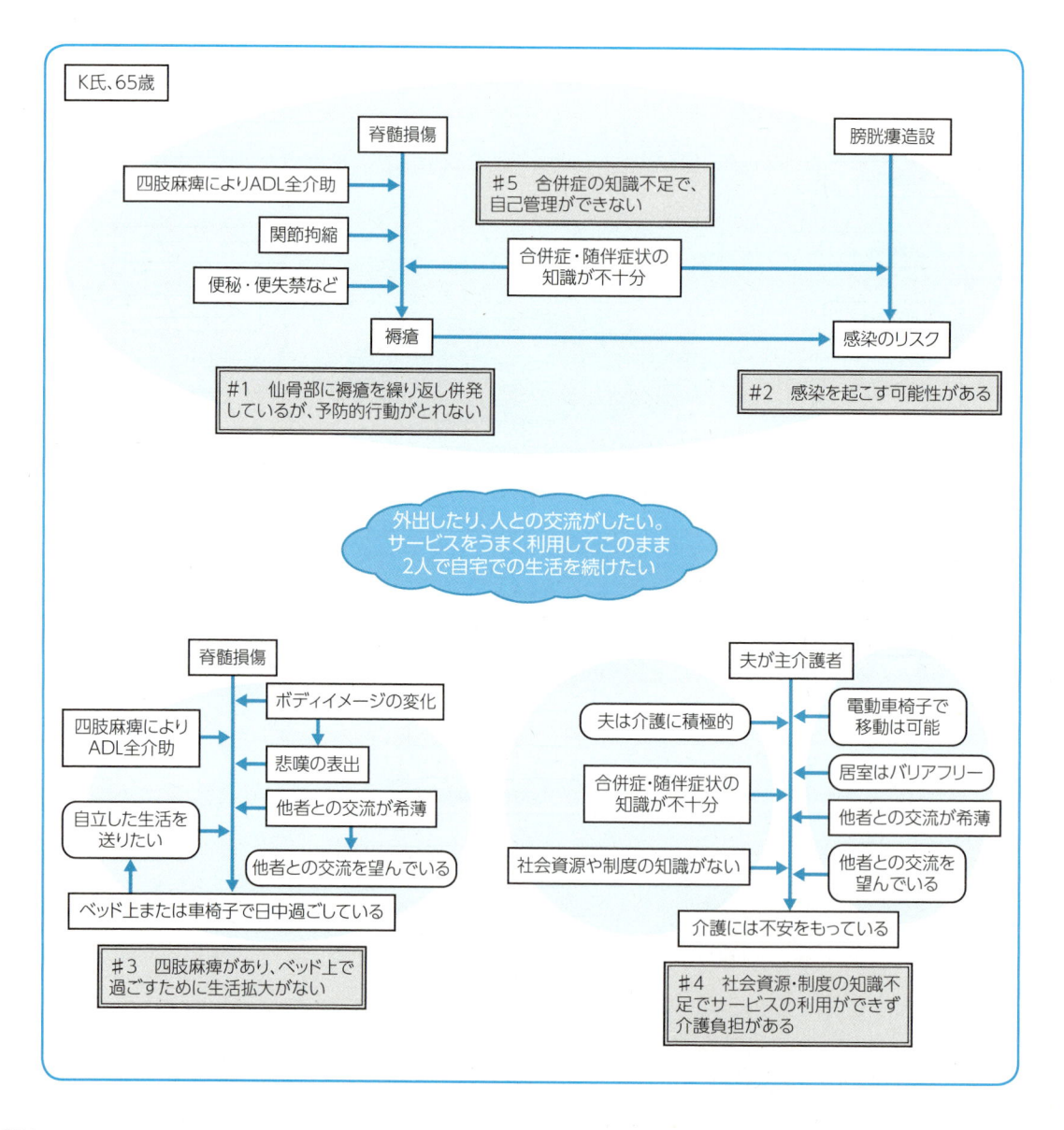

## 6 短期目標・長期目標の設定

❶看護課題の解決で目指す状態を　短期目標　として示す。K氏の場合は、「褥瘡を理解し、早期治療ができる」「感染を早期発見し、症状を予防する」「残存機能を維持し、望みを見出し、日常生活を拡大する」「社会資源を活用し、介護負担を軽減する」「合併症の知識を身につけ、合併症を予防する」を書き加える。

❷看護課題の解決に向けて行う　看護援助　⟹　の概要を示す。

❸課題全体を概観し、療養者・家族の望みを達成可能な　長期目標　としてふさわしい表現にする。
<u>外出したり、人と交流したい。サービスをうまく利用してこのまま2人で自宅での生活を続けたい</u>

⟹　<u>在宅サービスを活用し、夫婦での生活が維持できる</u>

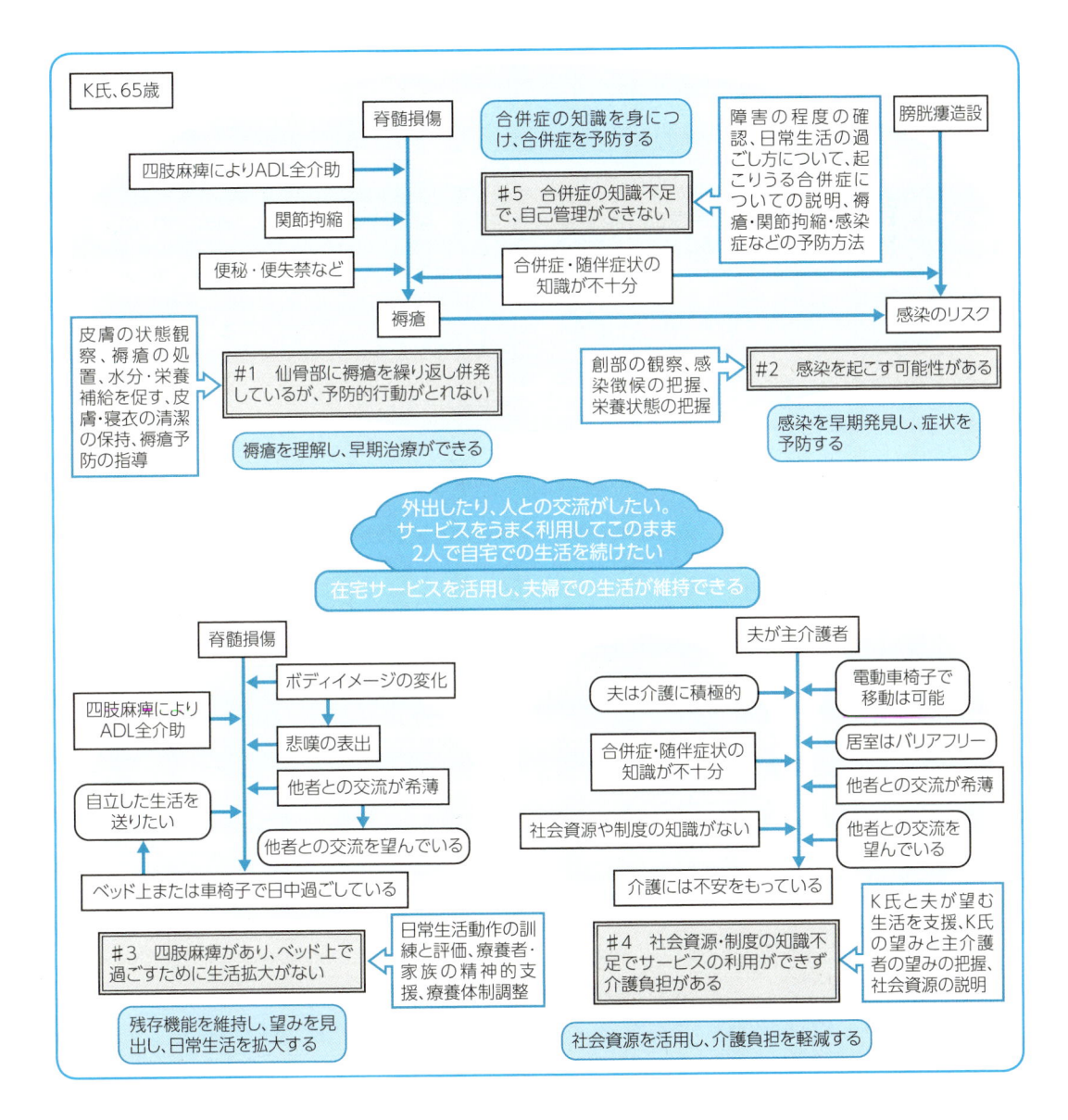

# ■ 二次アセスメントの作成

　K氏のアセスメントシート（望みの促進因子・阻害因子）の四側面のアセスメントの結果（身体的側面、心理的側面、環境・生活の側面、家族・介護状況の側面）をもとに、療養者の望みに大きく影響する一次アセスメントを（　）に記載し、四側面の情報（身体的側面、心理的側面、環境・生活の側面、家族・介護状況の側面）を枠組みにとらわれず記載する。それらをもとにアセスメントと看護課題を抽出をする。

## 二次アセスメント

**療養者の望み**「外出したり、人との交流がしたい。在宅サービスをうまく活用してこのまま2人で自宅での生活を続けたい」
**望みに影響する一次アセスメント**
（脊髄損傷による四肢麻痺、知覚障害、運動麻痺、自律神経機能障害、膀胱直腸障害が生じADL全般に介助が必要、公的サービスが利用できていない）

| 情報の整理（関連する情報） | アセスメントと看護課題抽出 |
| --- | --- |
| Ⅰ- 0：K氏、65歳、女性<br>Ⅰ- 1：脊髄損傷（C5）<br>Ⅰ- 2：脊髄損傷による四肢麻痺、知覚障害、呼吸障害、運動麻痺、自律神経機能障害、膀胱直腸障害が生じADLは全介助となる<br>Ⅰ- 3：膀胱瘻造設<br>Ⅰ- 4：ベッド上または車椅子で日中、過ごしていることが多い<br>Ⅰ- 5：仙骨部に3cm×2cmで、滲出液が少量ある褥瘡（Ⅱ度）がある<br>Ⅰ- 6：仙骨部に褥瘡（Ⅱ度）を繰り返し発症<br>Ⅰ- 7：週に2回訪問医の訪問診療により、褥瘡の洗浄とドレッシング材の塗布による処置が行われている<br>Ⅰ- 8：電動車椅子またはリクライニング式車椅子を使用。指を使って電動車椅子のボタンを押して移動可能。電動エアマット使用<br>Ⅱ- 1：「障害になったことは仕方ないけど、体に袋（蓄尿袋）をつけないといけなくなった」と悲観的発言がみられる<br>Ⅱ- 2：「自分でできることは少しでもして、夫にこれ以上世話をかけたくない」と話している<br>Ⅱ- 3：「日中一人で過ごしているので退屈でしかたがない。誰かと話がしたいし、外に出かけたい」<br>Ⅲ- 1：K氏は仕事と主婦業を両立させ、他人との会話も好きで、近隣との付き合いもうまく交流関係は広かった<br>Ⅲ- 2：穏やかで明るく世話好きな性格である<br>Ⅲ- 3：受傷後は友人たちも遠慮がちとなり、疎遠になっている<br>Ⅲ- 4：ベッド上または車椅子で日中過ごしている<br>Ⅳ- 1：子どもなく2人暮らしである<br>Ⅳ- 2：夫は「一人にしている時間が長いのでかわいそうなことをしている。仕事があるので仕方がない。できるだけそばにいて世話をしてやりたい」 | 　Ⅰ-1～10より、脊髄損傷による四肢麻痺、知覚障害、呼吸障害、運動麻痺、自律神経機能障害、膀胱直腸障害があり、ADLは全介助であり、夫の介助が必要な状態である。日中、夫は仕事に出かけており、ベッド上または車椅子で過ごしていることが多く、麻痺や発汗、同一部位の圧迫などにより、仙骨部に褥瘡を繰り返し併発している。また、膀胱直腸障害があり膀胱瘻を造設していることもあり、膀胱瘻造設や仙骨部にある褥瘡（Ⅱ度）からの感染のリスクが高い状況にあると考えられる。<br><br>　Ⅰ-1～6、Ⅳ-6・8より、K氏と夫は、疾患や疾患に伴う合併症についての知識が不足していることが考えられる。また、公的サービスも受けていない状況から、専門職による支援が入っていないことにより、疾患および合併症の知識を得る機会が少なく、自己管理することができにくい状況にあると考えられる。このまま予防的行動がとれない状況が継続すれば、褥瘡の悪化や疾患に伴う合併症の併発により入院加療が必要となり、望みの阻害因子になると考える。<br><br>　Ⅱ-2・3やⅢ-1～4より、受傷前のK氏は、穏やかで明るく世話好きな性格である。また、他人との会話も好きで、近隣との付き合いもうまく交流関係は広かった。受傷後も近隣や友人との交流や外出をしたいと望む気持ちをもっている。このことから、療養者の望みをかなえる促進因子と考えられる。しかし、Ⅰ-1・2やⅡ-1より、ベッド上で過ごすことが多い状態であること、受傷後のボディイメージの変化を受け入れられない気持ちをもっていることから、社会活動への参加が困難な状態と日常生活が拡大しにくい状況にあることが考えられる。<br><br>　Ⅳ-1～8より、夫は介護に積極的である。しかし、合併症や随伴症状などについての知識が不足しているこ |

| 情報の整理（関連する情報） | アセスメントと看護課題抽出 |
|---|---|
| と介護に意欲的である<br>Ⅳ-3：夫「介護は生活全般にわたっているので、自分だけでやるには技術も不十分」<br>Ⅳ-4：膀胱瘻の処置は夫が行っている<br>Ⅳ-5：夫「自分に何かあったときを考えると不安」<br>Ⅳ-6：公的サービスを受けていない<br>Ⅳ-7：「サービスについて何も知らないので、サービスをうまく利用しながら、このまま2人で自宅での生活を継続したい」<br>Ⅳ-8：夫「これからどんな合併症が出るかわからないので不安」と話している | とに対しての不安や、介護全般を公的サービスも受けずに一人で介護を行っていることによる介護技術への不安、さらに自分自身に何か起きたときの不安などいろいろな点で不安を抱いている。この状態が長期に及ぶと夫の介護負担が大きくなり、健康を害してしまうおそれがあると考えられる。 |
| | **看護課題**<br>♯1 仙骨部に褥瘡を繰り返し併発しているが、予防的行動がとれない<br>♯2 感染を起こす可能性がある<br>♯3 四肢麻痺があり、ベッド上で過ごすために生活拡大がない<br>♯4 社会資源・制度の知識不足でサービスの利用ができず介護負担がある<br>♯5 合併症の知識不足で、自己管理ができない |

**看護目標**
長期目標：在宅サービスを活用し、夫婦での生活が維持できる
短期目標：褥瘡を理解し、早期治療ができる
感染を早期発見し、症状を予防する
残存機能を維持し、望みを見出し、日常生活を拡大する
社会資源を活用し、介護負担を軽減する
合併症の知識を身につけ、合併症を予防する

## ■ 在宅看護援助計画

| 長期目標 | | 在宅サービスを活用し、夫婦での生活が維持できる | |
|---|---|---|---|
| # | 療養上の課題 | 短期目標 | 援助方法 |
| 1 | 仙骨部に褥瘡を繰り返し併発しているが、予防的行動がとれない | 褥瘡を理解し、早期治療ができる | OP1：皮膚状態の観察<br>1）褥瘡の程度・変化を観察する<br>2）褥瘡好発部位を観察する<br>3）褥瘡の随伴症状の有無を確認する<br>4）褥瘡の発生要因を明らかにする<br>TP1：褥瘡のケア<br>1）体位変換を行う<br>2）局所の圧迫・ずれ・摩擦の原因となっているものを排除する<br>3）排泄後は、速やかにおむつ交換する<br>4）創部を洗浄して清潔を保つ<br>5）洗浄する際は、弱酸性皮膚洗浄剤を泡立ててやさしく洗浄し、こすらないように注意する<br>6）洗浄後は、皮膚を押さえるようにして水分をとる<br>7）薬剤を塗布し、ガーゼなどで保護する<br>TP2：水分・栄養補給を促す<br>1）高蛋白質、高カロリー、ビタミンなどを補給する<br>2）水分の補給を促す<br>TP3：外傷の予防<br>1）ベッドの金具・車椅子のフットレストなどが直接皮膚に当たらないよう調整する<br>2）褥瘡予防のため除圧用具の使用を検討する（エアマット、無圧マットなど）<br>TP4：皮膚の清潔を保つ<br>TP5：改善の状況を見て、必要時 WOC の認定看護師に相談する<br>EP1：褥瘡予防のための教育<br>1）褥瘡の原因を説明する<br>2）褥瘡の予防方法を指導する<br>3）創部の消毒方法を指導する |
| 2 | 感染を起こす可能性がある | 感染を早期発見し、症状を予防する | OP1：全身ケアの継続<br>1）感染徴候・検査データを確認する<br>2）創周囲の発赤、腫脹、疼痛、びらん、潰瘍、創からの排膿、発熱の有無、排尿状態、腰背部の痛みの有無<br>3）栄養状況を把握する<br>TP1：清潔の保持<br>1）排泄後は速やかにおむつ交換を行う<br>2）排泄により創部が汚染された場合は、速やかに洗浄を行い創部の清潔を保つ<br>3）定期的に清拭などを行い皮膚の清潔を保つ<br>4）膀胱瘻のカテーテルや集尿袋のチューブの屈曲やねじれがないか、定期的に観察する<br>5）膀胱瘻のカテーテルを定期的（3〜4週間に1回程度）に交換する<br>EP1：体調不良の場合は伝えるように指導する<br>EP2：膀胱瘻のカテーテルの扱い方について指導する<br>1）膀胱瘻のカテーテルの折れ曲がりやねじれがないように指導する<br>2）膀胱瘻のカテーテルが抜けた場合は、至急主治医に連絡するように指導する<br>3）介護者に OP1、TP1 の1）〜5）について指導する |

| ＃ | 療養上の課題 | 短期目標 | 援助方法 |
|---|---|---|---|
| 3 | 四肢麻痺があり、ベッド上で過ごすために生活拡大がない | 残存機能を維持し、望みを見出し、日常生活を拡大する | OP1：障害の程度の確認<br>1）麻痺の部位・程度を把握する<br>2）受傷状況・その後の状況を確認する<br>3）疼痛、倦怠感、発熱などの症状<br>4）関節可動域の制限<br>5）合併症の有無を確認する<br>6）生活リハビリテーションの状況・ゴールを確認する<br>7）社会参加へのK氏の意思を確認する<br>8）社会参加への家族の意思を確認する<br>9）日常生活の自立度を確認する<br>10）日常生活動作に対するK氏・家族の知識と認識を確認する<br>TP1：日常生活動作の訓練と評価<br>1）K氏に自分がどのような生活が送りたいのかを言葉にして表出するよう促す<br>2）理学療法士・作業療法士と連携し、自宅で生活リハビリテーションが受けられるよう調整する<br>3）残存機能を生かし、パソコンなどの操作を訓練し、社会参加へ足がかりにする<br>4）定期的にK氏・家族を含めチームケアメンバーで日常生活動作について話し合いをもつ<br>5）地域住民や友人などをボランティアとして活用し、日中一人になる時間を軽減する<br>TP2：精神的ストレスを生じやすいので、K氏・家族の苦しみを理解・共感し、不安や悩みを表出するように促す<br>TP3：共感的態度で接し、K氏および夫との信頼関係を構築する<br>EP1：療養体制の調整<br>1）日常生活動作の自立の必要性についてK氏・家族に説明する<br>2）自分で動ける部分は自分で行うことがリハビリにつながることを説明する<br>3）主治医より、今後予測される症状・合併症について説明する |
| 4 | 社会資源・制度の知識不足でサービスの利用ができず介護負担がある | 社会資源を活用し、介護負担を軽減する | OP1：社会資源についての知識<br>TP1：社会資源活用の調整<br>1）K氏の障害に合わせて自助具・補助具を選択する<br>2）K氏の意思を尊重し、地域住民や友人などをボランティアとして活用できるよう調整する<br>3）社会資源導入で、日中K氏が一人になる時間を軽減するようサービスのコーディネートを図る<br>EP1：社会資源について説明し、活用できるように手続きなどを指導する<br>EP2：介護方法についての指導 |
| 5 | 合併症の知識不足で、自己管理ができない | 合併症の知識を身につけ、合併症を予防する | OP1：合併症の有無（褥瘡・尿路感染症・関節拘縮など）と理解度、家族介護状況を把握する<br>TP1：合併症によって起こりうる日常生活への影響について話し合う<br>1）好ましい日常生活と好ましくない日常生活について話し合う<br>2）ストレスの軽減方法について話し合う<br>3）理学療法士などとの連携により、関節可動域運動の実施（他動運動またはK氏が自力でできる部分は、自動または自動介助運動で行う）<br>EP1：褥瘡・尿路感染・関節拘縮などの合併症についてK氏と家族に説明する<br>EP2：日常生活の過ごし方についてK氏と家族へ指導する<br>1）ヒップアップ、体動の仕方について<br>2）車椅子への移乗動作の方法について<br>3）気になることがあれば、相談するよう指導する<br>4）自己管理に対するストレスを表出するように指導する． |

# 12 看護小規模多機能型居宅介護を利用する 脳血管性認知症療養者の在宅看護過程

## 1 | 在宅看護の特徴

### 1 脳血管性認知症の病態の特徴

　脳血管性認知症は、脳梗塞や脳出血によって起こる認知症である。脳梗塞や脳出血の危険因子は、高血圧・糖尿病や飲酒・喫煙による生活習慣病などのため、脳血管性認知症は生活習慣を見直すことによって予防できるともいえる。

　全身の動脈硬化症から起こった脳梗塞や脳出血は、5年以内に脳梗塞や脳出血を再発する確率が高く、脳血管性認知症に進行する可能性が大きくなる。脳血管性認知症の発病年齢は、生活習慣病との関連で50歳以上の男性に多く、比較的人格の変化は少なく病識は保たれる場合が多い。主な病態は、高次脳機能障害とされる中核症状の記憶障害を中心に、失語・失認・失行・実行機能障害を生じるため、社会的な生活が困難になる。

　脳血管性認知症の特徴として、脳梗塞などにより急激に発症し、症状が悪化しやすい。時間や日によって状態が変わり、症状が良いときはしっかり物事の判断や状況把握ができるが、悪いときには何もわからなくなったりする。そのため、脳血管性認知症者本人も混乱しやすく、怒鳴り散らすなどの感情の不安定さがみられる。また、夜間に声を荒げたりする不穏な動きや意識の障害が起こるケースが多い。脳の損傷部位によって差はあるが、記憶障害は比較的軽度の場合が多い。アルツハイマー型認知症との大きな違いは、周りの人に対して繕わないことであり、わからないことに対して真剣に考えてしまう。

### 2 脳血管性認知症の治療と予後

　脳血管性認知症者は、前述のように糖尿病、高血圧、高脂血症などの病気をもっていることが多い。脳血管性認知症の発症率は糖尿病をもっている人ともっていない人を比べると約2.8倍違うというデータがあるので、認知症の症状を悪化させないためにもこれらの病気を改善することが大切である。

脳血管性認知症の治療は、アルツハイマー型認知症と異なり、脳血管障害の再発の予防であり、高血圧や高脂血症、糖尿病がある場合には、それらの内科的治療と生活習慣に関する管理を実施していくことで症状の悪化を予防する。

予後は、脳細胞の傷害が広がってくれば、認知症の症状も進む。それに伴い、脳血管性認知症によって寿命は縮まることになる。食べ物や飲み物が飲み込みにくくなるということも起こり、その結果、誤嚥性肺炎を起こしやすく、これが致命的になる場合がある。

## 3 脳血管性認知症の中核症状とそれに伴い起こる周辺症状の予防

認知症に伴う行動・心理症状を表す BPSD（behavioral and psychological symptoms of dementia）は、具体的には易刺激性、焦燥・興奮、脱抑制、異常行動、妄想、幻覚、うつ、不安、多幸感、アパシー、夜間行動異常、食行動異常などが含まれる。これは、疾患に起因する遺伝的要因や神経生物学的要因に加えて、心理社会的要因が絡み合って出現する。

周囲が気づかない間に、本人はもの忘れを自覚し、不安が芽生え、焦燥感が募り、易怒性が出現する。認知症高齢者は混乱しやすく、不安感や孤独感、周囲への怒りといった感情を抱きやすい傾向があるため、このことを踏まえて認知症高齢者とのコミュニケーションを行う。

『私は誰になっていくの？』という本を書いた認知症のクリスティーン・ブライデンは、ある講演会でホームヘルパーから「在宅ケアで認知症の人に何をどう話していいかわからないとき、どうしたらいいか？」と質問され、次のように答えている。

「私たちがより感情の世界に生き、認知の世界を生きることが少なくなっているので、記憶に残るのはあなたが何を言ったかではなく、どんなふうに話したか、ということです。私たちには感情はわかるが、話の筋道はわからない。あなたの微笑み、あなたの笑い声、私たちにふれるあなたの手が、私たちに通じるのです。何と言っていいかわからない時は、ただそばにいてくれればいい。私たちには言葉よりも、あなたがそばにいてくれること、私たちと思いを分かち合ってくれることが必要なのです」

## 4 看護小規模多機能型居宅介護

看護小規模多機能型居宅介護は、2012 年（平成 24 年）4 月にスタートした比較的新しい地域密着型サービスで、主に利用される通所介護を中心に、短期入所生活介護（ショートステイ）や訪問看護などのサービスも必要に応じて受けられる。当初「複合型サービス」の名称が使われていたが、「よりサービス内容が利用者にも伝わりやすいように」と、2015 年から現在の名称に改められた。

看護小規模多機能型居宅介護には、いくつものメリットが挙げられる。

従来の小規模多機能型居宅介護にできなかった「医療ニーズ」への対応ができることで、病院を退院した後の在宅生活のサポート、病状が不安定なときの在宅生活のサポート、がん末期の対応、家族へのレスパイトケア、相談対応による負担軽減を目的としている新しいサービスである。

一つの事業所と契約すれば、通い（通所）・泊まり（ショートステイ）・自宅介護および看護（訪問介護と訪問看護）のサービスが一体的に利用でき、情報の共有と連携がしやすくなることで療養

者の体調や家族の生活スタイルに応じた利用も可能になり、家族の介護負担も軽くなる。

さらに、要介護度に応じたサービスプランを立てることができる柔軟性もあり、医療管理や最期の看取りに対する不安もなくなる。複数のサービスを一つの事業所が対応するので、介護支援専門員がサービスを一元管理でき、利用者や家族の状態に合わせて即時対応が可能である。

看護小規模多機能型居宅介護では、居住する市区町村の施設または介護事業所を利用するのが原則で、利用登録定員は 29 名以下、通い定員は 18 名以下、宿泊定員は 9 名以下になっている。スタッフは、常勤換算 2.5 以上の看護職員（うち常勤保健師または看護師 1 以上）、専従の介護支援専門員、その他職員である。

# 2 | 看護課題と看護のポイント

## 1 脳血管性認知症の悪化予防

### （1）要　因

動脈硬化や脳梗塞の再発作のリスクがあり、急な手足のしびれや麻痺で歩きにくくなったり、外出の頻度が減ったり、体を動かす頻度が減ると、体力が低下する可能性がある。またその結果、血行不良が起こり、脳梗塞が発症したりする可能性も高くなる。

### （2）高齢者で高血圧症がある認知症者の看護のポイント

・血圧の変動の有無を中心に、治療効果や精神心理状況について確認を行う。
・服薬が確実に行える方法を確保する。
・体操やリハビリを続けて、体力の維持や社会的な交流の機会をつくる。
・トイレの回数を減らそうと、水分を控えてしまうので、肺炎・尿路感染・脳梗塞の再発を防ぐために、水分摂取、うがい、歯磨き、手洗いをこまめに行う。

### （3）認知症の周辺症状に関する看護のポイント

・認知機能障害の中核症状により知覚、思考内容、気分、行動障害などの日常生活に支障をきたす周辺症状が出現する。そのため心理社会的要因に配慮して、失禁や徘徊などを予防する。
・認知症であるため、本人が病気からくる症状について受け入れることがなかなか難しく、それまでのライフスタイルの継続を含め本人にとってベストな選択を考えつつ、希望に沿えるようにかかわる。
・周りから見ればチグハグで現実的ではない言動も、本人にすれば整合性がとれていることが多いので、それを否定されると不快感や被害感につながる。そのため、まず否定するのではなく、できるだけ共感的に接することを心がけるように家族に話す。
・介護を拒否する場合には、否定や抑止的な言動は避けるようにする。不安感や孤独感を抱きやすいので、周囲の家族が理解しようとする気持ちや、優しく接しようとする態度が大切なことを伝える。

・本人の関心や興味がありそうなことを中心にコミュニケーションをとることが基本だが、抑うつ状態に陥っている場合は周囲の働きかけに反応しないことがある。しかし、何かのきっかけで関心をもつこともあるので、絵画や音楽、花など、よく観察して、少し目が輝いたり、表情が変わったりすることがあるときは、興味や関心がありそうなことを材料にして積極的に働きかけるようにする。

## 2 転倒のリスク回避

### （1）要　因

　認知症と転倒の関係性については、転倒・転落の結果、骨折して生活が不活発になり（外出しない・他者との交流が減るなど）発症する場合があるが、逆のパターンで、気がつかないうちに認知症になっていて、そのために転倒したという場合もある。高齢者は、栄養不足・運動不足・老化により骨粗鬆症になっている場合がある。椅子に座りそこねて尻もちをつく、敷居の段差でつまずくなどで、腰椎の圧迫骨折や大腿骨頸部骨折を起こしやすい。

　外出などができて認知症の周辺症状がなくとも、家に入ったら散らかり放題だったということがあり、片づけや掃除が困難になっていると、足元にモノが散乱していて転びやすい状態になるため、注意が必要となる。

　認知症の人が転倒・転落した場合、痛みや入院という環境変化で強い混乱を招き、せん妄が出たり認知症症状が進んだりする。

### （2）看護のポイント

・認知症の転倒・転落の予防として、筋力維持を行う。そのために地域で開催している「介護予防体操」に参加したり、介護保険制度の通所介護事業所を利用する。
・栄養と適度に日光を浴びるようにする。
・家具の配置を工夫して、歩きやすくする。
・引き戸を開け閉めする際にバランスを崩すこともあるので、近くに手すりを付ける。
・室内の整理整頓を行い、足元が不安定な場合にも物につまずくなどのことがないようにする。

## 3 家族の介護負担感と疲労蓄積

### （1）要　因

　認知症の症状でみられる失禁や家族に対する否定的な言動により、家族の心身の負担が大きくなる。しかし、多くの家族はよほど困らないと認知症者の状況や実情を他の人に相談したり、オープンにすることには躊躇する。また、症状の変化に対応できない自責の念により、主介護者だけでストレスを抱え込むリスクが高い。

### （2）看護のポイント

・認知症の周辺症状による失禁などでは、介護負担を少なくするため畳の上に水を通さない上敷きを敷くなどで後始末が楽になるなど、失禁という症状をなくすことではなく、後始末が簡単だと思えるような工夫についての助言が重要となる。

・脳血管性認知症の症状の出方や進行について知り、介護により今までの生活の混乱を少なくできるように、家族のレスパイトのため介護保険や他のサービスの利用ができるように提案する。

・家族の介護以外の生活を含めた介護計画づくりを提案する（看護小規模多機能型居宅介護）。

### 4 ダブルケア（子育てと介護を同時に行う）の課題

#### （1）要　因

　ダブルケアとは、子育てと介護が同時期に発生して行う状態のことをいう。今日では、ダブルケアを行う状況にある人が増えている。その背景要因には、女性の社会進出などで晩婚化が進み、高齢出産をする人も珍しくないこと、また兄弟姉妹が少ないということが挙げられる。兄弟姉妹がいれば頼ることもできるが、兄弟姉妹がいないか少ない場合には、自分一人で抱え込むことになる。ダブルケアについては、まだ現在の社会制度では保育も介護も十分とはいえないサポート体制であり、その認知度が低い現状にある。

#### （2）看護のポイント

・介護と育児の支援に対する多職種連携を行う。

・育児に関する行政および専門機関や民間組織などを活用できるような助言する。

・ダブルケアケア支援体制づくりについて他機関で可能なサポートを行う。

## 3 地域包括ケアシステムにおける看護小規模多機能型介護の役割

　地域包括ケアシステムは、高齢者が住み慣れた地域で暮らせるよう、医師や介護職員、ケアマネジャー、ボランティア、企業などが連携し、往診や訪問介護、生活支援といったサービスを提供する地域の医療介護総合システム構想である。65歳以上の高齢者のうち、介護を必要とする人のなかで認知症高齢者数だけでも2025年には470万人にもなると予想されており、高齢者への介護ケア・医療ケアの切れ目のない連携を進めていくことが求められている。

　具体的には、脳血管性認知症の特徴である他の疾患で医療の必要性が出現し、それが認知症の発症の引き金となる問題がある。さらに、入院や短期入所などによる生活環境の変化が、認知症の悪化を引き起こすリスクが大きいことが挙げられる。

　入院医療として、区域ごとの病床機能の再編がうまくいったとしても、退院後の行き場所が確保されなくては本人や家族のどこで療養したなら最適なのかという悩みは解消されず、当事者が希望する場合も在宅での療養は実現しない。

　認知症のケアは、疾患に伴う周辺症状などの行動の変化に個人差や時間差、そして環境の影響による変動が大きく、規則的な生活状況の確保は困難である。そのため、医療としての看護と生活を支える介護が同時進行でかかわることが必須である。

　認知症について地域包括ケアシステムを機能させ、高齢者本人や家族が、在宅での生活を可能に

する医療・介護の両方の機能が一体化することがより効果的な認知症の在宅ケアにつながる。

実際、在宅での認知症ケアを行う際には、介護スタッフと医療スタッフが共に意見を出し合ってケア方針を決めていくが、従来の、「訪問看護」と「訪問介護」が異なる事業所の場合、両者の連携にケアマネジャーも加わり、タイムラグを生じることがある。そのため、医療と介護の連携が一事業所内で行える看護小規模多機能居宅介護（通称カンタキ）は、今後の地域包括ケアシステムの中心的な機能と役割を担うことが期待されている。

## 1 「退院支援」「退院調整」の例

入院後3日以内に病棟でスクリーニングを行い、必要な場合、「担当部署」に連絡する。それを受け、退院調整看護師が病棟に赴き、病棟師長や受け持ち看護師とも相談しながら支援方法を計画していく。治療方針や看護方針が決まって、退院後の計画もある程度固まったところで、「退院調整カンファレンス」を開く。参加者は主治医、受け持ち看護師、退院調整部署看護師、ソーシャルワーカー、そして家族。可能なら患者にも参加してもらう。このカンファレンスで、患者や家族に様々な心配事を話してもらい、解決策を提示していく。特に、入院中に高齢者の認知症に関するアセスメントを行い、地域での生活を支えられるような医療サービス（診断機能、アウトリーチ（訪問支援）や外来機能、入院機能など）を、家族や介護者も含めて提供できるような医療体制とすることが重要である。

医療機関は、早期の詳細な診断や、急性期の入院医療を提供するほか、在宅医療を担当する機関、地域包括支援センター、看護小規模多機能型居宅等のサービス事業所などと連携し、地域での生活を支える役割を調整することが求められている。**表12-1**に示すのは、退院調整計画書モデル例である。

## 2 地域包括ケアシステムにおける認知症者の看護小規模多機能型居宅サービス利用の特徴

在宅療養を希望された認知症者が退院した場合、医療を24時間受けていた病院から離れた不安から、退院直後の数日が本人・家族の生活における不安や混乱が最も大きな時期でもある。このことから、看護小規模多機能型介護の看護職は、在宅療養希望者には、入院中から顔なじみとなり、退院後の短期宿泊利用から開始することは、病院などから円滑な在宅療養への移行に大変有効な活用法である。

そのために、看護小規模多機能型介護のスタッフは、日頃から地域の医療機関や地域包括支援関連の会議・交流会・研修などに参加し地域包括支援センターとの連絡を密に行い、認知症本人と家族への早期介入を目指す。また、事例をとおし、地域の連携体制を強化する役割も担う。

### 表12-1　退院支援計画書モデル

| 病名 | 疾患、症状、入院目的も記入 |
|---|---|
| 治療方針 | |
| 患者・家族・介護者の望み | 患者：　　　家族：　　　介護者： |
| 第1段階：退院支援が必要と判断するのは | □再入院のおそれがある。病状不安定（がん末期、難病など）<br>□退院後も医療処置が必要（医療処置名：　　）<br>□入院前に比べADL・IADLが低下（　　）<br>□独居、家族がいても介護が十分提供できない（　　）<br>□通常の制度利用が困難（　　）　　　その他（備考） |
| 第2段階：在宅ケア以降に際しての課題<br>●退院にかかわる問題点・課題など<br>●退院へ向けた目標支援期間、支援概要 | ＜医療上の検討課題＞<br>①病状、治療方針、今後の予測<br>②退院時も継続する医療管理・処置内容<br>③患者・家族への説明内容、理解、受け止め<br>④②の自己管理能力、家族のサポート体制<br>❶患者・家族への教育・指導～服薬、療養生活、医療処置など（担当者：　　）<br>❷生活の場で実施可能なシンプルケア～与薬の簡素化、カテーテル抜去など（担当者：　　）<br>❸症状緩和ができているか（担当者：　　）<br>❹在宅医・訪問看護の必要性の判断（担当者：　　）<br>❺現実と希望のすり合せ（合意形成）（担当者：　　）<br>＜ADL・IADLから生活介護上の課題＞<br>ⅰ食事　　ⅱ排泄・排尿・排便<br>ⅲ移動に介助要　　ⅳ保清　　ⅴ家屋評価 |
| 第3段階：制度・資源への調整<br>●予測される退院先や退院後に利用が予測される社会福祉サービス等 | ●利用する必要性のあるサポート<br>　医療：□訪問介護　　□在宅医　　□リハビリ　　□薬局　　□地域医療機関<br>　介護：□住宅環境調整（　　）　□介護サポート（　　）　　□生活支援サポート（　　）<br>●入院前からの地域資源<br>　□介護認定　　□ケアマネ　　□訪問看護　　□在宅医　　□かかりつけ医<br>　□自立支援（担当CW：　　　利用サービス：　　）<br>　□難病施策（担当保健師：　　利用サービス：　　）　□生保（担当CW：　　）<br>●地域の窓口：　　　　　　　　依頼する在宅サービス調整： |
| 退院までに準備すること<br>在宅への準備 | ●病院側が準備すること<br>　入院中：　　　退院日当日・翌日：<br>●患者・家族がすること：<br>●在宅スタッフが用意すること：<br>●準備する医療材料・衛生材料・手配・退院後の入手方法：<br>●退院までに必要な療養環境の整備（電動ベッド、車いす、歩行器など、工事要）： |
| 退院前カンファレンスと退院時期 | ●退院前カンファレンス（退院時共同指導）開催時期：　　月　　日<br>　参加者チェック　□ケアマネ　□在宅医（かかりつけ医）　□訪問看護　□患者<br>　　　　　　　　□家族　　□その他：<br>　病院側：□医師　　□看護師　　□リハビリスタッフ　　□退院調整部門<br>　　　　　□その他：<br>●退院時期：　　月　　日 |
| 退院後の治療計画 | |
| 療養上の留意点 | |
| 利用する医療・福祉 | |

（吹き出し注記）
- □にチェックを入れ、適宜内容を右欄（　）に記入
- ①～④の課題を列挙し、❶～❺の視点で解決策とその担当者を考える
- ⅰ～ⅴの観点で退院時に目指す状態像を患者・家族と共有する。そのとき、「入院前の状態⇒現在の状態⇒退院時に目指せる状態」と時系列に調整し、そのために必要な支援も考えること
- ここは退院調整部門の役割だが、病棟看護師も知識として知っておきたい
- 医療依存度の高い事例・末期がんは必要性を判断！
- 受診頻度や初回受診日、訪問日など
- 例）「○○のような症状があれば、早めに受診しましょう」「内服を忘れないよう注意しましょう」
- 実際に利用するサービスなど

# 4 　妻の死後、脳血管性認知症があるが在宅での生活を継続したい人とダブルケアを行う家族への支援

## 事例の概要

### ●事例

L氏、75歳、男性。

### ●診断名

高血圧症、脳血管性認知症、腰椎椎間板ヘルニア、前立腺肥大症。

### ●既往歴・現病歴

・50歳代後半に職場の健康診断で高血圧を指摘され、その後、内服治療を続けている。血圧132〜130/82〜80mmHg。

・2か月前、腰痛で市内の病院に検査入院し、腰椎椎間板ヘルニアと診断され、経過観察中。

・2か月前の入院中、夜間頻尿があり、検査の結果で前立腺肥大症と診断され、経過観察中。

・2か月前の入院中、不安感が強く、検査の結果で脳血管性認知症と診断され、経過観察中。

・認知症の周辺症状として、2週間前より夜間、食堂やキッチンの流しのごみ箱に使用後の尿パッドを入れておくことが続いている。

### ●訪問看護導入の経緯

2週間前から始まった使用後の尿パッドを食堂やキッチンのごみ箱に入れることに家族が困り、妻の在宅終末期のときから訪問介護を利用しているため、介護支援専門員に相談されたことをきっかけに、看護小規模多機能型居宅介護を導入することになった。

### ●本人や家族の思い

・L氏：「今の生活に不自由していないので、この生活を続けたい」「ヘルパーさんは、妻の病気のときから来てもらい、助かっている」「腰痛が時々あるくらいで、他には困ることはない」「孫がよく泣き、煩わしい」

・嫁：「週1回でも、通所介護を利用してもらい、月2日は泊まりのサービスを利用してほしい。子どもの世話に専念する日もほしい」「尿パッドを食堂やキッチンのごみ箱に入れるようなことが続くと不安で眠れない」「子どもが最近よく泣くようになり疲れる」

・長男：「夫婦で協力して、本人の希望をかなえてあげたいと夫婦で話す」「父が尿パッドを食堂やキッチンのごみ箱に入れることについて対応に悩む」。妻には、「育児と介護で申し訳ないと思っている」「毎日平日は、帰宅が午後10時過ぎで妻に申し訳ない」

### ● ADL

日常生活自立度はJ2、認知症自立度Ⅱa、要介護1、食事は自立。排泄は、家族に言わないで、ご自分で尿取りパッド買ってきている。一日3枚くらい、トイレのごみ箱に半分くらい水分を吸った使用済みパッドが入れてある。洋式トイレの動作はできている。洗面、ひげそり自立。入浴はシャワーのみ週3回、自立。服薬は、1か月で4回分くらい飲み忘れがある。

### ●生活状況

都市郊外の30年前開発された一戸建て住宅外のなかの2階建て持ち家。長男（43歳、会社員）、長男の嫁（34歳、主婦）、長男の息子（1歳半）と同居し、1階に自室がある。大手企業の役員を終えた後、13年前から車で30分の大学で非常勤講師をしていて、昨年まで月2日タクシーで出勤。

近くの総合病院には、長男が会社を休み毎月受診に付き添う。飲酒・喫煙は10年前から止めている。通常、日中は自室でテレビを見て過ごしている。朝は6時に起き、食事は家族と一緒に摂り、毎日午後約1時間午睡をして、夜は午後10時くらいに就寝、夜間の排泄は自室から出て食堂を通ってトイレに3回〜4回行く。本人は、尿パッドの後始末については家族に話さない。2週間前から朝、食堂のキッチンのごみ箱に使用後の尿パッドが入れてあることが続いている。排便は2日に1回、便秘はない。

## ■ フェイスシート

| 利用者 | （ L 氏 ） | 年齢 | （ 75 歳 ） | 性別 | （男 ・ 女 ） | 保険の種類 | （ 医療保険 ・ 介護保険 ） |
|---|---|---|---|---|---|---|---|

| 主な疾患 | 高血圧症・脳血管性認知症・腰椎椎間板ヘルニア・前立腺肥大症 | 身長174cm、体重78.0kg、BMI 25.8 | | |
|---|---|---|---|---|

| 治療経過 | 服薬状況 | 医療処置 |
|---|---|---|
| 50代後半から高血圧治療継続中。2か月前から脳血管性認知症と腰椎椎間板ヘルニアと前立腺肥大症の診断があり、経過観察中（同じ総合病院月1回受診） | 降圧剤：ブロプレス®錠4mg朝1回 | 服薬管理 |

| 既往歴 |
|---|
| 特になし |

| 発達課題（ライフステージ、ライフイベント、職歴、生活歴、成育歴） |
|---|
| 東京生まれ。兄弟3人の3番目。大学院卒。30歳で結婚、子どもは長男一人、65歳で大手機械関連企業定年後、昨年までタクシーで約30分の大学の非常勤講師として月2回勤務。妻は2年前に多臓器がんで死亡（68歳）。近隣との交流は、ほとんどない |

| 項目 | 具体的内容 |
|---|---|
| 食事・栄養 | 嫁が作り、家族と食事を摂る。偏食なし。濃い味を好む。喫煙・飲酒なし。間食は、お菓子毎日 |
| 更衣 | 自力で可能だが、細かなボタンかけに時間を要する。衣類は寒暖に合わせられる |
| 移動 | ベッドからの立位不安定、室内歩行時々ふらつく。屋外は、平地を杖で約5m歩行可 |
| 排泄 | 排尿日中約4〜5回。尿パッドを使用。夜間3〜4回。排便2日に1回 |
| 整容 | 洗面・ひげそり自立。 |
| 入浴・清潔 | 入浴シャワーのみ週3回自立 |
| 家事 | 本人の居室の清掃と洗濯で週1回訪問介護を利用。それ以外は、嫁が行う |
| 服薬管理 | 服薬は自分で管理。長男が週1回確かめると、週1回くらい飲み忘れがある |
| 財産管理 | 本人と相談し、息子が管理 |
| 日常生活自立度（寝たきり度） | J1　(J2)　A1　A2　B1　B2　C1　C2 |
| 認知症老人の日常生活自立度 | なし　Ⅰ　(Ⅱa)　Ⅱb　Ⅲa　Ⅲb　Ⅳ　M |
| 要介護（支援）度区分 | 非該当　要支援1　要支援2　(要介護1)　要介護2　要介護3　要介護4　要介護5 |

| 家族と介護者（主介護者の年齢、性別、続柄、健康状態） | （家族構成） |
|---|---|
| 長男：43歳（会社員、健康）<br>嫁：34歳（主婦、健康）<br>長男の息子：1.5歳（健康・最近よく泣く） | 75　2年前に68歳<br>34　43<br>1.5 |
| キーパーソン　長男と嫁 | |
| 介護意欲、介護力 | |
| 長男：嫁が頼り。自分は月1回受診付き添う<br>嫁：息子の育児で手一杯。今後の不安あり | |

| 主たる収入源 | 公費負担制度、各種手当の種類 |
|---|---|
| 本人の厚生年金、長男の収入 | なし |

| 退職金の貯金 |
|---|
| あり |

| 療養者の居室 | 住居環境 |
|---|---|
| 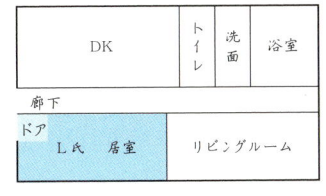 | 都市郊外の住宅地でバス停まで約8分。2階建ての持ち家で、自宅と道路には段差がある。長男家族と同居。L氏の部屋は、玄関に近く日当たり良くない。30年前に都心から転居。居室内はエアコン完備しており、自己管理可能 |

| 近隣付き合い状況 | L氏が会社員時代に転居したため、妻が亡き後、近隣との付き合いはほとんどない |
|---|---|
| インフォーマル・サポート | L氏の教え子が時に訪れる。兄2人も亡くなっており、親戚との交流はほとんどない |

| 現在利用している社会資源 | 地域で利用可能な社会資源 |
|---|---|
| A病院：循環器科・整形外科・泌尿器科<br>B看護小規模多機能型居宅介護事業所：介護支援専門員、訪問看護（週1回月曜日60分）、訪問介護（週1回木曜日60分） | 地域包括支援センターで、認知症家族の集い月1回 |

| 本人・家族の希望、健康についての考え方 |
|---|
| L氏：「今の生活に不自由していないので、この生活を続けたい」「ヘルパーさんは、妻の病気のときから来てもらい、助かっている」「腰痛が時々あるくらいで、他には困ることはない」「孫がよく泣き、煩わしい」<br>嫁：「週1回でも、通所介護を利用してもらい、月2日は泊まりのサービスを利用してほしい。子どもの世話に専念する日もほしい」「尿パッドを食堂やキッチンのごみ箱に入れるようなことが続くと不安で眠れない」「子どもが最近よく泣くようになり疲れる」<br>長男：「夫婦で協力して、本人の希望をかなえてあげたいと夫婦で話す」「父が尿パッドを食堂やキッチンのごみ箱に入れることについて対応に悩む」。妻には、「育児と介護で申し訳ないと思っている」「毎日平日は、帰宅が午後10時過ぎで妻に申し訳ない」 |

| 療養に対する希望、サービスへの希望、健康上配慮していること、在宅療養の経緯 |
|---|
| 「今の生活を続けたい」 |

## 生活リズム・スケジュール

| 週/日 | 7〜8 | 8〜9 | 9〜10 | 10〜11 | 11〜12 | 12〜13 | 13〜14 | 14〜15 | 15〜16 | 16〜17 | 17〜18 | 18〜19 | 19〜20 |
|---|---|---|---|---|---|---|---|---|---|---|---|---|---|
| 月 | 朝食 | | | 訪問看護 | | 昼食 | | | | | シャワー | | 夕食 |
| 火 | 朝食 | | | | | 昼食 | | | | | | | 夕食 |
| 水 | 朝食 | | | | | 昼食 | | | | | シャワー | | 夕食 |
| 木 | 朝食 | | | 訪問看護 | | 昼食 | | | | | | | 夕食 |
| 金 | 朝食 | | | | | 昼食 | | | | | シャワー | | 夕食 |
| 土 | 朝食 | | | | | 昼食 | | | | | | | 夕食 |
| 日 | 朝食 | | | | | 昼食 | | | | | | | 夕食 |

＜1か月＞
受診：月末金曜日：息子が車で付き添う。介護支援専門員訪問：月末

## ■ アセスメントシート（希望の促進因子・阻害因子）

### 身体的側面の情報

Ⅰ-1：高血圧で50歳代から内服治療中（血圧132～130/82～80mmHg）
Ⅰ-2：降圧剤：ブロプレス®錠4mg 朝1回
Ⅰ-3：服薬は自分で管理。長男が週1回確かめると、週1回くらい飲み忘れがある
Ⅰ-4：身長174cm　体重78kg　BMI 25.8
Ⅰ-5：喫煙・飲酒なし。お菓子の間食毎日
Ⅰ-6：脳血管性認知症と診断され、経過観察中
Ⅰ-7：前立腺肥大症で経過観察中。夜間3～4回トイレに行くが、尿パッドも併用
Ⅰ-8：腰椎椎間板ヘルニアで時々腰痛あり
Ⅰ-9：室内は、不安定だが歩行などADLほぼ自立。屋外は、杖使用で約5m歩行可能

### 身体的側面のアセスメントの結果

□高血圧により脳血管性認知症の進行が予測される（Ⅰ-1・2・3・6）
□服薬管理は、本人が行っているが飲み忘れがある（Ⅰ-3）
□間食があり、腰痛もあるため活動量減少。肥満の悪化のリスクがある（Ⅰ-4～5・8～9）
□内服薬長期間使用による、副作用が出る可能性がある（Ⅰ-1～2）
□前立腺肥大症による頻尿、睡眠障害（Ⅰ-7）
□腰痛による運動不足で体力の低下と椎間板ヘルニアの変化が起こる可能性がある（Ⅰ-8～9）
□室内歩行不安定だが、ADLはほぼ自立している（Ⅰ-9）

L氏、7
在宅療養に対す
自分のペースを維持

### 環境・生活の側面の情報

Ⅲ-1：息子家族と30年前に建てた一戸建てに同居
Ⅲ-2：妻は2年前に68歳で多臓器がんで死亡。兄2人も亡くなっており、親類との交流はない
Ⅲ-3：大学院修了後、大手機械関連企業で65歳まで勤務
Ⅲ-4：66歳から昨年まで、大学の非常勤講師で月2回勤務していたが、現在は外出する機会がない
Ⅲ-5：妻が亡くなってからは、近隣との交流はない
Ⅲ-6：1歳半の孫とは、遊ぶことはしない
Ⅲ-7：終日、テレビを見ている
Ⅲ-8：居室とトイレが離れている
Ⅲ-9：自宅と道路に段差がある
Ⅲ-10：教え子が時に訪ねる

### 環境・生活の側面のアセスメントの結果

□妻の死後、ふだん話す相手がいない（Ⅲ-2・5・6・10）
□月1回、通院以外は、自宅以外で活動する機会がない（Ⅲ-3～6）
□居室とトイレが離れているが、住み慣れた部屋である（Ⅲ-1・8）
□自宅と道路に段差があり、転倒のリスクがある（Ⅲ-9）

## 心理的側面のアセスメントの結果

☐ 今の生活には不自由ない（Ⅱ-1）
☐ 現在の生活を維持したいという思いがある（Ⅱ-2）
☐ 環境の変化による不安があるため、脳血管性認知症に影響するリスクがある（Ⅱ-3）
☐ 夜間、トイレまで尿パッドを捨てに行くのが面倒（Ⅱ-4）
☐ 孫の存在が気になる（Ⅱ-5）

## 心理的側面の情報

Ⅱ-1：腰痛以外、今の生活に不自由していない
Ⅱ-2：「このままの生活を続けたい」
Ⅱ-3：2か月前の入院中、不安感が強く、脳血管性認知症と診断され、経過観察中
Ⅱ-4：夜間、トイレまで行くのが面倒で尿パッドを食堂やキッチンのごみ箱に捨てる
Ⅱ-5：「孫がよく泣き、煩わしい」

**、男性**
**思いや望み**
**生活を続けたい**

## 家族・介護状況の側面のアセスメントの結果

☐ 長男夫婦の協力体制がある（Ⅳ-1・9）
☐ 嫁は休息を希望している（Ⅳ-2・3）
☐ 長男は父の希望をかなえたい（Ⅳ-4）
☐ 家族は認知症の対応がわからない（Ⅳ-3・5）
☐ 長男は妻を気づかっている（Ⅳ-6）
☐ 訪問介護と訪問看護は利用している（Ⅳ-7・8）
☐ 嫁の心身疲労の影響が出ている（Ⅳ-10）
☐ 主介護者の代わりがいない（Ⅳ-6・12）
☐ 経済的に問題はないため、介護支援に必要なサービスは使える（Ⅳ-11）

## 家族・介護状況の側面の情報

Ⅳ-1：一人息子の夫婦家族と同居している
Ⅳ-2：嫁は「週1回の通所介護と月2日のお泊まりサービスを利用してほしい」
Ⅳ-3：嫁は「尿パッドをあちこちに置くようなことが続くようなら、どうしてよいか不安になる」
Ⅳ-4：長男は「夫婦で協力して、本人の希望をかなえてあげたい」
Ⅳ-5：長男は「父が尿パッドを食堂やキッチンのごみ箱に入れることについて対応に悩む」
Ⅳ-6：長男は「毎日平日は帰宅が午後10時過ぎで、妻に申し訳ない」
Ⅳ-7：週1回木曜日、訪問介護60分利用
Ⅳ-8：週1回火曜日、訪問看護60分利用
Ⅳ-9：毎月末金曜日に通院に長男が付き添う
Ⅳ-10：嫁は「子どもが最近よく泣くようになり、育児に専念できる日がほしい」
Ⅳ-11：経済的に問題はない
Ⅳ-12：嫁以外の介護者は長男のみである

# ■ 関連図の作成プロセス

## 1 重要な言葉を取り出す

　アセスメント用紙に記載された四側面のそれぞれの情報を検討し、アセスメントを行う。下記には四側面のうち、家族・介護状況の側面を例としてあげる。

　家族・介護状況の側面のアセスメントの結果の記述のなかから、課題につながる内容に下線を引き抽出する。促進因子（強みとなる言葉）を〔　　　〕に、阻害因子（課題につながる言葉）を〔　　　〕に示す。

### 家族・介護状況の側面のアセスメントの結果

□ 長男夫婦の協力体制がある
（Ⅳ-1・9）　→ 長男夫婦の協力体制

□ 嫁は休息を希望している
（Ⅳ-2・3）　→ 嫁は休息を希望

□ 長男は父の希望をかなえたい
（Ⅳ-4）　→ 長男は父親の希望をかなえたい

□ 家族は認知症の対応がわからない
（Ⅳ-3・5）　→ 家族は認知症の対応がわからない

□ 長男は妻を気づかっている
（Ⅳ-6）　→ 長男は妻を気づかう

□ 訪問介護と訪問看護は利用している
（Ⅳ-7・8）　→ 訪問介護と訪問看護を利用している

□ 嫁の心身疲労の影響が出ている
（Ⅳ-10）　→ 嫁は心身疲労がある

□ 主介護者の代わりがいない
（Ⅳ-6・12）　→ 主介護者の代わりがいない

□ 経済的に問題はないため、介護支援に必要なサービスは使えない
（Ⅳ-11）　→ 経済的に問題はない

## ❷ 重要な言葉のラベル化

❶ それぞれの "重要な言葉" をラベル化して ラベル として並べる。

❷ ラベル は療養者 L 氏の望み「自分のペースを維持し生活を続けたい」の促進因子、阻害因子を意識してラベル化する。家族・介護状況を例にあげると、「長男は父親の希望をかなえたい」「訪問介護と訪問看護を利用している」などは強みとなる促進因子であり、「家族は認知症の対応がわからない」「嫁は心身疲労がある」などは阻害因子となる。その他の側面のラベルを配置し、全体として両方の因子がバランスよく含まれていることが望ましいので、偏っていないかをラベルを並べながら確認する。

### 身体的側面

- 高血圧症による脳血管性認知症が進行するおそれ
- ADL ほぼ自立
- 内服薬の飲み忘れ
- 長期間の内服薬による副作用のリスク
- やや肥満
- 前立腺肥大症による頻尿、睡眠障害
- 腰痛のため運動量減少

### 心理的側面

- 現在のままの生活を希望
- 特に今困っていない
- 環境の変化が不安
- 夜間、トイレに行くのが面倒
- 孫の存在が気になる

### 環境・生活の側面

- 居室とトイレが離れている
- 経済的に問題はない
- 自宅と道路に段差がある
- 近隣との交流はない
- 話し相手がいない
- 自宅以外で活動する機会がない

### 家族・介護状況の側面

- 嫁は休息を希望
- 長男夫婦の協力体制
- 家族は認知症の対応がわからない
- 長男は父親の希望をかなえたい
- 嫁は心身疲労がある
- 訪問介護と訪問看護を利用している
- 主介護者の代わりがいない
- 経済的に問題はない
- 長男は妻を気づかう

## 3 関連因子の配置

❶ L氏の望み である「自分のペースを維持し生活を続けたい」を紙面の中央に置く。

❷ ラベル の意味や他の関連するものとの関連性を考慮し、四側面の分類にとらわれず、関連性を考えて配置する。

❸ L氏の場合は、家族介護の負担要因の現状と長男夫婦との生活を維持するために必要な自尊心を尊重した介護の支援体制などを関連情報として配置する。

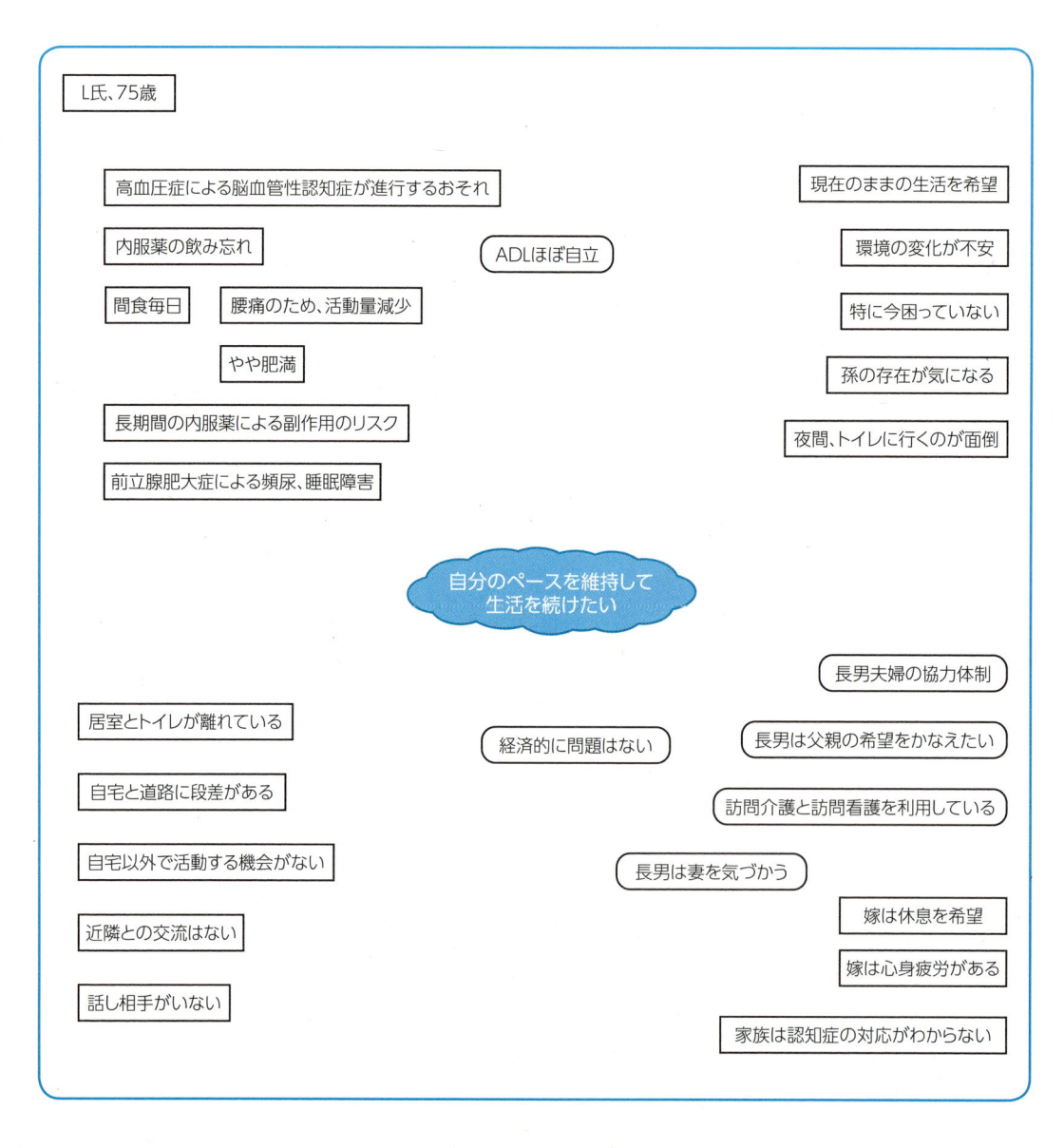

## ４　関連因子のグルーピング

❶L氏の望みをかなえるために、どのような関連課題があるか意識しながら、 ラベル の並べ替えを行う。

❷家族の介護体制の維持と強化をすることで、脳血管性認知症の周辺症状による介護負担を軽減するための介護サービス利用が必要である。また、家屋の構造による転倒リスク対策など四側面を再度見ながらL氏との信頼関係による精神面の安定を図ることを考慮し、類似する ラベル の内容の塊をつくる。

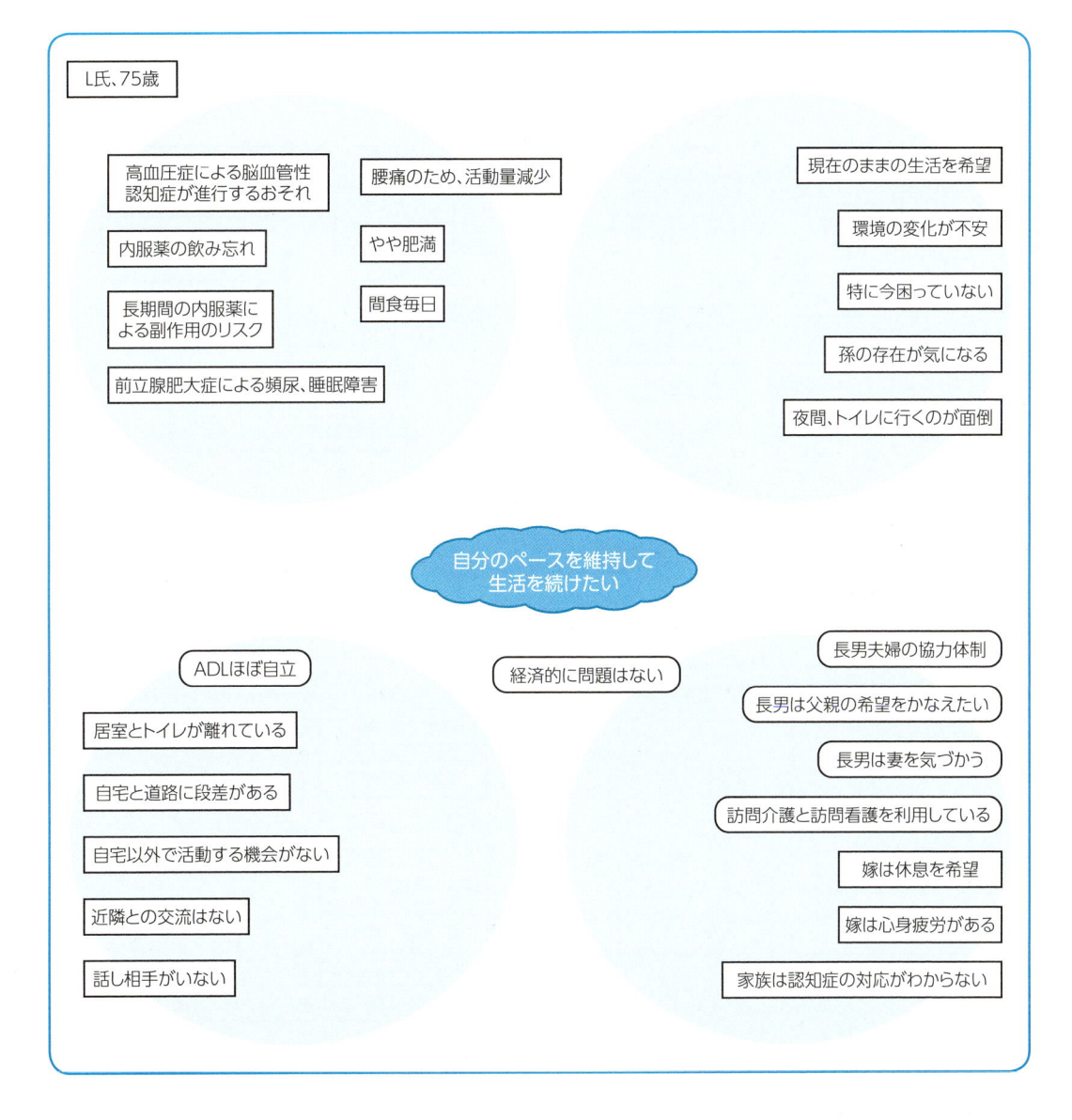

## 5 関係性の表示と療養上の看護課題の表示

❶L氏の望みをかなえ、家族の負担を軽減するために、解決すべき課題は何かという視点で、原因・誘引となるものを意識して、ラベル の位置や集まりを再検討する。

❷看護課題 を明確にし、ラベル と望みの位置関係を考慮し、書き加える。L氏の場合は、「高齢であり、高血圧症によるリスクがある」「脳血管性認知症の進行や症状により自尊心の維持が困難である」「転倒のリスク」「介護・育児のダブルケアの主介護者の負担がある」の看護課題が抽出され、優先順位を明示した。

❸課題と ラベル の関連性を矢印 ⟶ で示す（ ⟶ は因果関係を示し、それ以外の関係は線でラベルとラベルを結ぶ）。

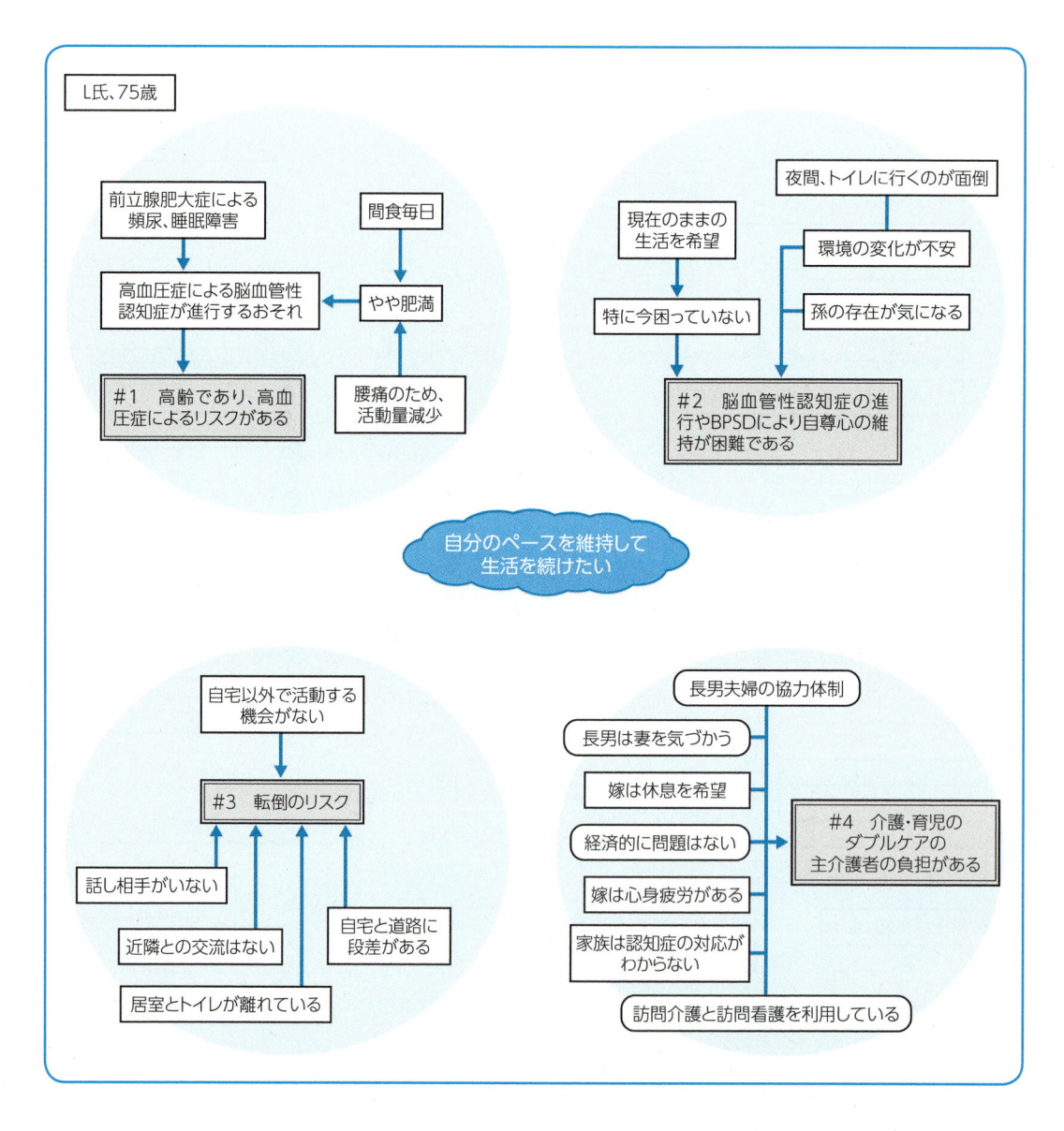

## 6　短期目標・長期目標の設定

❶看護課題の解決で目指す状態を　短期目標　として示す。L 氏の場合は、「自分のペースを維持して生活を続けたい」という希望のために、「高血圧の治療継続と合併症の早期発見ができる」「脳血管性認知症の BPSD が改善され、在宅での生活が継続できる」「安全な動作と適度な活動により筋力低下を防ぎ、ADL を維持できる」「家族が介護に対する負担を最小にして子育てを楽しめる」を書き加える。

❷看護課題に解決に向けて行う　看護援助　➡について概要を示す。

❸課題全体を概観し、療養者・家族の望みを達成可能な　長期目標　としてふさわしい表現にする。

「自分のペースを維持して生活を続けたい」

➡ 　1．自分の意思で現在の生活を継続できる
　　2．家族は子育てと介護を無理なく続けられる

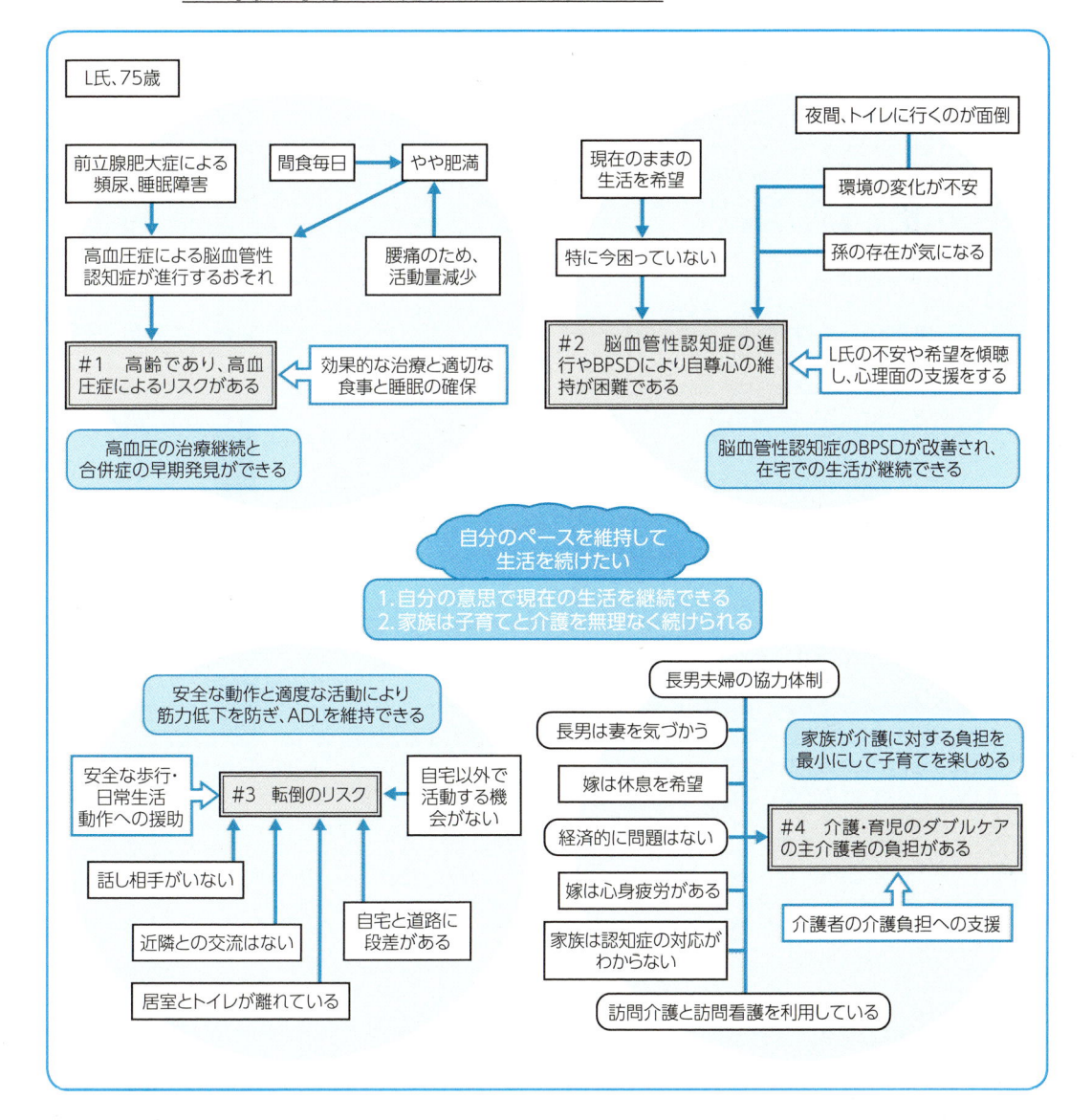

## ▌二次アセスメントの作成

　L氏のアセスメントシート（望みの促進因子・阻害因子）の四側面のアセスメントの結果（身体的側面、心理的側面、環境・生活の側面、家族・介護状況の側面）をもとに、療養者の望みに大きく影響する一次アセスメントを（　）に記載し、四側面の情報（身体的側面、心理的側面、環境・生活の側面、家族・介護状況の側面）を枠組みにとらわれず記載する。それらをもとにアセスメントと看護課題を抽出する。

### 二次アセスメント

療養者の望み「自分のペースを維持して生活を続けたい」
望みに影響する一次アセスメント
（脳血管性認知症による新しい環境に対する不安。腰痛の不安による活動量の減少に伴う転倒の危険がある）

| 情報の整理（関連する情報） | アセスメントと看護課題抽出 |
|---|---|
| Ⅰ-0：L氏　75歳　男性<br>Ⅰ-1：高血圧で内服治療中（血圧132〜130/82〜80mmHg）<br>Ⅰ-2：降圧剤：ブロプレス®錠4mg　朝1回<br>Ⅰ-3：服薬は自分で管理。長男が週1回確かめると、週1回くらい飲み忘れがある<br>Ⅰ-4：BMI 25.8<br>Ⅰ-5：お菓子の間食毎日<br>Ⅰ-6：脳血管性認知症と診断され、経過観察中<br>Ⅰ-7：前立腺肥大症で経過観察中。夜間3〜4回トイレに行くが、尿パッドも併用<br>Ⅰ-8：腰椎椎間板ヘルニアで時々腰痛あり<br>Ⅰ-9：室内は、不安定だが歩行自立。屋外は、杖使用で約5m歩行可能<br>Ⅱ-1：「自分のことはできているし、特に困ることはない」<br>Ⅱ-2：「このまま家での生活を続けたい」<br>Ⅱ-3：2か月前の入院中、不安が強く、脳血管性認知症と診断され、経過観察中<br>Ⅱ-4：夜間、尿パッドを食堂やキッチンのごみ箱に捨てる<br>Ⅱ-5：「孫がよく泣き、煩わしい」<br>Ⅲ-1：息子家族と一戸建てに同居<br>Ⅲ-2：妻は2年前に68歳で多臓器がんで死亡<br>Ⅲ-4：66歳から昨年まで、大学の非常勤講師で月2回勤務していたが、現在は外出する機会がない<br>Ⅲ-5：妻が亡くなってからは、近隣との交流はない<br>Ⅲ-6：1歳半の孫とは、遊ぶことはしない<br>Ⅳ-2：嫁は「週1回の、通所介護と月2日のお泊まりサービスを利用してほしい」<br>Ⅳ-3：嫁は「尿をあちこちに置くようなことが続くようなら、どうしてよいか不安になる」<br>Ⅳ-4：長男は「夫婦で協力して、本人の希望をかなえてあげたい」<br>Ⅳ-5：長男は「父が尿パッドを食堂やキッチンのごみ箱に入れることについて対応に悩む」<br>Ⅳ-6：長男は「毎日平日は、帰宅が午後10時過ぎで、 | Ⅰ-1・3・4・6およびⅡ-4より、活動不足と肥満傾向から脳梗塞による認知症の悪化が考えられるので、運動不足による転倒のリスクや脳梗塞の進行の予防が必要である。<br><br>Ⅱ-3より検査入院時に不安が強く出ている。また、Ⅱ-1・2よりL氏は「特に困ることはない」「このまま家での生活を続けたい」と言っている。この両方の課題から、Ⅳ-2にある嫁が希望する通所サービスを利用することを勧めることで、L氏の「自分のペースを維持して生活を続けたい」という望みの促進因子となる介入が必要であることがわかる。<br><br>Ⅱ-4とⅣ-3から尿パッドをトイレのごみ箱に入れていないことは、L氏の在宅での生活の継続の阻害要因となることが予測される。L氏の寝室兼居室からトイレが遠いことから、夜間の安全かつ家族に負担のかからない排泄方法の検討が必要である。<br><br>Ⅱ-5の「孫がよく泣き、煩わしい」と言うL氏には、Ⅱ-2の「このまま家での生活を続けたい」という願いがある。またⅢ-5・6より、普段ほとんど話す相手がいない生活がある。潜在的課題として、Ⅲ-4の昨年までの習慣をウェルビーイングの方向で継続できる生活のリズムが必要である。<br><br>Ⅳ-3・10より、介護・育児のダブルケアの主介護者の負担がある。またⅣ-4の長男の「夫婦で協力して、本人の希望をかなえてあげたい」と言われる。嫁の介護による負担を軽減し、嫁の子育てに専念できる時間を確保することが必要である。 |

| 情報の整理（関連する情報） | アセスメントと看護課題抽出 |
|---|---|
| 妻に申し訳ない」<br>Ⅳ- 7：週1回木曜日、訪問介護60分利用<br>Ⅳ- 8：週1回火曜日、訪問看護60分利用<br>Ⅳ- 9：毎月末金曜日に通院に長男が休み付き添う<br>Ⅳ-10：嫁は「子どもが最近よく泣くようになり、育児に専念できる日がほしい」 | |
| | **看護課題**<br>♯1 高齢であり、高血圧症によるリスクがある<br>♯2 脳血管性認知症の進行やBPSDにより自尊心の維持が困難である<br>♯3 転倒のリスク<br>♯4 介護・育児のダブルケアの主介護者の負担がある r/t<br>・脳血管性認知症による排泄の自立困難<br>・今の生活環境を変えたくない<br>・長男の嫁は、介護と育児で負担大きい |

**看護目標**

長期目標：1.自分の意思で現在の生活を継続できる

　　　　　2.家族は子育てと介護を無理なく続けられる

短期目標：高血圧の治療継続と合併症の早期発見ができる

　　　　　脳血管性認知症のBPSDが改善され、在宅での生活が継続できる

　　　　　安全な動作と適度な活動により筋力低下を防ぎ、ADLを維持できる

　　　　　家族が介護に対する負担を最小にして子育てを楽しめる

## ■ 在宅看護援助計画

| 長期目標 | 1．自分の意思で現在の生活を継続できる<br>2．家族は子育てと介護を無理なく続けられる | | |
|---|---|---|---|
| # | 療養上の課題 | 短期目標 | 援助方法 |
| 1 | 高齢であり、高血圧症によるリスクがある | 高血圧の治療継続と合併症の早期発見ができる | OP1：服薬状況と心身の変化および環境の観察<br>1）高血圧症の服薬と自覚症状の観察をする<br>2）血圧変動と影響因子の精神面・環境面の観察を行う<br>3）薬の副反応の観察を行う<br>TP1：内服の確実な方法の実施<br>1）薬剤師に薬包に日付をつけてもらい、飲み忘れを防ぐ<br>2）服薬時間を知らせる目覚まし時計などを利用しセットする<br>TP2：効果的な治療と適切な食事・睡眠の確保<br>　　　血圧変動については主治医と情報共有する<br>EP1：服薬の習慣化と生活習慣の指導<br>　　　服薬支援グッズの活用と睡眠・食事の助言をする |
| 2 | 脳血管性認知症の進行や症状により自尊心の維持が困難である | 脳血管性認知症のBPSDが改善され、在宅での生活が継続できる | OP1：行動や表情から不安や混乱の症状を確認する<br>1）洗面、口腔ケア、入浴、身だしなみなどの自立の状態<br>2）家族と家族以外の人への対応の相違について<br>3）一日の過ごし方・夜間の様子・トイレ間隔について<br>4）嫁に対して怒ることがあるということで、家族への思いについて<br>5）失禁に対する尿取りパッドの片づけ方<br>TP1：L氏の不安や希望を傾聴し心理面の支援をする<br>1）現在の生活の困りごとや悩みを聞ける関係をつくる<br>2）現在、頑張られていることを認め、現在の生活を維持するための排泄方法や体力維持の方法を説明する<br>3）日中活動的にメリハリのある過ごし方ができるように相談する<br>TP2：家族との情報共有<br>EP1：L氏の自尊心が維持できるように家族に助言する<br>1）家族に認知症の周辺症状について説明する<br>2）認知症の今後の進行について家族・介護者に説明する<br>3）L氏に、昨年までの月2回の非常勤講師の外出の代わりに、体力維持のための運動の必要性を説明する<br>4）L氏には、現在の生活を続けるために看護小規模多機能型居宅介護の通いや宿泊を利用することで体力の維持を図ることを説明する<br>5）尿パッドを使用後食堂のごみ箱に入れることを防ぐために、お泊まりにより夜間の排泄をポータブル便器か尿器の使用の練習をする |

| # | 療養上の課題 | 短期目標 | 援助方法 |
|---|---|---|---|
| 3 | 転倒のリスク | 安全な動作と適度な活動により筋力低下を防ぎ、ADL を維持できる | OP1：日常生活動作と歩行などの安全の確認<br>1）ADL の観察と確認をする<br>2）室外での杖歩行を確認する<br>3）歩行など体力測定をする機会を確認する<br>4）排泄の間隔と夜間の排泄方法を確認する<br>OP2：環境の安全の確認<br>1）寝室・食堂・居間・トイレの家具の配置などを確認する<br>2）日中・夜間の自宅での生活と動線を確認する<br>3）浴室の環境を確認する<br>TP1：安全な歩行・日常生活動作の援助<br>1）歩行練習を屋内・屋外で行う<br>2）トイレ動作・洗面・入浴動作の安全な方法を支援する<br>TP2：安全な環境整備を行う<br>1）ベッドの高さやトイレまでの距離や手すりの情報提供<br>2）自宅内の家具等の安全について助言する<br>EP1：転倒のリスクについて指導助言する<br>　　　家族に段差解消や手すりなど介護支援専門員に相談するように助言する |
| 4 | 介護・育児のダブルケアの主介護者の負担がある | 家族が介護に対する負担を最小にして子育てを楽しめる | OP1：家族の育児・介護の状況の確認<br>1）介護者（長男の嫁）の疲労と負担いついて把握する<br>2）孫の生育状況と子育てについて把握する<br>3）介護者の健康状態の確認をする<br>4）長男の家事および介護への協力について確認する<br>5）L 氏と介護者の関係など、家族関係を把握する<br>TP1：介護者の介護負担への支援<br>1）週 1 回の訪問看護では、近所を散歩する<br>2）介護者の話を聞く時間を確保する<br>TP2：子育てについての不安への支援<br>　　　市内の子育てに関する NPO などのサービスの情報提供<br>EP1：介護負担の軽減の指導<br>1）家族会などの情報の提供をする<br>2）地域包括支援センターなどについて情報を提供する |

# 第 IV 章

## 実践への活用

# 1 在宅看護過程の活用の視点

　在宅看護過程を概観すると、療養者や家族を一体としてみたときに起こる健康問題に着目して、健康問題の原因と結果をアセスメントするものが多い。しかし、健康上の問題を解決するだけの視点では、療養生活を十分に支援できていないことも実体験として語られている。在宅看護過程に関する限り、どのように展開することが実際の訪問看護で役に立つのか明らかになっていない現状がある。

　特に援助に困難をきたす複雑なケースでは、療養者・家族の全体像を把握したり、多職種との情報共有を行う際に、在宅看護過程の展開の記録が情報ツールとして活用できる。さらに在宅看護過程の展開を記録として残すことで、適切で妥当な訪問看護実践の履歴を残すことになり、質の高い訪問看護を保証することになる。

　在宅療養の場は複雑な事象で成り立っており、対象の「在宅療養に対する思いや望み」は、個別性が非常に高い。そのためスタンダードな看護基準では、療養上の課題に対して適切に介入することが難しい。熟練の看護師であれば、「事例紹介」で情報を収集するだけで適切な看護計画を立案することができるであろう。しかし、全ての訪問看護師が熟練しているわけではない。また、訪問先やケア対象は常に同一ではない。さらに、週1～3回、30分～2時間程度の訪問看護では、療養者とその家族の全体像が複雑でつかみにくいことがある。そこで活用できるのが、本書が提示する「在宅看護過程」である。この「在宅看護過程」は、誰もが個別性の高い在宅療養者への適切なケア方針を導くことができる。また、療養者・家族や他職種、訪問看護を実践し始めた看護師に対するケア方法の選択理由の説明や、複雑な事例に対しても、自らの看護判断の明示によって看護実践を他者に説明することができる。

　看護過程は、看護ケアを必要としている対象に、可能な限り最良で、最善のケアを提供するためにどのように計画し、援助することが望ましいかを考えて、計画、実践していく一連の思考と行動の経過のことである。何が対象者にとって最良で最善のケアであるかは、目指す方向性によって異なる。本書では「療養者・家族の思いや望み」を達成することを目指している。よって、何が最良で最善かといえば、この「療養者・家族の思いや望み」を達成できるような看護援助ができることである。

# 2 実践への活用方法

第Ⅲ章では、在宅看護で遭遇する代表事例の在宅看護過程の実際を紹介した。実践現場では、個別性のある看護過程の展開を望むが、「関連図」を記載することに重点を置いているわけでない。論理的で科学的な思考を踏むことで、的確な療養者・家族の看護課題を設定し、根拠のある看護計画が立案できることを何よりも大切にしているのである。熟練した訪問看護師であれば、瞬時に的確な看護課題を設定できるであろう。その際は、本書が提案する方法を忠実に再現する必要はない。「関連図」作成のプロセスを省略して、看護計画を立案することはいっこうに構わない。

ここでは、在宅看護を実践する看護師向けにどのように活用できるかを解説する。

## 1 「事例の概要」の活用方法

在宅看護の実践現場では療養者・家族との契約によって訪問看護が開始されるが、契約前には必ず訪問看護の適用が可能かどうかの判断が行われる。療養者・家族の初期情報は、紹介者からである。紹介者は、病院職員、施設職員、医師、行政担当者（保健師含む）、療養者・家族などの当事者とその関係者で、多岐にわたる。紹介内容は訪問看護ステーションごとに作成している相談記録用紙に記載され、訪問看護の適用可否を判断し、適用の場合は退院前訪問や初回訪問へとつなげていく。

担当訪問看護師は、退院前訪問や初回訪問までに①電話などの相談記録、②施設（病院含む）からのサマリー、③訪問看護指示書、④ケアプラン（介護保険利用者）などのツールによって初期段階の情報収集を行い、看護展開のシミュレーションをしている。

# 2 | 情報の整理〈フェイスシート〉の活用方法

　初回訪問時に療養者・家族の全体像を把握するための初期情報の整理を目的としている記録がフェイスシートである。在宅看護の情報収集者は、担当看護師一人であるとは限らない。訪問する看護師が毎回異なる場合もある。また、緊急時には担当者以外の看護師が訪問することもある。一定の看護師が定期的・継続的に情報を収集することができないからこそ、記録の整理が重要になってくる。

　現場では、初期情報より訪問看護を始めてから収集できる情報のほうが圧倒的に多い。早期にフェイスシートの項目を埋める必要はないが、適切な看護方針を導くための必要な情報は、早急に収集する。

# 3 | 「四側面のアセスメント」用紙の活用方法

　訪問看護師は、療養者・家族の全体像を把握して看護計画を立案する。在宅療養者・家族の「在宅療養に対する思いや望み」を実現するために、療養者・家族の状態を四側面に分割して、側面ごとのアセスメントを行う。四側面それぞれに、望みの促進因子や阻害因子をデータとして漏らさずに記入する。その際に、「四側面のアセスメント」用紙に不足している情報を付け加えて構わない。

　四側面それぞれのデータを記入し、データを「在宅療養に対する思いや望み」に照らして意味のあるものにまとめる。「四側面のアセスメント」の中心部に集中する4つの四角が、「在宅療養に対する思いや望みの達成に影響する因子を示す情報」として各側面のアセスメント欄に記載される。

　「四側面のアセスメント」で四分割されている「在宅療養に対する思いや望みの達成に影響する因子を示す情報」を目標達成するための促進因子と阻害因子に分ける。

　アリストテレスの名言、"全体は部分の総和ではない"といわれるように「関連図」で重要なことは、「在宅療養に対する思いや望み」を実現するという目標に照らして、不足しているデータはないか再検討し、各側面同士を関連づけながら「四側面のアセスメント」を統合的な視点で再検討を行う。

　望みの「促進因子」や「阻害因子」に対する看護介入の優先度を決めるためには、「関連図」の作成は非常に有効である。ただし、なかには「四側面のアセスメント」で情報整理だけ行い、判断は記載せずに看護計画に移行するような使い方を希望する熟練看護師もいる。情報整理によって適切なアセスメントを行うことは重要である。

　本書は、看護学生向けに作成しているために、「関連図」の全体像を細かく記載している。これは、「四側面のアセスメント」で抽出された「望みを達成するための促進因子・阻害因子」の優先順位が明らかになる段階で、再度、確認する行為が行われるからである。さらに、全体像への統合の段

階になって浮上する看護課題があったら、この課題を示すデータがあるかを確認することで、浮上した看護課題に客観的な根拠をもたせることができる。訪問看護を実践し始めた看護師はこの過程を丁寧に踏む必要がある。また、訪問看護師は自分が見ることができた療養生活の部分的な場面から、看護課題に関係する情報を直感的につかみ、アンテナを張っていることが多い。このことは、看護師の直感で熟練看護師が行う場合には部分的な情報から瞬時に仮説を導き、演繹的に課題を確定させることができる場合もあり、「関連図」を省略して、看護計画を立案することは誤りとはいえない。

　日常の業務のなかでは、訪問看護師が直感的に判断した内容は記録物として残らないことが多い。熟練看護師だけで看護が行われればそれで問題ないかもしれないが、現実にはそういう訪問看護ステーションはごくわずかであろう。訪問看護を始めたばかりの看護師が、熟練看護師のような思考方法を身につけるためには、段階を踏んで在宅看護過程を展開することが必要である。また複雑な事例では、情報の関連の明記と看護支援の明文化によって、より効果的な看護を提供できると考える。

# 4 ｜ 訪問看護の実践例

　在宅看護過程は，在宅療養者・家族の療養上の希望や望みの実現を支援するために、看護目標を設定し、その達成に向けて「アセスメント」「計画」「実施」「評価」というプロセスに沿った看護の活動である。訪問看護の現場において、看護師は本書の在宅看護過程の展開方法をとおして、療養者とその家族の希望や望みを踏まえた看護実践活動を行っている。本項では、筆者らが訪問看護師として実際に展開した事例を提示する。なお、本事例の療養者のプライバシーを確保するために、個人情報は改変している。

## 1 訪問看護師の実践 ―「寄り添い」を形にする

　訪問看護師は、新規の在宅療養者を担当する前に、ケアマネジャーや入院施設の退院部門担当者から情報を得ていることが多い。訪問看護師は訪問前に得た情報をフェイスシートの項目に合わせて整理し、埋められない項目に赤印をした。このような方法で、初回訪問の際に看護方針の確立に必要な情報を漏れなく収集している。

　訪問看護の時間が30分～90分程度と限られているなか、特に訪問の初期は看護を提供しながら情報収集するには、フェイスシートの項目を参考にして、訪問看護初期の情報収集を実施している。

　看護対象とその家族の様々な情報をアセスメントし、看護計画を立案することが通常の看護過程の展開である。訪問看護師は療養者・家族の思いや望みを汲み取るために、「寄り添う」という言葉をよく使っている。思いや望みをかなえるための支援として、まず療養者と家族の全体像を把握する。そこで、訪問看護師はアセスメントの際に、療養者・家族の情報を「身体的側面」「心理的

側面」「環境・生活の側面」「家族・介護状況の側面」の４つに分けて、整理しながらアセスメントを行う。訪問看護の初期は療養者の「身体的側面」の情報が多く、次に療養の場である「環境・生活の側面」と、家族の状況や言動、介護者や家族の介護能力などの「家族・介護状況の側面」の情報が徐々に増える傾向にある。さらに、訪問看護の経過が長くなるにつれ、療養者とその家族の信頼関係を築くことができ、「心理的側面」の情報も多く得ることができるようになった。

　四側面のアセスメントのなかで、一つの側面に変化があった場合は別の側面も連動してアセスメントをする。たとえば、「療養者の室内での転倒が以前より多くなった」という身体的な変化があった場合は、情報を「身体的側面」に随時追加する。そして、ベッドの位置やポータブルトイレの向きなど療養環境のアセスメントをし、環境の改善を促し、事故の防止に努める。療養者と家族が望む生活をかなえるためには、包括的なアセスメントによる療養計画の視覚化が望まれる。多職種が連携して継続的な支援を行うことが容易になることで、療養者と家族に寄り添いながら具体的な実践活動へとつなげることが期待できる。

## 身体的側面

### 身体的側面の情報

〇月〇日　9：00
- 69歳、女性。身長158cm、体重48kg
- JCS：Ⅰ–3
- 診断名：脳梗塞後遺症、萎縮症
- 介護認定：要介護5
- 四肢運動失調、歩行不能、胃瘻造設、気管切開、在宅酸素療法適応
- 治療：気管吸引、在宅酸素療法（0.5/min）、経管栄養（4回／日）
- ADL：座位保持ができずに、ベッドで過ごす
- 食事は半固形剤300g×3〜4回胃瘻より注入
- 排泄：全介助おむつ使用訪問
- 清潔：全介助、週に2回入浴サービス利用

△月△日　10：00
- 家族の協力で、補助具にて側臥位をとり、ベッドごと居間でテレビを見る時間が増えた

◇月◇日　14：00
- 仙骨部の皮膚がやや赤い

### 身体的側面のアセスメント

〇月〇日
気管切開、在宅酸素療法を受けているため、吸引および口腔ケアを実施している。臥床時間が長いため、誤嚥性肺炎によって、自宅療養が困難となるリスクが高い。

△月△日
運動量が少なく、居間にいる際にタオル、枕、クッションなどで体位を維持する。臥床時間が長いことから、循環不良によって下肢冷感に陥りやすい。適宜体位変換が必要なため、家族と検討する。

◇月◇日
臥床による褥瘡発生のリスクが高い。また、居間でテレビを見ている時間が長くなると、皮膚のトラブルが起こりやすくなる。

図2-1　四側面のアセスメント—「身体的側面」の実践例

## 2 訪問看護師間のケース検討

　初回訪問看護の後、看護師が療養者およびその家族の情報を収集し、情報シートに記入する。訪問看護の開始前と開始初期の情報を「情報シート」にまとめ、「身体的側面」「環境・生活の側面」「心理的側面」「家族・介護状況の側面」の四側面のアセスメントを実施する。

　訪問看護の回数の増加に伴って、療養者の状態に変化が生じる。そこで、訪問看護師は訪問看護の際に収集した情報が四側面のアセスメントのどの側面の情報なのか、瞬時に判断する。判断した結果を随時、四側面のアセスメントの該当枠に書き込む。このように、四側面のなかの「身体的側面」の情報であると判断したら、「身体的側面」の欄に「○月○日　家族の協力で、補助具にて側臥位をとり、ベッド上にて居間でテレビを見ている時間が増えた」と日時を含めて記入する（図2-1）。その後の訪問看護で「◇月◇日　仙骨部の皮膚がやや赤い」という情報を得て、同様に「身体的側面」の情報として記録した。訪問看護は療養者への観察や情報収集の時間が限られている。訪問看護の際に得た「身体的側面」の情報を経時的に収集することで、「身体的側面」の状況経過をイメージしやすくなる。また、「身体的側面」の情報が療養者・家族の「在宅療養に対する思い

### 心理的側面

#### 心理的側面のアセスメント

△月△日　11：00
・日中は 傾眠 していることが多いが、笑顔がみられることもある。
・発声・発語が困難であるため、非言語的コミュニケーションで 意思疎通 を図る。

○月○日　15：00　（2か月後）
・療養者は笑顔でノートを（看護師に）見せてくれたことから、積極的に意思疎通を図るつもりがあることをうかがわせる。
・訪問看護の際に傾眠傾向がない、日中の過ごし方を検討する

#### 心理的側面の情報

初回訪問　△月△日
・気管切開により、発声・発語が困難である。
・まばたきやうなずきで意思表示する
・家族によると笑顔がみられることがある。
・日中はうとうとしていることが多い。

○月○○日　15：00（2か月後）
・笑顔がみられる。
・気管切開直後、自分の気持ちを記載していたノートを見せてくれた。

図2-2　四側面のアセスメント―「心理的側面」の実践例

や望み」の達成に影響する因子としてアセスメント欄に記載する。よって「身体的側面」の情報の変化は、アセスメントと連動し、「望み」の阻害因子および促進因子が明らかになる。そして、療養者への看護介入や医師をはじめ、介護する家族、多職種との連携を図る根拠になる。

　訪問看護師は訪問看護の際に、ケアしながら療養者の気持ちや思いなど心理的側面の情報を収集している。療養者・家族は初対面の看護師に率直に自分の思いや気持ちを語ることは少ないが、訪問看護師のケアやしぐさ、声かけなどをとおして、少しずつ気持ちを表出するようになる。看護師は療養者・家族とコミュニケーションを図りながら心理的側面の情報を取得しやすい。療養者の身体的な表現、感情の表出を察し、「心理的側面」の情報を記載する（図2-2）。

　四側面のアセスメントの「心理的側面」の実践例では、初回訪問の際に訪問看護師は、「家族によると笑顔がみられることがある」「日中はうとうとしていることが多い」という情報を記載した。「日中は傾眠していることが多いが、笑顔がみられることもある」「発声・発語が困難であるため、非言語的コミュニケーションで意思相通に留意する」とアセスメントした。アセスメントのなかに、「傾眠」という表現があり、その原因は「身体的側面」なのか、「心理的側面」なのかの判断が初回訪問では難しい。そこで、2か月後の訪問看護の際に看護師が「療養者は自筆ノートを看護師に見

## 環境・生活の側面

### 環境・生活の側面の情報

〇月〇日　9：00
・自宅兼店舗（雑貨店）の平屋で夫と2人で生活している。
・療養者の寝室は店舗から遠く、日中は夫が吸引などの介護をするため、店舗と寝室の間を往復する。寝室にラジオが置いてある。

◇月◇日　14：00
・寝室は奥の部屋から店舗に近い居間に移動。

### 環境・生活の側面のアセスメント

〇月〇日
・療養者の生活環境はベッドが設置している寝室であるが、吸引、経管栄養に必要な物品も整理しており、ラジオで気分転換させたいと夫は介護に意欲的である。
・寝室から仕事場（店舗）まで往復する夫の負担が大きい。

◇月◇日　14：00
・寝室は奥の部屋から店舗に近い居間に移動したことで、療養者の療養環境の改善につながる。
・夫の介護に関する問題を解決する力がある。

図2-3　四側面のアセスメント-「環境・生活の側面」の実践例

せた」という場面を、「心理的側面」の情報欄に追加した。初回訪問看護は午前中11時台に「傾眠」傾向であったが、2か月後の訪問看護は午後の時間帯にもかかわらず、「笑顔がみられる」「気管切開直後、自分の気持を記載していたノートを見せてくれた」というポジティブな反応がみられた。把握しにくい心理的情報は四側面のアセスメントの「心理側面」の情報欄の活用で療養者の思い、気持など心理的な変化のプロセスが浮かび上がる。

　初回訪問看護の際に取得した情報に照らし合わせて、訪問看護師は療養者とのコミュニケーションに手応えを感じた。そして、経時的に集めた心理的側面の情報から「療養者は笑顔でノートを見せてくれたことから、積極的に意思疎通を図るつもりがあることをうかがわせる」というアセスメントに至った。

　療養者の療養の場である寝室や生活の状態は在宅療養生活の継続に直接影響を及ぼすと考えられる。訪問看護師は療養者の居宅へ初回訪問の際にごく自然に「環境・生活の側面」の情報を収集する。そして、「〇月〇日　9：00自宅兼雑貨店の平屋で夫と2人で生活している」「療養者の寝室は店舗から遠く、日中は夫が吸引などの介護をするため、店舗と寝室の間を往復する。寝室にラジオが置いてある」などを情報として「環境・生活の側面」欄に記載された（図2-3）。その情報を

---

## 家族・介護状況の側面

### 家族・介護状況のアセスメント

〇月〇日
- 夫は疾病と治療について理解し、ケア技術を取得している。
- 近所付き合いが良く、協力が得やすい環境である。
- 自営と両立しているため、介護が負担になると、継続的な在宅療養に支障が出るおそれがある。

### 家族・介護状況の側面の情報

※月※日　（訪問開始前）
- 家族構成：夫婦で暮らし、子どもがいない。

〇月〇日　9：00
- 自営のため、近所の知り合いや店の顧客など来訪者が多い。一人で介護している夫に支えたいと言っている。

夫の思い：
- 吸引などは大変ですが、体調は落ち着いていることで、自宅で介護したい。

介護状況：
- 病状について理解している。酸素管理、吸引、胃瘻管理の技術もマスターしている。
- 訪問看護は4回/週、訪問入浴1回/週
- 訪問リハビリテーション1回/週

図2-4　四側面のアセスメント─「家族・介護状況の側面」の実践例

## 身体的側面

### 身体的側面の情報

〇月〇日　9：00
- 69歳、女性。身長 158cm、体重 48kg
- JCS：Ⅰ-3
- 診断名：脳梗塞後遺症、萎縮症
- 介護認定：要介護 5
- 四肢運動失調、歩行不能、胃瘻造設、気管切、在宅酸素療法適応
- 治療：気管吸引、在宅酸素療法（0.5/min）、経管栄養（4回/日）
- ADL：座位保持ができずに、ベッド過ごす。
- 食事は半固形剤 300g × 3～4回胃瘻より注入
- 排泄：全介助おむつ使用訪問
- 清潔：全介助、週に 2回入浴サービス利用

△月△日　10：00
- 家族の協力で、補助具にて側臥位をとり、ベッドごと居間でテレビを見る時間が増えた。

◇月◇日　14：00
- 仙骨部の皮膚がやや赤い。

### 身体的側面のアセスメントの結果

〇月〇日
- 気管切開、在宅酸素療法を受けているため、吸引および口腔ケアを実施している。臥床時間が長いため、誤嚥性肺炎によって、自宅療養が困難となるリスクが高い。

△月△日
- 運動量が少なく、居間にいる際にタオル、枕、クッションなどで体位を維持する。臥床時間が長いことから、循環不良によって下肢冷感に陥りやすい。適宜体位変換が必要なため、家族と検討する。

◇月◇日
- 臥床による褥瘡発生のリスクが高い。また、居間でテレビを見ている時間が長くなると、皮膚のトラブルが起こりやすくなる。

M氏、6
在宅療養に…
自宅でお店を営みなが…

## 環境・生活の側面

### 環境・生活の側面の情報

〇月〇日　9：00
- 自宅兼店舗（雑貨店）の平屋で夫と二人で生活している。
- 療養者の寝室は店舗から遠く、日中は夫が吸引などの介護をするため、店舗と寝室の間を往復する。寝室にラジオが置いてある。

◇月◇日　14：00
- 寝室は奥の部屋から店舗に近い居間に移動。

### 環境・生活の側面のアセスメントの結果

〇月〇日
- 療養者の生活環境はベッドが設置している寝室であるが、吸引、経管栄養に必要な物品も整理しており、ラジオで気分転換させたいと夫は介護に意欲的である。
- 寝室から仕事場（店舗）まで往復する夫の負担が大きい。

◇月◇日　14：00
- 寝室は奥の部屋から店舗に近い居間に移動したことで、療養者の療養環境の改善につながる。
- 夫の介護に関する問題を解決する力がある。

**図2-5　経時的に情報を整理した四側面のアセスメントシート**

## 心理的側面

### 心理的側面の情報

初回訪問　△月△日
・気管切開により、発声・発語が困難である。
・まばたきやうなずきで意思表示する
・家族によると笑顔がみられることがある。
・日中はうとうとしていることが多い。
○月○○日　15：00（2か月後）
・笑顔がみられる。
・気管切開直後、自分の気持ちを記載していたノートを見せてくれた。

### 心理的側面のアセスメントの結果

△月△日　11：00
・日中は傾眠していることが多いが、笑顔が見られることもある。
・発声・発語が困難であるため、非言語的コミュニケーションで意思相通を図る。
○月○日　15：00（2か月後）
・療養者は笑顔でノートを（看護師に）見せてくれたことから、積極的に意思疎通を図るつもりがあることをうかがわせる。
・訪問看護の際に傾眠傾向がない、日中の過ごし方を検討する

　、女性
　る思いや望み
人の生活を維持したい

## 家族・介護状況の側面

### 家族・介護状況の側面の情報

※月※日（訪問開始前）
・家族構成：夫婦で暮らし、子どもがいない。
○月○日　9：00
・自営のため、近所の知り合いや店舗の顧客など来訪者が多い。一人で介護している夫に支えたいと言っている。
夫の思い：
・吸引などは大変ですが、体調は落ち着いていることで、自宅で介護したい。
介護状況：
・病状について理解している。酸素管理、吸引、胃瘻管理の技術もマスターしている。
・訪問看護は4回／週、訪問入浴1回／週
・訪問リハビリテーション1回／週

### 家族・介護状況のアセスメントの結果

○月○日
・夫は疾病と治療について理解し、ケア技術を取得している。
・近所付き合いが良く、協力が得やすい環境である。
・自営と両立しているため、介護が負担になると、継続的な在宅療養に支障が出るおそれがある。

もとに「療養者の生活環境はベッドが設置している寝室であるが、吸引、経管栄養に必要な物品も整理しており、ラジオで気分転換させたいと夫は介護に意欲的である」「寝室から仕事場まで往復する夫の負担が大きい」と訪問看護師がアセスメントした。後日、別の訪問看護師は訪問の際に療養者の療養環境が変わったことが気づき、「環境・生活の側面」欄に2回目の記載として「◇月◇日　14：00　寝室は奥の部屋から店舗に近い居間に移動」と記述した。そこで、訪問看護師がアセスメントの際に、前回のアセスメンを踏まえて「◇月◇日、寝室は奥の部屋から店舗に近い居間に移動した。これによって、療養者の療養環境の改善につながり、「夫の介護に関する問題を解決する力がある」と解釈した。これは、それまでの情報を同じ「環境・生活の側面」のアセスメント欄に記載したことで、瞬時にイメージができ、夫の問題解決能力を見きわめることができた。

　療養者の家族情報は、訪問看護開始前からケアマネジャーや入院先など多職種より入手できる。訪問看護開始後は自宅で療養する場合は隣人の支援などインフォーマル資源の関連情報が取得しやすい。訪問看護師は家族構成について把握しているため、訪問看護開始前に「※月※日　（訪問開始前）　夫婦で暮らし、子どもがいない」と、「家族・介護状況の側面」欄に記載した（図2-4）。そして、実際訪問で得た情報として「自営のため、近所の知り合いや店の顧客など来訪者が多い。一人で介護している夫を支えたいと言っている」と「家族・介護状況の側面」欄に記載された。そこで、療養者の夫は仕事と介護の両立をしている家族・介護状況が反映された。自宅療養を希望している療養者とその夫の「在宅療養に対する望み・希望」をかなえるための看護介入は「環境・生活の側面」欄に合わせて検討することができる。

## 3 まとめ

　訪問看護現場での実践例として四側面のアセスメントを中心に取り上げた。訪問看護師は同一紙面に「身体的側面」「心理的側面」「環境・生活の側面」「家族・介護状況の側面」と4つの枠に分けて、経時的に情報を整理しながらアセスメントを行う（図2-5）。特に長期に訪問看護を利用する療養者は、情報が多くなり、整理しにくい場合がある。また、訪問看護の現場は療養者に複数の訪問看護師がかかわることが多い。そのなかで、アセスメントの四側面を同じ紙面に記載することで、一目で全体が把握できるメリットは多い。①訪問看護師が新たな情報を取得した場合はそれまでの経時記録は解釈の参考になる。②「心理的側面」「環境・生活側面」「家族・介護状況の側面」の情報をそれぞれ経時的に記載し、アセスメントを行った。その結果、「寄り添い」という訪問看護師の看護介入のプロセスを形にし、共有することができた。③一つの情報を入手し、同じ紙面にあるほかの側面を照合しながら、包括的にアセスメントすることができる。

　訪問看護師は在宅療養者とその家族の療養上の望みの実現を念頭に、支援するための展開が必要である。また、地域包括ケアを推進しているなか、チームとしてケアを進める場合も訪問看護師の「寄り添い」を形にすることで見える化がなされ、ケアチームと共有できる。記録時間や多職種連携など多忙な訪問看護現場で、1枚の紙面で療養者の情報とアセスメントがイメージできることは、訪問看護現場の業務改善や多職種との協働に利用しやすいと考える。

## 関連図で理解する在宅看護過程 第2版

| | 定価（本体3,000円＋税） |
|---|---|
| 2014年3月10日　第1版第1刷発行 | |
| 2018年6月27日　第2版第1刷発行 | |
| 2020年3月16日　第2版第4刷発行 | |

編　著　　正野逸子・本田彰子©　　　　　　　　　　　　　　　＜検印省略＞

発行者　　小倉啓史

発行所　　株式会社　メヂカルフレンド社

〒102-0073　東京都千代田区九段北3丁目2番4号
麹町郵便局私書箱48号　電話 (03) 3264-6611　振替00100-0-114708
http://www.medical-friend.co.jp

Printed in Japan　落丁・乱丁本はお取り替えいたします　　　印刷／(株)広英社　　製本／(有)穴口製本所
ISBN978-4-8392-1629-0　C3047　　　　　　　　　　　　　　　　　　　　　　　　　107113-163